Betreutes Wohnen

Thomas Boggatz

Betreutes Wohnen

Perspektiven zur Lebensgestaltung bei Bewohnern und Betreuungspersonen

Mit 61 Tabellen und 23 Abbildungen

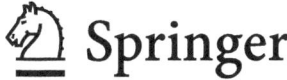 Springer

Prof. Dr. Thomas Boggatz
PTHV gGmbH
Philosophisch-Theologische Hochschule Vallendar
Vallendar, Deutschland

ISBN 978-3-662-58404-0   ISBN 978-3-662-58405-7   (eBook)
https://doi.org/10.1007/978-3-662-58405-7

Die Deutsche Nationalbibliothek verzeichnet diese Publikation in der Deutschen Nationalbibliografie; detaillierte bibliografische Daten sind im Internet über http://dnb.d-nb.de abrufbar.

Springer

Fotonachweis Umschlag: © Photographee.eu, stock.adobe.com (Symbolbild mit Fotomodellen)
Umschlaggestaltung: deblik, Berlin

Springer ist ein Imprint der eingetragenen Gesellschaft Springer-Verlag GmbH, DE und ist ein Teil von Springer Nature.
Die Anschrift der Gesellschaft ist: Heidelberger Platz 3, 14197 Berlin, Germany

Vorwort

Früher oder später werden ältere Menschen mit der Frage konfrontiert, ob sie ihren Alltag noch selbstständig bewältigen können oder ob sie dabei Unterstützung benötigen. In dieser Situation bietet sich als Alternative zum Verbleib im gewohnten Umfeld ein Umzug ins Betreute Wohnen an. Dies verspricht eine Entlastung von Selbstversorgungstätigkeiten, wenn diese anfangen schwerzufallen, eine Betreuung durch eine Fachkraft sowie eine Gemeinschaft mit anderen älteren Menschen. Ein Umzug bedeutet jedoch auch, das alte Zuhause aufzugeben und im Alter noch einmal neu anfangen. Dies muss nicht immer einfach sein. Ein bekanntes Sprichwort lautet: Einen alten Baum verpflanzt man nicht. Wie also geht es älteren Menschen, wenn sie einen Umzug ins Betreute Wohnen auf sich nehmen? Soll man ihnen dazu raten oder nicht? Kann das Betreute Wohnen halten, was es verspricht? Eine Antwort auf diese Fragen lässt sich nur geben, wenn man die Bewohner zu ihren Erfahrungen befragt. Dies ist jedoch bislang kaum geschehen.

Betreutes Wohnen begann sich seit den 90er-Jahren des vergangenen Jahrhunderts im deutschsprachigen Raum auszubreiten, zunächst in Deutschland und dann in Österreich, wo sich aktuell ein Trend zu einer Gründung neuer Einrichtungen verzeichnen lässt. Auch wenn auf Grund fehlender Registrierungspflicht für diese Wohnform die genaue Anzahl der vorhandenen Einrichtungen nicht bekannt ist, genügt eine kurze Recherche im Internet, um auf eine Vielzahl von entsprechenden Angeboten von unterschiedlichen Betreibern zu stoßen. Angesichts dieser Entwicklung erstaunt es umso mehr, dass es kaum Befunde dazu gibt, wie es älteren Menschen in diesen Wohneinrichtungen ergeht.

Das gleiche betrifft auch das Personal, das dort beschäftigt ist. Mit der zunehmenden Ausbreitung des Betreuten Wohnens entstehen Stellenangebote mit einem neuen Aufgabenprofil. Wie sieht dabei jedoch die Tätigkeit der Fachkräfte aus, die sich der Betreuung der Bewohner widmen sollen? Welche Herausforderungen kommen auf sie zu und wie können sie diese bewältigen?

Zu den Erfahrungen der Bewohner in Deutschland und Österreich liegen nur einige sporadisch durchgeführte Befragungen meist älteren Datums vor, zu den Erfahrungen der Betreuungsfachkräfte bis dato gar keine. Es ist das Anliegen dieses Buches, diesem Mangel an Wissen über das Betreute Wohnen abzuhelfen und einen tieferen Einblick in das Leben in diesen Wohneinrichtungen zu vermitteln. Es lässt Bewohner und Betreuungspersonal ausführlich zu Wort kommen, in der Hoffnung, dass ältere Menschen, ihre Ratgeber sowie Fachkräfte, die im Betreuten Wohnen tätig werden wollen, von den berichteten Erfahrungen profitieren können. Die hier vorgestellten Ergebnisse basieren auf drei Studien, die vom Autor zwischen 2012 und 2017 in Österreich im Bundesland Salzburg durchgeführt wurden: eine qualitative Befragung von Bewohnern betreuter Wohneinrichtungen und zum Vergleich von älteren Menschen, die im eigenen Zuhause leben, eine quantitative Befragung von Bewohnern aller im Bundesland Salzburg derzeit vorhandenen Einrichtungen des Betreuten Wohnens sowie eine qualitative Befragung von in den Einrichtungen tätigen Betreuungspersonen.

Dieses Buch und die ihm zu Grunde liegenden Studien wären nicht ohne die Mithilfe und Unterstützung anderer Personen zustande gekommen. Mein Dank gilt hierbei den Studierenden der Gesundheits- und Krankheitspflege an der Fachhochschule Salzburg, die sich im Rahmen ihrer Bachelorarbeiten an der Durchführung der Studien beteiligten. Mariella Bernsteiner trug mit ihren Recherchen zu bisherigen Studien zum Betreuten Wohnen und verwandten Wohnformen in anderen Ländern viel zur Kenntnis dieser Wohn- und Versorgungsform bei. Christine Wohlschlager, Ingrid Oberndorfer und Daniela Lichtmannsperger leisteten durch ihre Auswertung von Interviewdaten einen wertvollen Beitrag zum Verständnis der Perspektive von Bewohnern betreuter Wohneinrichtungen und ihrer Betreuungspersonen. Stefanie Reiter und Bettina Weber waren wesentlich an der statistischen Datenauswertung beteiligt. Meine Kollegin Cornelia Lechner und mein Kollege Christoph Meinhart trugen durch ihre Zweitauswertungen zur Qualität der Datenauswertung bei. Fachkundigen Rat für die Durchführung der Studien erhielt ich von Christine Mörth, Monika Aistleitner und Manfred Feichtenschlager, die durch ihre langjährige Tätigkeit im Bereich des Betreuten Wohnens über eine umfangreiche Praxiserfahrung verfügen. Mein besonderer Dank gilt den Bewohnern und Betreuungspersonen in den untersuchten Einrichtungen, die durch ihre Teilnahme an den Studien einen Einblick in die bislang kaum bekannte Innenwelt des Betreuten Wohnens ermöglichten.

Thomas Boggatz
Vallendar, Deutschland

Dezember 2018

Inhaltsverzeichnis

Einleitung

© Springer-Verlag GmbH Deutschland, ein Teil von Springer Nature 2019
T. Boggatz, *Betreutes Wohnen*, https://doi.org/10.1007/978-3-662-58405-7_1

1

In diesem Buch geht es um das Thema Lebensgestaltung im Alter – insbesondere um ihre Möglichkeiten im Rahmen einer Wohn- und Versorgungsform, die für ältere Menschen geschaffen worden ist: das Betreute Wohnen.

Lebensgestaltung ist das, was den Menschen als selbstreflexives Wesen auszeichnet. Als ein solches lebt der Mensch nicht einfach vor sich dahin, er setzt sich vielmehr in ein bewusstes Verhältnis zu sich selbst und gibt seinem Leben eine Richtung und einen Sinn. Durch seine Entscheidungen und Aktivitäten formt und gestaltet er es jeden Tag aufs Neue, er entwirft es auf Ziele hin, die für ihn bedeutsam sind, und macht sich so selbst zu der Person, die er ist. Lebensgestaltung obliegt der Verantwortung jedes einzelnen. Sie ist ein lebenslanger Prozess, in dem sich die individuelle Persönlichkeit entfaltet. Dabei lässt sie sich in verschiedene Etappen gliedern, die ineinander übergehen und jeweils neue Anforderungen stellen.

Lebensgestaltung vollzieht sich dabei auf mehreren Ebenen und Bereichen. Sie fängt an mit der Selbstversorgung und Körperpflege, setzt sich fort in der Gestaltung der Umwelt und der sozialen Beziehungen und findet schließlich ihren Ausdruck in den Aktivitäten in Beruf und Freizeit, die einer Person ihre Identität und ihrem Leben einen individuellen Sinn verleihen. Sie ist in einem der Ausdruck der eigenen Persönlichkeitsentfaltung, Neben der Fähigkeit zur Selbstversorgung und den sozialen Beziehungen spielt dabei die Möglichkeit der Autonomie und Selbstbestimmung eine zentrale Rolle.

1.1 Lebensgestaltung im Pflegeheim

Diese Bereiche der Persönlichkeitsentfaltung sind dabei nicht unabhängig voneinander. Die Fähigkeit zur Selbstversorgung kann als grundlegende Dimension von Lebensgestaltung verstanden werden, da sie Autonomie und soziale Kontakte erst ermöglicht. Sie setzt körperliche und geistige Fähigkeiten voraus, die im Kindes- und Jugendalter erworben wurden. Mit zunehmendem Alter können diese Fähigkeiten jedoch verloren gehen. Die Voraussetzung für eine selbstständige Lebensführung und -gestaltung ist damit nur noch eingeschränkt bis gar nicht mehr vorhanden, während das Bedürfnis danach bestehen bleibt. In diesem Fall sind die Betreffenden auf die Unterstützung anderer Personen angewiesen. Das Ausmaß der Einschränkungen kann mit einer Unterstützungsbedürftigkeit bei alltäglichen Aufgaben beginnen und im Laufe der Zeit zur Pflegebedürftigkeit führen. In diesem Fall sind es an erster Stelle die nächsten Angehörigen, in der Regel der Ehepartner und die Kinder, die eine solche Unterstützung leisten. In der modernen Gesellschaft ist allerdings eine weitgehende Auflösung enger Familienverbände, die mehrere Generationen umfassen, zu verzeichnen. Dies reduziert die Möglichkeiten einer familiären Unterstützung im Falle verloren gehender Selbstversorgungsfähigkeiten. Aus diesem Grund sind in den westlichen Industrieländern Wohn- und Versorgungsformen für ältere Menschen entstanden, die im Bedarfsfall ihre Versorgung gewährleisten oder sie zumindest bei ihrer Selbstversorgung unterstützen sollen. Am Bekanntesten ist dabei das Pflegeheim, das gegebenenfalls die Versorgung vollständig übernimmt.

Bekannt ist jedoch auch die Kritik an dieser Institution. Auf der Grundlage von qualitativen Untersuchungen lässt sich diese in den folgenden vier Punkten zusammenfassen:

- Das Pflegeheim ist ein Ort der Abgeschiedenheit, den die Bewohner kaum verlassen – teils, weil ihnen hierzu die körperlichen oder geistigen Fähigkeiten fehlen, teils weil sie den Anschluss an das Leben außerhalb der Institution verloren haben. Der Einzug bedeutet somit den Verlust der sozialen Beziehungen nach außen (Koch-Straube 2005).
- Innerhalb der Einrichtung erfahren die Bewohner eine Einschränkung ihrer Privatsphäre und einen weitgehenden Verlust ihres persönlichen Eigentums. Sie unterliegen der Kontrollgewalt der Institution, die darauf ausgerichtet ist, das körperliche Wohl (Nahrungsaufnahme, Sauberkeit,

Abwendung von Gesundheitsschäden) zu gewährleisten, wozu der Tagesablauf möglichst reibungslos und zeitsparend organisiert wird (Koch-Straube 2005). Sie werden so zu „Objekten einer zweckrationalistischen Arbeitsorganisation degradiert, welche auf Grund des Personalnotstands strukturelle und individuelle Gewalt erzeugt" (Amrhein 2005, S. 411).

– Diese Arbeitsorganisation wirkt sich damit auf das Verhältnis zwischen Bewohner und Pflegepersonal aus. Enge Zeitvorgaben beschränken die Pflege und Betreuung auf das Erfüllen der Versorgungsfunktion und verhindern zum größten Teil das Entstehen von Beziehungen, die von Vertrauen und wechselseitigem Erkennen und Verstehen getragen sind (Koch-Straube 2005). Kontakte sind bestenfalls oberflächlich, schlimmstenfalls sogar von Grobheit und latenter bis offensichtlicher Gewalt geprägt (Amrhein 2005). Bei der Umsetzung der zweckrationalistischen Versorgungsvorgaben übt das Pflegepersonal eine informelle Macht aus, auf welche die Bewohner teils mit – letztendlich vergeblicher – Aggression, teils mit Anpassung und Rückzug reagieren (Koch-Straube 2005).

– Das ausschließliche Beisammensein von Menschen mit geistigen oder körperlichen Beeinträchtigungen bringt es zudem mit sich, dass die Bewohner auch untereinander kaum Beziehungen aufbauen können. Sie bleiben zur Befriedigung ihrer Kontaktbedürfnisse vorrangig auf das Pflegepersonal angewiesen und reagieren, da ihre Suche nach dessen Aufmerksamkeit auf die Dauer erfolglos bleibt, schließlich mit Isolation und Rückzug, der zu einem weiteren Verlust ihrer Fähigkeiten führt (Koch-Straube 2005). Der Aufenthalt im Pflegeheim bringt so eine Abwärtsspirale aus Degeneration, Kontaktverlust und Selbstaufgabe in Gang, die dann mit dem Tod der Betroffenen endet.

Diese Befunde führten dazu, das Pflegeheim mit einer totalen Institution zu vergleichen, wie sie der Soziologe Erving Goffman (1961) in seiner Untersuchung psychiatrischer Anstalten beschrieb. In einer totalen Institution sind alle Aktivitäten auf den gleichen Ort beschränkt, finden im Rahmen einer Zwangsgemeinschaft von Schicksalsgenossen statt, werden von oben geplant und vorgeschrieben, und dienen angeblich einem Ziel, dessen Sinn den Betroffenen allerdings nicht ersichtlich ist. Die Anpassung an die Regeln dieser Institution wird durch ein System von Belohnung und Bestrafung herbeigeführt. Das Pflegeheim dient in dieser Sichtweise zwar dazu, die Versorgung der Bewohner und den Fortbestand ihres körperlichen Vorhandenseins zu gewährleisten, es bietet jedoch keinen Raum für eine selbstbestimmte Lebensgestaltung.

1.2 Alternative Wohn- und Betreuungsformen

Die Kritik am Pflegeheim führte zur Entstehung alternativer Konzepte. So wurde in den USA in den 80er das sog. „Assisted Living" ins Leben gerufen. Dieses sollte Menschen mit funktionellen Einschränkungen so weit wie möglich eine selbstständige Lebensgestaltung ermöglichen. Kernelemente des Konzepts waren die Verfügbarkeit von Unterstützung bei Bedarf, eine Unterkunft, die sowohl Privatsphäre als auch Gemeinschaft mit anderen förderte, und eine Organisationsphilosophie, in welcher der Selbstbestimmung der Bewohner ein zentraler Stellenwert zukam (Carder 2002; Wilson 2007). „Assisted Living" sollte mit anderen Worten jene Bereiche der Persönlichkeitsentfaltung fördern, auf die eine institutionelle Unterbringung direkten Einfluss ausüben kann, und die durch das Pflegeheim eingeschränkt wurden: die Fähigkeit zur Selbstversorgung, die Autonomie und die positive Beziehungen zu Anderen.

In den 90er-Jahren erlebte das „Assisted Living" in den USA einen regelrechten Boom, in Folge dessen jedoch der Begriff auf eine Vielzahl unterschiedlicher Wohnangebote für ältere Menschen ausgedehnt wurde, die mit der Kernidee nur noch bedingt etwas zu tun hatten.

1

Mit etwas zeitlichem Verzug entstanden auch in Europa ähnliche Konzepte: in Großbritannien das sog. „Sheltered Housing" (Pannell und Blood 2012) und im deutschsprachigen Raum das Betreute Wohnen, welches in Österreich teilweise als „Betreubares Wohnen" bezeichnet wird (Michel et al. 2012). Alle diese Wohn- und Betreuungsformen versuchen, eine Versorgung der Bewohner bei einem Erhalt ihrer Autonomie zu gewährleisten und ihre sozialen Beziehungen zu fördern. Während jedoch „Assisted Living" in den USA ein gut beforschtes Feld darstellt, ist über Betreutes Wohnen im deutschsprachigen Raum so gut wie nichts bekannt – abgesehen von einigen Bewohnerbefragungen (Engels 2001; Saup 2001), die vor allem Ende der 90er-Jahre durchgeführt wurden und deren Ergebnisse zum Teil nicht einmal mehr zugänglich sind. Aus Österreich, wo sich das Betreute Wohnen später als in Deutschland auszubreiten begann, liegt bislang nur eine Studie zu dieser Wohn- und Betreuungsform vor (Geser-Engleitner und Jochum 2008).

Angesichts der zunehmenden Ausbreitung des Betreuten Wohnens im deutschsprachigen Raum stellt sich damit die Frage, welche Erfahrungen ältere Menschen, die dort wohnen, und Betreuungspersonen, die dort arbeiten, in dieser Wohn- und Versorgungsform machen. Ihre Beantwortung ist zum einen für ältere Menschen relevant, die überlegen, in eine solche Einrichtung einzuziehen? Passt das Betreute Wohnen zu ihrem Lebensstil? Wird es ihnen dort besser als im alten Zuhause gehen? Zum anderen ist sie auch für angehende Betreuungspersonen von Bedeutung? Welche Herausforderungen kommen auf sie bei einer Betreuungstätigkeit zu? Wie lassen sich diese bewältigen?

Eine Antwort auf diese Fragen soll hier am Beispiel von österreichischen Einrichtungen im Bundesland Salzburg gegeben werden. Diese wurden aufgrund ihrer relativ jungen Existenz bislang noch gar nicht untersucht. In diesem Buch werden daher drei konsekutive Studien in diesen Einrichtungen vorgestellt, deren Fragestellungen sich aus den Erfahrungen der jeweils vorangegangenen Studien ergaben. So ging es in der ersten Studie darum, die Perspektive der potenziellen und tatsächlichen Nutzer in Erfahrungen zu bringen. Was erwarteten sie sich von dieser Wohn- und Betreuungsform? Wie sieht ihre Lebensgestaltung im Betreuten Wohnen aus? Was geschieht, wenn dort ein Bewohner seine Fähigkeit zur Selbstversorgung verliert und pflegebedürftig wird? Und wie sehen ihre sozialen Kontakte und deren Förderung aus? Hierzu wurde eine qualitative Befragung mit Bewohnern und zum Vergleich mit älteren Menschen, die zu Hause lebten, durchgeführt.

Die Ergebnisse dieser Studie warfen dann die Frage auf, wie die Betreuungspersonen mit den Erwartungen der Bewohner und ihrem daraus sich ergebendem Verhalten umgehen können. Schließlich sind sie es, die das Konzept des Betreuten Wohnens umsetzen, wobei sie eine selbstständige Lebensführung unterstützen, soziale Beziehungen fördern und die Autonomie der Bewohner wahren sollen. Dazu, wie sich diese Aufgabenstellung bewältigen lässt, liegen aus dem deutschsprachigen Raum noch gar keine Untersuchungen vor. Es ist jedoch davon auszugehen, dass Betreuungspersonen durch ihre Tätigkeit im Betreuten Wohnen einen entsprechenden Erfahrungsschatz gewonnen haben. Da dieser bis dato nicht systematisch ausgewertet wurde, liegt ihr Erfahrungswissen brach und kann daher auch nicht weitervermittelt werden. Dies jedoch wäre sinnvoll, wenn es darum geht, das Angebot dieser Wohn- und Betreuungsform auszuweiten, was es zwangsläufig mit sich bringt, dass neue Betreuungspersonen gewonnen und an diese Aufgabenstellung herangeführt werden müssen. Um die Erfahrungswelt der Betreuungspersonen auszuloten, wurde daher auch eine qualitative Studie mit diesen durchgeführt.

Die Ergebnisse der beiden qualitativen Studien verschafften zwar eine Einsicht in die möglichen Handlungsweisen und Beweggründe der Akteure im Betreuten Wohnen, sie erlaubten jedoch keine Einschätzung des quantitativen Ausmaßes der Fähigkeit zur Selbstversorgung und sozialen Kontakte in diesen Einrichtungen. Daher wurde abschließend eine quantitative Bewohnerbefragung durchgeführt. Auch wenn sich jede der drei Studien dem Phänomen des Betreuten Wohnens aus einer anderen Perspektive nähert, ergänzen sie sich zu einem Gesamtbild, dass in diesem Buch vorgestellt werden soll.

1.3 Aufbau des Buches

Im ersten Kapitel geht es dabei um die Frage, wie das Betreute Wohnen in Österreich in den Kontext der Wohn- und Betreuungsformen einzuordnen ist, die als Alternative zum Pflegeheim ins Leben gerufen wurden. Wie verhalten sich die Wohnformen, die sich hinter den Bezeichnungen „Assisted Living", „Sheltered Housing" und Betreutes Wohnen verbergen überhaupt zueinander und welche Übereinstimmungen und Unterschiede weisen sie zu den hier untersuchten Einrichtungen auf? Dazu werden die Konzepte dieser Wohn- und Betreuungsformen analysiert und miteinander verglichen.

Das zweite Kapitel fasst dann den Stand der empirischen Forschung zu diesen Wohn- und Betreuungsformen zusammen. Dazu gibt es Auskunft zu den Fragen, was ältere Menschen überhaupt in solche Wohnformen führt, wie sie sich zu entstehenden Einschränkungen ihrer Selbstständigkeit verhalten, wie sich ihre sozialen Kontakte in diesen Wohnformen gestalten und wie ihre Beziehung zu den Betreuungspersonen aussieht, die den Spielraum ihrer Autonomie bzw. deren Einschränkung mitbestimmen. Diese empirischen Befunde erlauben zugleich eine Einschätzung, in wie weit sich theoretische Konzepte und die Praxis der Einrichtungen einander entsprechen.

Das dritte Kapitel beschreibt dann die in den Studien verwendeten Forschungsmethoden sowie die Teilnehmer der drei Studien. Kapitel vier bis sieben stellen anschließend die Resultate der drei Studien vor. Da jede der Studien mehrere der oben skizzierten Fragestellungen untersuchte und dies aus jeweils einer bestimmten Perspektive tat, werden hier die Ergebnisse nicht nach Studien sondern nach Fragestellungen geordnet dargestellt. Dadurch können die Perspektive der älteren Menschen und der Betreuungspersonen direkt miteinander vergli-

chen und – so vorhanden – durch quantitative Daten aus der dritten Studie ergänzt werden.

Kapitel vier beschreibt dabei die Einstellung zum Betreuten Wohnen sowohl aus der Sicht der Bewohner und der älteren Menschen, die nicht dort einzuziehen gedenken, und stellt diese den Erwartungen der Betreuungspersonen an die Bewohner gegenüber.

Kapitel fünf schildert die Auseinandersetzung älterer Menschen mit den beginnenden Einschränkungen ihrer Selbstständigkeit und vergleicht deren Perspektive mit den entsprechenden Beobachtungen der Betreuungspersonen, die auf diese Einschränkungen reagieren müssen.

Kapitel sechs geht dann auf die sozialen Beziehungen der Bewohner ein. Diese werden einerseits mit den sozialen Beziehungen der älteren Menschen, die zu Hause leben, verglichen, um die Besonderheiten des Betreuten Wohnens hervorzuheben, anderseits lassen sich auch hier die Schilderungen der Bewohner den Wahrnehmungen der Betreuungspersonen gegenüberstellen, die auf das Sozialverhalten der Bewohner eingehen und positiv einwirken sollen.

Kapitel sieben schließlich untersucht die Beziehungen zwischen Bewohnern und Betreuungspersonen. Diese zeigt sich zwar auch da, wo die Betreuungspersonen auf die beginnenden Einschränkungen der Selbstständigkeit bei den Bewohnern reagieren müssen und ihre sozialen Kontakte fördern sollen, sie hat jedoch eine eigene Dynamik, die über die Erfüllung dieser Aufgaben hinausgeht, so dass sie separat dargestellt werden soll. Dabei wird sich zeigen, dass diese Beziehung die Grundlage für die Erfüllung der Betreuungsaufgaben darstellt und den Spielraum für die Autonomie der Bewohner öffnet.

Abschließend soll ein Blick über den Rahmen der Studie hinaus in den Kontext der gerontologischen Theorie geworfen werden. Gerontologische Theorien zum guten Altern beschäftigen sich mit der Frage der Lebensgestaltung in dieser Lebensphase. Sie beleuchten diese Fragestellung jedoch aus dem Blickwinkel der Wechselwirkung von individueller Lebensführung und allgemeinen gesellschaftlichen Umständen. Welche Rolle Betreuungsangebote wie das Betreute Wohnen dabei spielen oder spielen können,

1

wird in ihren Antworten nur ansatzweise deutlich. Auf der anderen Seite wurde das Konzept des Betreuten Wohnens ohne direkten Bezug zu den etablierten gerontologischen Theorien entwickelt, obwohl es seinen Bewohnern ein gutes Altern ermöglichen soll. Im Handeln der Akteure – sowohl der Bewohner, als auch der Betreuungspersonen – werden daher wenn schon nicht ausformulierte so doch implizit mitgedachte Alterstheorien wirksam sein. In einer Gegenüberstellung der empirischen Befunde mit den expliziten Alterstheorien kann so gefragt werden, welche Relevanz sie jeweils füreinander besitzen. Wie lässt sich das Verhalten der Akteure im Betreuten Wohnen im Licht der Alterstheorien verstehen, und wie können diese im Licht der konkreten Erfahrungen aus diesem Setting gedeutet werden? Dieser Dialog zwischen Empirie und Theorie soll dabei zum Entwurf einer Praxistheorie für die Betreuung bei einem bedürfnisgerechten Altern führen.

Literatur

Amrhein L (2005) Pflege in konflikt- und austauschtheoretischer Pespektive. In: Schroeter KR, Rosenthal T (Hrsg) Soziologie der Pflege. Juventa, Weinheim, S 107–125

Carder PC (2002) The social world of assisted living. J Aging Stud 16:1–18

Engels D (2001) Wunsch und Wirklichkeit des Betreuten Wohnens. ISG Sozialforschung und Gesellschaftspolitik GmbH, Köln. https://opus-hslb.bsz-bw.de/files/476/Anlage+11.pdf. Zugegriffen am 11.12.2013

Geser-Engleitner E, Jochum C (2008) Betreutes Wohnen für ältere Menschen in Vorarlberg. Amt der Vorarlberger Landesregierung, Abteilung Gesellschaft und Soziales, Bregenz. https://www.vorarlberg.gv.at/pdf/betreuteswohnenfueraelter.pdf. Zugegriffen am 11.12.2013

Goffman E (1961) Asylums. Anchor Books, New York

Koch-Straube U (2005) Lebenswelt Pflegeheim. In: Schroeter KR, Rosenthal T (Hrsg) Soziologie der Pflege. Juventa, Weinheim, S 211–226

Michel LH, Eichinger W, Hastedt I (2012) Betreutes Wohnen für Senioren – Die ÖNORM CEN/TS 16118. Austrian Standards plus Publishing, Wien

Pannell J, Blood I (2012) Supported housing for older people in the UK: an evidence review. Joseph Rowntree Foundation, York. https://www.jrf.org.uk/sites/default/files/jrf/migrated/files/sheltered-retirement-housing-full.pdf. Zugegriffen am 01.08.2016

Saup W (2001) Ältere Menschen im Betreuten Wohnen: Ergebnisse der Augsburger Längsschnittstudie, Bd 1. Möckl, Augsburg

Wilson KB (2007) Historical evolution of assisted living in the United States, 1979 to the present. Gerontologist 47(3):8–22

„Assisted Living" und Betreutes Wohnen – Eine Begriffsklärung

© Springer-Verlag GmbH Deutschland, ein Teil von Springer Nature 2019
T. Boggatz, *Betreutes Wohnen*, https://doi.org/10.1007/978-3-662-58405-7_2

2

In mehreren Ländern sind neben dem Pflegeheim weitere Wohn- und Versorgungsformen für ältere Menschen entstanden. Beispielhaft werden hier die Modelle aus den USA, sowie aus Großbritannien, Deutschland und Österreich vorgestellt. „Assisted Living" in den USA soll im Rahmen seiner Grundleistung die pflegerische Versorgung seiner Bewohner sicherstellen und dabei eine selbstbestimmte Lebensführung ermöglichen. In der Praxis haben sich allerdings recht unterschiedliche Wohnformen unter der Bezeichnung „Assisted Living" etabliert. Im deutschsprachigen Raum hat sich das Betreute Wohnen verbreitet. Dessen Versorgungsangebot beschränkt sich allerdings auf Beratung, Vermittlung von Dienstleistungen und Kontaktförderung unter den Bewohnern. Pflegerische Versorgung ist hier eine Wahlleistung, die zusätzlich eingekauft werden muss.

Betreutes Wohnen ist eine Wohn- und Versorgungsform für ältere Menschen. Diese geht über die reine Bereitstellung von Wohnraum dadurch hinaus, dass sie eine Betreuungsleistung in das Wohnangebot integriert. Wohn- und Versorgungsformen, die mit dem im deutschsprachigen Bereich so bezeichnetem „Betreuten Wohnen" vergleichbar sind, sind im anglo-amerikanischen Bereich entstanden. Vorreiter waren die USA, aber auch in europäischen Ländern finden sich ähnliche Modelle. Beispielhaft lässt sich hier Großbritannien nennen. Vor allem in den USA entstand eine heterogene Versorgungslandschaft für ältere Menschen, deren Angebote sich deutlich voneinander unterscheiden. Für die unterschiedlichen Arten von Angeboten haben sich in den USA und in Großbritannien jeweils andere Bezeichnungen etabliert. Das bekannteste dieser Angebote ist das sog. „Assisted Living", welches häufig als Pendant zum „Betreuten Wohnen" im deutschsprachigen Raum gilt. Einrichtungen, die in den USA als „Assisted Living" bezeichnet werden, weisen allerdings Unterschiede zum hier bekannten „Betreuten Wohnen" auf. Um Verwechslungen zu vermeiden, werden im Folgenden zunächst die in den USA und Großbritannien vorhandenen Wohn- und Versorgungsformen unter ihrer landesüblichen, englischen Bezeichnung vor-

gestellt. Im Anschluss daran kann dann das im deutschsprachigen Raum geläufige „Betreute Wohnen" dargestellt und in Beziehung zu den Wohn- und Versorgungsformen des anglo-amerikanischen Raums gesetzt werden.

2.1 „Assisted Living" in den USA

Die Anfänge des „Assisted Living" gehen in den USA auf den Beginn der 80er-Jahren des vergangenen Jahrhunderts zurück. Wilson (2007) zufolge entstand es aus Versorgungseinrichtungen für ältere Menschen, die keine pflegerischen und medizinischen Versorgungsleistungen für ihre Bewohner erbrachten, sondern sich auf haushälterische und soziale Dienstleistungen beschränkten. Derartige Einrichtungen waren unter vielfältigen Bezeichnungen geläufig, unter anderem als „retirement home", „board and care home", „rest home", „adult care home" und unter ähnlichen Namen. Das neue an der Idee des „Assisted Living" war, dass es darauf zielte, pflegerische Versorgung im Rahmen solcher Einrichtungen zu erbringen. „Assisted Living" verstand sich dabei als eine Reaktion auf das medizinisch orientierte Pflegeheim, das die Bewohner wie Patienten behandelte und vor allem darauf ausgerichtet war, ihre Sicherheit und ihren gesundheitlichen Zustand sicherzustellen. Dies hatte zur Konsequenz, dass Selbstbestimmung, Privatsphäre und Entfaltung persönlicher Freiräume zu Gunsten medizinischer Überwachung und pflegerischer Versorgungsroutinen eingeschränkt waren. Bereits im klinischen Charakter der Architektur der Pflegeeinrichtungen fand dies seinen Ausdruck. „Assisted Living" hingegen sollte den Bewohnern eine Umgebung bieten, in der sie sich wie zu Hause fühlen konnten. Durch drei charakteristische Merkmale sollte es sich gegenüber anderen Wohn- und Versorgungsformen für ältere Menschen auszeichnen: Einen Wohnraum mit Privatsphäre und Zugang zu Gemeinschaftsräumen, ein Angebot von Dienstleistungen, das bei Bedarf durch spezielle pflegerische Versorgung ergänzbar war, und eine Betreuungsphilosophie, bei der die Selbstbestimmung der Bewohner für ihre Lebensgestaltung und ihre Entscheidungsfreiheit in Bezug auf ihre medizinische und pflegerische Versorgung im Mittelpunkt stand. Einrichtungen dieser Art entstanden Wilson (2007) zu Folge zunächst im Bundesstaat Virginia an der Ostküste der USA, wo vor allem die Angehörigen höherer Einkommensschichten die Adressaten waren, und in Oregon an der Westküste, wo es sich auch an Personen mit weniger Einkommen richtete. In den 90er-Jahren begann dann ein Boom des „Assisted Living", der zur Entstehung von Unternehmensketten führte, die zum Teil mehr als hundert Einrichtungen mit mehreren tausend Mitarbeitern in verschiedenen Bundesstaaten betrieben.

Durch eine von der US-amerikanischen Regierung einberufene Arbeitsgruppe zum „Assisted Living" wurde diese so entstandene Wohn- und Versorgungsform 2003 anhand folgender Kriterien definiert:

- eine Koordination von Aufsicht und Dienstleistungen, um individuell geplante Bedürfnisse zu befriedigen, wobei das Angebot einen Wäschereiservice, Mahlzeiten, Haushaltsführung, einen Fahrdienst, Freizeitaktivitäten, soziale Betreuung, und pflegerische Versorgung für mindestens zwei Schweregrade von Pflegebedürftigkeit (außer einer 24-stündigen pflegerischen Versorgung) umfassen sollte
- ein privater Wohnraum für jeden Bewohnern, der nur auf Wunsch mit anderen Bewohnern geteilt wird
- die Förderung der Unabhängigkeit und Selbstbestimmung der Bewohner sowie ihres Rechts auf Wahl von Dienstleistungen (Assisted Living Workgroup 2003).

Mit der Betonung der Selbstbestimmung der Bewohner im „Assisted Living" wurde zugleich ein Wechsel des Versorgungsparadigmas für ältere Menschen propagiert. An die Stelle des „medizinischen Versorgungsmodells" im Pflegeheim sollte ein „soziales Versorgungsmodell" treten (Carder 2002; Spitzer et al. 2004). Wurden im „medizinischen Modell" Pflegeleistungen nach einem von Experten festgestellten Bedarf zugeteilt, waren sie im „sozialen Modell" eine Dienstleistung, die sich ein Bewohner nach seinen Wünschen aussuchen konnte (Carder und Hernandez 2004). Er sollte nicht mehr ein passiver Empfänger fremder Hilfe sein, sondern ein aktiver Konsument, der seine Versorgung selbst bestimmte. Dementsprechend sollte es ihm einerseits möglich sein, Pflegemaßnahmen abzulehnen, die eine Pflegekraft für notwendig hielt, anderseits Pflegemaßnahmen einzukaufen, auch wenn eine Pflegekraft sie für unnötig erachtete. Bei der Aufnahme ins „Assisted Living" erfolgte zwar ein Assessment der Selbstversorgungsfähigkeit des angehenden Bewohners, dem „sozialen Modell" zu Folge durfte die zu erhaltende Pflege jedoch nicht verordnet werden, sondern musste mit dem Betreffenden ausgehandelt und abgestimmt sein (ebd.). Genauso sollte mit Gesundheitsrisiken umgegangen werden, die durch das Verhalten eines Bewohners entstanden – etwa wenn verordnete Medikamente nicht eingenommen wurden oder bei einem Diabetiker die Einhaltung der Diät nicht erfolgte. Um der Fürsorgepflicht des Anbieters gerecht zu werden, ohne die Autonomie der Bewohner zu verletzen, sollten mit den Bewohnern Risikovereinbarungen getroffen werden, die das jeweils gewünschte Ausmaß der Kontrolle festlegten (Mitty und Flores 2008; Carder und Hernandez 2004). Die rechtlichen Bestimmungen hierzu unterschieden sich allerdings von Bundesland zu Bundesland.

Mit der Orientierung des „Assisted Living" am selbstbestimmten Konsumenten ging auch eine entsprechende Vermarktungsstrategie einher. Der Einzug in eine bestimmte Einrichtung versprach die Teilhabe an einem Lebensstil, über den man sich sozial identifizieren und distinguieren konnten – genauso, wie Käufer von Markenprodukten dies tun (Carder und Hernandez 2004; Kuhn 2008). Der symbolische Wert des Produkts „Assisted Living" hing dabei von der Kaufkraft der Bewohner an. So entstanden neben Einrichtungen, die über ein Kontingent an Plätzen für Unterstützungsempfänger des staatlichen Gesundheitsfürsorgeprogramm Medicaid verfügten, vor allem Einrichtungen, die aus-

2

schließlich private Zahler aus den gehobenen Einkommensschichten aufnahmen (Stone und Reinhard 2007; Kuhn 2008; Eckert et al. 2009).

> ❯ **„Assisted Living" wurde in den USA als eine Wohn- und Versorgungsform für ältere Menschen konzipiert, die ihre pflegerische Versorgung sicherstellen und zugleich ihre Selbstbestimmung und individuelle Lebensführung gewährleisten soll.**

Auch wenn „Assisted Living" Anfang der 80er-Jahre als klar umrissene Idee begann, war der Begriff schon Anfang der 90er-Jahre zu einer Bezeichnung für alle Wohn- und Versorgungsformen für ältere Menschen geworden, die keine Pflegeheime waren, aber Unterstützung bei der Befriedigung alltäglicher Bedürfnisse anboten (Zimmerman und Sloane 2007; Wilson 2007). Er bezog sich damit auf ein heterogenes Spektrum an Wohn- und Versorgungsformen für ältere Menschen, das sich kaum auf einen einheitlichen Nenner bringen ließ. Die zitierte Definition der Arbeitsgruppe für „Assisted Living" (2003) stellte in diesem Zusammenhang einen Versuch dar, eine einheitliche Regelung für die Anwendung dieser Bezeichnung zu schaffen, allerdings wurden die genannten Kriterien nur von einer Minderheit der an der Arbeitsgruppe beteiligten Organisationen vollständig akzeptiert (Zimmerman und Sloane 2007). Bei dem Versuch, die unter der Bezeichnung „Assisted Living" angebotenen Wohn- und Versorgungsformen für ältere Menschen auf der Grundlage der verfügbaren Literatur zu bestimmen, kamen Zimmerman und Sloane (2007) daher zu dem Schluss, dass eine allgemein verbindliche Definition dieses Begriffes in den USA nicht existiere. Es ist daher sinnvoll, zwischen einem „Assisted Living" im engeren Sinne, das sich auf die unter Umständen nur ansatzweise verwirklichte Idee einer Wohnform für ältere Menschen bezieht, und einem „Assisted Living" im weiteren Sinne, das eine Bandbreite tatsächlich vorhandener Wohn- und Versorgungsformen für diese Zielgruppe meint, zu unterscheiden.

In der gerontologischen Diskussion gab es Versuche, verschiedene Typen des „Assisted Living" im weiteren Sinne zu identifizieren. Je nachdem, an welchem Merkmal der Einrichtungen man sich bei Ihrer Erstellung orientierte, kamen diese Typologien jedoch zu anderen Resultaten (ebd.). So wollte man die Einrichtungen anhand ihrer Größe (Zimmerman et al. 2003) oder anhand des Ausmaßes an Versorgung und Autonomie, das sie gewährleisten (Hawes et al. 2003), oder anhand des speziellen Versorgungsbedarfs der Bewohnerschaft (Park et al. 2006) einteilen. Da die Ausprägungen solcher Merkmalsdimensionen bei den einzelnen Einrichtungen in unterschiedlicher Kombination auftreten können, ließ sich keine allgemein verbindliche Typologie erstellen, der die einzelnen Einrichtungen eindeutig zuzuordnen waren. Es gibt jedoch eine häufiger anzutreffende Klassifizierung, die sich am Versorgungsumfang der Einrichtungen orientiert. Diese erlaubt zwar keine genaue Abgrenzung der einzelnen Einrichtungen voneinander, aber sie beschreibt Idealtypen, deren Merkmalen die vorhandenen Einrichtungen mehr oder weniger entsprechen, so dass sie als Orientierungspunkte im Spektrum des Versorgungsangebots dienen können,

Im Rahmen dieser weniger strikten Typologie wird so zunächst das sog. „Independent Living" von anderen Wohn- und Versorgungsformen für ältere Menschen unterschieden. Dieses bietet das geringste Unterstützungsangebot. Es handelt sich dabei um Seniorenwohnungen, welche durch einen „service coordinator" oder „warden" betreut werden, der Unterstützungsbedarfe bei den Bewohnern identifiziert und gegebenenfalls entsprechende Dienstleistungen wie Haushaltshilfe oder Pflege von externen Anbietern vermittelt (Wilson 2007; Stone und Reinhard 2007). Das zeitliche Ausmaß dieser Unterstützungsleistungen ist dabei auf eine begrenzte Anzahl von Stunden pro Woche beschränkt. Das Angebot richtet sich daher an ältere Menschen, die noch weitgehend selbstständig sind. Bieten solche Wohnanlagen ein Programm zur Freizeitgestaltung an, um die sozialen Kontakte in den Wohnanlagen zu fördern, werden sie auch als „Congregate Housing" bezeichnet (Sheehan und Oakes 2003).

Ein zweiter Typ wird von Wilson (2007) als „Bewirtungs-Modell" (hospitality model) bezeichnet und beinhaltet standardmäßig eine Reihe von Dienstleistungen, angefangen von Reinigungsarbeiten und Mahlzeiten bis hin zur sozialen Betreuung und zu Freizeitangeboten, aber keine Pflege. Das Personal hierfür ist in der Einrichtung fest angestellt und muss nicht erst bei Bedarf durch einen Koordinator organisiert werden. Dieser Typus setzt im Prinzip das Versorgungsangebot der schon seit den 50er-Jahren existierenden „board and care homes" fort, welche der Vorläufer des „Assisted Living" im engeren Sinne waren und nunmehr unter dieser Bezeichnung weiter bestanden. Aus diesem Grund sehen auch einige Autoren (Eichener 2004) die Anfänge des „Assisted Living" zu einem weitaus früheren Zeitpunkt als zu Beginn der 80er-Jahre.

Ein noch umfangreicheres Versorgungsangebot bietet dann der Typus des „Assisted Living" im engeren Sinne. Dieses entspricht dem eingangs skizzierten Grundgedanken dieser Wohn- und Versorgungsform, der sich auch in der Definition der Arbeitsgruppe für „Assisted Living" (2003) wiederfindet. Hier ist neben den hauswirtschaftlichen und sozialen Dienstleistungen auch pflegerische Versorgung inkludiert (Spitzer et al. 2004). Wegen dieser Kombination wird es von Wilson (2007) auch als hybrides Modell bezeichnet. Es gilt als Alternative zum Pflegeheim für Menschen, die ein geringes Maß an funktionellen Einschränkungen haben und die durch die Versorgungskapazität eines Pflegeheims eigentlich überversorgt wären (Forbes et al. 1997; Stone und Reinhard 2007). Eine genaue Grenze für das Ausmaß der Pflegebedürftigkeit, die den Übergang von der einen zur anderen Versorgungsform bestimmt, gibt es dabei nicht. Auch wenn als Ausschlusskriterium der Bedarf an einer 24stündigen Versorgung von der Arbeitsgruppe für „Assisted Living" (2003) festgelegt wurde, gibt es keine einheitliche Auslegung dafür, wann dies genau der Fall ist. Vielmehr kann dies von Einrichtung zu Einrichtung

(Stone und Reinhard 2007; Wilson 2007) und innerhalb einer Einrichtung sogar von Fall zu Fall (Eckert et al. 2009) variieren.

Als vierter Typ werden Einrichtungen beschrieben, die aus Pflegeheimen hervorgegangen sind und sich schwerpunktmäßig auf die medizinische Versorgung der Bewohner konzentrieren. Sie werden dementsprechend als Vertreter des „medizinisches Modells" gesehen (Wilson 2007; Stone und Reinhard 2007). Wilson (2007) zufolge ist der Unterschied zwischen ihnen und einem Pflegeheim nur graduell gegeben im Ausmaß der Pflegebedürftigkeit, mit der den Bewohnern noch ein Aufenthalt in dieser Einrichtungsform zugestanden wird.

> ❯ In der Praxis entstanden unter der Bezeichnung „Assisted Living" unterschiedliche Arten von Einrichtungen, die sich anhand ihres Versorgungsangebots unterscheiden lassen. Dieses kann von minimaler Betreuung im sog. „Independent Living" bis hin zur pflegeheimähnlichen Versorgung reichen.

Schließlich gibt es noch sog. „Continuing Care Retirement Communities" (CCRC), die eine Kombination unterschiedlicher Wohn- und Versorgungsformen darstellen – angefangen vom „Independent Living" bis hin zum Pflegeheim (Stone und Reinhard 2007; Kuhn 2008). Ziel dieser Kombinationseinrichtungen ist es, den Bewohnern ein Altern am gleichen Ort zu ermöglichen, während ihre Pflegebedürftigkeit steigt. Da die verschiedenen Wohn- und Versorgungsformen nur unterschiedliche Abteilungen oder Gebäude innerhalb einer größeren Einrichtung darstellen, ist lediglich ein Umzug von einem Teil der Einrichtung zu einem anderen notwendig, wenn das Versorgungsniveau eines bisher bewohnten Teils nicht mehr ausreicht, um die Unterstützungsbedürftigkeit eines Bewohners abzudecken. Man kann so als selbstständige Person ins „Independent Living" einziehen und das Ende seines Lebens in der Pflegeabteilung der CCRC verbringen. Der Übergang von einer Wohn- und Versorgungsstufe zur nächsten ist unter Umständen sehr strikt geregelt, so dass

2

Bewohner umziehen müssen, wenn sie ein bestimmtes Maß an Selbstversorgungsfähigkeiten unterschreiten (Kuhn 2008). Neben diesen Kombinationstypen gibt es jedoch auch Einrichtungen, die versuchen, eine Separierung der Bewohner nach ihrem Ausmaß an Pflegebedürftigkeit zu vermeiden und damit eine integrierte Form der unterschiedlichen Typen darstellen (ebd.).

2.2 „Sheltered Housing" in Großbritannien

Ähnlich wie in den USA ist auch in Großbritannien ein Spektrum von Wohn- und Versorgungsformen für ältere Menschen entstanden. Die dortigen Einrichtungen haben zwar andere Bezeichnungen, sind aber zum Teil mit den zuvor beschriebenen vergleichbar. Der Typus mit dem geringsten Versorgungsumfang ist dabei das „Sheltered Housing" (Pannell und Blood 2012). Wie beim „Independent Living" ist hier ein „warden" oder „scheme manager" tätig, der täglich Kontakt zu den Bewohnern hat, bei Bedarf Unterstützung leistet und soziale Aktivitäten fördert. Das Ausmaß dieser Unterstützungsleistungen variiert dabei von Anbieter zu Anbieter. Das Elderly Accommodation Counsel (2012) unterscheidet zwischen einer Variante mit nur geringer Unterstützung, die sich auf eine einmal wöchentliche Anwesenheit eines solchen „scheme managers" beschränken kann, und einer Variante mit mittlerer Unterstützung, bei welcher der „scheme manager" täglich anwesend ist. Daneben entstanden aus Gründen der Kostenersparnis Einrichtungen mit „fließender Unterstützung" (floating support), die durch einen mobilen Dienst erbracht wird und sich am Bedarf der Bewohner orientiert. Sie kann sich ggf. auf telefonische Betreuung beschränken, aber auch regelmäßige Besuche umfassen (Pannell und Blood 2012).

Umfangreichere Unterstützung mit Mahlzeiten-Vollversorgung und auch Pflege ist hingegen im sog. „Housing with Care" erhältlich, welches auch als „Very sheltered Housing", „Extra Care Housing" oder auch als „Assisted Living" bezeichnet wird (Pannell und Blood

2012; Michel et al. 2012). Wie in der amerikanischen Wohn- und Versorgungsform verfügt hier der Bewohner über einem Wohnraum mit abschließbaren Türen und geschützter Privatsphäre (Michel et al. 2012). Sie soll damit für ältere Menschen, deren Pflegebedürftigkeit ein bestimmtes Maß nicht überschreitet, eine Alternative zum Pflegeheim darstellen.

2.3 Betreutes Wohnen in Deutschland

Im deutschsprachigen Raum begann sich Betreutes Wohnen für Senioren in den 90er-Jahren des vergangenen Jahrhunderts zu etablieren. In Deutschland entwickelte es sich dabei nach dem Pflegeheim zur zweithäufigsten Sonderwohnform für ältere Menschen (Kremer-Preiß und Mehnert 2014). Die aktuelle Anzahl der verfügbaren Plätze in diesen Wohneinrichtungen ist auf Grund fehlender Meldepflicht unbekannt. Kremer-Preiß und Mehnert (2014) schätzen sie auf der Grundlage älterer Versorgungsquoten und einer Hochrechnung auf die gegenwärtige Anzahl der Über-65-Jährigen auf 264.000 Plätze. Was dabei unter Betreutem Wohnen zu verstehen ist, wird unterschiedlich beschrieben. So definierte der Deutsche Verein für öffentliche und private Fürsorge (2005) Betreutes Wohnen als „Sicherstellung, beziehungsweise verlässliche Organisation von Betreuungsleistungen in Kombination mit dem Wohnen", wobei die Spannweite der Betreuungsleistungen „von einfachen handwerklich-technischen oder pflegerisch-hauswirtschaftlichen Hilfen bis zu einer Pflege, die mit einer Betreuung in einer stationären Einrichtung vergleichbar sein kann" reicht. Der mögliche Versorgungsumfang entspräche damit dem „Assisted Living" im engeren Sinne. Allerdings bleibt unklar, was mit „Sicherstellung, beziehungsweise verlässliche Organisation" gemeint ist.

Eindeutiger, was diese Frage anbelangt, ist die DIN 77800 zum Betreuten Wohnen, wo es heißt: „Betreutes Wohnen ist ein Leistungsprofil für ältere Menschen, die in einer barrierefreien Wohnung und Wohnanlage leben,

das Grundleistungen/allgemeine Betreuungsleistungen und Wahlleistungen/weitergehende
Betreuungsleistungen umfasst. Das Leistungsprofil unterstützt eine selbstständige und selbstbestimmte Haushalts- und Lebensführung und
die Einbindung in soziale Strukturen der Hausgemeinschaft und des Wohnumfeldes" (Mühlbauer 2008, S. 5). Obligatorische Anforderung
an das Betreute Wohnen ist damit neben der
baulich zu gewährleistenden Barrierefreiheit lediglich ein eher minimales Spektrum an Grundleistungen, welches haustechnischen Service,
Notruf, Beratung und soziokulturelle Angebote
umfasst. Hierzu muss eine Betreuungsperson
in der Einrichtung beschäftigt werden, die eine
Ausbildung in der Alten- oder Krankenpflege,
Hauswirtschaft oder Sozialarbeit haben sollte
sowie zusätzlich eine gerontologische Fortbil-
dung. Der obligatorische Versorgungsumfang
im Rahmen der Grundleistung ist damit mit
den Merkmalen des „Independent Living" in
den USA und des „Sheltered Housing" in Großbritannien vergleichbar.

Darüber hinaus sind laut DIN 77800 Wahl-
dienstleistungen wie z. B. ein Hol- und Bringe-
dienst, Essen-auf-Rädern, Wohnungsreini-
gung oder Pflege vom Anbieter des Betreuten
Wohnens für den Bedarfsfall sicherzustellen.
Das Versorgungsangebot kann damit zwar den
Umfang des amerikanischen „Assisted Living"
im engeren Sinne erreichen, der entscheidende
Unterschied ist jedoch, dass es hierfür kein
hauseigenes Personal gibt, sondern dieses erst
auf Anfrage hin organisiert werden muss. Dadurch ist, selbst wenn ein Wohnungsanbieter
derartige Dienstleistungen offeriert, deren Inanspruchnahme im Bedarfsfall nicht obligato-
risch. Die Bewohner haben bei der Wahl der
Leistungen und des Anbieters die Freiheit. Das
beutet andererseits, dass ein Anbieter des Betreuten Wohnens im Gegensatz zu einem amerikanischen Anbieter des „Assisted Living"
nicht verpflichtet ist, pflegerische und andere
Wahlleistungen von sich aus bereit zu stellen,
da diese ja von dem Bewohner extern eingekauft werden können. Wie hoch der Pflegebedarf bei älteren Menschen sein darf, damit sie
noch im Betreuten Wohnen verbleiben kön-

nen, ist nicht festgelegt. In der Praxis hängt die
Entscheidung von den im Einzelfall verfügbaren Ressourcen ab.

> **Betreutes Wohnen in Deutschland bietet
als Grundleistung vor allem Beratung,
Vermittlung von Dienstleistungen und
ein Angebot zur Förderung sozialer Kontakte an, welche durch eine festange-
stellte Betreuungsperson erfolgt. Pflege
ist eine zusätzliche Wahlleistung.**

In wie weit einzelne Einrichtungen in Deutschland den Mindestanforderungen der DIN
77800 entsprechen, ist nicht bekannt. Da die
Norm nur Empfehlungscharakter besitzt, ist
von einer großen Varianzbreite im tatsächlichen Angebot auszugehen. Kremer-Preiß
und Stolarz (2003) unterscheiden bei den vorhandenen Einrichtungen bezüglich des Umfangs der Versorgung zwischen solchen, die
sich auf die Grundleistungen beschränken,
und solchen, die ein weitergehendes Angebot
an Dienstleistungen bereithalten. Darüber hinaus unterscheiden sie bei den vorhandenen
Einrichtungen in Bezug auf die Wahlmöglichkeiten der Bewohner ein Betreuungs- und ein
Servicemodell. Das Betreuungsmodell umfasst
die in der DIN 77800 beschriebenen Grundleistungen auf der Grundlage einer pauschalen
Finanzierung. Das heißt: Jeder, der einzieht,
muss für diese Dienstleistung bezahlen, auch
wenn er die soziale Moderation und das angebotene Hilfsmanagement nicht nutzen will.
Das Servicemodell richtet sich hingegen an
Kunden, die selbstständig leben und bezahlte
Dienstleistungen nur auf Abruf haben möchten. Es wird auch als Service Wohnen oder
Wohnen mit Service bezeichnet und liegt damit im Versorgungsumfang unterhalb der in
der DIN 77800 festgeschriebenen Grundver-
sorgung.

Als eine Weiterentwicklung der Idee des
Betreuten Wohnens können quartiersbezogene Wohnkonzepte angesehen werden. Diese
verfolgen ebenfalls das Ziel, älteren Menschen
eine selbstbestimmte Lebensführung in der
eigenen Häuslichkeit und eine Einbindung in
soziale Netzwerke zu ermöglichen, nur ist hier

2

die soziale Einbindung nicht auf die Wohngemeinschaft innerhalb der Einrichtung beschränkt, sondern bezieht die Nachbarschaft des Wohnquartiers mit ein (Netzwerk: Soziales neu gestalten 2008). Praktisch sieht dies so aus, dass die betreute Wohneinrichtung den Anwohnern in der Umgebung als Begegnungsstätte offen steht und eine Vernetzung des Angebots im Hause mit den Aktivitäten der umliegenden Gemeinde stattfindet. So soll eine gesellschaftliche Teilhabe der Bewohner sichergestellt werden. Zu diesen Wohnkonzepten wurde eine Reihe von Modellprojekten initiiert, die in Abhängigkeit von den örtlichen Gegebenheiten eine hohe Variationsbreite aufweisen, was die Umsetzung der genannten Ziele anbelangt (ebd.). Sie können als Best-Practice-Beispiele dienen, eine Norm für dieses Wohnkonzept gibt es jedoch bislang nicht.

2.4 Betreutes/Betreubares Wohnen in Österreich

Auch in Österreich hat das Konzept des Betreuten Wohnens Einzug gehalten. Ähnlich wie in Deutschland gibt es hier keine gesetzlich bindende Regelung für diesen Begriff, so dass in der Praxis zahlreiche Angebotsvarianten zu finden sind. Hinzu kommt, dass neben der Bezeichnung „Betreutes Wohnen" für eine Reihe von Wohnangeboten der Terminus „Betreubares Wohnen" verwendet wird (Michel et al. 2012). Dieser Begriff hat sich vor allem in Oberösterreich etabliert und bezeichnet dort Einrichtungen, die ein selbstbestimmtes Wohnen in einer Hausgemeinschaft mit sozialer Alltagsbegleitung durch eine Betreuungskraft ermöglichen. Damit entsprechen sie in den wesentlichen Punkten dem, was sonst unter einem „Betreuten Wohnen" in Form eines Betreuungsmodells verstanden wird. Anders hingegen verhält es sich mit dem „Betreubaren Wohnen" in der Steiermark, wo es keine Betreuung im Rahmen einer obligatorischen Grundleistung gibt, sondern ein ambulantes Betreuungsangebot durch mobile Dienste extra hinzugekauft werden muss (ebd.). Da die Bewohner damit reine

Dienstleistungskunden sind, entspricht diese Wohnform am ehesten dem Servicemodell.

Im Jahr 2012 wurde von Österreich die Europäische Norm CEN/TS 16118 für Betreutes Wohnen für Senioren übernommen, die in den vorausgegangen vier Jahren vom Technischen Komitee CEN/TC 385 des Europäischen Komitees für Normung entwickelt worden war. Ausgangspunkt hierfür war die DIN 77800. In der ÖNORM CEN/TS 16118 wird Betreutes Wohnen daher ähnlich definiert als „Dienstleistung für in einer barrierefreien Wohnung innerhalb einer betreuten Wohnanlage lebende ältere Menschen, die Grund- und Wahlleistungen umfasst, und es ihnen ermöglicht, unabhängig zu wohnen und sich sicher zu fühlen." (Michel et al. 2012, S. 30)

> ❯ In Österreich wird Betreutes Wohnen zum Teil als Betreubares Wohnen bezeichnet. Die ÖNORM CEN/TS 16118 empfiehlt jedoch als einheitliche Bezeichnung „Betreutes Wohnen"

Die Grundleistungen beinhalten gemäß dieser Norm eine Betreuung, die Beratungs-, Informations-, und Organisationstätigkeiten sowie soziale und kulturelle Aktivitäten umfasst. Unabdingbar ist dabei die persönliche Anwesenheit einer Betreuungsperson zu angekündigten, wöchentlichen Sprechzeiten. Umfangreichere Versorgungsleistungen und Pflege sind hier wie in der DIN 77800 nur als Wahlleistung vorgesehen, wobei eine freie Wahl des Dienstleisters besteht und die die Betreuungsperson nur auf Wunsch des Bewohners die Vermittlung übernimmt.

2.5 Wohn- und Versorgungsformen im Vergleich

Die Wohn- und Versorgungsformen aus den vier hier beschriebenen Ländern lassen sich wie in ◘ Tab. 2.1 dargestellt anhand ihres Versorgungsumfangs (angefangen von nur wöchentlichen Besuchen bis hin zur Pflege) und des Ausmaßes an Autonomie und Privatsphäre, das sie gewähren, voneinander unterscheiden.

▢ Tab. 2.1 Wohn- und Versorgungsformen im Vergleich

USA	Großbritannien	Deutschland	Österreich	Versorgungsumfang	Autonomie Privatsphäre
	Sheltered Housing Housing with Support (Low Support)	Wohnen mit Service	Betreubares Wohnen (in der Steiermark)	Einmal wöchentlich oder nur auf Anforderung	+++
Independent Living Congregate Housing	Sheltered Housing Retirement Housing Housing with Support (Medium Support)	Betreutes Wohnen (Grundleistung)	Betreutes Wohnen (Grundleistung) (Betreubares Wohnen in Oberösterreich)	Anwesenheit einer Betreuungsperson mehrmals wöchentlich, soziale Betreuung, Freizeitangebote	+++
„Hospitality Model"		(Wahlleistung)	(Wahlleistung)	Wäscheservice, Mahlzeiten, Wohnungsreinigung, soziale Betreuung, Freizeitangebote	++
„Assisted Living" im engeren Sinne	Housing with Care Very Sheltered Housing Extra Care Housing Assisted Living	(Wahlleistung)	(Wahlleistung)	Hauswirtschaftliche & soziale Betreuung, Freizeitangebote, Pflege	++
„Medical Model"				Hauswirtschaftliche & soziale Betreuung, Freizeitangebote, Pflege & Medizinische Versorgung	+
Nursing Home	Nursing Home	Pflegeheim	Pflegeheim	Pflege & Medizinische Versorgung im Vordergrund	+

Je größer dabei der Versorgungsumfang und je mehr an Pflegeleistungen er umfasst, als desto geringer kann der Spielraum von Autonomie und Privatsphäre (in der Tabelle angedeutet durch +++, ++, +) ausfallen. Es handelt sich dabei – dies ist zu betonen – um ein idealtypisches Schema, von dem die tatsächlich vorhandenen Einrichtungen in mehr oder minder großem Maße abweichen können.

Bei der Gegenüberstellung der Wohn- und Versorgungsformen aus den vier Ländern zeigt sich, dass es ein „Assisted Living" im engeren Sinne in Deutschland und in Österreich nicht gibt. Ein entsprechendes Versorgungsangebot wird zwar von einzelnen Einrichtungen in unterschiedlichem Umfang bereitgehalten, es gehört jedoch zu den Wahlleistungen, die ein Anbieter des Betreuten Wohnens nicht zu er-

2

bringen verpflichtet ist und die ein Bewohner von diesem Anbieter auch nicht abnehmen muss, wenn er sie beanspruchen will. Betreutes Wohnen, dass sich auf die in den entsprechenden Normen genannten Grundleistungen beschränkt, ist am ehesten mit dem „Independent Living" in den USA und dem „Sheltered Housing" in Großbritannien vergleichbar. Als Wohnform mit dem minimalsten Versorgungsangebot gibt es daneben in Großbritannien das „Sheltered Housing" mit geringer Unterstützung sowie in Deutschland das Wohnen mit Service und in der Steiermark das Betreubare Wohnen, wo jeweils eine Betreuung im Sinne der Grundleistung des Betreuten Wohnens nur auf Abruf zur Verfügung steht.

> **Betreutes Wohnen in Deutschland und Österreich ist am ehesten mit dem „Independent Living" in den USA vergleichbar.**

Im Fazit lässt sich sagen, dass als „Betreutes Wohnen" bezeichnete Wohn- und Versorgungsformen in der Praxis trotz vorhandener Normen recht unterschiedlich gestaltet sein können. Um es einerseits vom Wohnen mit Service und dem Betreubaren Wohnen der Steiermark, andererseits von den umfangreicheren Versorgungsformen des „Assisted Living" im engeren Sinne abzugrenzen, werden im Rahmen dieses Buches Einrichtungen als Betreutes Wohnen bezeichnet, in denen es neben einem barrierefreiem Wohnraum eine Betreuungsperson gibt, die für eine bestimmte Anzahl von Stunden pro Woche in der Einrichtung anwesend ist, um die Bewohner zu beraten, zu informieren, ihnen bei Bedarf Unterstützung zu organisieren und die sozialen Kontakte im Haus zu fördern. In wie weit diese Einrichtungen pflegebedürftige Menschen versorgen können, wird noch im Folgenden zu erörtern sein.

Literatur

Assisted Living Workgroup (2003) Assuring quality in assisted living. Guidelines for federal and state policy, state regulation, and operations. Assisted Living Workgroup, Washington, DC

Carder PC (2002) The social world of assisted living. J Aging Stud 16:1–18

Carder PC, Hernandez M (2004) Consumer discourse in assisted living. J Gerontol Soc Sci 59B:858–867

Deutscher Verein für öffentliche und private Fürsorge (2005) Nomenklatur der Altenhilfe. VSTP Verlag Soziale Theorie und Praxis, Gelsenkirchen

Eckert JK, Carder PC, Morgan LA, Frankowski AJ, Roth EG (2009) Inside assisted living. The search for home. The John Hopkins University Press, Baltimore

Eichener V (2004) Wohnen älterer und pflegebedürftiger Menschen in NRW – Formen, Modelle, Zukunftsperspektiven. InWIS, Bochum

Elderly Accommodation Counsel (2012) Statistics on specialist housing provision for older people in England. Elderly Accommodation Counsel, London

Forbes SA, Hoffart N, Redford LJ (1997) Decision making by high functional status elders regarding nursing home placement. J Case Manag 6:166–173

Hawes C, Phillips CD, Rose M, Holan S, Sherman M (2003) A national survey of assisted living facilities. Gerontologist 43:875–882

Kremer-Preiß U, Mehnert T (2014) Wohnatlas. Rahmenbedingungen der Bundesländer beim Wohnen im Alter. Kuratorium Deutsche Altershilfe, Köln

Kremer-Preiß U, Stolarz H (2003) Neue Wohnkonzepte für das Alter und praktische Erfahrungen bei der Umsetzung. Kuratorium Deutsche Altershilfe, Köln

Kuhn MG (2008) The eye of beauty: creating a place for elite and aging elders. Dissertation, The University of Arizona, Department of Anthropology, Tucson

Michel LH, Eichinger W, Hastedt I (2012) Betreutes Wohnen für Senioren – Die ÖNORM CEN/TS 16118. Praxiskommentar. Austrian Standards plus Publishing, Wien

Mitty E, Flores S (2008) Aging in place and negotiated risk agreements. Geriatr Nurs 29:94–101

Mühlbauer H (2008) Betreutes Wohnen für ältere Menschen. Dienstleistungsanforderungen nach DIN 77800. Beuth, Berlin

Netzwerk: Soziales neu gestalten (2008) Zukunft Quartier – Lebensräume zum Älterwerden. Bd. 1: Potenzialanalyse ausgewählter Projekte. Bertelsmann Stiftung, Gütersloh

Pannell J, Blood I (2012) Supported housing for older people in the UK: an evidence review. https://www.jrf.org.uk/sites/default/files/jrf/migrated/files/sheltered-retirement-housing-full.pdf. Zugegriffen am 01.08.2016

Park NS, Zimmerman S, Sloane PD, Gruber-Baldini AL, Eckert JK (2006) An empirical typology of residential care/assisted living based on a four-state study. Gerontologist 46:238–248

Sheehan NW, Oakes CE (2003) Bringing assisted living services into congregate housing: residents' perspectives. Gerontologist 43:766–770

Literatur

Spitzer WJ, Neuman K, Holden G (2004) The coming of age for assisted living care: new options for senior housing and social work practice. Soc Work Health Care 38:21–45

Stone RI, Reinhard SC (2007) The place of assisted living in long-term care and related service systems. Gerontologist 47(3):23–32

Wilson KB (2007) Historical evolution of assisted living in the United States, 1979 to the present. Gerontologist 47(3):8–22

Zimmerman S, Sloane PD (2007) Definition and classification of assisted living. Gerontologist 47:33–39

Zimmerman S, Gruber-Baldini AL, Sloane PD, Eckert JK, Hebel JR, Morgan LA, Stearns SC, Wildfire J, Magaziner J, Chen C, Konrad TR (2003) Assisted living and nursing homes: apples and oranges? Gerontologist 43:107–117

Wohn- und Betreuungsformen für ältere Menschen im Spiegel der Forschung

© Springer-Verlag GmbH Deutschland, ein Teil von Springer Nature 2019
T. Boggatz, *Betreutes Wohnen*, https://doi.org/10.1007/978-3-662-58405-7_3

Zum „Assisted Living" in den USA liegen zahlreiche Studien vor. Im Gegensatz dazu wurde das Betreute Wohnen im deutschsprachigen Raum bislang kaum erforscht. Auf der Grundlage der verfügbaren Studien lässt sich beschreiben, in welchem Ausmaß Pflegebedürftigkeit in beiden Arten von Einrichtungen vorhanden ist und welche Einstellungen und Erwartungen ältere Menschen zu einem Einzug dort und zur Inanspruchnahme von Pflege haben. Studien zum „Assisted Living" vermitteln zudem einen Einblick in die Art und Weise, wie die dortigen Bewohner ihre sozialen Beziehungen untereinander, zu Angehörigen, Freunden und Bekannten außerhalb, sowie zum Betreuungspersonal gestalten.

Betreutes Wohnen soll als Versorgungsangebot für ältere Menschen mehrere Bedürfnisse zugleich befriedigen. Selbstbestimmung, Einbindung in ein soziales Umfeld, und ein Gefühl der Sicherheit sind seine erklärten Zielsetzungen gemäß der DIN 77800 (Mühlbauer 2008) und der ÖNORM CEN/TS 16118 (Michel et al. 2012). Das amerikanische „Assisted Living" verfolgt mit seinem Anspruch, dass sich die Bewohner dort wie zu Hause fühlen, im Prinzip die gleichen Ziele. Der Unterschied zwischen beiden Wohnformen besteht im Ausmaß der Unterstützung, die sie anbieten, um die Versorgung und Sicherheit der Bewohner zu gewährleisten. Das „Assisted Living" versteht sich dabei ausdrücklich als Alternative zum Pflegeheim, die nur bei einem zu hohen Maß an Pflegebedürftigkeit nicht mehr angebracht ist. Betreute Wohneinrichtungen im deutschsprachigen Raum haben mit der Beschränkung der Grundleistung auf Sozialmanagement, Beratung, und Vermittlung von Dienstleistungen keinen so weitreichenden Versorgungsanspruch. Durch eine Einbeziehung ambulanter Pflegedienste im Bereich der Wahlleistung ist es ihnen jedoch zumindest theoretisch möglich, ein ähnlich hohes Versorgungsangebot zu bieten. Welcher Unterschied praktisch zwischen den verschiedenen Wohnformen besteht, lässt sich daher am Ausmaß der Pflegebedürftigkeit ablesen, die in den Einrichtungen anzutreffen

ist. Hierzu liegt eine Reihe von Prävalenzerhebungen aus den Vereinigten Staaten vor, die mit einigen wenigen Daten aus Untersuchungen im deutschsprachigen Raum verglichen werden können. Dies geschieht im ersten Teil dieses Kapitels.

Wie ältere Menschen das „Assisted Living" bzw. das Betreute Wohnen erleben und wie sie ihr Leben dort gestalten, hängt zunächst davon ab, was sie sich von diesem Versorgungsangebot überhaupt erwarten und welche Einstellung sie dementsprechend zu ihm haben. Ihre Einstellung zeigt sich dabei in der Antwort auf die Frage, ob sie dort einziehen möchten oder nicht. Da das Angebot mehrere Bedürfnisse befriedigen soll, können auch die Erwartungen seiner Nutzer und die daraus sich ergebenden Einstellungen unterschiedlich sein. Dabei wird auch eine Auseinandersetzung mit einer entstehenden Pflege- und Unterstützungsbedürftigkeit eine mehr oder minder große Rolle spielen – je nachdem ob die entsprechenden Dienstleistungen zum festen oder nur zum optionalen Teil des Versorgungsangebots gehören. Trotz dieses Zusammenhangs, sollten die Einstellung zum Betreuten Wohnen bzw. „Assisted Living" und die Auseinandersetzung mit Pflegebedürftigkeit zunächst getrennt betrachtet werden. Beim Betreuten Wohnen und „Assisted Living" geht es zwar um ein Angebot, in dem Unterstützung und Pflege erhältlich sind, im Vordergrund steht jedoch die Frage, ob jemand seinen bisherigen Wohnsitz aufgeben möchte, um in eine speziellen Wohnform für ältere Menschen zu ziehen, wo er neben der sozialen Betreuung unter Umständen auch Pflege in Anspruch nehmen kann. Eine Auseinandersetzung mit entstehender Pflegebedürftigkeit kann damit bei einer Einzugsentscheidung eine Rolle spielen, sie kann jedoch auch erst nach dem Einzug auf Grund wachsender Pflegebedürftigkeit innerhalb der Wohneinrichtung stattfinden. Bei einer Inanspruchnahme von Pflege geht es hingegen darum, in wie weit sich jemand von fremden Personen bei seiner Selbstversorgung unterstützen lassen will, wobei diese Unterstützung ab einem gewissen Ausmaß von Pflegebedürftigkeit den Umzug in

3

eine Pflegeeinrichtung ratsam erscheinen lassen kann. Zu beiden Fragestellungen liegt eine Reihe von Untersuchungen zur Perspektive der Betroffenen vor. Im zweiten Teil dieses Kapitels werden deren Ergebnisse zur Einstellung zum „Assisted Living" bzw. Betreuten Wohnen vorgestellt, im dritten Teil deren Ergebnisse zur Auseinandersetzung mit Pflegebedürftigkeit. Dies erlaubt es dann, die Ergebnisse zu beiden Fragestellungen miteinander zu vergleichen und ihre Zusammenhänge und Unterschiede zu verdeutlichen.

Neben der Unterstützung zur Bewältigung des Alltags sollen „Assisted Living" und Betreutes Wohnen ein Leben in Gemeinschaft ermöglichen. Ob und wie sie dies tun, ermöglicht ein Urteil darüber, ob sie sich gemäß ihrem Anspruch vom Pflegeheim unterscheiden, welches einseitig auf die Bewahrung der körperlichen Funktionstüchtigkeit ausgerichtet ist. Die daraus sich ergebende Frage lautet, wie ältere Menschen soziale Kontakte im „Assisted Living" und Betreuten Wohnen erleben und gestalten. Hierzu liegen vor allem Ergebnisse qualitativer Studien vor, die zumeist im „Assisted Living" in den USA durchgeführt wurden. Diese werden im vierten Teil dieses Kapitels vorgestellt.

Eine besondere Stellung im Rahmen der sozialen Beziehungen der Bewohner nimmt dabei ihr Verhältnis zu den Betreuungspersonen ein. Diese sind zwar ein Teil ihres sozialen Netzwerks, dies aber nur auf Grund der Funktion, die sie in der Wohneinrichtung ausüben. In dieser Funktion wirken sie dabei sowohl auf die Auseinandersetzung der Bewohner mit ihrer Pflegebedürftigkeit als auch auf deren Gestaltung der sozialen Kontakte ein. Die Beziehung zu den Bewohnern ergibt sich jedoch nicht automatisch durch die Ausübung dieser Funktionen und geht auch nicht in diesen auf. Sie muss vielmehr erst durch Bewohner und Betreuungspersonen hergestellt werden, damit sie die Grundlage für die Erfüllung der Betreuungsaufgaben darstellen kann, und sie unterliegt einer eigenen Dynamik. Daher muss sie separat von den übrigen sozialen Beziehungen der Bewohner betrachtet werden. Dies geschieht im fünften und letzten Abschnitt dieses Kapitels.

Zu allen genannten Fragestellungen gibt es wenige bis gar keine Ergebnisse aus dem deutschsprachigen Raum. Notgedrungen ist eine Zusammenfassung von Forschungsresultaten zu Wohn- und Versorgungsformen auf Studien aus den USA verwiesen, mit denen die hiesigen Einrichtungen nur bedingt vergleichbar sind. Die Erkenntnisse aus den dortigen Studien können daher nur eingeschränkt auf hiesige Verhältnisse übertragen werden, sie vermitteln jedoch Erfahrungen, die in einer Alternative zum Pflegeheim gewonnen wurden, welche als „Verwandter" der Einrichtungen im deutschsprachigen Raum angesehen werden kann. Von daher bieten sie einen Hintergrund, zu dem sich die Ergebnisse der in diesem Buch beschriebenen Studien in Beziehung setzen lassen und der es erlaubt, die spezifisch österreichische Variante des Betreuten Wohnens im Kontext von Wohn- und Versorgungsformen zu verorten, die sich als Alternative zum Pflegeheim verstehen. So weit vorhanden, wird im Folgenden aber natürlich auch auf Studien zum Betreuten Wohnen im deutschsprachigen Raum Bezug genommen.

3.1 Pflegebedürftigkeit im „Assisted Living" und im Betreuten Wohnen

Die Notwendigkeit, Pflege in Anspruch zu nehmen, wird in der Literatur als Pflegebedürftigkeit oder als Pflegeabhängigkeit bezeichnet. Der Begriff Pflegebedürftigkeit wurde von Wingenfeld (2000) in die pflegewissenschaftliche Diskussion eingeführt. Ihm zu folge bezeichnet er „ganz allgemein den Umstand, dass ein Mensch infolge eines Krankheitsereignisses oder anderer gesundheitlicher Probleme auf pflegerische Hilfe angewiesen ist" (Wingenfeld 2000, S. 339). Wingenfeld & Schäffer konkretisierten den Begriff Hilfe später dahingehend, dass Pflegebedürftigkeit zu verstehen sei „als Abhängigkeit von personeller (pflegerischer)

Hilfe – was auch bedeutet, dass bei vollständiger Kompensation einer Beeinträchtigung durch Hilfsmittel nicht von Pflegebedürftigkeit gesprochen werden kann" (Wingenfeld und Schaeffer 2010, S. 9). In ähnlicher Weise wird auch der Begriff Pflegeabhängigkeit von Boggatz et al. (2007) definiert. Er bezeichnet ihnen zufolge ein subjektives Bedürfnis nach Unterstützung durch Pflege, um ein Selbstpflegedefizit zu kompensieren. Beide Definitionen verdeutlichen, dass Pflegebedürftigkeit/Pflegeabhängigkeit eine soziale Beziehung impliziert, in der es um einen bestimmten Sachverhalt geht: Jemand ist von jemand anderem abhängig wegen einer bestimmten Angelegenheit. Diese Angelegenheit ist dabei keine Krankheit, sondern eine eingeschränkte Fähigkeit, sich selbst zu versorgen und seine eigenen Bedürfnisse zu befriedigen. Boggatz et al. (2007) betonen in ihrer Definition der Pflegeabhängigkeit die Tatsache, dass es sich hierbei nicht einfach um die Eigenschaft einer Person handelt, sondern dass diese von einer betroffenen Person wahrgenommen werden muss und dass sie daher eine subjektive Größe darstellt. Objektiv vorhandene, funktionelle Einschränkungen wie z. B. eine eingeschränkte Beweglichkeit sind daher nur eine Voraussetzung für Pflegeabhängigkeit. Kann eine Person eine solche Einschränkung kompensieren oder das Bedürfnis, zu dessen Befriedigung eine funktionelle Kapazität notwendig ist, reduzieren, entsteht für sie kein Selbstpflegedefizit, welches sie von der Pflege einer anderen Person abhängig macht. Da an einer Pflegebeziehung mindestens zwei Personen beteiligt sind, kann die gleiche funktionelle Einschränkung eines Zu-Pflegenden jedoch von zwei Seiten betrachtet werden, wobei die Sichtweisen nicht unbedingt übereinstimmen müssen. Ein Zu-Pflegender kann eine andere Art oder ein anderes Ausmaß an Unterstützung als notwendig empfinden als die Person, welche für die Pflege verantwortlich ist. Im einen Extrem kann er sogar kein Bedürfnis nach Unterstützung empfinden, während der für die Pflege Verantwortliche ihn als unterstützungsbedürftig wahrnimmt. Im anderen Extrem kann genau das Gegenteil der Fall sein.

> **Pflegebedürftigkeit bezeichnet die Abhängigkeit von der Hilfe anderer Personen bei der Selbstversorgung und Lebensgestaltung. Sie kann von Pflegeempfängern und Pflegeleistern unterschiedlich hoch eingeschätzt werden**

Da es mehrere Bedürfnisse gibt, deren selbstständige Befriedigung beeinträchtigt sein kann, lässt sich Pflegebedürftigkeit/Pflegeabhängigkeit in verschiedene Bereiche einteilen. So gibt es Pflegeabhängigkeit beim Essen und Trinken, bei der Ausscheidung, bei der Körperhygiene, beim Pflegen sozialer Beziehungen, beim Sinn-Finden usw.. Eine verbindliche Anzahl dieser Bedürfnisse wurde bislang nicht festgelegt. In Anlehnung an die Theorie von Maslow (1943) erstellten verschiedene Pflegetheoretikerinnen (Henderson 1997; Orem 2001; Roper et al. 2000) in Details voneinander abweichende Bedürfnislisten. Allen Listen gemeinsam ist, dass sie das bio-psycho-soziale Spektrum von Bedürfnissen umfassen. Bei der Einschätzung der Pflegebedürftigkeit im „Assisted Living" wird jedoch nicht dieses umfassende Verständnis von Bedürfnissen zu Grunde gelegt. In der Regel beschränkt sie sich auf die Erfassung des Hilfebedarfs bei der Verrichtung der Basisaktivitäten des täglichen Lebens nach Katz und Akpom (1976). Sie geben daher ein eingeschränktes Spektrum von Einschränkungen bei der Bedürfnisbefriedigung wieder.

◘ Tab. 3.1 fasst die Ergebnisse von Untersuchungen, die nach dem Jahr 2000 zur Prävalenz dieser Einschränkungen im Assisted Living durchgeführt wurden, zusammen und stellt sie den entsprechenden Prävalenzen in Pflegeheimen gegenüber, die in drei von diesen Untersuchungen ebenfalls ermittelt wurden. Alle Angaben basieren dabei auf Einschätzungen des dort tätigen Personals und geben so nicht die Meinung der Bewohner wieder.

Obwohl die Einschlusskriterien der Studien für Einrichtungen des „Assisted Living" auf Grund des fehlenden Konsenses zu diesem Begriff nicht eindeutig waren, zeigen die Resultate ein durchgängig sich entsprechendes Bild.

3

● Tab. 3.1 Pflegebedürftigkeit im Assisted Living, Pflegeheim (USA) & im Betreuten Wohnen

Autor	Assisted Living								Pflegeheim			Betreutes Wohnen (deutschsprachiger Raum)	
	ALFA**	NCAL**	Borrayo et al.	Hedrick et al.	Hedrick et al.	Caffrey et al.	Harris-Kojetin et al.*	Harris-Kojetin et al.*	Borrayo et al.	Harris-Kojetin et al.*	Harris-Kojetin et al.*	Saup	Geser-Engleitner und Jochum
Erscheinungs-jahr	2001	2001	2002	2003	2007	2012	2013	2016	2002	2013	2016	2001	2008
Stichprobe (n=)	293	305	599	349	743	8284	713300	835200	474	1383700	1340700	173	112
Hilfe benötigt beim…													
Sich-Waschen (BW: Waschen am Waschbecken)	62 %	72 %	69 %	65 %	61 %	72 %	61 %	62 %	96 %	96 %	96 %	1,2 %	0,9 %
(BW: Duschen)												8,2 %	10,7 %
(BW: Baden)												23,9 %	
Anziehen (BW: An- und Ausziehen)	47 %	57 %	52 %	42 %	36 %	52 %	45 %	47 %	91 %	91 %	92 %	2,3 %	2,7 %
Benutzen der Toilette (BW: Benutzen der Toilette)	27 %	41 %	36 %	28 %	32 %	36 %	37 %	39 %	82 %	87 %	88 %	2,3 %	1,8 %
Transfer vom Bett zum Stuhl (BW: Transfer vom Bett zum Stuhl***)	k. A.	36 %	30 %	28 %	27 %	25 %	k. A.	30 %	74 %	k. A.	86 %	2,3 %	1,8 %
Essen & Trinken (BW: Essen & Trinken)	17 %	23 %	28 %	12 %	11 %	22 %	18 %	20 %	58 %	56 %	58 %	0 %	0,9 %

*Angabe zur Stichprobe=geschätzte Gesamtpopulation ** zit. n. Golant 2004 *** bei Saup: Aufstehen & Zu-Bett-Gehen
ALFA: Assisted Living Federation of America; NCAL: National Centre for Assisted Living; NCHS: National Center for Health Statistic; k. A.: Keine Angabe

So war der Hilfebedarf beim Sich-Waschen in allen Studien zum Assisted Living mit Werten von 62 bis 72 % der Bewohner am höchsten und beim Essen und Trinken mit Werten zwischen 11 und 28 % jeweils am niedrigsten. Leichte Einschränkungen waren damit am häufigsten und schwere Einschränkungen am seltensten anzutreffen. Auch der Unterschied zu den Prävalenzen im Pflegeheim ließ sich regelmäßig feststellen. Dort gab es die gleiche Staffelung der Einschränkung nach ihrem Schweregrad, doch lag der Hilfebedarf beim Sich-Waschen in allen drei Studien bei 96 % der Bewohner und der Hilfebedarf beim Essen und Trinken zwischen 56 und 58 %. Diese Zahlen bestätigen damit, dass das „Assisted Living" mit seinen schon recht hohen Raten an Einschränkung bei den Basisaktivitäten einen Ersatz für das Pflegeheim darstellt – dies allerdings nur bis zu einem gewissen Grad, da ein deutlich höheres Ausmaß an Einschränkungen in Pflegeheimen angetroffen wird.

Eine vergleichbare Datendichte zur Häufigkeit von funktionellen Einschränkungen im Betreuten Wohnen ist für den deutschsprachigen Raum nicht vorhanden. Im Wesentlichen ist man hier auf zwei Studien angewiesen: eine von Saup (2001) durchgeführte Untersuchung von Einrichtungen im Augsburger Raum mit 173 Teilnehmern und eine von Geser-Engleitner und Jochum (2008) durchgeführte Befragung in Einrichtungen in Vorarlberg, an der 112 Personen teilnahmen. Beide Studien basierten auf der Selbstauskunft der Bewohner und verwendeten etwas abweichende Kriterien zur Erfassung des Hilfebedarfs bei den Aktivitäten der Selbstversorgung (◘ Tab. 3.1, Spalten rechts). So wurde nicht einfach nach dem Hilfebedarf beim Sich-Waschen gefragt, sondern differenziert nach dem entsprechenden Bedarf beim Sich Waschen am Waschbecken, beim Duschen und beim Baden. Beide Studien kommen zu einem wesentlich geringeren Anteil von Bewohnern mit Hilfebedarf, der nicht allein auf die unterschiedliche Methode der Datensammlung zurückzuführen sein dürfte – selbst wenn man in Rechnung stellt, dass Betroffene dazu tendieren, ihre Pfle-

gebedürftigkeit als geringer anzugeben als dies Pflegepersonen bei einer Fremdeinschätzung tun. Der größte Hilfebedarf war in den Augsburger Einrichtungen mit 23,9 % beim Baden (Saup 2001) bzw. in Vorarlberg mit 10,7 % der Bewohner beim Baden/Duschen anzutreffen. Bei den anderen Selbstversorgungsaktivitäten lag er stets bei unter 3 % der Bewohner. Dies lässt vermuten, dass die Bewohner betreuter Wohneinrichtungen in Österreich und Deutschland selbständiger sind als die Bewohner des „Assisted Living" in den Vereinigten Staaten. Der unterschiedliche Umfang des pflegerischen Versorgungsangebots in diesen beiden Wohnformen scheint sich damit auch in den Charakteristika von deren Bewohnerschaft niederzuschlagen.

> **Pflegebedürftigkeit bei den Basisaktivitäten des täglichen Lebens ist im Betreuten Wohnen im deutschsprachigen geringer ausgeprägt als im „Assisted Living" in den USA. Dies ist durch den Unterschied im Umfang des Versorgungsangebots bedingt.**

Saup beschränkte sich in seiner Studie jedoch nicht auf die Erfassung des Hilfebedarfs, sondern erfasste auch das Ausmaß vorhandener Einschränkungen, durch die gewisse Aktivitäten schon Mühe bereiten, auch wenn man für sie noch keine Hilfe in Anspruch nehmen muss. Die diesbezüglichen Zahlen fallen dabei weitaus höher aus. In Bezug auf die Körperpflege waren so 16,8 % Bewohner beim Waschen am Waschbecken, 26,5 % beim Duschen und 49,4 % beim Baden eingeschränkt. Bei der Toilettenbenutzung waren es 5,8 %, beim An- und Ausziehen 24,4 %, beim Aufstehen und Zu-Bett-Gehen 26,6 % und beim Essen und Trinken 5,2 %. Geht man davon aus, dass derartige Einschränkungen im Laufe der Zeit größer werden, ist ein Anstieg der Pflegebedürftigkeit im Betreuten Wohnen zu erwarten. Sofern die betreffenden Bewohner nicht verlegt werden, besteht die Möglichkeit, dass in den entsprechenden Einrichtungen ein ähnliches Ausmaß der Pflegebedürftigkeit entsteht wie in den Vereinigten Staaten. Ob dies tat-

3

sächlich der Fall ist, kann allerdings nur durch Längsschnittstudien beantwortet werden.

3.2 Einstellungen zum „Assisted Living" und Betreuten Wohnen

Betreutes Wohnen und „Assisted Living" sind auf bestimmte Zielgruppen hin ausgelegt. In wie weit diese Angebote jedoch zu den Erwartungen der Zielgruppe passen, hängt von deren Einstellung ab. Qualitative Studien mit Bewohnern im „Assisted Living" fanden mehrere Faktoren, die zu einer bestimmten Einstellung führten. Ihre Ergebnisse bieten retrospektiv Aufschluss über Vorstellungen und Wahrnehmungen, die Bewohner vor ihrem Einzug hatten. Dabei ist allerdings zu beachten, dass eine Akzeptanz erst nach einem Einzug entstehen kann, rückblickend jedoch auf den Zeitraum vor dem Einzug übertragen wird. ◻ Tab. 3.2 zeigt eine Übersicht über auf diese Weise identifizierten Faktoren.

3.2.1 Einflussfaktor Beeinträchtigungen

An erster Stelle spielen bei einem Einzug ins „Assisted Living" Beeinträchtigungen eine Rolle, die ein älterer Mensch in seinem bisherigen Zuhause erfährt. Sie sind Auslöser für eine Auseinandersetzung mit der Frage, ob der Betreffende seinen alten Wohnort aufgeben soll. Diese Beeinträchtigungen können akut sein, wenn plötzlich eine schwere Erkrankung auftritt oder ein Unfall passiert (Tracy und DeYoung 2004; Kennedy et al. 2005; Kemp 2008; Chen et al. 2008; Saunders und Heliker 2008; Williams und Warren 2008; Sergeant und Ekerdt 2008; Eckert et al. 2009; Ball et al. 2009b; Svidén et al. 2009; Koenig et al. 2013). Sturz oder Schlaganfall sind in den Studien genannte Beispiele. Oftmals gehen diese mit einer Einweisung in ein Krankenhaus einher, aus welchem die Betroffenen dann ins „Assis-

ted Living" entlassen werden. Andere akute Beeinträchtigungen, die zu einem Einzug führen, sind kognitive Einschränkungen (Eckert et al. 2009) und psychische Erkrankungen (Ball et al. 2009b). Allen diesen Beeinträchtigungen ist gemeinsam, dass sie eine erhöhte Pflegebedürftigkeit mit sich bringen, welche die Möglichkeit einer weiteren Selbstversorgung der betreffenden Person weitgehend in Frage stellt.

Es können jedoch auch chronische, allmählich zunehmende Beeinträchtigungen sein, die einen Anlass zu einem Einzug geben. Nachlassende Kraft, einhergehend mit einer zunehmend empfundenen Gebrechlichkeit (Chen et al. 2008; Sergeant und Ekerdt 2008; Williams und Warren 2008), die Angst vor Stürzen (Tracy und DeYoung 2004; Sergeant und Ekerdt 2008; Ball et al. 2009b; Koenig et al. 2013) oder auch einfach nur die Angst vor einer Verschlechterung der eigenen Gesundheit (Kennedy et al. 2005) wurden als Auslöser für entsprechende Entscheidungen genannt. Sie führten zu einer Unsicherheit über die eigene Versorgung, sollte es den Betreffenden einmal noch schlechter gehen (Koenig et al. 2013), oder sie ließen einfach die Haushaltsführung als zu beschwerlich erscheinen (Tracy und DeYoung 2004; Kennedy et al. 2005; Chen et al. 2008; Sergeant und Ekerdt 2008; Ball et al. 2009b; Koenig et al. 2013). Auch die Pflege eines Lebenspartner wurde von einigen als Belastung wahrgenommen, von der sie sich durch einen Einzug ins „Assisted Living" eine Erleichterung erhofften (Kemp 2008; Williams und Warren 2008; Ball et al. 2009b; Svidén et al. 2009). Schließlich konnte auch ein Gefühl von Einsamkeit, das häufig durch den Verlust des bisherigen Lebenspartners entstand, den Anstoß zu einer Aufgabe der bisherigen Wohnung geben (Kennedy et al. 2005; Chen et al. 2008; Sergeant und Ekerdt 2008; Williams und Warren 2008; Ball et al. 2009b).

> **Plötzliche oder allmählich auftretende körperliche Einschränkungen, aber auch Einsamkeit sind Anlässe für den Einzug ins „Assisted Living".**

◘ Tab. 3.2 Einflussfaktoren bei der Einstellung zum „Assisted Living"

Beeinträchtigungen	Akute	(Plötzliche) Erkrankung/ Unfälle	Svidén et al. 2009; Tracy und DeYoung 2004; Kennedy et al. 2005; Kemp 2008; Chen et al. 2008; Saunders und Heliker 2008; Sergeant und Ekerdt 2008; Ball et al. 2009b; Eckert et al. 2009; Koenig et al. 2013
		Kognitive Einschränkung	Eckert et al. 2009
		Psychische Erkrankung	Ball et al. 2009b
		Pflegebedürftigkeit	Kennedy et al. 2005; Sergeant und Ekerdt 2008; Williams und Warren 2008; Kuhn 2008; Ball et al. 2009b; Shippee 2009; Eckert et al. 2009
	Chronische	Nachlassende Kraft/ Zunehmende Gebrechlichkeit	Sergeant und Ekerdt 2008; Williams und Warren 2008; Chen et al. 2008
		Angst vor Stürzen	Ball et al. 2009b; Tracy und DeYoung 2004; Sergeant und Ekerdt 2008; Koenig et al. 2013
		Angst vor Verschlechterung der Gesundheit	Kennedy et al. 2005
		Unsicherheit über zukünftige Versorgung	Ball et al. 2009b; Koenig et al. 2013
		Belastung durch Haushaltsführung	Tracy und DeYoung 2004; Kennedy et al. 2005; Sergeant und Ekerdt 2008; Chen et al. 2008; Ball et al. 2009b; Koenig et al. 2013
		Belastung durch Pflege eines Ehepartners	Svidén et al. 2009; Kemp 2008; Ball et al. 2009b; Williams und Warren 2008
		Einsamkeit/ Verlust des Ehepartners	Kennedy et al. 2005; Sergeant und Ekerdt 2008; Williams und Warren 2008; Chen et al. 2008; Ball et al. 2009b

(Fortsetzung)

3

◘ Tab. 3.2   (Fortsetzung)

Externe Umstände	Alte Wohnung zu groß/ Wohnlage nicht altersgerecht	Sergeant und Ekerdt 2008; Williams und Warren 2008; Ball et al. 2009b
	Versorgung durch Angehörige nicht (mehr) möglich	Sergeant und Ekerdt 2008; Eckert et al. 2009
	Überlastung von Angehörigen	Tracy und DeYoung 2004; Kennedy et al. 2005; Kemp 2008; Williams und Warren 2008; Ball et al. 2009b
	Einengung durch das Leben mit Kindern	Ball et al. 2009b
	Häusliche Pflege unzureichend	Kemp 2008
	Pflegeheime abschreckend	Eckert et al. 2009
	Verfügbare Plätze in Wohneinrichtungen	Sergeant und Ekerdt 2008; Eckert et al. 2009; Koenig et al. 2013
	Kosten der Wohneinrichtung	Williams & Warren 2008 Kemp 2008; Eckert et al. 2009; Ball et al. 2009b; Koenig et al. 2013
Einfluss von Anderen	Einfluss der Familie	Tracy und DeYoung 2004; Williams und Warren 2008; Sergeant und Ekerdt 2008; Chen et al. 2008; Saunders und Heliker 2008; Kuhn 2008; Ball et al. 2009b
	Entscheidung durch Familie	Kennedy et al. 2005; Kemp 2008; Kuhn 2008; Eckert et al. 2009; Koenig et al. 2013
	Ratschlag des Arztes	Svidén et al. 2009; Chen et al. 2008; Kemp 2008; Eckert et al. 2009
	Entscheidung des Sozialarbeiters	Ball et al. 2009b
	Entscheidung des Betreuungspersonals im „Independent Living"	Kuhn 2008; Shippee 2009
	Kein Einfluss/Eigene Entscheidung	Chen et al. 2008; Kemp 2008; Koenig et al. 2013

◘ Tab. 3.2 (Fortsetzung)

Disposition		Wunsch nach Autonomie/Privatsphäre/Verbleib im eigenen Zuhause	Eckert et al. 2009; Ball et al. 2009b; Tracy und DeYoung 2004; Kennedy et al. 2005; Koenig et al. 2013
		Getrenntes Leben von Kindern gewünscht	Chen et al. 2008
		Befürchtung zur Last zu fallen	Svidén et al. 2009; Tracy und DeYoung 2004; Sergeant und Ekerdt 2008; Chen et al. 2008; Saunders und Heliker 2008; Eckert et al. 2009
		Wunsch, mit Ehepartner zusammen zu bleiben	Kemp 2008
		Anpassung an Erwartungen anderer	Svidén et al. 2009; Kennedy et al. 2005
		Kulturelle Vorlieben	Eckert et al. 2009
Ergebnis erwartungen	Positive Erwartungen	Passende Atmosphäre	Chen et al. 2008; Eckert et al. 2009
		Erhalt von Selbständigkeit	Ball et al. 2009b
		Altersgerechte Umgebung/Wohnung	Sergeant und Ekerdt 2008; Eckert et al. 2009; Ball et al. 2009b
		Bessere Versorgung	Kennedy et al. 2005; Eckert et al. 2009; Koenig et al. 2013
		Sicherheit im Notfall	Kennedy et al. 2005; Sergeant und Ekerdt 2008; Ball et al. 2009b; Koenig et al. 2013
		Pflege des Ehepartners	Kemp 2008
		Nähe zu Versorgungseinrichtungen	Sergeant und Ekerdt 2008
		Verbleib im vertrautem Umfeld	Tracy und DeYoung 2004; Eckert et al. 2009; Ball et al. 2009b
		Nähe zu Kindern	Tracy und DeYoung 2004; Williams und Warren 2008; Sergeant und Ekerdt 2008; Eckert et al. 2009; Ball et al. 2009b; Koenig et al. 2013

(Fortsetzung)

3

		Mehr soziale Kontakte	Eckert et al. 2009; Ball et al. 2009b
		Mit alten Bekannten zusammenwohnen	Chen et al. 2008
		Neuer Anfang	Sergeant und Ekerdt 2008
		Temporärer Aufenthalt bis zur Besserung	Saunders und Heliker 2008
	Negative Erwartungen	Verlust des alten Zuhauses	Tracy und DeYoung 2004; Williams und Warren 2008; Ball et al. 2009b; Koenig et al. 2013
		Verlust des persönlichen Wohnraums	Kuhn 2008; Shippee 2009
		Verlust an Privatsphäre/ Selbstbestimmung	Shippee 2009
		Verlust des Selbstwertgefühls	Shippee 2009
		Verlust sozialer Kontakte	Kuhn 2008
		Nahendes Ende	Kuhn 2008; Shippee 2009
Einstellung zum „Assisted Living"		Freiwilliger Einzug	Kennedy et al. 2005; Sergeant und Ekerdt 2008; Chen et al. 2008; Ball et al. 2009b; Koenig et al. 2013
		Gefügige Nutzer	Kennedy et al. 2005; Svidén et al. 2009; Sergeant und Ekerdt 2008; Kemp 2008; Ball et al. 2009b; Koenig et al. 2013
		Einzug mit innerem Widerstand	Kennedy et al. 2005; Ball et al. 2009b; Saunders und Heliker 2008
		Versuchtes Vermeiden	Kuhn 2008

Tab. 3.2 (Fortsetzung)

3.2.2 Einflussfaktor externe Umstände

Ob diese Beeinträchtigungen als Anlässe zu einem Einzug ins Betreute Wohnen gesehen werden, hängt jedoch von externen Umstän-den ab. Haushaltsführung wird so vor allem dann als belastend wahrgenommen, wenn die alte Wohnung zu groß erscheint oder die Wohnlage zu weite Einkaufswege mit sich bringt (Sergeant und Ekerdt 2008; Williams und Warren 2008; Ball et al. 2009b). Sie kann auch durch den Verlust der Fahrtüchtigkeit mitbedingt sein, der zu bislang unbekannten Transportproblemen führt. Unterstützungs- oder Pflegebedürftigkeit kann den Umzug ins „Assisted Living" als notwendig erscheinen lassen, wenn die Versorgung durch Angehörige überhaupt nicht oder – bedingt durch Krankheit oder Tod des bisher pflegenden Angehörigen – plötzlich nicht mehr möglich ist (Kemp 2008: Sergeant und Ekerdt 2008; Eckert et al. 2009). Sind Angehörige vorhanden, die erforderliche Hilfe leisten können, kann bei ihnen eine Überlastung entstehen, so dass allen Beteiligten ein Umzug ins „Assisted Living" als ratsam erscheint (Tracy und DeYoung 2004; Kennedy et al. 2005; Kemp 2008; Williams und Warren 2008; Ball et al. 2009b). Das für eine regelmäßige Pflege notwendige Zusammenleben mit den eigenen Kindern wird darüber hinaus von älteren Menschen zum Teil als Einschränkung empfunden (Ball et al. 2009b). Häusliche Pflege kommt zwar für die Versorgung pflegebedürftiger Personen und als Entlastung pflegender Angehöriger in Frage, kann aber von den Betroffenen als unzureichend empfunden werden, wenn Pflegekräfte beständig wechseln und der Aufsicht bedürfen (Kemp 2008).

Von den Optionen, die für einen Umzug in Frage kommen, wird das Pflegeheim als abschreckend wahrgenommen, so dass es nicht in Betracht gezogen wird (Eckert et al. 2009). Ob ein Einzug ins „Assisted Living" stattfindet und welche Einrichtung hierfür in Frage kommt, hängt natürlich von den dort verfügbaren Plätzen ab (Eckert et al. 2009; Sergeant und Ekerdt 2008; Koenig et al. 2013). Unter Umständen gibt es Wartelisten, so dass ein sofortiger Einzug in die gewünschte Einrichtung gar nicht möglich ist. Ein weiterer limitierender Faktor sind die Kosten, da diese zumeist selbst privat zu tragen sind. In den USA stellen Bewilligungen einer Kostenübernahme durch das staatliche Gesundheitsfürsorgeprogramm Medicaid Ausnahmeregelungen dar, welche für eine Vielzahl von Einrichtungen nicht gelten (Eckert et al. 2009). Dementsprechend sind nicht alle Einrichtungen für jeden bezahlbar (Williams und Warren 2008; Kemp 2008; Koe-

nig et al. 2013). Das Preis- und Qualitätsniveau der in Anspruch genommenen Einrichtung reflektiert so den sozio-ökonomischen Status ihrer Bewohner (Ball et al. 2009b).

> Ob die möglichen Anlässe für einen Einzug ins „Assisted Living" entscheidend sind, hängt zum Teil von Rahmenbedingungen im bisherigen Umfeld und von der Verfügbarkeit von Plätzen in den Einrichtungen ab.

3.2.3 Einflussfaktor Einfluss von Anderen

In die wechselseitige Bedingtheit von Beeinträchtigungen und externen Umständen greifen zusätzlich andere Personen ein. Einzugsentscheidungen werden dabei häufig unter dem Einfluss der Familie, vorrangig der eigenen Kinder getroffen (Tracy und DeYoung 2004; Chen et al. 2008; Saunders und Heliker 2008; Williams und Warren 2008; Sergeant und Ekerdt 2008; Kuhn 2008; Ball et al. 2009b;). Bei akuter Beeinträchtigung – zumal dann, wenn kognitive Beeinträchtigungen vorliegen – wird die Entscheidung auch ausschließlich durch die Familie gefällt (Kennedy et al. 2005; Kemp 2008; Kuhn 2008; Eckert et al. 2009; Koenig et al. 2013). In beiden Fällen ist es dann gar nicht der zukünftige Bewohner, der in einer Einrichtung einen Aufnahmeantrag stellt und die Einrichtung beurteilt, sondern einer seiner Angehörigen (Eckert et al. 2009; Kuhn 2008). Neben der Familie üben auch Ärzte (Chen et al. 2008; Kemp 2008; Eckert et al. 2009; Svidén et al. 2009) und gelegentlich Sozialarbeiter (Ball et al. 2009b) durch ihre Ratschläge einen Einfluss auf die Einzugsentscheidung aus. Wenn ältere Menschen nicht mehr im eigenen Zuhause, sondern in einem „Independent Living" wohnen, ist das dortige Betreuungspersonal ausschlaggebend, wenn es um einen Umzug ins „Assisted Living" geht. Ein Einfluss von anderen Personen muss jedoch nicht vorhanden sein. Einige Bewohner berichten auch, dass der Einzug ihre eigene Entscheidung gewesen sei, die sie zum Teil spontan, zum Teil nach längerer Überlegung trafen (Chen et al. 2008; Kemp 2008). Die Angehörigen wurden erst im Nachhinein informiert und hatten nur die Möglichkeit, der Entscheidung des Bewohners zuzustimmen. Allerdings können solche Angaben einem Retrospektionsbias unterliegen, der das Einzugsgeschehen im Nachhinein anders interpretiert als es tatsächlich gewesen ist. Koenig et al. (2013) beschreiben Fälle, bei denen die Angehörigen den Einzug ins „Assisted Living" bestimmten, während die Betreffenden selbst diese Entscheidung für sich reklamierten. Durch die Umdeutung des Geschehens konnten sie ihr Selbstbild als autonome Entscheidungsfinder aufrecht zu erhalten, was ihnen half, den eigentlich ungewollten Einzug zu akzeptieren.

> ❱ Die Entscheidung zu einem Einzug ins „Assisted Living" wird häufig von Angehörigen beeinflusst.

3.2.4 Einflussfaktor Disposition

Wie ältere Menschen die Einflussnahme von anderen Personen erleben und den Einzug ins „Assisted Living" bewerten, hängt demnach von ihrer Disposition ab. Ein zentraler Moment in ihrer Disposition ist dabei das Bedürfnis nach Autonomie und Privatsphäre, dem ein Verbleib im eigenen Zuhause am ehesten gerecht wird (Tracy und DeYoung 2004; Kennedy et al. 2005; Ball et al. 2009b; Eckert et al. 2009; Koenig et al. 2013). Aus diesem Grund erscheint älteren Menschen auch ein getrenntes Leben von ihren Kindern als wünschenswert (Chen et al. 2008). Ihnen ist bewusst, dass diese Lebensgewohnheiten haben, die nicht mit den eigenen kompatibel sind, so dass ein Zusammenleben zu einer Einengung der eigenen Gewohnheiten führen kann. Hinzu kommen Bedenken, ihre Angehörige zu sehr zu belasten. Da Autonomie und Privatsphäre in westlichen Kulturen nicht nur individuelle Werte, sondern allgemein verbindliche Normen sind, kann ein zu hohes Ausmaß an Unterstützungsbedarf als eine Beeinträchtigung der Autonomie und Pri-

vatsphäre anderer Personen erscheinen, und so die Befürchtung auslösen, ihnen zur Last zu fallen (Tracy und DeYoung 2004; Sergeant und Ekerdt 2008; Chen et al. 2008; Saunders und Heliker 2008; Eckert et al. 2009; Svidén et al. 2009). Eine Ausnahme hiervon sind allerdings Ehepartner, mit denen man Lebensgewohnheiten und Privatsphäre teilt. Von diesen wird eine Übernahme von Pflege und Unterstützung erwartet, und Umzugsentscheidungen im Fall von Unterstützungs- oder Pflegebedürftigkeit werden bestimmt von dem Wunsch, mit ihnen zusammenzubleiben (Kemp 2008).

> ❱ Ältere Menschen haben oftmals den Wunsch nach Autonomie, wollen aber im Fall von Unterstützungsbedarf die Autonomie ihrer Angehörigen nicht einschränken, so dass sie eine Unterstützung durch das Personal im „Assisted Living" vorziehen.

Das Bedürfnis nach Autonomie und Selbstbestimmung ist allerdings nicht bei allen älteren Menschen gleich stark ausgeprägt. Kennedy et al. (2005) berichten auch von Personen, die es gewohnt seien, sich den Erwartungen anderer anzupassen, und dementsprechend keine Probleme hätten, wenn sie auf Grund einer Entscheidung ihrer Angehörigen in ein „Assisted Living" einziehen müssten. Bei der Auswahl von Einrichtungen spielen zudem kulturelle Vorlieben eine Rolle. Eckert et al. (2009) berichten, dass Bewohner und Angehörige deren Atmosphäre daraufhin beurteilen, in wie weit sie dem Lebensstil der einziehenden Person entsprechen.

3.2.5 Einflussfaktor Ergebniserwartungen

In Abhängigkeit von diesen Dispositionen sind dann positive und negative Ergebniserwartungen mit dem Einzug ins „Assisted Living" verbunden. So hoffen ältere Menschen eine Einrichtung zu finden, deren Atmosphäre zu ihren kulturellen Vorlieben passt (Eckert et al. 2009). Daneben gibt es die praktische Erwartung, dass ihre Selbstständigkeit nach einem Einzug erhalten bleibt (Ball et al. 2009b), wozu die altersgerechte Wohnung und Umgebung beitragen soll (Eckert et al. 2009; Ball et al. 2009b; Sergeant und Ekerdt 2008). Weitere praktische Vorteile, die sich ältere Menschen vom „Assisted Living" erwarten, sind: eine bessere Versorgung durch die im Service beinhaltete Zubereitung der Mahlzeiten und Reinigung der Wohnung (Eckert et al. 2009; Kennedy et al. 2005; Koenig et al. 2013), mehr Sicherheit im Notfall, etwa bei Stürzen (Ball et al. 2009b; Kennedy et al. 2005; Sergeant und Ekerdt 2008), und – im Fall von eigener Pflegebedürftigkeit oder der eines Ehepartners – eine entsprechende Pflege und Entlastung der bislang pflegenden Person (Kemp 2008). Auch die Nähe zu Versorgungseinrichtungen wie Ämtern, Ärzten oder Einkaufsmöglichkeiten wird als positiver Effekt eines Einzugs wahrgenommen (Sergeant und Ekerdt 2008). Erfolgt der Einzug in eine Einrichtung im bisherigen Wohnort, spielt hierbei der Wunsch, in der vertrauten Umgebung zu bleiben und somit alte Kontakte aufrecht zu erhalten, eine wichtige Rolle (Eckert et al. 2009; Ball et al. 2009b; Tracy und DeYoung 2004). Geht der Einzug ins „Assisted Living" hingegen mit einem Wechsel des Wohnorts einher, ist die Möglichkeit, in der Nähe der eigenen Kindern zu wohnen, ein zentrales Motiv (Eckert et al. 2009; Ball et al. 2009b; Williams und Warren 2008; Tracy und DeYoung 2004; Sergeant und Ekerdt 2008). Darüber hinaus ist bei einigen älteren Menschen ein Einzug mit der Hoffnung auf mehr soziale Kontakte (Eckert et al. 2009; Ball et al. 2009b) verbunden. Diese tritt vor allem dann auf, wenn die Einrichtung im bisherigen Umfeld des älteren Menschen liegt und dadurch die Möglichkeit bietet, mit alten Bekannten zusammenzuwohnen, die bereits dort eingezogen sind (Chen et al. 2008). Ein Einzug kann allerdings auch von einigen Personen als Chance für einen neuen Anfang wahrgenommen werden, da mit ihm der Eintritt in einen neuen Personenkreis möglich ist (Sergeant und Ekerdt 2008). Bewohner einer „Conti-

nuing Care Retirement Community" die auf Grund von Pflegebedürftigkeit aus dem „Independent Living" ins „Assisted Living" ziehen, haben zum Teil die Erwartung, dass ihr dortiger Aufenthalt nur temporär ist, bis dass eine Besserung ihres Zustandes eintritt, der ihnen die Rückkehr ins „Independent Living" erlaubt (Saunders und Heliker 2008).

Diesen positiven Erwartungen stehen jedoch auch eine Reihe negativer Erwartungen gegenüber. Der Verlust des alten Zuhauses wird zumeist als Belastung empfunden (Ball et al. 2009b; Williams und Warren 2008; Tracy und DeYoung 2004), die einige Bewohner dadurch zu lindern versuchen, dass sie ihr bisheriges Heim noch nicht verkaufen, um sich so die Möglichkeit einer Rückkehr offen zu halten (Tracy und DeYoung 2004). Ältere Menschen, die im „Independent Living" leben, haben sich zwar schon von ihrem alten Zuhause getrennt, aber sie müssen eine geräumige Wohneinheit, die sie bei ihrem Einzug nach ihrem Geschmack aussuchen konnten, gegen eine kleinere eintauschen, die sie unter Umständen mit einer anderen Person zu teilen gezwungen sind (Kuhn 2008; Shippee 2009). Wer dabei in einer „Continuing Care Retirement Community" lebt, hat die Option des „Assisted Living" direkt vor Augen, welches im Vergleich mit dem „Independent Living" eine Reihe von negativen Erwartungen auslöst. Diese älteren Menschen befürchten bei einem Umzug einen Verlust ihrer Selbstbestimmung und ihrer Privatsphäre, der sie das „Assisted Living" mit einem Gefängnis vergleichen lässt (Shippee 2009). In ihren Vorstellungen über einen dortigen Aufenthalts antizipieren sie zudem einen Verlust ihres Selbstwertgefühls, da sie nach dem Umzug zu den pflegebedürftigen Bewohnern der Community gehören werden, die sie wie die meisten Bewohner des „Independent Living" bislang mieden (ebd.). Entsprechend erwarten sie auch, nun selbst von den noch selbstständigen Bewohnern gemieden zu werden und nehmen den Umzug als Anfang ihres nahenden Endes wahr (Kuhn 2008; Shippee 2009). Derart negative Erwartungen werden allerdings nicht von älteren Menschen berichtet, die von ihrem eigenen Zuhause in ein „Assisted Living" einziehen.

> ⊳ Der Einzug ins „Assisted Living" ist zum Teil mit der Erwartung nach besserer Versorgung und mehr Sicherheit verbunden, zum Teil mit Befürchtung, sein gewohntes Leben und seine Unabhängigkeit zu verlieren.

3.2.6 Einstellungen zum „Assisted Living"

Das Zusammenwirken der einzelnen Einflussfaktoren führt schließlich zu bestimmten Einstellungen zum „Assisted Living". Ältere Menschen akzeptieren den Einzug dort mehr oder weniger oder sie lehnen ihn ab. Es gibt allerdings unterschiedliche Annahmen darüber, wie die einzelnen Faktoren beim Zustandekommen einer bestimmten Einstellung zusammenwirken. Castle und Sonon (2007) gehen von einem zweiphasigen Modell der Entscheidungsfindung aus. In der ersten Phase wird ihnen zufolge die Suche nach einer Einrichtung durch funktionelle Beeinträchtigungen in Kombination mit fehlender Unterstützung im Umfeld ausgelöst. Diese Umstände sind demgemäß Push-Faktoren, welche die älteren Menschen zu einer Suche nach Alternativen veranlassen. In der zweiten Phase kommt es dann zu einer Entscheidung für eine bestimmte Einrichtung, bei der je nach persönlicher Einstellung, bestimmte Auswahlkriterien eine Rolle spielen. Castle und Sonon (2007) zufolge sind dies die Qualität der Einrichtung, die in erster Linie in der Sauberkeit und einem freundlichen Service besteht, gefolgt von den Kosten und der Lage. Wenn eine Einrichtung eines oder mehrere dieser Merkmale aufweist, verfügt sie über Pull-Faktoren, die auf die potenziellen Bewohner anziehend wirken. Da Kaufkraft und Qualitätserwartungen unterschiedlich sind, sind für die einzelnen Bewohner jeweils andere Einrichtungen attraktiv, und sie suchen sich aus dem bestehenden Angebot jene aus, welche am besten zu ihren Erwartungen und Möglichkeiten passen. Älteren Menschen sind gemäß dieser Annahme selbstbestimmte Konsumenten, die sich ein Dienstleistungspaket nach ihren Wünschen und Vorstellungen einkaufen. Die Einstellung, die sie zum „Assisted Living" entwickeln, entspräche damit ihrer Rolle als Dienstleistungskunden, wie sie im sozialen Modell des „Assisted Living" vorgesehen ist. In diesem Modell werden allerdings negative Erwartungen, die einen älteren Menschen zur Ablehnung eines Einzugs ins „Assisted Living" führen können, nur unvollständig in Betracht gezogen. Zwar kann ihm zu Folge eine Einrichtung weniger attraktiv sein als eine andere, aber es bleibt unklar, warum jemand ins „Assisted Living" zieht, wenn er dabei einen Verlust von Selbstbestimmung und Privatsphäre befürchtet. Dies ließe sich nur dann erklären, wenn die Umstände einen Einzug erzwingen und demzufolge keine Wahlmöglichkeiten vorhanden sind.

Eckert et al. (2009) stellen daher das Modell der selbstbestimmten Konsumentenentscheidung gänzlich in Frage. Ihren Ergebnissen zufolge erfolgt ein Einzug zumeist unter dem Druck von Umständen, in denen ein älterer Mensch sich nicht mehr selbst versorgen kann, und niemand von seinen Angehörigen in der Lage ist, diese Aufgabe zu übernehmen. Die Entscheidung wird dabei nicht vom Bewohner, sondern von seiner Familie gefällt. Ein Abwägen von Alternativen wie bei einer Kaufentscheidung findet demnach bei den meisten Bewohnern vor einem Einzug nicht statt. Auch ein Auszug aus einer Wohneinrichtung bei Unzufriedenheit erfolgt in der Regel nicht – so wie man es von Kunden erwarten würde, die mit einer Dienstleistung nicht zufrieden sind. Zwar führen Eckert et al. (2009) an, dass die Passung der Atmosphäre der Einrichtung zum Lebensstil der angehenden Bewohner ein Auswahlkriterium sei, sie ergänzen jedoch, dass diese Passung zumeist von den Angehörigen und nicht von den Betroffenen selbst festgestellt werde und zudem kaum im Vorfeld beim kurzen Besuch einer Einrichtung adäquat eingeschätzt werden könne. Ebenso wenig könnten angehende Bewohner oder ihre

Angehörigen voraussehen, wie sich die Gegenwart dementer Mitbewohner auf ihr Sozialleben auswirke, und welche Folgen ein Wechsel von Betreuungspersonal, Management oder sogar des Betreibers, wie er immer wieder vorkomme, für ihr Wohlbefinden habe. Die Auswahl einer Einrichtung, sofern diese überhaupt erfolge, sei also bestenfalls Gefühlssache, aber kaum ein rationaler Entscheidungsprozess.

Die Befunde der qualitativen Studien legen nahe, dass die Einstellung zum „Assisted Living" nicht nur auf einen dieser Erklärungsansätze zurückgeführt werden kann. Vielmehr werden unterschiedliche Typen von Einstellungen zum „Assisted Living" beschrieben. So gibt es ältere Menschen, die sich nicht bei ihrer Einzugsentscheidung von anderen beeinflussen lassen, sondern freiwillig aus Gründen der Vorsorge ins „Assisted Living" einziehen. (Kennedy et al. 2005; Chen et al. 2008; Sergeant und Ekerdt 2008; Ball et al. 2009b; Koenig et al. 2013). Da sie nur leichte Einschränkungen haben, ist ihnen eine längere Auseinandersetzung mit der Frage nach ihrer zukünftigen Versorgung möglich, die es ihnen erlaubt, positive Erwartungen an das „Assisted Living" zu entwickeln, so dass sie sich nach ihrem Einzug gut an das Leben in der Wohneinrichtung gewöhnen (Kennedy et al. 2005). Sie entsprächen damit den von Castle & Sonon beschriebenen Konsumenten, die im sozialen Modell des „Assisted Living" als Zielgruppe vorgesehen sind (Carder 2002). Ball et al. (2009b) bezeichnen diesen Einstellungstypus als proaktiven Nutzer.

Daneben gibt es Bewohner, die nicht auf eigene Initiative ins Assisted Living einziehen, aber dem Wunsch ihrer Angehörigen Folge leisten, weil sie ihre Einschränkungen bei der Selbstversorgung wahrnehmen und ihre Angehörigen nicht unnötig mit ihrem Unterstützungsbedarf belasten wollen (Kennedy et al. 2005; Kemp 2008; Sergeant und Ekerdt 2008; Ball et al. 2009b; Svidén et al. 2009; Koenig et al. 2013). Von Ball et al. (2009b) werden sie als gefügige Nutzer (compliant users) bezeichnet. Kennedy et al. (2005) sieht einen Grund für ihre Gefügigkeit in ihrer Disposition, da sie

es gewohnt seien, den Entscheidungen Anderer Folge zu leisten. Für diese Bewohner ist der Einzug zwar nicht erwünscht, aber zumindest akzeptabel.

Als dritter Einstellungstypus werden Bewohner beschrieben, die einen Einzug im Grunde ablehnen, während ihre Angehörigen angesichts ihrer geringer werdenden Fähigkeit, sich selbst zu versorgen, die Einzugsentscheidung für sie treffen, so dass ihnen selbst nur bleibt, sich zu fügen und allenfalls innerlich Widerstand zu leisten (Ball et al. 2009b; Kennedy et al. 2005). Saunders und Heliker (2008) berichten so von einer Furcht, die Bewohner des „Independent Living" vor dem „Assisted Living" hätten. Ähnlich schildert Kuhn (2008), wie ältere Menschen in „Continuing Care Retirement Communities" beginnende körperliche Einschränkungen vor dem Personal und den übrigen Bewohnern des „Independent Living" durch sozialen Rückzug und das Vermeiden der Benutzung von Hilfsmitteln und der Inanspruchnahme von Pflege zu überspielen versuchen, um nicht ins „Assisted Living" verlegt zu werden. In diesen Fällen ist es dann das Personal der Einrichtung, welches einen Umzug ins Assisted Living gegen den eigentlichen Willen des Bewohners veranlasst.

Die beiden letzten Einstellungstypen machen deutlich, dass Bewohner des „Assisted Living" nur zum Teil selbst entscheidende Konsumenten sind. Während ein Einzug mit innerem Widerstand auf den Zwang äußerer Umstände zurückzuführen ist, stellt die Einstellung der gefügigen Nutzer eine Zwischenstufe zwischen freiwilliger Entscheidung und Zwangslage dar. Ein entscheidender Unterschied zwischen den Einstellungstypen ist dabei das Ausmaß der erlebten Beeinträchtigungen zum Zeitpunkt der Einzugsentscheidung. Proaktive Nutzer verspüren nur leichte Beeinträchtigungen. Da sie sich in keiner Zwangslage befinden, verfügen sie über Zeit, die ihnen einen Entscheidungsspielraum bei der Auswahl einer Einrichtung verschafft. Im Gegensatz dazu ist bei Bewohnern, die mit innerem Widerstand einziehen, eine Zwangslage

3

vorhanden, die eine rasche Auswahl einer Einrichtung notwendig macht. Da dieses durch ihre Angehörigen erfolgt, ist für sie selbst kein Entscheidungsspielraum gegeben.

>> **Es lassen sich drei Typen von Nutzern des „Assisted Living" unterscheiden: Proaktive Nutzer ziehen aufgrund wahrgenommener Vorteile dort ein, gefügige Nutzer, weil sie den Erwartungen ihrer Angehörigen entsprechen möchten, und ablehnende Nutzer, weil sie sich zum Einzug gezwungen fühlen**

Dass Pflegebedürftigkeit den Einzug ins „Assisted Living" erzwingen kann, setzt voraus, dass diese Wohnform entsprechende Versorgungskapazitäten besitzt. Der hohe Anteil von Bewohnern mit funktionellen Einschränkungen (s. ◼ Tab. 2.1) in den amerikanischen Einrichtungen lässt auf deren Vorhandensein schließen. Bei Einrichtungen des Betreuten Wohnens im deutschsprachigen Raum ist das standardmäßige Versorgungsspektrum jedoch auf die Grundleistungen Beratungen und Sozialmanagement beschränkt und kann lediglich im Rahmen von Wahlleistungen ergänzt werden. Da Angebot und Nachfrage einander bedingen, kann nicht davon ausgegangen werden, dass sich hier die gleichen Einstellungstypen wie bei den Nutzern des „Assisted Living" wiederfinden.

3.2.7 Einstellung zum Betreuten Wohnen im deutschsprachigen Raum

Empirische Untersuchungen zu den Gründen und Motiven für einen Einzug ins Betreute Wohnen sind im deutschsprachigen Raum selten. Es liegen vor allem quantitative Bewohnerbefragungen vor. Bei den entsprechenden Veröffentlichungen handelt es sich zudem um „graue Literatur". ◼ Tab. 3.3 zeigt die verfügbaren Studienergebnisse. Aus Gründen der Vergleichbarkeit wurden die Gründe und Motive, die in den jeweiligen Befragungen vorgegeben waren, den Faktoren zugeordnet, die bei der

Einstellung zum „Assisted Living" (◼ Tab. 2.1) eine Rolle spielten. Die Prozentzahlen in Klammern beziehen sich auf den Anteil der Teilnehmer in den entsprechenden Studien, welche die entsprechende Antwort gaben, und lassen so die relative Bedeutung des Motivs in der jeweiligen Studie erkennen.

Es waren in den Studien zwar Mehrfachantworten zugelassen, jedoch erfolgte keine Auswertung bezüglich der Kombinationen von Gründen und Motiven, die bei den befragten Personen anzutreffen waren. Dies und das Nicht-Erfragen relevanter Faktoren schränkt ihre Vergleichbarkeit mit den Ergebnissen der qualitativen Studien stark ein.

Gesundheitliche Gründe und Einsamkeit werden so zwar ebenfalls als Einzugsgründe genannt, bei den externen Umständen wird jedoch nicht danach gefragt, in wie weit Angehörige zur Unterstützung zur Verfügung standen. Lediglich ungünstige Eigenschaften der Wohnung und Wohnlage wurden als mögliche Einzugsgründe in Betracht gezogen. Ob es aber Bewohner gab, die wegen ihrer Beeinträchtigung und der fehlenden Unterstützung in eine Situation geraten waren, die einen Einzug ins Betreute Wohnen erzwang, kann aus diesen Daten nicht erschlossen werden. Eben so wenig wurde danach gefragt, welche Rolle die Angehörigen bei dem Einzug in die Einrichtung spielten. Dass Pflege und Unterstützungsbedarf beim Einzug eine Rolle spielte, wird lediglich aus den Antworten zur Ergebniserwartung ersichtlich. In wie weit diese Erwartungen Ausdruck einer proaktiven, gefügigen oder mit innerem Widerstand verbundenen Nutzung sind, wird nicht deutlich – auch weil kaum nach der Disposition der Bewohner und gar nicht nach negativen Erwartungen gefragt wurde, die mit einem Einzug ins Betreute Wohnen verbunden sein können.

Als möglichen Anstoß für einen Einzug können die Studien lediglich ungünstige Eigenschaften der Wohnung und Wohnlage, sowie gesundheitliche Einschränkungen und Einsamkeit belegen, und als Anreiz für einen Einzug mehr Komfort, Sicherheit und die Verfügbarkeit pflegerische Unterstützung, wobei

◻ Tab. 3.3 Motive zum Einzug ins Betreute Wohnen, Ergebnisse quantitativer Befragungen

	Ministerium für Gesundheit und Soziales des Landes Sachsen-Anhalt (2004)	Institut für Angewandte Verbraucherforschung (Engels 2001)	Saup (2001)	Geser-Engleitner und Jochum (2008)
	Sachsen-Anhalt	West- & Ostdeutschland	Bayern	Vorarlberg
	n = 624	n = 280	n = 173	n = 112
Beeinträchtigungen	–	Gesundheitliche Gründe (44 %)	Gesundheitliche Gründe machen Umzug notwendig (70 %)	–
	War oft allein (15 %)	–	–	Unglücklich/einsam (2,7 %)
Externe Umstände	bisherige Wohnung war nicht altersgerecht (63 %)	–	Bisherige Wohnung zu unbequem (27 %)	Stiegen waren nicht mehr zu bewältigen (40,2 %)
	bisherige Wohnung war zu groß (24 %)	Alte Wohnung zu groß (25 %)	Alte Wohnung zu groß (32 %)	Wohnung zu groß/zu viel Arbeit/zu teuer (50,8 %)
			Alte Wohnung macht zu viel Arbeit (31 %)	
	bisherige Wohnung war für häusliche Pflege ungeeignet (19 %)	–	–	–
	im Wohnumfeld fehlten notwendige Einrichtungen (13 %)	–	Zu wenig Einrichtungen im alten Wohnumfeld (15 %)	–
	–	–	Wohnung musste geräumt werden (5 %)	Brauchte neue Wohnung (36,6 %)
Einfluss von anderen	–	–	–	–

(Fortsetzung)

◻ Tab. 3.3 (Fortsetzung)

	Ministerium für Gesundheit und Soziales des Landes Sachsen-Anhalt (2004)	Institut für Angewandte Verbraucherforschung (Engels 2001)	Saup (2001)	Geser-Engleitner und Jochum (2008)
Ergebniserwartung	es so bequem wie möglich zu haben (46 %)	–	Komfortable Wohnung (75 %)	–
	mir/uns etwas Gutes tun (36 %)	–	–	–
	–	Gemeinschaft/Kontakt zu anderen erwartet (37 %)	Nicht mehr einsam und allein sein (70 %)	–
	–	Nähe zu Angehörigen (17 %)	Nähe zu Angehörigen (38 %)	–
	hauswirtschaftliche Hilfe war nötig (10 %)	Hilfe erwartet (81 %)	Hilfe bei Pflegebedürftigkeit (87 %)	–
	–	Sicherheit erwartet (34 %)	Im Notfall Hilfe haben (87 %)	Absicherung und Betreuungsbedarf (24,2 %)
	–	Selbständigkeit erwartet (35 %)	Selbständigkeit auch bei Pflegebedarf (90 %)	–
Disposition	–	–	Habe mir vorgenommen im Alter umzuziehen (47 %)	–

die Befragten offensichtlich davon ausgehen, dass letzteres bei einem gleichzeitigen Erhalt ihrer Selbstständigkeit möglich ist.

Der Frage, wie diese Gründe und Motive zusammenhängen und welche Einstellungstypen zum Betreuten Wohnen aus ihnen resultieren, ging im deutschsprachigen Raum bislang nur eine qualitative Studie (Boggatz 2011) nach. In dieser wurden Bewerber für ein geplantes Wohnprojekt in einer Industriestadt im Ruhrgebiet befragt. Im Unterschied zu den amerikanischen Studien wurden somit die Daten nicht nach, sondern vor einem Einzug erhoben. Zudem wurden auch Personen, die keinen Einzug planten, mit einbezogen, um einen Einblick in die Sichtweise von Nicht-Interessenten zu gewinnen. Dabei ließen sich verschiedene Nutzertypen erkennen. So gab es einen Vorsorge-Typ, der noch keine funktionellen Einschränkungen hatte und einen Typ mit Entlastungswunsch, der bereits an Einschränkungen litt, so dass ihm seine alte Wohnung zu viel Arbeit bereitete, und der folglich durch den Einzug eine Entlastung von Alltagsaufgaben wünschte. Da sich beide Typen freiwillig für einen Einzug entschieden hatten, können sie als Varianten der proaktiven Nutzer gesehen werden, die sich lediglich im Ausmaß ihrer Einschränkung voneinander unterschieden. Beiden Typen war zudem der Erhalt ihrer Selbstständigkeit und Selbstbestimmung wichtig, den sie im Betreuten Wohnen auch bei Inanspruchnahme von Unterstützungsleistungen gegeben sahen. Darüber hinaus wollten die meisten im eigenen Quartier verbleiben, da sie dort ihren vertrauten Lebensraum und ihr soziales Umfeld hatten. Nur in einigen Fällen erhoffte man durch einen Einzug ins Betreute Wohnen eine größere Nähe zu den eigenen Kindern zu gewinnen. Bei den Bewerbern um einen Wohnplatz fand jedoch im Unterschied zu den proaktiven Nutzern des „Assisted Living" keine Auswahl der Einrichtung auf Grund einer bestimmten Atmosphäre statt, die man für die eigenen kulturellen Vorlieben als passend empfand. Dies lag zum einen daran, dass es die geplante Einrichtung zum Zeitpunkt ihrer Bewerbung noch gar nicht gab,

zum anderen aber auch daran, dass durch den Wunsch nach einem Verbleib im vertrauten Viertel oder nach Nähe zu den eigenen Kindern eine lokale Bindung entstand, die ein Betreutes Wohnen in einem anderen Stadtteil gar nicht erst in Betracht ziehen ließ. Da es keine alternative Einrichtung im gewünschten Viertel gab, war das in Frage kommende Angebot automatisch eingeschränkt.

Personen, die sich nicht für einen Einzug ins Betreute Wohnen interessierten, waren entweder noch völlig selbstständig, so dass sie keinen Anlass zu einem Einzug sahen, oder sie wiesen bei bestehenden Einschränkungen eine starke Bindung an die alte Wohnung auf, wobei ihnen ein Verbleib in dieser durch pflegende Angehörige ermöglicht wurde. Gefügige Nutzer und Nutzer mit innerem Widerstand wurden in der Befragung nicht identifiziert. Dies lag zum einen daran, dass keiner der Bewerber eine akute Einschränkung hatte, die eine größere Pflegebedürftigkeit mit sich brachte, zum anderen daran, dass keiner der Befragten seinen Angehörigen einen Einfluss auf eine Einzugsentscheidung zugestehen wollte. Negative Erwartungen in Bezug auf das Betreute Wohnen wurden von den Bewerbern gar nicht geäußert und von den Nicht-Interessenten nur gelegentlich. Letztere stellten sich zum Teil das Zusammenleben mit den anderen Bewohnern als schwierig vor oder befürchteten eine Einschränkung ihrer Selbstbestimmung.

> **Beim Betreuten Wohnen in Deutschland wurden bislang proaktive Nutzer, die dort aus Gründen der Vorsorge oder Entlastung einziehen, und Nicht-Interessenten, die eine starke Bindung an ihr altes Zuhause verspüren, identifiziert.**

Dass im Rahmen dieser Studie nur proaktive Nutzer und Nicht-Interessenten auf Grund von fehlendem Unterstützungsbedarf oder dem Vorhandensein von pflegenden Angehörigen identifiziert wurden, muss jedoch nicht heißen, dass es im deutschsprachigen Raum keine gefügigen oder mit innerem Widerstand einziehenden Nutzer des Betreuten Wohnens gibt. Auch wenn im Betreuten Wohnen ein

Pflegeangebot nicht standardmäßig verfügbar ist, kann dieses im Rahmen von Wahlleistungen ergänzt werden, wodurch sich für letztere Einstellungstypen eine Option ihrer Unterbringung bieten würde. Wenn diese im Rahmen der Studie also nicht angetroffen wurden, kann dies einfach daran liegen, dass zum Zeitpunkt der Befragung die Einrichtung noch in Planung war und ein möglicher Einzug daher für alle Teilnehmer in relativer Ferne lag. Ein Betreutes Wohnen als Unterbringungsoption für Personen mit akuter Beeinträchtigung war damit noch nicht vorhanden, weshalb sich solche Personen auch nicht unter den Bewerbern befanden. Bei den Nicht-Interessenten hingegen stellt sich die Frage, in wie weit sie ihre Vorstellungen über einen Verbleib im eigenen Zuhause aufrechterhalten können. Da es keine Garantie für einen Erhalt der Selbstständigkeit und die Gewährleistung der Pflege durch Angehörige gibt, ist nicht auszuschließen, dass sie bei einer akuten Beeinträchtigung als gefügige Nutzer oder mit innerem Widerstand auf Veranlassung ihrer Angehörigen in ein Betreutes Wohnen einziehen werden – sofern ein solches in ihrem Umkreis vorhanden ist. Welche Einstellungstypen es gibt, wenn ein Betreutes Wohnen als Option vorhanden ist, ist damit noch ein stückweit ungeklärt. Eine weitergehende Einsicht kann durch ältere Menschen gewonnen werden, wenn man sie nach einem Einzug ins Betreute Wohnen zu ihren Gründen und Motiven hierzu befragt.

3.3 Auseinandersetzung mit Pflegebedürftigkeit

Bei der Frage nach der Einstellung zum Betreuten Wohnen steht zunächst der Umzug in eine bestimmte Wohnform im Vordergrund, in der man gegebenenfalls Pflege erhalten kann, aber nicht zwangsläufig muss. Gepflegt zu werden kann damit bei den Überlegungen zu einem Einzug eine Rolle spielen, muss es jedoch nicht. Auch wenn es um einen Einzug ins amerikanische „Assisted Living" geht, das auf ein pflegerisches Angebot ausgelegt ist,

muss der Erhalt von Pflege nicht unbedingt der ausschlaggebende Faktor sein. Die Wohn- und Versorgungsform wird schließlich auch von Menschen mit leichteren Beeinträchtigungen genutzt, und die Inanspruchnahme von Pflege wird – so die Grundidee des sozialen Modells – in Abhängigkeit vom den Einschränkungen des Bewohners individuell ausgehandelt. Geht es jedoch um die Einstellung zur Inanspruchnahme pflegerischer Hilfe durch fremde Personen, verschiebt sich der Fokus der Fragestellung. Hier ist Pflege nicht mehr eine Option, sondern eine Notwendigkeit. Hinzu kommt, dass eine Inanspruchnahme von Pflege nicht zwangsläufig zu einem Wechsel des Wohnorts führen muss. Die Einstellungen, die ältere Menschen zur Pflege durch fremde Personen und zu einem Einzug ins „Assisted Living" oder Betreute Wohnen entwickeln, spielen zwar ineinander hinein, sie sollten jedoch separat betrachtet werden. In Bezug auf die US-amerikanischen Einrichtungen mögen sie analytisch nur schwer voneinander zu trennen sein, beim Betreuten Wohnen im deutschsprachigen Raum dürften sie jedoch deutlich voneinander unterscheidbar sein, da hier der Erhalt von Pflege unter Umständen erst lange nach einem Einzug in Betracht gezogen werden muss.

Nach Orem sind drei Faktoren dafür ausschlaggebend, warum Menschen Pflege durch professionelle Pflegekräfte in Anspruch nehmen: ihre Wahrnehmung der eigenen funktionellen Einschränkungen, ihre Vorstellung darüber, wann eine Beeinträchtigung als normal und wann als anormal zu gelten hat, und ihre Einschätzung ihrer Fähigkeit, die Beeinträchtigung selbst zu bewältigen (Orem 2001, S. 215). Pflegeempfänger vergleichen damit das Ausmaß ihres Gesundheitsproblems mit ihren Ressourcen und entscheiden sich für eine Inanspruchnahme von Pflege, wenn dieser Abgleich zur Wahrnehmung eines Selbstpflegedefizits führt. Externe Unterstützung wird dabei zur Kompensation dieses Defizits herangezogen, um die verloren gegangenen Fähigkeiten der Selbstversorgung wieder herzustellen. Inanspruchnahme von Pflege ist demnach ein temporärer Ersatz für die eigene Selbstpflegefähigkeit. Orems Modell geht dabei davon aus, dass die Selbstpflegefähigkeit wieder herstellbar ist und bezieht sich damit auf Settings, in denen es um eine Therapie von Patienten geht.

Anders sieht es jedoch aus, wenn bedingt durch Alter oder chronische Erkrankungen eine vollständige Therapie nicht mehr möglich ist und sich demzufolge die Zielsetzungen von Pflegenden und Pflegeempfängern ändern müssen. Qualitative Studien, welche die Einstellung älterer Menschen in den USA (Russell 1996; Krothe 1997; Forbes et al. 1997; Roe et al. 2001; Boisaubin et al. 2007), Großbritannien (King und Farmer 2009), Australien (Cheek und Ballantyne 2001), China (Lee 1997; Tse 2007; Zhai und Qiu 2007; Chan und Pang 2007), Südafrika (Mavundla 1996) und Ägypten (Boggatz et al. 2009a, b) zur Inanspruchnahme von Pflege untersuchen, zeichnen hierzu ein komplexeres Bild. ◘ Tab. 3.4 zeigt eine Übersicht der Faktoren, die diesen Studien zu Folge bei der Auseinandersetzung mit Pflegebedürftigkeit im Alter eine Rolle spielen und zu bestimmten Einstellungen zur Pflege führen.

3.3.1 Einflussfaktor Beeinträchtigungen

Wie beim Einzug ins „Assisted Living" sind akute Gesundheitsprobleme (Forbes et al. 1997; Mavundla 1996, Lee 1997; Cheek und Ballantyne 2001, Boggatz et al. 2009a, b), kognitive Einschränkungen (Forbes et al. 1997), sowie die daraus sich ergebenden funktionellen Einschränkungen (Krothe 1997; Forbes et al. 1997; Roe et al. 2001; Boggatz et al. 2009a, b) ein Auslöser für die Inanspruchnahme von Pflege – entweder im eigenen Zuhause oder in einem Pflegeheim. Daneben kann die Be-

◘ **Tab. 3.4** Faktoren bei der Auseinandersetzung mit Pflegeabhängigkeit

Beeinträchtigungen	Akute	Akutes Gesundheitsproblem	Forbes et al. 1997 Mavundla 1996 Lee 1997 Cheek und Ballantyne 2001 Boggatz et al. 2009a, b
		Kognitive Beeinträchtigung	Forbes et al. 1997
		Funktionelle Einschränkung	Krothe 1997 Roe et al. 2001 Forbes et al. 1997 Boggatz et al. 2009a, b
		Belastung durch Pflege eines Ehepartners	Forbes et al. 1997
	Leichte	Angst vor Stürzen/Verschlechterung der Gesundheit	Roe et al. 2001 Russell 1996
		Einsamkeit	Mavundla 1996 Boggatz et al. 2009b
Eigene Bewältigungsstrategien		Hilfsmittel verwenden	Krothe 1997
		Wohnraumanpassung	Krothe 1997
		Notrufanalage	Russell 1996
		Nachbarn um Kontrolle bitten	Russell 1996 Krothe 1997

(Fortsetzung)

◨ Tab. 3.4 (Fortsetzung)

Externe Umstände	Soziales Netzwerk	Familiäre Ressource für Pflege nicht/ nur eingeschränkt vorhanden	Krothe 1997 Forbes et al. 1997 Boisaubin et al. 2007 Lee 1997 Zhai und Qiu 2007 Boggatz et al. 2009a
		Keine Unterbringungsmöglichkeit bei Familie	Boggatz et al. 2009b
		Einengung durch das Leben mit Kindern	Krothe 1997, Lee 1997
		Konflikte im sozialen Umfeld/in der Familie	Mavundla 1996
	Verfügbare Pflege	Unzureichende Information über Angebote	Krothe 1997 Roe et al. 2001 Boggatz et al. 2009a, b
		Ambulante Dienste zuverlässig	Boggatz et al. 2009a
		Ambulante Dienste nicht zuverlässig	Krothe 1997
		Ambulante Dienste nicht ausreichend	Forbes et al. 1997
		24h-Pflege nicht verfügbar	Forbes et al. 1997
		Ambulante Versorgung zu teuer	Krothe 1997
		Assisted Living zu teuer	Forbes et al. 1997
		Heim zu teuer	Tse 2007 Boggatz et al. 2009a, b
		Kein Platz im Heim verfügbar	Cheek und Ballantyne 2001
		Geringe Qualität der Pflegeheime	
		Unzureichende Qualifikation des Heimpersonals	Lee 1997 Tse 2007
		Heime sind laut	Tse 2007 Warren und Williams 2008
		Heime sind unhygienisch	Tse 2007
		Reglementierte Versorgung im Heim	Krothe 1997 Lee 1997 Tse 2007 Chan und Pang 2007
Einfluss von Anderen		Angehörige treffen Entscheidung/ arrangieren Pflege	Cheek und Ballantyne 2001 Boisaubin et al. 2007 Boggatz et al. 2009a, b

❏ Tab. 3.4 (Fortsetzung)

	Entmutigung der Selbständigkeit durch Familie	Krothe 1997
	Gemeinsame Entscheidungsfindung (mit Respekt für Wunsch des Betroffenen)	Chan und Pang 2007 Zhai und Qiu 2007 Boisaubin et al. 2007
	Ratschlag des Arztes	Forbes et al. 1997
	Kein Einfluss von Angehörigen vorhanden	Boggatz et al. 2009b
Disposition	Wunsch nach Unabhängigkeit/ Selbstbestimmung	Russell 1996 Krothe 1997 Lee 1997 Boisaubin et al. 2007 Tse 2007 Chan und Pang 2007 Zhai und Qiu 2007 King und Farmer 2009 Boggatz et al. 2009a, b
	Kein Einfluss von Angehörigen gewünscht	Krothe 1997 Boggatz et al. 2009a, b
	Kein Zusammenleben mit Kindern gewünscht	Krothe 1997, Lee 1997 Boisaubin et al. 2007 Zhai und Qiu 2007
	Wunsch im eigenen Zuhause zu bleiben	Krothe 1997 Chan und Pang 2007 Boggatz et al. 2009b
	Wunsch nach Selbständigkeit	Russell 1996
	Hohe Widerstandskraft/Bedürfniseinschränkung	Krothe 1997 Boggatz et al. 2009a, b
	Befürchtung Angehörigen zur Last zu fallen	Russell 1996 Krothe 1997 Tse 2007 King und Farmer 2009 Boggatz et al. 2009a, b
	Lieber Hilfe gegen Bezahlung	Russell 1996
	Vertrauensverhältnis und Kontinuität in der Betreuung gewünscht	Krothe 1997 Roe et al. 2001
	Entscheidung anderen überlassen	Cheek und Ballantyne 2001
	Zusammenleben mit/Pflege durch Familie	Chan und Pang 2007 Tse 2007 Zhai und Qiu 2007 Boggatz et al. 2009a, b
	Wunsch nach Gemeinschaft	Mavundla 1996

(Fortsetzung)

3

☐ **Tab. 3.4** (Fortsetzung)			
Ergebnis-erwartung	Keine	Keine Vorstellung	Lee 1997
	Negative	Pflege nicht gemäß den Erwartungen	Roe et al. 2001
		Vernachlässigung	Warren und Williams 2008
		Verlust von Selbstbestimmung	Krothe 1997 Roe et al. 2001, Tse 2007 Lee 1997 Chan und Pang 2007
		Verlust von Selbständigkeit	Krothe 1997 Roe et al. 2001
		Verlust von Selbstwertgefühl	Roe et al. 2001 Tse 2007
		Gesellschaftliche Schande	Lee 1997 Boggatz et al. 2009b
		Von der Familie verlassen zu sein	Cheek und Ballantyne 2001 Tse 2007 Chan und Pang 2007
		Verlust des eigenen Zuhauses	Cheek und Ballantyne 2001
		Verlust von Privatsphäre	Roe et al. 2001 Tse 2007
		Scham bei Körperpflege	Krothe 1997 Roe et al. 2001 Boggatz et al. 2009a, b
		Nur von Kranken umgeben sein	Tse 2007
		Konflikte mit Mitbewohnern	Lee 1997 Tse 2007
		Einsamkeit	Tse 2007
		Unsicherheit	Tse 2007
		Verarmung	Krothe 1997
		Endstation	Krothe 1997 Tse 2007 Lee 1997
	Positive	Unterstützung erhalten	Russell 1996 Krothe 1997 Lee 1997 Tse 2007
		Fürsorge/Zuwendung erhalten	Lee 1997 Roe et al. 2001
		Kleine Gefälligkeiten erhalten	Russell 1996
		Service & Komfort	Boggatz et al. 2009b

◨ **Tab. 3.4** (Fortsetzung)

	Sicherheit	Krothe 1997 Tse 2007
	Entlastung der Familie	Tse 2007
	Freiraum für selbstbestimmte Aktivitäten	Boggatz et al. 2009a
	Soziale Kontakte im Heim	Lee 1997 Mavundla 1996 Roe et al. 2001 Tse 2007 Boggatz et al. 2009b
	Unterhaltung	Tse 2007
Einstellung zur Pflege	Selbstbestimmte Inanspruchnahme da positive Erwartungen	Lee 1997 Boggatz et al. 2009a, b
	da geringeres Übel	Boggatz et al. 2009b
	Gefügige Pflegeakzeptanz	Cheek und Ballantyne 2001 Boggatz et al. 2009a, b
	Ablehnung von Pflege	Krothe 1997 Lee 1997 Boggatz et al. 2009a
	Heimeinzug mit innerem Widerstand	Cheek und Ballantyne 2001 Lee 1997 Boggatz et al. 2009b
	Pflege nicht bezahlbar	Boggatz et al. 2009a, b

lastung durch die Pflege eines Ehepartners zu groß werden, so dass der Einzug beider Partner in ein Heim als ratsam erscheint (Forbes et al. 1997). In manchen Fällen sind es auch leichtere Beeinträchtigungen wie die Angst vor einer Verschlechterung des Gesundheitszustandes oder vor Stürzen (Roe et al. 2001; Russell 1996) oder ein Gefühl von Einsamkeit (Mavundla 1996; Boggatz et al. 2009b), die ältere Menschen zu einem Einzug in ein Pflegeheim bewegen können.

3.3.2 **Einflussfaktor Bewältigungsstrategien**

Beim Auftreten von Beeinträchtigungen setzten ältere Menschen jedoch zunächst eigene Bewältigungsstrategien ein – ein Motiv, das bei der Frage nach einem Einzug ins „Assisted Living" keine Rolle spielte. Diese Bewältigungsstrategien sollen dabei eine Inanspruchnahme von Pflege überflüssig machen. Zu ihnen gehören die Verwendung von Hilfsmitteln, eine Wohnraumanpassung (Krothe 1997), der Einbau einer Notrufanlage oder die Bitte an die Nachbarn, gelegentlich zu kontrollieren, ob mit einem selbst noch alles in Ordnung sei (Russell 1996).

❯ Auch für eine Inanspruchnahme von Pflege stellen körperliche Beeinträchtigungen einen Auslöser dar. Betroffene versuchen jedoch zunächst, Selbstversorgungsdefizite durch Hilfsmittel zu kompensieren

3.3.3 Einflussfaktor Externe Umstände

Wenn diese Bewältigungsstrategien nicht mehr ausreichen, um die Beeinträchtigungen zu kompensieren, wird natürlich Unterstützung durch andere Personen in Betracht gezogen. Ob diese Personen jedoch professionelle Pflegekräfte sind, hängt von den externen Umständen ab, die eine ältere Person wahrnimmt. Ausschlaggebend ist hierbei die fehlende oder nur eingeschränkt mögliche familiäre Unterstützung auf Grund von Zeitmangel oder Überlastung (Krothe 1997; Forbes et al. 1997; Lee 1997; Boisaubin et al. 2007; Zhai und Qiu 2007; Boggatz et al. 2009a). Eine Unterbringung bei den eigenen Kindern zur Gewährleistung von deren Pflege kann aus Platzmangel in deren Wohnung auch gar nicht möglich ist (Boggatz et al. 2009b). Da, wo eine solche Unterbringungsmöglichkeit besteht, kann das Zusammenleben mit den eigenen Kindern auf Grund des unterschiedlichen Lebensstils der Generationen als Einschränkung empfunden werden (Krothe 1997; Lee 1997). Dies ist vor allen Dingen in industrialisierten Ländern der Fall, wo die Kinder nach der Eheschließung das Elternhaus verlassen und einen eigenen Lebensstil entwickeln. In Länder hingegen, in denen das Zusammenleben der Generationen noch verbreitet ist, können dafür auch bei nicht vorhandener Pflegebedürftigkeit Konflikte innerhalb der Familie oder im sozialen Umfeld der eigentlich Auslöser für einen Einzug in ein Pflegeheim sein (Mavundla 1996). Die Institution wird hier als Ersatz für den zerfallenen Familienverband in Anspruch genommen.

Ob Möglichkeiten einer außerfamiliären Betreuung und Pflege in Betracht gezogen werden, hängt zunächst davon ab, über welche Informationen ältere Menschen diesbezüglich verfügen. Dabei können diese Information durch eigene Recherchen und eigene Anschauung zustande gekommen sein oder auf bloßem Hörensagen basieren. Unzureichende oder gar keine Informationen über entsprechende Angebote sorgen dabei dafür, dass solche gar

nicht genutzt werden (Krothe 1997; Roe et al. 2001, Boggatz 2009a, b). Sind Angebote bekannt, spielt es eine Rolle, was man über diese weiß. So können ambulante Pflegedienste im Vergleich zu informeller Hilfe als zuverlässig wahrgenommen werden (Boggatz et al. 2009a), auf Grund gegenteiliger Erfahrungen jedoch auch als unzuverlässig und für den eigenen Bedarf als nicht ausreichend (Krothe 1997). Eine 24-Stunden-Betreuung, die in letzterem Fall in Frage käme, ist dabei nicht immer verfügbar (Forbes et al. 1997). Ambulante Dienste (Krothe 1997) können zudem ebenso wie die Alternativen des Assisted Living (Forbes et al. 1997) oder des Pflegeheims (Tse 2007; Boggatz et al. 2009a, b) für die eigenen Verhältnisse als zu teuer eingeschätzt werden, was vor allem da, wo keine Sozialversicherung die entstehenden Kosten abdeckt, ein Hinderungsgrund für die Inanspruchnahme ist. Bei der Nutzung eines Pflegeheims ist es zudem auschlaggebend, ob freie Plätze dort verfügbar sind (Cheek und Ballantyne 2001) und was über die Qualität der dortigen Versorgung bekannt ist. So wird zum Teil eine unzureichende Qualifikation des Personals wahrgenommen (Lee 1997; Tse 2007) und ältere Menschen, die Einrichtungen von einem Besuch oder einem vorübergehendem Aufenthalt her kannten, beschrieben diese als laut (Tse 2007; Warren und Williams 2008) und unhygienisch (Tse 2007). Zudem wird eine Reglementierung durch die Versorgungsabläufe im Heim erwartet (Krothe 1997; Lee 1997; Tse 2007; Chan und Pang 2007). Derartige Wahrnehmungen können sich durch Hören-Sagen oder durch Berichte in den Medien verbreiten und einen negativen Einfluss auf die Einstellung älterer Menschen zur Pflege ausüben (Lee 1997).

> **Die Möglichkeit familiärer Unterstützung wird in Industrieländern eher als eingeschränkt oder nicht wünschenswert wahrgenommen. Eingeschränkte Verfügbarkeit, hohe Kosten oder ein schlechter Ruf können aber auch vorhandene Angebote zur pflegerischen Versorgung als wenig attraktiv erscheinen lassen.**

3.3.4 Einflussfaktor Einfluss von Anderen

Es ist jedoch nicht allein das Abwägen der eigenen Einschränkungen und externe Umständen, das zu einer Entscheidung bezüglich der Inanspruchnahme von Pflege führt. Wie bei der Frage zum Einzug ins „Assisted Living" finden derartige Überlegungen häufig unter dem Einfluss von Angehörigen statt, wobei auch hier dieser soweit reichen kann, dass es letztere sind, welche den älteren Menschen angesichts seiner Beeinträchtigungen in ein Heim einweisen und den Umzug dorthin arrangieren (Cheek und Ballantyne 2001; Boisaubin et al. 2007; Boggatz et al. 2009a, b). Findet keine direkte Übernahme der Entscheidung durch die Angehörigen statt, können diese den älteren Menschen durch Zureden dazu bringen, seine Selbstständigkeit aufzugeben und häusliche Pflege in Anspruch zu nehmen oder in ein Heim zu ziehen (Krothe 1997). Eine Einflussnahme der eigenen Kinder kann allerdings auch im gemeinsame Finden einer Lösung für die Versorgung des älteren Menschen bestehen, wenn die Kinder nicht versuchen, dem Betroffenen eine Lösung aufzudrängen, sondern seine Wünsche respektieren (Chan und Pang 2007; Zhai und Qiu 2007; Boisaubin et al. 2007). Gelegentlich kommt es auch vor, dass Personen, die nicht zur Familie gehören, wie z. B. Ärzte durch ihre Ratschläge Einfluss auf die Entscheidung ausüben (Forbes et al. 1997). Auf der anderen Seite gibt es ältere Menschen, die sich ohne fremden Einfluss für die Inanspruchnahme häuslicher Pflege (Boggatz et al. 2009a) oder den Einzug in ein Pflegeheim (Boggatz et al. 2009b) entscheiden.

> ❯ Auch bei der Inanspruchnahme von Pflege üben Angehörige einen großen Einfluss auf die Entscheidungsfindung aus.

3.3.5 Einflussfaktor Disposition

Wie bei der Einstellung zum „Assisted Living" spielt neben den Beeinträchtigungen, exter-

nen Umstände und der Einflussnahme anderer Personen beim Entstehen der Einstellung zur Pflege die Disposition der älteren Menschen eine Rolle. Das zentrale Motiv ist hier der Wunsch nach Autonomie und Selbstbestimmung (Russell 1996; Krothe 1997; Lee 1997; Boisaubin et al. 2007; Tse 2007; Chan und Pang 2007; Zhai und Qiu 2007, King und Farmer 2009; Boggatz et al. 2009a, b). Dieser kann sich dahingehend äußern, dass keine Einflussnahme von Angehörigen bei Entscheidungen bezüglich der Inanspruchnahme von Pflege gewünscht wird (Krothe 1997, Boggatz et al. 2009a, b). Aus dem gleichen Grund kann auch ein Zusammenleben mit den eigenen Kindern im Falle von Pflegebedürftigkeit nicht erwünscht sein (Krothe 1997; Lee 1997; Boisaubin et al. 2007; Zhai und Qiu 2007). Da das eigene Zuhause der Ort ist, an dem sich Selbstbestimmung am einfachsten verwirklichen lässt, ergibt sich aus dem Autonomiebedürfnis auch der Wunsch, dort zu verbleiben (Krothe 1997, Chan und Pang 2007; Boggatz 2009b). Und da Selbstständigkeit bei der Selbstversorgung die Voraussetzung dafür ist, selbstbestimmt über sein Leben zu entscheiden, verspüren ältere Menschen auch das Bedürfnis, bei der Ausübung ihrer alltäglichen Aktivitäten selbstständig zu bleiben (Russell 1996; Krothe 1997). Körperliche Beeinträchtigungen werden von ihnen daher nicht zwangsläufig als Pflegeabhängigkeit interpretiert. Vielmehr schreiben sich zumindest einige angesichts ihrer Einschränkungen eine hohe Widerstandskraft zu, die sie meinen, durch schwere Zeiten (z. B. eine Wirtschaftskrise) erworben zu haben (Krothe 1997). Ältere Menschen aus ärmeren Schichten können zudem an Bedürfniseinschränkungen gewöhnt sein, so dass für sie eine Befriedigung von Bedürfnissen durch fremde Hilfe nicht in Frage kommt (Boggatz et al. 2009a, b). Aus dem Bedürfnis nach der eigenen Selbstbestimmung ergibt sich als logische Konsequenz auch der Respekt vor der Selbstbestimmung anderer Personen. Entsprechend befürchten ältere Menschen, ihren Angehörigen mit der eigenen Pflegebedürftigkeit zur Last zu fallen, zumal sie wissen, dass diese

3

eigene Verpflichtungen haben, die ihre Zeit in Anspruch nehmen (Russell 1996; Krothe 1997; Tse 2007; King und Farmer 2009; Boggatz et al. 2009a, b). Sie ziehen daher unter Umständen fremde Hilfe gegen Bezahlung vor (Russell 1996). Allerdings wird in solchen Fällen ein gewisses Vertrauensverhältnis zur Pflegeperson gewünscht, da diese als Ersatz der familiären Fürsorge fungiert. Dieser Funktion kann sie nur gerecht werden, wenn eine Kontinuität in der Betreuung gegeben ist (Krothe 1997; Roe et al. 2001).

❱❱ Das Bedürfnis nach Selbstbestimmung kann zur Ablehnung familiärer Einflussnahme auf pflegerelevante Entscheidungen und eines Zusammenlebens mit den eigenen Kindern führen sowie zum Versuch, die eigene Selbstständigkeit auch unter Mühen aufrecht zu erhalten.

Selbstbestimmung und die daraus sich ergebenden Konsequenzen müssen jedoch nicht immer das zentrale Bedürfnis älterer Menschen sein. Zumindest einige von ihnen sind dazu veranlagt, Entscheidungen bezüglich ihrer Pflege anderen (in der Regel ihren Kindern) zu überlassen (Cheek und Ballantyne 2001). Der Wunsch nach Selbstbestimmung führt zudem nicht zwangsläufig zu einer Ablehnung familiärer Pflege. Vielmehr kann in Ländern wie China oder Ägypten, in deren Kultur eine stärkere Einbindung des Individuums in familiäre Strukturen gegeben ist, das Zusammenleben mit der Familie und die Pflege durch ihre Angehörigen das zentrale Bedürfnis älterer Menschen sein (Tse 2007; Chan und Pang 2007; Zhai und Qiu 2007; Boggatz et al. 2009a, b). Insofern dieses mit Respekt vor dem Willen der älteren Familienmitglieder verbunden ist, wird familiäre Pflege nicht als Einschränkung, sondern als Verwirklichung von Selbstbestimmung erlebt. Zerfällt jedoch ein derartiges familiäres Netzwerk, kann der Wunsch nach Gemeinschaft in der Disposition der älteren Menschen ein Anlass für den Einzug in ein Pflegeheim sein, da er auf herkömmliche Weise nicht mehr befriedigt wird (Mavundla 1996).

3.3.6 Einflussfaktor Ergebniserwartungen

Die in der Disposition enthaltenen Wertvorstellungen führen angesichts dessen, was ältere Menschen über die Möglichkeiten außerfamiliärer Pflege wissen, zu bestimmten Ergebniserwartungen. Ist ihr diesbezügliches Wissen nur gering, kann es sein, dass sie gar keine Vorstellungen darüber haben, wie es ihnen mit fremder Pflege ergehen wird (Lee 1997). Der Erhalt von Pflege ist allerdings häufig mit negativen Erwartungen verbunden. Einige ältere Menschen gehen davon aus, dass die Pflege, die sie tatsächlich erhalten, nicht ihren Wünschen entsprechend sein wird (Roe et al. 2001) und dass sie bei einem Aufenthalt im Pflegeheim vom dortigen Personal vernachlässigt werden (Warren und Williams 2008). Die Reglementierung durch die Versorgungsabläufe im Heim lässt sie einen Verlust von Selbstbestimmung befürchten (Krothe 1997; Lee 1997; Roe et al. 2001; Tse 2007; Chan und Pang 2007), der – wie eine Studienteilnehmerin meinte – dazu führt, dass "achtbare Leute gezwungen werden, kindische Spiele zu spielen, ohne Grund um 5 Uhr morgens geweckt werden und um 4 Uhr nachmittags ihr Abendbrot erhalten, um sich so dem Personal anzupassen" (Krothe 1997, 220). Zudem glauben ältere Menschen, dass sie durch das Übertragen ihrer Versorgung an andere ihre Fähigkeit zur Selbstversorgung und damit ihre Selbstständigkeit verlieren (Krothe 1997; Roe et al. 2001). Beides zusammen lässt sie einen Verlust ihres Selbstwertgefühls erwarten (Roe et al. 2001; Tse 2007). In Kulturen, in denen die Pflege älterer Menschen als Pflicht der Familie angesehen wird, kann ein solches Verlustgefühl daher rühren, dass eine Einweisung in ein Heim als gesellschaftliche Schande wahrgenommen wird, da es den Anschein hat, dass der Betreffende von seiner Familie verstoßen worden sei (Lee 1997; Boggatz et al. 2009b). Hinzu kommt das Gefühl, von den Personen, die einem am nächsten standen, verlassen worden zu sein (Cheek und Ballantyne 2001; Tse 2007; Chan und Pang 2007), und das eigene Zuhause mit allem, was einem dort von

Bedeutung war, verloren zu haben (Cheek und Ballantyne 2001). Aufgrund der gemeinschaftlichen Unterbringung mit fremden Personen gehen ältere Menschen bei einer Einweisung in ein Heim von einem Verlust ihrer Privatsphäre aus (Roe et al. 2001; Tse 2007). Sollte Körperpflege durch fremde Pflegepersonen notwendig sein, kann dies auf Grund des dabei unvermeidlichen Kontakts im Intimbereich mit Schamgefühlen verbunden sein – zumal dann, wenn die Pflegeperson ein anderes Geschlecht hat als der Pflegeempfänger (Krothe 1997; Roe et al. 2001; Boggatz et al. 2009a, b). Weitere Erwartungen sind, nur noch von kranken Menschen umgeben zu sein (Tse 2007) oder in Konflikte mit Mitbewohnern zu geraten (Lee 1997; Tse 2007), wobei beides eine Beeinträchtigung sozialer Beziehungen und in der Folge dann Einsamkeit befürchten lässt (Tse 2007). Die ungewohnte Umgebung kann zudem ein Gefühl der Unsicherheit auslösen (Tse 2007). Müssen die Kosten für den Erhalt von Pflege oder den Aufenthalt in einem Pflegeheimselbst getragen werden, geht mit beidem die Sorge vor einer Verarmung einher (Krothe 1997). Insgesamt sehen ältere Menschen im Pflegeheim die Endstation ihres Lebens (Krothe 1997; Lee 1997; Tse 2007).

Diese negativen Erwartungen entsprechen dem eingangs beschriebenen Bild, das qualitative Studien vom Leben im Pflegeheim zeichnen. Ihnen stehen allerdings auch einige positive Erwartungen gegenüber. Bei diesen spielt die Aussicht, die notwendige Unterstützung zu erhalten, eine zentrale Rolle (Russell 1996; Krothe 1997; Lee 1997; Tse 2007). Dies bedeutet für die älteren Menschen zugleich, dass sie Zuwendung und Fürsorge zu erfahren (Lee 1997; Roe et al. 2001), was sich auch dadurch zeigen kann, dass man neben der eigentlichen Unterstützung auch kleine Gefälligkeiten von der Pflegeperson erhält (Russell 1996). Wohlhabendere Personen gehen zudem davon aus, dass eine pflegerische Unterstützung einen gewissen Komfort und Service mit sich bringt (Boggatzet al. 2009a, b). Die Konsequenz solcher Unterstützung ist dabei ein Gefühl der Sicherheit (Krothe 1997; Tse 2007) sowie das Bewusstsein einer Entlas-

tung der eigenen Familie, der man befürchtete zur Last zu fallen (Tse 2007). Als zusätzlicher Vorteil werden die sozialen Kontakte im Heim (Mavundla 1996; Lee 1997; Roe et al. 2001; Tse 2007; Boggatz et al. 2009b) sowie die Unterhaltung durch die dortigen Angebote der Freizeitgestaltung (Tse 2007) wahrgenommen.

> Die Einweisung in ein Pflegeheim ist überwiegend mit negativen Erwartungen verbunden (Verlust von Identität, Selbstwertgefühl und Selbstbestimmung, Stigmatisierung und Vereinsamung). Ihnen stehen nur wenige positive Erwartungen gegenüber.

3.3.7 Einstellungen zur Pflege

Wie bei den Einstellungen zum „Assisted Living" führt das Zusammenwirken der hier skizzierten Faktoren zur Entstehung unterschiedlicher Einstellungen zur Pflege. Für ältere Menschen und chronisch Kranke, die bereits Pflege erhalten, werden in der Literatur mehrere solcher Einstellungen beschrieben (Backman und Hentinen 1999; Delmar et al. 2006). Diese lassen sich auch in den Ergebnissen der hier zusammengefassten Studien wiederfinden, in denen es um eine Auseinandersetzung mit der eigenen Pflegebedürftigkeit geht, bevor diese auftritt. Darüber hinaus weisen sie Parallelen zu den Einstellungen zum „Assisted Living" auf.

Zunächst lässt sich eine Einstellung erkennen, die von Backman und Hentinen (1999) als verantwortliche Selbstpflege, von Delmar et al. (2006) als Einbeziehung anderer in das eigene Selbstmanagement bezeichnet wird. Personen mit dieser Einstellung verspüren den Wunsch, ihr Leben aktiv zu gestalten und sind dabei in der Lage, den Erhalt von Pflege in ihre Lebensgestaltung zu integrieren. Eine derart selbstbestimmte Inanspruchnahme von Pflege wird auch von Lee (1997) und Boggatz et al. (2009a, b) für einen Teil der älteren Menschen beschrieben. Es handelt sich dabei um Personen, die aus eigener Entscheidung häusliche Pflege in Anspruch nehmen oder in ein Heim ziehen, da sie beides mit positiven Erwartungen verbinden. Pflegeemp-

3

fänger mit positiven Erwartungen sind dabei mit den proaktiven Nutzern des „Assisted Living" vergleichbar, die sich freiwillig für einen Einzug dort entscheiden (Ball et al. 2009b; Sergeant und Ekerdt 2008). Die Entscheidung, Pflege in Anspruch zu nehmen oder in ein „Assisted Living" zu ziehen, muss dabei nicht dem Bedürfnis nach Selbstbestimmung widersprechen. Qualitativen Studien mit pflegebedürftigen, älteren Menschen zeigen, dass sich das Gefühl, autonom und unabhängig zu sein, situationsbedingt ändern kann (Jenkins 2003; Ball et al. 2004b). Die Betroffenen verstehen Unabhängigkeit nicht in einem absoluten Sinn, sondern interpretieren sie in Abhängigkeit von ihren Fähigkeiten. So kann ihnen das Ausüben einfacher Selbstversorgungstätigkeiten wie des Sich-Waschens noch ein Gefühl der Selbstständigkeit vermitteln, auch wenn sie in anderen Belangen auf die Hilfe von Anderen angewiesen sind (Ball et al. 2004b). Darüber hinaus trägt ein Vergleich mit Personen aus ihrem Umfeld, denen es schlechter als ihnen selber geht, dazu bei, ihr Unabhängigkeitsgefühl aufrecht zu erhalten (Jenkins 2003).

Den proaktiven Nutzern von Pflege stehen passive Nutzer gegenüber. Backman und Hentinen (1999) beschreiben dementsprechend eine Einstellung, die sie als förmlich geführte Selbstpflege bezeichnen. Personen mit dieser Einstellung akzeptieren die Hilfe von anderen und befolgen die Anweisungen des Pflegepersonals. Delmar et al. (2006) identifizierten die gleiche Einstellung bei chronisch Kranken und bezeichneten diese Pflegeempfänger als solche, die ihr Leben in die Hände von Professionellen legen. Eine derart gefügige Pflegeakzeptanz werden auch in den Studien von Cheek und Ballantyne (2001) und Boggatz et al. 2009a, b) beschreiben. Es handelt sich um ältere Menschen, die auf Wunsch ihrer Angehörigen häusliche Pflege in Anspruch nehmen bzw. in ein Pflegeheim einziehen. Ältere Menschen mit einer derartigen Einstellung zur Pflege lassen sich mit den gefügigen Nutzern des „Assisted Living" vergleichen (Ball et al. 2009b; Sergeant und Ekerdt 2008; Svidén et al. 2009).

Dieser Einstellung, in welcher der Erhalt der Selbstständigkeit keine besondere Rolle spielt, steht eine weitere Einstellung gegenüber, die Backman und Hentinen (1999) als unabhängige Selbstpflege und Delmar et al. (2006) als Aufrechterhaltung von Selbstkontrolle bedingt durch die Furcht vor Abhängigkeit bezeichnen. Personen mit dieser Einstellung verstehen Selbstständigkeit in einem absoluten Sinn und versuchen möglichst keine fremde Hilfe in Anspruch zu nehmen, auch wenn dies mit Einschränkungen für sie verbunden ist. Sie beanspruchen weniger Pflege als sie eigentlich bräuchten, weil dies mit ihrem Bedürfnis nach Selbstständigkeit und Selbstbestimmung nicht vereinbar ist. In den hier analysierten Studien findet sich diese Einstellung zum Teil wieder bei älteren Menschen, die den Erhalt von Pflege ablehnen, weil sie den Verlust ihrer Unabhängigkeit befürchten (Krothe 1997). Eine Ablehnung von Pflege kann allerdings auch in Schamgefühlen begründet sein, die durch eine Versorgung des Intimbereichs durch fremde Personen entstehen (Boggatz et al. 2009a), oder in einem generellen Widerstand gegen Pflege durch Außenstehende in Kulturen, in denen Pflege als Pflicht der Familie gilt (Lee 1997; Boggatz et al. 2009a). Sind diese älteren Menschen gezwungen auf Grund äußerer Umstände in ein Pflegeheim zu ziehen, erfolgt dies nur mit innerem Widerstand (Lee 1997; Cheek und Ballantyne 2001; Boggatz et al. 2009b). Ihre Einstellung zur Pflege entspricht damit derjenigen jener älteren Menschen, die mit innerem Widerstand ins „Assisted Living" einziehen (Ball et al. 2009b; Kennedy et al. 2005). Sofern sie in einer Einrichtung leben, die eine Verlegung ins „Assisted Living" veranlassen kann, kann bei ihnen das Überspielen der eigenen Einschränkungen in Form von sozialem Rückzug und dem Vermeiden von Hilfsmitteln und Pflege zu beobachten sein, weil sie eine Heimeinweisung zu vermeiden versuchen (Kuhn 2008).

Eine Zwischenstellung zwischen proaktiven und widerwilligen Pflegeempfängern nimmt ein von Boggatz et al. (2009b) beschriebener Typus ein, der sich zwar selbst für einen Heimaufenthalt entscheidet, dies aber nur, weil es für ihn keine familiäre Unterstützung gibt und das Heim im Vergleich zum Verbleib im eigenen Zuhause angesichts bestehender Hilfsbedürftigkeit das geringere Übel ist. Bei dieser Art Pflegeempfänger, die man als „freiwillig Gezwungene" charakterisieren könnte, ist es nicht das Vorhandensein von Entscheidungen treffenden Angehörigen, sondern deren Fehlen, was einen Heimaufenthalt erzwingt – wobei das Fehlen fremder Entscheidungsfinder paradoxerweise zu einer aktiven Entscheidung gegen den eigenen Willen führt.

Backman und Hentinen (1999) beschreiben schließlich eine weitere Einstellung, die sie als Aufgabe der Selbst-Pflege bezeichnen. Diese älteren Menschen haben ihnen zu Folge das Interesse, sich selbst zu pflegen und Pflege durch andere in Anspruch zu nehmen, verloren, da sie den Wunsch weiter zu leben aufgegeben haben. Sie lassen daher Pflege nur passiv über sich ergehen. In den hier untersuchten Studien lässt sich diese Einstellung nicht explizit wiederfinden. Es ist jedoch nicht auszuschließen, dass eine derartige Resignation bei älteren Menschen, die Pflege trotz ihrer Ablehnung in Anspruch nehmen müssen, als Reaktion auftreten kann. Während die hier zitierten Studien nach Einstellungen fragten, die vor dem Erhalt von Pflege eine Rolle spielten, untersuchten Backman und Hentinen (1999) Einstellungen, die beim Erhalt von Pflege sichtbar werden, so dass sie diese resignierte Einstellung beobachten konnten.

Eine letzte Einstellung lässt sich in Ländern ohne ausreichende Sozialversicherung bei älteren Menschen mit geringem Einkommen feststellen. Da Pflege durch fremde Personen für sie überhaupt nicht bezahlbar ist, wird sie als Option unabhängig davon, ob sie wünschenswert erscheint oder nicht, erst gar nicht in Betracht gezogen.

Vergleicht man die Einstellungen zum „Assisted Living" und zur Pflege, so werden weitgehende Übereinstimmungen deutlich, obwohl es im einen Fall um die Entscheidung für eine bestimmte Wohnform, im anderen Fall um die Entscheidung für eine Form der Hilfeleistung geht. Dies liegt zum einen daran, dass „Assisted Living" in den USA als ein Angebot zur pflegerischen Versorgung ausgelegt ist, so dass es sich vor allem in der Art der Versorgung, kaum jedoch in der Sache vom Pflegheim unterscheidet. Zum anderen ist der Begriff des Pflegeheims

international gesehen keineswegs einheitlich. Während sich diese Wohn- und Versorgungsform in manchen Ländern fast ausschließlich als Angebot für Pflegebedürftige versteht, ist sie in anderen Ländern als Wohn- und Betreuungsform für ältere Menschen allgemein konzipiert. Dementsprechend kann zum Beispiel in Südafrika (Mavundla 1996) oder Ägypten (Boggatz et al. 2009a) der Wunsch nach Gemeinschaft bei einem Zerfall familiärer Strukturen ältere Menschen in dortige Pflegeeinrichtungen führen. Sie haben damit zum Teil eine Bewohnerschaft, die dem „Independent Living" in den USA oder dem Betreuten Wohnen im deutschsprachigen Raum entspricht. Übereinstimmungen bei den Einstellungen zur Pflege und zum „Assisted Living" sind somit auch darauf zurückzuführen, dass es keine international einheitliche Abgrenzung der Wohnformen für ältere Menschen gibt, so dass Einrichtungen, die in einem Land als „Independent Living" angesehen würden, in einem anderen bereits als Pflegeheim gelten können.

Im Fazit lässt sich sagen, dass nur ein Typus der älteren Menschen – nämlich die proaktiven Nutzer – in Bezug auf einen Einzug ins „Assisted Living" oder eine Inanspruchnahme von Pflege einen Entscheidungsprozess durchläuft, wie er beim Kauf von Konsumgütern anzutreffen ist. Die anderen Einstellungstypen fügen sich äußeren Umständen oder den Entscheidungen ihrer Angehörigen entweder ohne große Einwände oder mit Widerstand, oder aber sie haben auf Grund fehlender finanzieller Ressourcen gar keine Möglichkeit, ein Wohn- oder Pflegeangebot für ältere Menschen in Anspruch zu nehmen. In welchem Ausmaß die unterschiedlichen Einstellungstypen anzutreffen sind, lässt sich auf der Grundlage der hier vorgestellten qualitativen Studien nicht entscheiden. Hier ist mit länderspezifischen Häufigkeiten zu rechnen, die vom jeweiligen Ausbaustand des Versorgungsangebots abhängen. Wenn die Übereinstimmung von Einstellungstypen in Bezug auf das „Assisted Living" und die Inanspruchnahme von Pflege auf die Pflegelastigkeit der US-amerikanischen Einrichtungen zurückzuführen ist, ist im Zusammenhang mit den hiesigen Untersuchungen zu fragen, in wie weit sich die entsprechenden Einstellungen im deutschsprachigen Raum – wo sich das primäre Versorgungsangebot auf Beratung und Vermittlung von Dienstleistungen beschränkt – von diesem Befund abheben werden.

3 ❯ Auch bezüglich einer Inanspruchnahme von Pflege gibt es proaktive, gefügige und ablehnende Nutzer. Daneben gibt es als Sondertypen „freiwillig Gezwungene", ältere Menschen, die sich selbst aufgeben, und solche, die Pflege mangels Möglichkeiten gar nicht in Betracht ziehen.

3.4 Soziale Kontakte im „Assisted Living" und Betreuten Wohnen

Neben der Unterstützung einer selbstständigen Lebensführung verfolgt das Betreute Wohnen im deutschsprachigen Raum das Ziel, die soziale Integration seiner Bewohner zu fördern. Auch das amerikanische „Assisted Living" kann seinen Anspruch, dass sich ältere Menschen dort wie zu Hause fühlen, nur dann einlösen, wenn ihm dies gelingt. Als Alternative zum Pflegeheim versteht es sich ausdrücklich als „soziales Modell", dass es älteren Menschen ermöglichen will, in einem sozialen Umfeld ihrer Wahl zu leben. Bei der Auswahl einer Einrichtung spielt daher auch – sofern die Bewohner selbst die Entscheidung treffen können – das soziale Klima eine entscheidende Rolle. Ältere Menschen bevorzugen Einrichtungen, in denen sie das ihnen vertraute soziale Milieu wiederfinden, welches von den Bewohnern, deren Umgangsformen, und der darauf abgestimmten Betreuung abhängt (Eckert et al. 2009). Anders gesagt: eine Einrichtung wird dann als passend empfunden, wenn sie den Bewohnern das Gefühl vermittelt, sich unter ihresgleichen zu befinden. Neben dem passenden sozialen Milieu ist auch der Verbleib im vertrauten Umfeld ein Faktor, der dazu beiträgt, dass sich ältere Menschen im „Assisted Living" heimisch fühlen können. Dieser Faktor spielte auch für ältere Menschen in Deutschland bei ihrer Bewerbung um einen Platz im Betreuten Wohnen eine we-

sentliche Rolle. Zieht man in Betracht, dass das Stadtviertel oder die ländliche Gemeinde, in der man bleiben will, von einem bestimmten sozialen Milieu gekennzeichnet ist, wird sich dieses auch in der sozialen Atmosphäre der Einrichtung wiederfinden, so dass der gewünschte Verbleib im vertrauten Umfeld einen Verbleib im sozialen Milieu mit sich bringt.

Das Leben in einem vertrauten Umfeld und Milieu bietet zwar gute Voraussetzungen für eine soziale Integration, wie diese jedoch tatsächlich aussieht ist – was Einrichtungen im deutschsprachigen Raum anbelangt – bislang kaum bekannt. Lediglich aus betreuten Wohneinrichtungen in Vorarlberg liegen Angaben zur Kontakthäufigkeit der Bewohner mit für sie relevanten Personengruppen vor (Geser-Engleitner und Jochum 2008). So gaben dort 73 % der Studienteilnehmer an, einen guten bis sehr guten Kontakt zu den übrigen Bewohnern zu haben. Dagegen waren Kontakte zu Freunden und Bekannten außerhalb der Wohneinrichtung bei 73 % der Bewohner wenig bis gar nicht vorhanden. Dies muss allerdings nicht bedeuten, dass ältere Menschen bei einem Einzug ins Betreute Wohnen ihren Bekanntenkreis völlig ändern. Wenn BewohnerInnen aus dem näheren Umkreis stammen, können sie bei einem Einzug Freunde und Bekannte wieder begegnen, die nunmehr zu Nachbarn geworden sind. Vergleichsdaten aus einer Studie des Instituts für empirische Sozialforschung (2010) zur Lebensqualität bei zu Hause lebenden älteren Menschen in Österreich legen nahe, dass durch einen Einzug ins Betreute Wohnen kein Verlust von sozialen Kontakten entsteht. Der Studie zufolge kommen 73 % der Über-65-Jährigen mindestens einmal pro Woche mit Bekannten oder Verwandten zusammen. Im Betreuten Wohnen scheint die Kontakthäufigkeit ähnlich hoch zu sein, sie bezieht sich dort jedoch auf die Nachbarn, da diese auf Grund der räumlichen Nähe leichter erreichbar sind.

Wie sich die Kontakte der Bewohner untereinander, zu ihrer Familie und zu außerhalb der Einrichtung lebenden Bekannten gestalten, lässt sich aus den Angaben zu ihrer Häufigkeit nicht entnehmen. Hierzu liegen bislang nur

Studien aus dem „Assisted Living" vor, welches zwar auf eine umfassendere Versorgung der Bewohner ausgelegt ist, aber durch seine Zielsetzung, ein Leben wie zu Hause zu bieten, als verwandte Wohn- und Versorgungsform angesehen werden kann. ◻ Tab. 3.5 bietet eine Übersicht über die Arten von sozialen Kontakten sowie die sie beeinflussenden Faktoren, die im Rahmen von qualitativen Studien im „Assisted Living" ermittelt wurden.

◻ **Tab. 3.5** Soziale Kontakte im „Assisted Living"

Soziale Kontakte innerhalb der Einrichtung	Einstellung der Bewohner	Kontaktfreudigkeit	Rossen und Knafl 2003; Saunders und Heliker 2008; Kemp et al. 2012
		Zurückhaltung bei Kontakten	
		Einzelgängertum	Ball et al. 2000; Eckert et al. 2009; Williams und Warren 2009; Kemp et al. 2012
		Kontaktscheue	Rossen und Knafl 2003
		Kontaktbegrenzung	Park et al. 2009, 2012; Perkins et al. 2013
		Furcht vor Gerede der Nachbarn	Perkins et al. 2013; Kemp et al. 2016
		Fehlende Gemeinsamkeiten mit weiblichen Bewohnern	Park et al. 2009
		Emotionale Zurückhaltung bei Männern	Park et al. 2009
		Gemeinschaftliche Aktivitäten als kindisch empfunden	Ball et al. 2000; Dobbs et al. 2008; Sandhu et al. 2013
		Angst vor Verlust von Freundschaften	Park et al. 2009, 2012
		Scham wegen Inkontinenz	Perkins et al. 2013
		Disengagement	Shippee 2009; Williams und Warren 2009
		Ruhebedürfnis	Williams und Warren 2008
		Kontaktpräferenzen	
		Bei Sympathie	Kemp et al. 2012
		Bei gleichem Interesse/ Hintergrund	Park et al. 2012; Kemp et al. 2012
		Anderes Geschlecht bevorzugt (bei Männern)	Perkins et al. 2013; Kemp et al. 2012

(Fortsetzung)

3

⊡ Tab. 3.5   (Fortsetzung)

		Ablehnung anderer Bewohner	
		Ablehnung altersbedingter Beeinträchtigungen	Dobbs et al. 2008; Kuhn 2008; Eckert et al. 2009; Williams und Warren 2009; Kemp et al. 2012; Perkins et al. 2012
		Ablehnung von Demenz	Dobbs et al. 2008; Eckert et al. 2009; Williams und Warren 2009; Svidén et al. 2009; Kemp et al. 2016
		Ablehnung von unpassendem sozialen Status	Dobbs et al. 2008; Kuhn 2008; Williams und Warren 2008; Kemp et al. 2012
	Verhaltensweisen	Einzelaktivitäten	Ball et al. 2000; Williams und Warren 2009; Svidén et al. 2009; Park et al. 2012
		Allgemeine Kontakte	Kemp et al. 2012; Bennett et al. 2015
		Gemeinschaftliche Aktivitäten	Ball et al. 2000; Al-Omari et al. 2005; Kennedy et al. 2005; Williams und Warren 2008, 2009; Svidén et al. 2009; Kemp et al. 2012
		Gemeinschaftliche Ausflüge	Williams und Warren 2009; Eckert et al. 2009; Park et al. 2012
		Gruppenbildungen	Park et al. 2012; Kemp et al. 2012; Perkins et al. 2012; Sandhu et al. 2013; Zimmerman et al. 2016
		Individuelle Freundschaften	Ball et al. 2000; Kuhn 2008; Williams und Warren 2008; Svidén et al. 2009; Park et al. 2012; Kemp et al. 2012
		Neue Partnerschaften	Kemp et al. 2012, 2016
		Ehepartnerschaft	
		Mit beidseitiger Unabhängigkeit	Kemp 2008; Kemp et al. 2016
		Mit eingeschränkter Unabhängigkeit	Kemp 2008; Kemp et al. 2016
		Mit wechselseitiger Abhängigkeit	Kemp 2008; Kemp et al. 2012, 2016; Bennett et al. 2015
		Mit minimaler Gemeinsamkeit	Kemp et al. 2016

❑ Tab. 3.5 (Fortsetzung)

		Konflikte	Kemp et al. 2012; Perkins et al. 2012; Sandhu et al. 2013
		Soziales Engagement	
		Mithelfen im Haus	Ball et al. 2000; Williams und Warren 2008; Perkins et al. 2012
		Neue Bewohner integrieren	Rossen und Knafl 2003; Eckert et al. 2009
		Pflegebedürftigen helfen	Kennedy et al. 2005; Dobbs et al. 2008; Williams und Warren 2009; Park et al. 2012; Kemp et al. 2012; Sandhu et al. 2013
		Interessensgruppe initiieren	Perkins et al. 2012; Kennedy et al. 2005
		Als Bewohnersprecher wirken	Svidén et al. 2009
	Soziales Klima	Familiär	Saunders und Heliker 2008; Eckert et al. 2009; Kemp et al. 2012
		Freundschaftlich, aber oberflächlich	Ball et al. 2000; Kemp et al. 2012
		Einsamkeit	Ball et al. 2000; Warren und Williams 2008; Shippee et al. 2009; Kemp et al. 2012
		Gemeinsame Aktivitäten als unliebsames Pflichtprogramm	Williams und Warren 2008, 2009
Beziehungen zu Freunden/ Bekannten außerhalb	Verlust der alten Kontakte		Ball et al. 2000; Rossen und Knafl 2003; Svidén et al. 2009; Shippee et al. 2009; Bennett et al. 2015
	Telefonkontakt		Svidén et al. 2009
	Besuche empfangen		Ball et al. 2000; Al-Omari et al. 2005; Kennedy et al. 2005
	Aktivitäten mit Freunden außer Haus		Park et al. 2009; Svidén et al. 2009
	Lebenspartnerin außer Haus		Kennedy et al. 2005
	Besuch externer Veranstaltungen		Al-Omari et al. 2005; Park et al. 2012;

(Fortsetzung)

3

❏ **Tab. 3.5** (Fortsetzung)			
Kontakte zur Familie	Einstellung zur Familie	Familiäre Bindung	Saunders und Heliker 2008; Park et al. 2012; Tompkins et al. 2012
		Abhängigkeit von familiärer Unterstützung	Park et al. 2012; Tompkins et al. 2012
		Furcht mit Kontaktwunsch zur Last zu fallen	Park et al. 2012; Tompkins et al. 2012
	Ausmaß der Kontakte	Eingeschränkter Kontakt	Ball et al. 2000; Saunders und Heliker 2008; Tompkins et al. 2012; Bennett et al. 2015
		Telefonkontakt	Williams und Warren 2008
		Unterstützung durch Familie	Ball et al. 2000; Kennedy et al. 2005; Williams und Warren 2009; Tompkins et al. 2012; Bennett et al. 2015
	Auswirkung der Kontakte	Glück und Dankbarkeit bei vorhandener Unterstützung	Saunders und Heliker 2008; Tompkins et al. 2012
		Einsamkeit & Trauer bei fehlendem Kontakt	Saunders und Heliker 2008; Tompkins et al. 2012
Beeinflussende Faktoren	Rahmenbedingungen	Hausordnung Regelungen des Tagesablaufs Besuchsregelungen	Ball et al. 2000; Al-Omari et al. 2005; Williams und Warren 2008 Bennett et al. 2015
		Informelle Regelungen Flexible Handhabung von Vorschriften Gleichförmiger Tagesablauf und Personenkreis Feste Sitzordnung Beständige Aufforderung zur Teilnahme Homogenisierung der Bewohner	Carder 2002; Al-Omari et al. 2005 Park et al. 2012; Park et al. 2012 Williams und Warren 2008, 2009; Kuhn 2008; Perkins et al. 2012
	Hindernisse	Körperliche Einschränkungen	Al-Omari et al. 2005; Williams und Warren 2009; Svidén et al. 2009; Park et al. 2012; Kemp et al. 2012; Perkins et al. 2013; Sandhu et al. 2013; Bennett et al. 2015
		Kognitive Einschränkungen	Sandhu et al. 2013
		Räumliche Distanz & Hindernisse	Kuhn 2008; Kemp et al. 2012; Sandhu et al. 2013; Zimmerman et al. 2016
		Eingeschränkte Transportmöglichkeiten	Kuhn 2008; Bennett et al. 2015

▣ Tab. 3.5 (Fortsetzung)

	Besuchskontrolle durch Angehörige	Bennett et al. 2015
	Besuchseinschränkungen durch das Personal	Dobbs et al. 2008; Warren und Williams 2008; Park et al. 2012; Bennett et al. 2015
	Fehlender Platz für Gäste	Bennett et al. 2015
	Erzwungener Einzug	Rossen und Knafl 2003
	Fehlender Gemeinschaftsraum	Kemp et al. 2012
	Unzureichendes Sozialmanagement	Kemp et al. 2012
	Verhindern von Mithilfe	Zimmerman et al. 2016
	Überforderung durch Aktivitäten	Park et al. 2012
	Angst vor Mitstigmatisierung	Dobbs et al. 2008
	Eingeschränkte Kommunikation bei Bewohnern mit Demenz/Hörbeeinträchtigung	Park et al. 2009; Svidén et al. 2009; Park et al. 2009, 2012
	Ausgrenzung von Beeinträchtigten durch Einrichtung Versterben befreundeter Bewohner	Kemp et al. 2016; Zimmerman et al. 2016 Park et al. 2009, 2012; Bennett et al. 2015
	Verwitwung	Kemp et al. 2016
Fördernisse	Freiwilliger Einzug	Rossen und Knafl 2003; Svidén et al. 2009
	Gleiche Herkunft	Williams und Warren 2008; Warren und Williams 2008; Perkins et al. 2013; Zimmerman et al. 2016
	Eingewöhnung mit der Zeit	Kemp et al. 2012
	Gemeinschaftsräume	Kemp et al. 2012; Sandhu et al. 2013; Zimmerman et al. 2016
	Organisation von Gemeinschaftsaktivitäten	Ball et al. 2000; Al-Omari et al. 2005; Kennedy et al. 2005; Williams und Warren 2008, 2009; Eckert et al. 2009; Svidén et al. 2009; Kemp et al. 2012

(Fortsetzung)

3

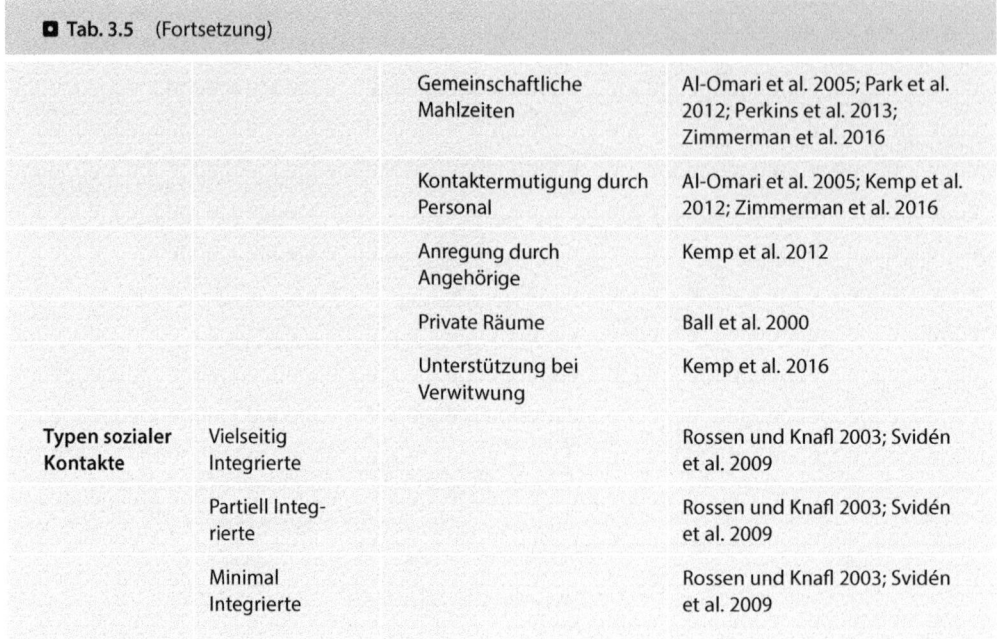

◻ **Tab. 3.5** (Fortsetzung)			
		Gemeinschaftliche Mahlzeiten	Al-Omari et al. 2005; Park et al. 2012; Perkins et al. 2013; Zimmerman et al. 2016
		Kontaktermutigung durch Personal	Al-Omari et al. 2005; Kemp et al. 2012; Zimmerman et al. 2016
		Anregung durch Angehörige	Kemp et al. 2012
		Private Räume	Ball et al. 2000
		Unterstützung bei Verwitwung	Kemp et al. 2016
Typen sozialer Kontakte	Vielseitig Integrierte		Rossen und Knafl 2003; Svidén et al. 2009
	Partiell Integrierte		Rossen und Knafl 2003; Svidén et al. 2009
	Minimal Integrierte		Rossen und Knafl 2003; Svidén et al. 2009

3.4.1 Soziale Kontakte innerhalb der Einrichtung

Bezüglich der sozialen Kontakte in den Einrichtungen ließen sich zunächst unterschiedliche Einstellungen der Bewohner feststellen. Diese waren zum Teil kontaktfreudig (Rossen und Knafl 2003; Saunders und Heliker 2008; Kemp et al. 2012), zum Teil zeigten sie aber auch eine Zurückhaltung bei sozialen Kontakten aus einer Reihe von Gründen. In einigen Fällen war dies ein gewohnheitsmäßiges Einzelgängertum mit geringer Kontaktneigung (Ball et al. 2000; Eckert et al. 2009; Williams und Warren 2009; Kemp et al. 2012), in anderen eher eine Kontaktscheue trotz eines Verlangens nach Kontakt (Rossen und Knafl 2003). Wieder andere Bewohner pflegten zwar Kontakte, hegten aber zugleich den Wunsch, diese auf oberflächliche Beziehungen zu begrenzen (Park et al. 2009, 2012; Perkins et al. 2013). Verschiedene Anlässe spielten bei dieser Einstellung eine Rolle. Einige befürchteten, dass sonst die Nachbarn zu viel über einen selbst in Erfahrung brächten und sie in der Folge zum

Gegenstand des Geredes in der Einrichtung würden (Perkins et al. 2013). Männlichen Bewohnern fehlten zum Teil gemeinsame Interessen mit der überwiegend weiblichen Bewohnerschaft (Park et al. 2009). Deshalb nahmen sie nicht an von diesen präferierten Aktivitäten wie Bingo-Spielen teil, sondern zogen es vor, ihre Zeit allein zu verbringen. Hinzu kam ihre Zurückhaltung beim Ausdruck von Emotionen, die ihnen als Männern anerzogen worden war und die dazu führte, dass ihnen ebenfalls nicht mit emotionaler Anteilnahme begegnet wurde (Park et al. 2009). Fehlendes Interesse an gemeinschaftlichen Aktivitäten war jedoch nicht nur auf männliche Bewohner beschränkt. Auch Bewohnerinnen berichteten, dass sie die vom Personal organisierten Spiele als kindisch empfanden, weil diese auf die Bedürfnisse der Bewohner mit den meisten Beeinträchtigungen zugeschnitten seien, während sie selbst sich durch diese unterfordert und gelangweilt fühlten (Ball et al. 2000; Dobbs et al. 2008, Sandhu et al. 2013). Ein weiterer Grund für eine Zurückhaltung bei sozialen Kontakten war die Erfahrung, dass eine vertraute Person in der Einrichtung verstarb und der zurückgebliebene Bewohner aus Angst vor einer erneuten Verlusterfahrung keine engeren Beziehungen mehr aufbauen wollte (Park et al. 2009, 2012). Schamgefühle auf Grund einer vorhandenen Inkontinenz (Perkins et al. 2013) führten ebenfalls zu einem Vermeiden von Kontakten. Diese Erfahrungen und Beeinträchtigungen konnten schließlich von einer anfänglichen Zurückhaltung bei sozialen Kontakten zu einem Disengagement im Sinne eines Rückzugs von der Welt führen (Shippee 2009; Williams und Warren 2009). Daneben war allerdings auch ein einfaches Bedürfnis nach Ruhe ein Grund für eine eingeschränkte Teilnahme am Sozialeben der Einrichtung (Williams und Warren 2008).

Beim Knüpfen von Kontakten wiesen die älteren Menschen zudem Präferenzen auf. Diese waren in einer spontanen Sympathie beim Kennenlernen begründet oder auch in gleichen Interessen oder im gleichen sozialen Hintergrund (Kemp et al. 2012; Park et al. 2012). Männlichen Bewohner wiesen – obwohl sie sich nicht für weiblich dominierte Gemeinschaftsaktivitäten interessierten – eine Präferenz für individuelle Kontakte zu Mitbewohnerinnen auf (Kemp et al. 2012).

Diesen spezifischen Kontaktneigungen stand auf der andern Seite eine Ablehnung bestimmter Bewohner gegenüber. So wünschte ein Teil von ihnen keinen Kontakt zu Menschen mit altersbedingten, körperlichen Beeinträchtigungen (Dobbs et al. 2008; Kuhn 2008; Eckert et al. 2009; Williams und Warren 2009; Kemp et al. 2012; Perkins et al. 2012) und zu Menschen mit Demenz (Dobbs et al. 2008; Eckert et al. 2009; Williams und Warren 2009; Svidén et al. 2009; Kemp et al. 2016). Einige Bewohner gingen dabei sogar so weit, vom Personal die Verlegung solcher Mitbewohner in ein Pflegeheim zu fordern. Der Grund hierfür lag zum Teil in der eingeschränkten Möglichkeit, mit diesen Mitbewohnern zu kommunizieren, zum Teil in der Furcht, in ihnen das eigene Schicksal zu vor Augen zu haben

und später selbst so zu werden wie sie (Williams und Warren 2009; Svidén et al. 2009). Die Neigung, sich zu Bewohnern mit gleichem sozialem Hintergrund zu gesellen, ging zudem mit einer Ablehnung von anderen Bewohnern einher, deren sozialer Status als unpassend empfunden wurde (Dobbs et al. 2008; Kuhn 2008; Williams und Warren 2008; Kemp et al. 2012).

> **Ein Teil der Bewohner im Assisted Living ist aus unterschiedlichen Gründen bei sozialen Kontakten zurückhaltend. Bewohner, die soziale Kontakte eingehen, haben dabei Präferenzen für bestimmte Mitbewohner. Bewohner mit Beeinträchtigungen werden von den übrigen Bewohnern zum Teil abgelehnt.**

Diese Einstellungen äußerten sich in sozialen Verhaltensweisen, welche die Bewohner in unterschiedlichem Ausmaß an den Tag legten. So gingen sie mehr oder weniger häufig Einzelaktivitäten wie Lesen, Schreiben. Kreuzworträtsel lösen oder Beschäftigungen am Computer nach (Ball et al. 2000; Williams und Warren 2009; Svidén et al. 2009; Park et al. 2012). Allgemeine Kontakte zu anderen Bewohnern fanden zumeist in den öffentlichen Gemeinschaftsräumen statt und bestanden im Austausch von Höflichkeiten und sowie Alltagskonversationen über das Tagesgeschehen, die Vergangenheit und die Familie (Kemp et al. 2012; Bennett et al. 2015). Solche Kontakte kamen zudem während der gemeinschaftlichen Aktivitäten zustande – angefangen von den gemeinsam eingenommenen Mahlzeiten bis hin Gesellschaftsspielen und Feiern – die vom Personal der Einrichtungen organisiert wurden (Ball et al. 2000; Al-Omari et al. 2005; Kennedy et al. 2005; Williams und Warren 2008, 2009; Svidén et al. 2009; Kemp et al. 2012). Einen besonderen Stellenwert nahmen dabei gemeinschaftliche Ausflüge ein, da sie von den Teilnehmern als Ausbruch aus den Alltagsroutinen der Einrichtung empfunden wurden (Williams und Warren 2009; Eckert et al. 2009; Park et al. 2012). Engere Kontakte fanden im Rahmen von Gruppenbildungen statt, in denen sich mehrere Gleichgesinnte zusammenschlossen (Kemp et al. 2012; Perkins et al. 2012; Park et al. 2012; Sandhu et al. 2013; Zimmerman et al. 2016), oder im Rahmen von individuellen Freundschaften zwischen einzelnen Bewohnern (Ball et al. 2000; Kuhn 2008; Williams und Warren 2008; Svidén et al. 2009; Kemp et al. 2012; Park et al. 2012).

Einzelne Bewohner gingen dabei auch neue Partnerschaften ein und pflegten eine romantische Beziehung zu einem Mitbewohner des anderen Geschlechts (Kemp et al. 2012; Kemp et al. 2016). Sie nahmen dann durch ihre intime Zweisamkeit eine ähnliche Rolle ein, wie Ehepaare, die gemeinsam in die Einrichtung eingezogen waren. Bei diesen wirkte sich die innere Dynamik ihrer Zweierbeziehung auf die Kontakte zu den übrigen Bewohnern der Einrichtung aus. So gab es Paare, die sich zwar gegenseitig unterstützen, zugleich aber auch Unabhängigkeit zugestanden, so dass jeder nach seinem Belieben Kontakte zu den übrigen Mitbewohnern unterhielt (Kemp 2008; Kemp et al. 2016). Dann gab es Paare mit eingeschränkter Unabhängigkeit – entweder weil ein Partner pflegebedürftig war und so einen großen Teil der Zeit des anderen für seine Unterstützung benötigte, oder weil ein Partner dem anderen keine Unabhängigkeit zugestand und ihn entsprechend bevormundete (Kemp 2008; Kemp et al. 2016). Ein weiterer Paartypus war gekennzeichnet durch wechselseitige Abhängigkeit. Hier waren die beiden Partner unzertrennlich und beschränkten ihre sozialen Beziehungen weitgehend auf sich selbst (Kemp 2008; Kemp et al. 2012; Bennett et al. 2015; Kemp et al. 2016). Auf der anderen Seite gab es auch Paare mit minimaler Gemeinsamkeit, die eher nebeneinander herlebten (Kemp et al. 2016). Bei diesen hing es von der Kontaktfreudigkeit der Partner ab, ob und in wie weit sie stattdessen Kontakte zu anderen Bewohnern hegten.

> **Soziale Kontakte im „Assisted Living"**
> **kommen durch organisierte Gemein-**
> **schaftsaktivitäten zustande. Engere**
> **Beziehungen entstehen durch Grup-**
> **penbildungen oder individuelle Freund-**
> **schaften. Ehepaare, die gemeinsam in**
> **der Einrichtung leben, nehmen eine**
> **Sonderrolle ein.**

Die Beziehungen der Bewohner verliefen dabei nicht immer harmonisch. Gelegentlich traten Konflikte auf, die sich teils versteckt in übler Nachrede in Bezug auf bestimmte Bewohner und teils offen in provozierendem Verhalten und Streitereien äußerten (Kemp et al. 2012; Perkins et al. 2012). Neben diesen wechselseitigen Beziehungen war zum Teil auch soziales Engagement für Andere oder die Einrichtung im Allgemeinen anzutreffen. So gab es Bewohner, die im Haus mithalfen, etwa beim Zubereiten der Mahlzeiten oder der Pflege von Tieren, die zur Einrichtung gehörten (Ball et al. 2000; Williams und Warren 2008; Perkins et al. 2012). Andere kümmerten sich um neue Bewohner, um sie bei ihrer Integration zu unterstützen (Rossen und Knafl 2003; Eckert et al. 2009), oder sie halfen Pflegebedürftigen, indem sie diese besuchten oder ihnen bei der Ausübung ihrer Aktivitäten zur Seite standen (Kennedy et al. 2005; Dobbs et al. 2008; Williams und Warren 2009; Kemp et al. 2012; Perkins et al. 2012); Park et al. 2012; Sandhu et al. 2013). Vereinzelt gab es auch Bewohner, die eine Interessensgruppe zur Ausübung eines bestimmten Hobbies initiierten (Kennedy et al. 2005) oder als Bewohnersprecher die Interessensvertretung der übrigen Bewohner übernahmen (Svidén et al. 2009).

Das soziale Klima, das aus diesen Verhaltensweisen entstand, wurde je nach Einrichtung und Bewohner unterschiedlich empfunden. Zum Teil wurden die Beziehungen der Bewohner untereinander als fast familiär wahrgenommen, da man sich gegenseitig gut kannte und einander Vertrauen schenken konnte (Saunders und Heliker 2008; Eckert et al. 2009;

Kemp et al. 2012). Zum Teil herrschte jedoch der Eindruck von zwar freundschaftlichen, aber im Grunde oberflächlichen Beziehungen vor, da einem zwar die Gesichter der Mitbewohner bekannt waren, man aber keine innere Verbindung zu ihnen hatte (Ball et al. 2000; Kemp et al. 2012). Von anderen Bewohnern wurde das soziale Klima noch negativer als eines der Einsamkeit beschrieben, da in der Einrichtung kaum Kontakt zu einander gegeben sei (Ball et al. 2000; Warren und Williams 2008; Shippee 2009; Kemp et al. 2012). Auch die Teilnahme an gemeinschaftlichen Aktivitäten wurde von einigen Bewohnern nicht als eine Förderung ihres sozialen Wohlbefindens erlebt, sondern als ein unliebsames Pflichtprogramm, das sie nur absolvierten, um sich der in ihrer Einrichtung vorgegeben Norm, täglich aktiv zu sein, anzupassen (Williams und Warren 2008, 2009).

> Das soziale Klima im Assisted Living wird von den Bewohnern teils als familiär, teils als oberflächlich, teils als vereinsamend beschrieben. Gelegentlich gibt es Konflikte. Soziales Engagement wird eher selten beschrieben.

3.4.2 Beziehungen zu Freunden und Bekannten außerhalb der Einrichtung

Neben den sozialen Kontakten im Haus unterhielten die Bewohner des „Assisted Living" in gewissem Umfang auch Beziehung zu Freunden und Bekannten außerhalb der Einrichtung. Häufig wurde bei diesen Beziehungen jedoch ein Verlust der Kontakte erlebt, da durch den Einzug ins „Assisted Living" eine räumliche Trennung entstanden war (Ball et al. 2000; Rossen und Knafl 2003; Svidén et al. 2009; Shippee 2009; Bennett et al. 2015). Zumindest für einen Teil der Bewohner ersetzte damit ihr neues Umfeld das alte. Andere unterhielten telefonisch Kontakt zu ihren alten Bekannten (Svidén et al. 2009)

oder empfingen deren Besuche in ihrer neuen Unterkunft (Ball et al. 2000; Al-Omari et al. 2005; Kennedy et al. 2005; Park et al. 2009). Einige Bewohner schließlich hielten ihre Beziehungen nach außen aktiv aufrecht, in dem sie ihre Aktivitäten mit Freunden außerhalb der Einrichtung weiter pflegten (Al-Omari et al. 2005; Svidén et al. 2009). Vereinzelt gab es auch Fälle, in denen eine Lebenspartnerin/ ein Lebenspartner außerhalb der Einrichtung lebte und dort besucht wurde (Kennedy et al. 2005). Schließlich bot auch der Besuch externer Veranstaltungen (in der Regel von Gottesdiensten) die Möglichkeit, Kontakte nach außen aufrecht zu erhalten (Al-Omari et al. 2005; Park et al. 2012).

> Der Kontakt zu Personen außerhalb des „Assisted Living" tendiert dazu nachzulassen, und wird nur von wenigen Bewohnern aktiv aufrechterhalten.

3.4.3 Kontakte zur Familie

Im Rahmen der sozialen Kontakte spielten die Beziehungen zur Familie eine besondere Rolle. Obwohl diese getrennt von den Bewohnern lebte, hatten diese eine starke Bindung an ihre Angehörigen, vor allem an ihre Kinder (Saunders und Heliker 2008; Park et al. 2012; Tompkins et al. 2012). Der Kontakt zu ihnen war oftmals bedeutender für sie als der Kontakt zu den Mitbewohnern und sie wünschten sich mehr Besuche und Unterstützung von ihnen als dass sie diese in der Regel bekommen konnten. Dies lag auch daran, dass sie in praktischen Belangen zum Teil von familiärer Hilfe abhängig waren – etwa wenn sie etwas einkaufen oder einen Ausflug unternehmen wollten, wozu die Fahrdienste ihrer Kinder notwendig waren (Park et al. 2012; Tompkins et al. 2012). Die Bewohner brachten ihre Kontaktwünsche jedoch selten zum Ausdruck, da sie befürchteten, mit diesen ihren berufstätigen Kindern zur Last zu fallen (Park et al. 2012; Tompkins et al. 2012).

Trotz des großen Stellenwertes, den die Beziehungen zur Familie einnahmen, gestalteten sich diese recht unterschiedlich. So hatten einige Bewohner nur einen eingeschränkten Kontakt, der sich auf sporadische Besuche der Angehörigen beschränkte (Ball et al. 2000; Saunders und Heliker 2008; Tompkins et al. 2012; Bennett et al. 2015). Telefonische Kontakte waren vor allem bei räumlicher Distanz ein Mittel, um eine Beziehung aufrecht zu erhalten (Williams und Warren 2008). Andere Bewohner erfuhren die Unterstützung ihrer Familie, indem sie häufige Besuche von ihren Angehörigen erhielten, gelegentlich auf Ausflüge von ihnen mitgenommen wurden oder indem Familienmitglieder sich beim Personal für die Belange des Bewohners einsetzten (Ball et al. 2000; Kennedy et al. 2005; Williams und Warren 2009; Tompkins et al. 2012; Bennett et al. 2015).

Angesichts des hohen Stellwerts, den die Bewohner den Beziehungen zu ihrer Familie beimaßen, überrascht es nicht, dass sie bei vorhandener Unterstützung Glück und Dankbarkeit, bei ausbleibenden Besuchen jedoch Enttäuschung und bei fehlendem Kontakt Einsamkeit und Trauer empfanden (Saunders und Heliker 2008; Tompkins et al. 2012).

❯ Der Kontakt zur Familie ist auch im „Assisted Living" eine wichtige Quelle für das soziale Wohlbefinden.

3.4.4 Beeinflussende Faktoren

Die Kontaktgestaltung der Bewohner hing zunächst von Rahmenbedingungen ab, welche das Sozialleben in den Einrichtungen in bestimmte Bahnen lenkten. Diese hatten für das soziale Wohlbefinden der Betroffenen einen zum Teil ambivalenten Charakter. Sie ermöglichten zwar die Entstehung von Kontakten, aber nicht unbedingt in einer von allen Bewohnern gewünschten Qualität, da sie mit einer Einschränkung ihrer Selbstbestimmung einhergingen. So gab es eine offizielle Hausordnung, die den Tagesablauf vom Aufstehen bis zum Zu-Bett-Gehen festlegte und dabei einen zeitlichen Rahmen für gemeinschaftliche Aktivitäten wie das Einnehmen der Mahlzeiten und das Freizeitprogramm schuf (Ball et al. 2000; Al-Omari et al. 2005; Williams und Warren 2008). Dies schuf zwar Kontaktmöglichkeiten, aber nur in einem Rahmen, dem sich die Bewohner anpassen mussten. Eine ähnliche Wirkung hatten Besuchsregelungen, die feste Zeiten für die Kontakte zu Angehörigen und Freunden außerhalb der Einrichtung vorgaben (Bennett et al. 2015).

Diese offizielle Ordnung wurde durch informelle Regeln ergänzt und modifiziert. So wurden vom Personal Regelungen für den Tagesablauf (z. B. ein Wechsel des vereinbarten Zeitpunkts zur Körperpflege oder das Erlauben von verspäteten Mahlzeiten im privaten Zimmer) oder für den Empfang von Besuch flexibel gehandhabt, um einen Ausgleich zwischen diesen Vorschriften und der Autonomie der Bewohner herzustellen (Carder 2002; Al-Omari et al. 2005). Die entsprechenden Entscheidungen hingen dabei von der jeweiligen Betreuungsperson ab und konnten entsprechend variieren. Ein trotz solcher Variationen relativ gleichförmiger Tagesablauf – zusammen mit dem festen Personenkreis, von dem man umgeben war – sorgte zwar auf der einen Seite für eine Kontinuität und Stabilität von sozialen Kontakten, verhinderte aber zugleich das Entstehen neuer Bekanntschaften, da sich die Bewohner in stets den gleichen sozialen Bahnen bewegten und kaum Anregungen zu Veränderungen erhielten (Park et al. 2012). Auch die feste Sitzordnung bei den Mahlzeiten trug dazu bei, dass keine neuen Kontakte entstehen konnten (Park et al. 2012). Eine weitere informelle Regelung war das beständige Auffordern der Bewohner zur Teilnahme an gemeinschaftlichen Aktivitäten. Dies konnten zwar als kontaktförderliche Ermutigung aber auch als Einschränkung der Autonomie und subtiler Zwang zur Geselligkeit erlebt werden, wenn sich ein Bewohner nicht von dem Aktivitätsprogramm angesprochen fühlte (Williams und Warren 2008, 2009). Al-Omari et al. (2005) beschreibt solche Gemeinschaftsaktivitäten als Rituale, die dazu dienen, den Gemeinschaftssinn zu stärken, und bewertet sie eher positiv im Sinne einer Förderung des sozialen Wohlbefindens. Auf Grund der gemeinschaftsstiftenden Funktion von Ritualen kann eine Teilnahme an ihnen jedoch auch mit einer Verpflichtung verbunden sein, selbst wenn diese nicht explizit geäußert wird. Wenn sich eine Gemeinschaft über das Abhalten von Ritualen konstituiert und in ihrem Vorhandensein bestätigt, kann das Ablehnen einer Teilnahme an solchen Ritualen leicht als eine Ablehnung der Zugehörigkeit zu dieser Gemeinschaft wahrgenommen werden.

In den Einrichtungen gab es zudem eine gewisse Homogenisierung der Bewohner. Dies geschah zum Teil direkt, indem von der Einrichtungsleitung Bewerber anhand informeller Eignungskriterien ausgewählt wurden (Perkins et al. 2012), und zum Teil indirekt, indem ein exklusives Ambiente dafür sorgte, dass nur Bewerber mit entsprechendem finanziellem und kulturellem Kapital sich von der Einrichtung angesprochen fühlten (Kuhn 2008). Auch wenn diese Homogenisierung für einen Teil der Bewohner kontaktförderlich war, brachte sie zugleich den Ausschluss von anderen mit sich.

> ❯ Die Gestaltung sozialer Kontakte wird im „Assisted Living" durch formelle und informelle Regelungen in bestimmte Bahnen gelenkt. Diese vermitteln zwar Kontinuität und stärken das Gemeinschaftsgefühl, können aber auch als eine indirekte Form von Zwang erlebt werden.

Neben diesen teils förderlichen, teils einschränkenden Rahmenbedingungen gab es auch Umstände, die von den Bewohnern eindeutig als Kontakthindernis erlebt wurden. An erster Stelle waren dies körperliche Beeinträchtigungen, die eine Teilnahme an Gemeinschaftsaktivitäten im Haus und den Kontakt nach außen erschwerten (Al-Omari et al. 2005; Williams und Warren 2009; Svidén et al. 2009; Kemp et al. 2012; Park et al. 2012; Sandhu et al. 2013; Bennett et al. 2015). Kognitive Beeinträchtigungen verhinderten ebenfalls die Kontaktaufnahme und führten zur Meidung der Betroffenen (Sandhu et al. 2013) Räumliche Distanz zum alten Umfeld (Kuhn 2008; Kemp et al. 2012) und eingeschränkte Transportmöglichkeiten (Kuhn 2008; Bennett et al. 2015) trugen dazu bei, den Kontakt zu Personen außerhalb der Wohneinrichtung einzugrenzen. Dies war auch der Fall, wenn Angehörige versuchten, die Besuche des Bewohners zu kontrollieren, indem sie das Personal der Einrichtung instruierten, bestimmten Personen den Kontakt zu verwehren (Bennett et al. 2015). Auch das Personal selbst konnte private Besuche von Personen außerhalb und von Mitbewohnern einschränken, indem es die Besuchszeit limitierte oder den Bewohnern zu verstehen gab, dass bestimmte Personen im Haus unerwünscht seien oder Beziehungen zum anderen Geschlecht als nicht tolerabel erachtet wurden (Dobbs et al. 2008; Warren und Williams 2008; Park et al. 2012; Bennett et al. 2015). Fehlender Platz für die Unterbringung von Gästen – etwa wenn ein Enkelkind im Zimmer des Bewohners nächtigen wollte – stellte ein weiteres Hindernis für Besuche dar.

Für soziale Beziehungen innerhalb der Einrichtung gab es weitere Hindernisse. Ältere Menschen, deren Einzug durch die Umstände oder ihre Angehörigen erzwungen war, fühlten sich fremd in der neuen Umgebung und waren gehemmt oder nicht bereit, Kontakte in dem ungewollten Aufenthaltsort aufzunehmen (Rossen und Knafl 2003). Fehlende Kontaktförderung durch das Personal sorgte dafür, dass gerade zurückgezogene Bewohner nicht aus sich herausgingen und die Gemeinschaft suchten (Kemp et al. 2012). Gab es in einer Einrichtung keinen Gemeinschaftsraum, waren die Möglichkeiten der Kontaktpflege für alle Bewohner eingeschränkt (Kemp et al. 2012). Bemühungen einzelner Bewohner, bei der Gestaltung gemeinsamer Aktivitäten mitzuhelfen, konnten durch das Personal unterbunden werden, weil sich dieses für die Aufgabe zuständig fühlte und keine Einmischung der Bewohner wünschte (Zimmerman et al. 2016). Körperlich beeinträchtigte Bewohner fühlten sich zum Teil durch das Aktivitätsprogramm

3

überfordert und so vom Gemeinschaftsleben ausgeschlossen(Park et al. 2012). Gesunde Bewohner hingegen nahmen zum Teil nicht an Gemeinschaftsausflügen teil, weil sie befürchteten, als alt und gebrechlich stigmatisiert zu werden, falls sie in der Gesellschaft von körperlich Beeinträchtigten gesehen würden (Dobbs et al. 2008). Kontaktmöglichkeiten für diese Bewohner waren zudem durch die Anwesenheit von Menschen mit Demenz und Personen mit Hörbeeinträchtigung eingeschränkt, da sie mit diesen gar nicht oder nur mühsam kommunizieren konnten (Svidén et al. 2009; Park et al. 2009, 2012). Bewohner mit zu großen oder als zu störend empfundenen Beeinträchtigung wurden dabei – unter Umständen auf das Drängen von Mitbewohnern – von der Einrichtung durch Verlegung in eine Pflegeeinrichtung ausgegrenzt (Kemp et al. 2016; Zimmerman et al. 2016). Das Versterben befreundeter Mitbewohner (Park et al. 2009, 2012; Bennett et al. 2015) oder der Tod eines Ehepartners (Kemp et al. 2016) wurde von den Zurückgebliebenen als ein ernsthafter Verlust erlebt.

> ❯ **Körperliche oder kognitive Beeinträchtigungen, Kontrollen oder Vorgaben durch Angehörige oder das Betreuungspersonal und fehlende Kontaktförderung stellen Hindernisse für die Entstehung sozialer Kontakte im „Assisted Living" dar.**

Demgegenüber erwies sich ein freiwilliger Einzug ins „Assisted Living" für die Kontaktgestaltung als förderlich, da dieser mit einer größeren Offenheit für die neue Umgebung einherging (Rossen und Knafl 2003; Svidén et al. 2009). Bei einer Herkunft aus der gleichen Gemeinde war für Bewohner zudem ein Maß an Vertrautheit gegeben, das einer Einsamkeit entgegenwirkte (Williams und Warren 2008; Warren und Williams 2008; Perkins et al. 2013). Ausschlaggebend war hierbei der Faktor Zeit, da solche Bekanntschaften schon über lange Jahre bestanden. Aber auch innerhalb der Einrichtung, ließ sich ein gewisser Zeiteffekt beobachten. Bei anfänglicher Fremdheit führte eine Eingewöhnung mit der Zeit zu größerer Bereitschaft für eine Aufnahme von Beziehungen (Kemp et al. 2012). Gemeinschaftsräume (Kemp et al. 2012), die Organisation von Gemeinschaftsaktivitäten, wie z. B. Willkommenspartys zur Einführung neuer Bewohner oder spezifische Veranstaltungen für Männer oder Frauen (Al-Omari et al. 2005; Kennedy et al. 2005; Williams und Warren 2008, 2009; Eckert et al. 2009; Svidén et al. 2009; Kemp et al. 2012), sowie die regelmäßige Teilnahme an den gemeinschaftlichen Mahlzeiten (Al-Omari et al. 2005; Park et al. 2012; Perkins et al. 2013; Zimmerman et al. 2016) waren Bedingungen, welche diesen Eingewöhnungsprozess unterstützen. Kontaktermutigung durch das Personal, etwa in Form von persönlichen Einladungen zur Teilnahme an gemeinschaftlichen Veranstaltungen (Al-Omari et al. 2005; Kemp et al. 2012; Zimmerman et al. 2016) und entsprechende Anregungen von Angehörigen (Kemp et al. 2012) waren ebenfalls für die Entstehung von Kontakten förderlich. Private Räumlichkeiten wirkten sich vor allem für die Pflege individueller Kontakte mit Nachbarn und Angehörigen begünstigend aus, da sie den Bewohnern eine Kontrolle über die von ihnen gewünschten Aktionen erlaubten (Ball et al. 2000). Für Bewohner, deren Ehepartner in der Einrichtung verstarb, stellten Mitbewohner ein soziales Netzwerk dar, dass sie auffing und ihnen vor allem emotionale Unterstützung bot, die ihnen half, ihre Verwitwung zu überwinden (Kemp et al. 2016).

> ❯ **Ein freiwilliger Einzug, der Faktor Zeit, sowie ein gutes Sozialmanagement durch das Betreuungspersonal stellen Fördernisse für die Entstehung von sozialen Kontakten im „Assisted Living" dar.**

3.4.5 Typen sozialer Kontaktgestaltung

Die unterschiedlichen Einstellungen der Bewohner zu sozialen Kontakten sowie die diese beeinflussenden Faktoren führten zur Entstehung unterschiedlicher Typen sozialer Kontaktgestaltung. So gab es vielseitig integrierte

Bewohner, die gute Kontakte innerhalb der Einrichtung unterhielten, sich dort auch engagierten, und zugleich Kontakte nach außen und zu ihrer Familie pflegten (Rossen und Knafl 2003; Svidén et al. 2009). Diese Bewohner hatten sich dabei selbst zu einem Einzug entschlossen und brachten daher eine Bereitschaft zu neuen sozialen Kontakten mit. Ein zweiter Typus bestand in partiell integrierten Bewohnern, die sich in der Umgebung des „Assisted Living" zum Teil fremd vorkamen. Sie waren halb freiwillig, halb durch äußere Umstände gezwungen dort eingezogen, allerdings waren sie für die Kontaktaufnahme durch Nachbarn und die Kontaktvermittlungsversuche durch das Personal empfänglich, so dass sie in gewissem Umfang Anschluss an andere Mitbewohner fanden (Rossen und Knafl 2003; Svidén et al. 2009). Ein dritter Typus bestand schließlich aus minimal Integrierten, die sich gegen ihren Wunsch zu einem Einzug ins „Assisted Living" gezwungen sahen. Dadurch fehlte ihnen die Bereitschaft, sich in das neue Umfeld einzubinden. Sie zogen sich von den übrigen Bewohnern zurück und waren nur schwer für Kontakte mit ihnen zu gewinnen (Rossen und Knafl 2003; Svidén et al. 2009).

Diese drei Typen können dabei als Resultat der Interaktion von inneren Einstellungen und den in der Einrichtung vorhandenen Rahmenbedingungen der Kontaktgestaltung begriffen werden. So nahmen vielseitig Integrierte den ambivalenten Charakter der sozialen Regelungen in den Einrichtungen vor allem als kontaktfördernd wahr. Offensichtlich brachten sie in ihrer Einstellung gute Voraussetzungen mit, um sich von den Gemeinschaftsaktivitäten angesprochen zu fühlen und in diesen mitzuwirken. Entsprechend leicht stießen sie daher auf die Akzeptanz der Mitbewohner. Auf der anderen Seite kann eine minimale Integration das Resultat eines Rückzugs sein, der in Reaktion auf soziale Regelungen erfolgt, die als subtiler Teilnahmezwang erlebt werden – zumal dann, wenn die angebotenen Gemeinschaftsaktivitäten nicht den eigenen Vorstellungen über eine sinnvolle Beschäftigung entsprechen. Wenn der minimalen Integration eine Kontaktscheue

oder ein Schamgefühl auf Grund einer Einschränkung wie Inkontinenz zu Grunde liegt, kann die Aufforderung zur Teilnahme zwar hilfreich sein, jedoch können Betroffene auch eine Ablehnung durch ihre Mitbewohner erfahren, die dann zu ihrem Rückzug führt. Partiell Integrierte schließlich nehmen eine Zwischenstellung zwischen vielseitig und minimal Integrierten ein und können sich in Abhängigkeit davon, wie sie die Rahmenbedingungen der Kontaktgestaltung erleben, sowohl in die eine als auch in die andere Richtung entwickeln. Diese Rahmenbedingungen sind im „Assisted Living" durch seine Ausrichtung auf eine pflegerische Versorgung mitbedingt, in deren Sinne eine fürsorgliche Reglementierung des Bewohnerverhaltens erforderlich scheint.

> Bei den Bewohnern im „Assisted Living" lassen sich drei Typen in Bezug auf die Gestaltung sozialer Kontakte unterscheiden: Vielseitig Integrierte, partiell Integrierte und minimal Integrierte.

In wie weit sich dieses Wechselspiel von inneren Einstellungen und Rahmenbedingungen im Betreuten Wohnen im deutschsprachigen Raum mit seiner weitaus geringeren Ausrichtung auf Pflegebedürftigkeit wiederfindet und wie es sich zu Gunsten des sozialen Wohlbefindens der Bewohner durch die Betreuungspersonen beeinflussen lässt, wird eine zentrale Frage der hier vorzustellenden Studien sein.

3.5 Beziehungen zum Betreuungspersonal

Eine besondere Rolle im Rahmen der sozialen Beziehungen der Bewohner kommt ihrer Beziehung zum Betreuungspersonal zu. Auf der einen Seite sind Betreuungspersonen natürlich ein Teil des sozialen Netzwerks der Bewohner. Die Beziehung ergibt sich allerdings nicht aus familiärer Bindung oder freundschaftlicher Sympathie, sondern ist durch die Dienstleistungsaufgaben des Personals geprägt. Sie hat daher auf der anderen Seite den Charakter einer funktionellen Notwendigkeit. Die Auf-

3

gaben des Personals bestehen dabei darin, pflegebedürftigen Bewohnern zu helfen, gegebenenfalls die Inanspruchnahme von Pflege anzuregen sowie die sozialen Kontakte der Bewohner untereinander zu fördern. Die Beziehung des Betreuungspersonals zu den Bewohnern äußert sich somit darin, wie es auf die Auseinandersetzung der Bewohner mit ihrer Pflegebedürftigkeit und die Gestaltung der sozialen Kontakte in der Einrichtung Einfluss nimmt. Sie geht jedoch nicht in dieser Funktion auf. Vielmehr hat sie ihre eigene Dynamik und Qualität, die von den Voraussetzungen, die das Betreuungspersonal für seine Arbeit mitbringt, und den Rahmenbedingungen für die Kontaktgestaltung in der jeweiligen Einrichtung abhängt, und die sich im wechselseitig bedingten Verhalten von Bewohnern und Betreuungspersonal entfaltet. ◘ Tab. 3.6 fasst die wesentlichen Einflussfaktoren und Merkmale der Beziehungen zwischen Bewohnern und Personal zusammen.

◘ Tab. 3.6   Beziehungen zum Personal im „Assisted Living"

Voraussetzungen des Personals	Niedrigerer sozialer Status		Kuhn 2008; Ball et al. 2009a; Williams und Warren 2009
	Unzureichende Qualifikation		Hellström und Sarvimäki 2007 Ball et al. 2009a; Williams und Warren 2009
	z. T. gleiche Herkunft wie Bewohner		Ball et al. 2009a
Rahmenbedingung für Kontaktgestaltung	Arbeitsaufgaben:	Bedienen & Pflegen	Ball et al. 2009a; Williams und Warren 2009
		Einschätzung der Pflegebedürftigkeit	Al-Omari et al. 2005; Kuhn 2008
	Arbeitsbedingungen	Ausreichend Zeit	Ball et al. 2009a;
		Zeitmangel und Überlastung	Hellström und Sarvimäki 2007 Warren und Williams 2008 Williams und Warren 2008 Williams und Warren 2009
		Schneller Personalwechsel	Williams und Warren 2009
	Verhaltensregelungen	Sprachliche Regelungen	Carder 2002; Kuhn 2008
		Kleiderregelungen	Kuhn 2008
	Kontrolle der Arbeit	Einarbeitungen	Kuhn 2008 Ball et al. 2009a
		Überwachung	Kuhn 2008
	Regelungen für Bewohner	Pflege & Risikovereinbarungen	Carder 2002; Al-Omari et al. 2005
		Verbote	Dobbs et al. 2008; Williams und Warren 2008; Eckert et al. 2009

◨ **Tab. 3.6** (Fortsetzung)

Verhalten des Personals	Fürsorge	Al-Omari et al. 2005; Ball et al. 2009a
	Flexible Handhabung von Regeln	Al-Omari et al. 2005
	z. T. Persönliche Bindung	Ball et al. 2009a
	Ggf. Distanz	Ball et al. 2009a
	Akzeptanz des geringen Status	Ball et al. 2009a; Williams und Warren 2009
	Altersdiskriminierung/Mangender Respekt	Hellström und Sarvimäki 2007; Dobbs et al. 2008; Williams und Warren 2008; Williams und Warren 2009; Zimmerman et al. 2016
	Bevorzugung sozial Bessergestellter	Dobbs et al. 2008; Zimmerman et al. 2016
	Verkennen von Bedürfnissen	Williams und Warren 2009
	Sicherheit vor Selbstbestimmung	Al-Omari et al. 2005
	Überwachung	Kuhn 2008 Williams und Warren 2009; Zimmerman et al. 2016
	Keine Information und Mitbestimmung	Hellström und Sarvimäki 2007
	Bestimmen & Erziehen der Bewohner	Kuhn 2008 Williams und Warren 2008; Williams und Warren 2009; Zimmerman et al. 2016
Verhalten der Bewohner	Bestimmendes Auftreten	Ball et al. 2009a; Williams und Warren 2009
	Diskriminierung	Ball et al. 2009a; Williams und Warren 2008; Williams und Warren 2009; Kemp et al. 2012
	Wertschätzung	Al-Omari et al. 2005; Ball et al. 2009a; Svidén et al. 2009
	Widerspenstigkeit	Al-Omari et al. 2005 Ball et al. 2009a; Williams und Warren 2009;
	Anpassung	Ball et al. 2009a; Hellström und Sarvimäki 2007
	Versteckte Kritik	Warren und Williams 2008
	Ärger & Resignation	Hellström und Sarvimäki 2007;

(Fortsetzung)

3

☑ Tab. 3.6 (Fortsetzung)		
	Verlust der Selbständigkeit	Hellström und Sarvimäki 2007; Saunders und Heliker 2008; Williams und Warren 2008
Qualität der Beziehung	Familiär	Ball et al. 2000; Al-Omari et al. 2005; Ball et al. 2009a; Svidén et al. 2009; Eckert et al. 2009
	Nähere Bekanntschaft	Williams und Warren 2009 Park et al. 2009 Park et al. 2012
	Subordination des Personals	Kuhn 2008; Williams und Warren 2008; Williams und Warren 2009; Ball et al. 2009a
	Institutionelle Furcht	Kuhn 2008; Warren und Williams 2008 Williams und Warren 2008 Williams und Warren 2009 Svidén et al. 2009; Zimmerman et al. 2016

3.5.1 Voraussetzungen des Personals

Was die Voraussetzungen anbelangt, welche die Betreuungspersonen im amerikanischen „Assisted Living" für ihre Arbeit mitbrachten, so hatten diese in der Regel einen niedrigeren sozialen Status als die Bewohner (Kuhn 2008; Ball et al. 2009a; Williams und Warren 2009). Dieser zeigte sich in ihrer geringeren schulischen Bildung aber auch in ihrer ethnischen Zugehörigkeit. Wurden Einrichtungen des „Assisted Living" zumeist von einer einkommensstarken, weißen Mittelschicht bewohnt, rekrutierte sich das Personal oft aus dem einkommensschwachen Teil der schwarzen Bevölkerung. Darüber hinaus hatten die meisten Betreuungspersonen keine Pflegeausbildung, obwohl sie bei funktionell beeinträchtigten Bewohnern für die Pflege verantwortlich waren (Hellström und Sarvimäki 2007; Ball et al.

2009a; Williams und Warren 2009). Vielfach hatten sie vorher andere ungelernte Tätigkeiten ausgeübt, z. B. als Servicekraft in einem Fast-Food-Restaurant. Zertifizierte Pflegekräfte hingegen waren je nach Einrichtung gar nicht oder nur zu einem geringen Teil vorhanden. Die Hürde für eine Beziehung zu den sozial besser gestellten Bewohnern konnte von einigen Betreuungskräften dadurch überwunden werden, dass sie aus der gleichen Region wie einzelne Bewohner stammten, so dass beide Seiten Erinnerungen an regionale Eigenheiten und Gebräuche miteinander teilten (Ball et al. 2009a).

> ◗ Die Beziehungen zwischen Bewohnern und Personal ist im „Assisted Living" durch ein soziales Gefälle geprägt. Die Betreuung erfolgt zumeist durch gering qualifiziertes Personal, während die Betreuungsempfänger zumeist der einkommensstarken Mittelschicht entstammen.

3.5.2 Rahmenbedingungen der Kontaktgestaltung

Die Voraussetzungen des Personals hingen mit den Rahmenbedingungen für die Kontaktgestaltung zu den Bewohnern zusammen. Ihrer geringen Qualifikation entsprechend hatten die Betreuungspersonen keine spezialisierte Aufgabe, vielmehr waren sie eine Art Mädchen für alles, das sowohl die Körperpflege als auch das Servieren der Mahlzeiten zu erledigen hatte, wodurch sie den Status von Dienstpersonal erhielten (Ball et al. 2009a; Williams und Warren 2009). Da sie den engsten Kontakt zu den Bewohnern hatten, oblag ihnen auch die Einschätzung von deren Pflegebedürftigkeit (Al-Omari et al. 2005; Kuhn 2008). Ihr Urteil hatte gegebenenfalls einen Einfluss darauf, ob ein Bewohner mit seinen Einschränkungen für eine Einrichtung noch als tragbar angesehen wurde, oder ob ihm ein Umzug in ein Pflegeheim nahegelegt wurde.

Die Arbeitsbedingungen für die Erfüllung dieser Aufgaben wurden dabei unterschiedlich erlebt. So gab es in einigen Einrichtungen ausreichend Zeit, um neben der eigentlichen Arbeit Kontakte zu den Bewohnern aufzubauen und eine Beziehung mit ihnen zu pflegen, und dies wurde von der Einrichtungsleitung auch ausdrücklich gewünscht (Ball et al. 2009a). In anderen Einrichtungen herrschte hingegen Zeitmangel und Überlastung vor, was sowohl von den Betreuungspersonen als auch von den Bewohnern so wahrgenommen wurde (Hellström und Sarvimäki 2007; Warren und Williams 2008; Williams und Warren 2008, 2009). Diese Umstände brachten einen Verschleiß der Arbeitsmotivation mit sich, der zu einem schnellen Wechsel des Personals führte, welcher dem Aufbau von längerfristigen Beziehungen zwischen Bewohnern und Betreuungspersonen entgegenstand (Williams und Warren 2009).

Neben diesen Arbeitsbedingungen gab es konkrete Verhaltensregeln für das Personal, um seinen Umgang mit den Bewohnern die gewünschte Form zu geben. Dies waren zum einen Sprachregelungen, die das Personal zur Verwendung von Ausdrücken und For-mulierungen verpflichteten, die der Idee des sozialen Modells entsprachen (Carder 2002; Kuhn 2008). Bezeichnungen, die im Pflegeheim üblich waren und die damit das medizinische Modell reflektierten, sollten hingegen vermieden werden. So war es zum Beispiel nicht erlaubt, die Bewohner als Patienten und die Betreuungspersonen als Pflegekräfte („nurse") zu bezeichnen (Carder 2002; Kuhn 2008). Derart sollten die im medizinischen Modell impliziten Umgangsformen der Kontrolle und Bevormundung vermieden und durch Verhaltensweisen, die den Bewohnern die Rolle selbstbestimmter Konsumenten von Dienstleistungen zuerkannten, ersetzt werden. Konsequenterweise wurden dabei auch andere Elemente, die an das Pflegeheim erinnerten, aus den Wohneinrichtungen verbannt. So sollte das Betreuungspersonal keine Pflegedienstkleidung tragen, und in einigen Einrichtungen waren sogar Tablettenspender für die Ausgabe von Medikamenten nicht erlaubt (Kuhn 2008). In Einrichtungen für die gehobene weiße Mittelschicht gab es für die Betreuungspersonen stattdessen einen Dresscode, der den Stilvorstellungen dieser Bewohnerschaft entsprach (Kuhn 2008). Eine Kontrolle über die Arbeitsleistungen des Personals erfolgte häufig durch ihre Einarbeitungen im Dienst (Ball et al. 2009a). In Einrichtungen für die gehobene weiße Mittelschicht gab es auch spezielle Schulungen, in denen dem Personal die Umgangsformen dieser Klientel vermittelt wurden (Kuhn 2008). Hinzu kam in einigen Einrichtungen eine Überwachung der Betreuungspersonen durch das Management, dessen Büroräume eine Aussicht auf einen guten Teil der Gemeinschaftsräume boten, ohne selbst von außen einsehbar zu sein (Kuhn 2008).

> **Das gering qualifizierte Betreuungspersonal übt im „Assisted Living" die Rolle von Dienstpersonal aus. Es wird dabei erwartet, dass es vorgegebene Sprach- und Dresscodes befolgt. Die Arbeitsbedingungen sind teils von Zeitmangel, teils von ausreichender Zeit für einen Beziehungsaufbau mit den Bewohnern geprägt.**

3

Auch für die Bewohner gab es Regelungen, die ihre Beziehung zum Personal bestimmten. Dies waren gemäß der Philosophie des sozialen Modells Risiko- und Pflegevereinbarungen, die beim Einzug mit ihnen getroffen wurden und in denen ihre Selbstbestimmung und Selbstverantwortung Ausdruck sollte (Carder 2002; Al-Omari et al. 2005). So wurden einerseits der gewünschte Umfang der zu leistenden Pflege festgelegt, anderseits die Risiken, die der Bewohner durch ein Unterlassen von Aufsicht und Kontrolle in Kauf zu nehmen bereit war, abgesprochen. Dieser Umgangsweise widersprachen jedoch zumindest in einigen Einrichtungen die dort vorhandenen Verbote, die den Konsum von Alkohol, Glücksspiel und Nikotingenuss (letzteres zumindest im eigenen Zimmer des Bewohners) betrafen, und für deren Durchsetzung das Betreuungspersonal verantwortlich war (Dobbs et al. 2008; Williams und Warren 2008; Eckert et al. 2009).

3.5.3 Verhalten des Personals

Unter den beschriebenen Umständen legte das Betreuungspersonal unterschiedliche Verhaltensweisen an den Tag. Auf der einen Seite war sein Umgang mit den Bewohnern durch Fürsorge gekennzeichnet, die sich in Hilfsbereitschaft, Geduld, Freundlichkeit und dem Bemühen, den Bewohnern zuzuhören und auf ihre Wünsche einzugehen, äußerte (Al-Omari et al. 2005; Ball et al. 2009a). Regeln, die für die Bewohner galten, wurden flexibel gehandhabt, um die Pflege ihren Bedürfnissen anzupassen (Al-Omari et al. 2005). So konnten Bewohner entgegen der Vorschrift die Einrichtung ohne schriftliche Abmeldung verlassen, ihre Mahlzeiten nach dem Ende der Essenszeiten im eigenen Zimmer einnehmen oder den vereinbarten Badetag wechseln (ebd.). Im Rahmen dieses fürsorglichen Umgangs mit den Bewohnern entwickelten einige Betreuungspersonen eine persönliche Beziehung zu einzelnen Bewohnern, die sie bei deren Tod echte Trauer empfinden ließ (Ball et al. 2009a).

Auf der anderen Seite wurde aber auch eine gewisse Distanz gegenüber den Bewohnern gezeigt, wenn Betreuungspersonen auf ablehnendes Verhalten stießen, oder die Befürchtung bestand, dass die Pflegesituation mit sexuellen Konnotation verbunden sein könnte (Ball et al. 2009a). Der geringe Status, der mit der Arbeit verbunden war, wurde von den Betreuungspersonen, die nicht die Arbeit wechselten, akzeptiert, in dem sie die Bedeutung der Bezahlung herunterspielten und statt dessen den moralischen Wert ihrer Arbeit betonten (ebd.). Wurden sie von Bewohnern auf Grund ihrer ethnischen Zugehörigkeit diskriminierend behandelt, nahmen sie dieses hin und entschuldigten es mit deren Zugehörigkeit zu einer Generation, in der dieses Verhalten noch üblich gewesen sei (ebd.). Diese Bewältigungsstrategien erlaubten ihnen eine Aufrechterhaltung ihres Selbstwertgefühls.

Auf der anderen Seite zeigte das Personal jedoch auch selber Verhaltensweisen, die eine fehlende Achtung für die Bedürfnisse der Bewohner erkennen ließen. Bewohner klagten über mangelnden Respekt und Altersdiskriminierung in Form von infantilisierenden Umgangsweisen – etwa, wenn Pflegehandlungen in der Wir-Form angekündigt oder Bewohnerinnen mit „braves Mädchen" angeredet wurden (Hellström und Sarvimäki 2007; Dobbs et al. 2008; Williams und Warren 2008, 2009; Zimmerman et al. 2016). Daneben wurde auch beobachtet, dass sozial besser gestellte Bewohner von solchen diskriminierenden Umgangsformen ausgenommen waren und durch das Personal eine bevorzugte Behandlung erhielten (Dobbs et al. 2008; Zimmerman et al. 2016). Andere Bewohner berichteten hingegen von einer Verkennung ihrer Hilfsbedürftigkeit, bei der mit ihnen so umgegangen wurde, als ob sie noch im Vollbesitz ihrer Kräfte seien (Williams und Warren 2009). Zum Teil wurde die Selbstbestimmung der Bewohner durch das Personal eingeschränkt, was damit begründet wurde, dass dies ihrer Sicherheit diene und diese den Vorrang habe (Al-Omari et al. 2005). Mit diesem Argument wurde auch eine Überwachung der Bewohner – vor allem ihrer körperlichen

Fähigkeiten begründet (Kuhn 2008; Williams und Warren 2009; Zimmerman et al. 2016). Auf der anderen Seite erhielten Bewohner keine Informationen über anstehende Veränderungen, und die Möglichkeiten ihrer Mitbestimmung – z. B. über gemeinschaftliche Aktivitäten – waren eingeschränkt (Hellström und Sarvimäki 2007). Einige Studien beschreiben dabei eine generelle Praxis der Kontrolle und Erziehung der Bewohner, um bei ihnen ein erwünschtes Verhalten zu erzeugen (Kuhn 2008; Williams und Warren 2008, 2009; Zimmerman et al. 2016) So wurden in einigen Einrichtungen Anweisungen zur Ausübung der Morgentoilette über einen Lautsprecher erteilt, der im Zimmer des Bewohners installiert war (Williams und Warren 2009). Fehlverhalten wurde vom Personal öffentlich gemaßregelt, und es gab die teils offen ausgesprochene, stets jedoch als Möglichkeit vorhandene Drohung, in ein Pflegeheim verlegt zu werden. Regelmäßige Kontrollen des funktionellen Status durch das Personal sollten dazu dienen, den entsprechenden Bedarf festzustellen.

> Das Betreuungspersonal im „Assisted Living" orientiert sich einerseits an den Wünschen der Bewohner, ordnet sich unter und nimmt sogar diskriminierendes Verhalten hin. Andererseits übt es selber Kontrolle aus, maßregelt die Bewohner und schränkt ihre Mitbestimmung ein.

3.5.4 Verhalten der Bewohner

Auch das Verhalten der Bewohner zum Personal war durch Gegensätze gekennzeichnet. So zeigten diese auf der einen Seite ein bestimmendes Auftreten und behandelten die Betreuungspersonen wie Dienstpersonal – womit sie auf dessen institutionell vorgegebene Rolle als Mädchen für alles reagierten (Ball et al. 2009a; Williams und Warren 2009). Ein derartiges Auftreten ging zum Teil mit einer Diskriminierung des Personals auf Grund seiner ethnischen Zugehörigkeit oder seines sozialen Status einher (Ball et al. 2009a; Williams und Warren 2008, 2009; Kemp et al. 2012). Dieser

Geringschätzung stand jedoch auch eine Wertschätzung der Betreuungspersonen gegenüber, welche die Bewohner zum Teil in quasi-familiärer Zuwendung zu einzelnen von ihnen äußerten, wobei sie auf Grund ihres Alters eine eltern- oder großelternähnliche Rolle einnahmen (Al-Omari et al. 2005; Ball et al. 2009a; Svidén et al. 2009). Auf die institutionell vorgegebene und durch das Personal durchgeführte Kontrolle reagierten die Bewohner zum Teil mit Widerspenstigkeit (Al-Omari et al. 2005; Ball et al. 2009a; Williams und Warren 2009), zum Teil mit Anpassung (Hellström und Sarvimäki 2007; Ball et al. 2009a). Angesichts der Möglichkeit des Personals, über eine Verlegung in das von den Bewohnern gefürchtete Pflegeheim zu entscheiden, wurde Kritik nur eingeschränkt geäußert. Warren und Williams (2008) gingen davon aus, dass in den von ihnen durchgeführten Bewohnerbefragungen eine Tendenz zur sozialen Erwünschtheit wirksam war, die Unzufriedenheit und Kritik oft nur zwischen den Zeilen sichtbar werden ließ. Der anfängliche Ärger schlug so allmählich um in Resignation (Hellström und Sarvimäki 2007), und die Anpassung an diese Rahmenbedingungen führte bei einem Teil der Bewohner dann auch nach ihrem Einzug zu einem Verlust ihrer Selbstständigkeit (Hellström und Sarvimäki 2007; Saunders und Heliker 2008; Williams und Warren 2008).

> Das Verhalten der Bewohner gegenüber dem Betreuungspersonal ist teils von Geringschätzung, teils von Wertschätzung geprägt. Auf Maßregelungen und Kontrolle reagieren sie teils mit Widerstand, teils mit Anpassung und Resignation.

3.5.5 Qualität der Beziehungen

Von der Qualität der Beziehung zwischen Bewohnern und Betreuungspersonal ergibt sich damit insgesamt ein widersprüchliches Bild. So wurde in einigen Studien eine beidseitig familiäre Beziehung geschildert, in der gegenseitiger Respekt und wechselseitige Anteilnahme vorherrschten und fürsorgliches Verhalten des

3

Personals mit Zuwendung und Wertschätzung durch die Bewohner erwidert wurde (Ball et al. 2000; Al-Omari et al. 2005; Ball et al. 2009a; Svidén et al. 2009; Eckert et al. 2009). Etwas weniger emphatisch wurden in anderen Studien die Beziehungen nur als nähere Bekanntschaften zwischen Bewohnern und Betreuungspersonen (Williams und Warren 2009) oder als Ersatzfreundschaft für fehlende Kontakte zur Mitbewohnerschaft (Park et al. 2009, 2012) beschrieben, in denen Platz für Humor und ein gewisses Vertrauen sei. Diesem Bild zwangloser Beziehungen stehen jedoch Schilderungen asymmetrischer Machtverhältnisse gegenüber. So beschreiben auf der einen Seite mehrere Studien eine Unterordnung des Betreuungspersonals, die dessen geringerem sozialen Status und seiner institutionell vorgegebenen Rolle entsprach, welche auf die Erwartungen einer zahlungskräftigen Mittelschicht abgestimmt war und den Bewohnern die Rolle von selbstbestimmten Konsumenten zugestand (Kuhn 2008; Williams und Warren 2008, 2009; Ball et al. 2009a). In einem solchen Kontext dürften auch die familiären Beziehungen, die zum Teil von den gleichen Studien geschildert wurden, mit einem Ungleichgewicht versehen gewesen sein. Es stellt sich hier zumindest die Frage, ob das Ziel des „Assisted Living", dass sich die Bewohner wie im eigenen Zuhause fühlen, durch familiäre Beziehungen, die mit einer Subordination des Betreuungspersonals einhergehen, erreicht werden soll.

Auf der anderen Seite wurde ein Ungleichgewicht des Machtverhältnisses zu Ungunsten der Bewohner beschrieben, welches aus der Kontrollfunktion des Personals herrührte. Diese erzeugte eine institutionalisierte Furcht, da den Bewohner ihre Überwachung bewusst war, und führte dazu, dass sie die in den Einrichtungen vorhandenen Erwartungen verinnerlichten und ihr Verhalten diesen entsprechend selbst kontrollierten, um einer als Sanktion empfundenen Heimeinweisung zu entgehen (Kuhn 2008; Williams und Warren 2008, 2009; Zimmerman et al. 2016). So nahmen sie an Gemeinschaftsveranstaltungen teil, zu denen sie eigentlich keine Lust verspürten,

weil in der Einrichtung eine aktive Teilnahme erwartet wurde und dies als Zeichen ihrer noch vorhandenen Selbstständigkeit galt (Williams und Warren 2008, 2009). Falls notwendig, versuchten sie, bestehende Beeinträchtigungen zu überspielen, wenn sie sich im öffentlichen Bereich der Einrichtung aufhielten (Kuhn 2008; Zimmerman et al. 2016). Dieses Bild widerspricht dabei dem proklamierten Ziel der Selbstbestimmung im „Assisted Living". Die expliziten Regeln der Hausordnung und die informelle Kontrollmacht des Betreuungspersonals schränken diese beträchtlich ein. Die entsprechenden Einrichtungen scheinen zwar nicht so restriktiv zu sein wie die eingangs skizzierten Pflegeheime, durch die von den Bewohnern als Sanktion wahrgenommene Möglichkeit, dorthin verlegt zu werden, wirkt sich deren Charakter allerdings indirekt auf die Lebensgestaltung im „Assisted Living" aus.

Diese gegensätzlichen Beschreibungen der Machtverhältnisse können dabei miteinander vereinbar sein, wenn man Bewohner und Betreuungspersonal als Antagonisten begreift, die beide im Rahmen von institutionellen Zwängen agieren und dabei versuchen, ihre relativen Machtpositionen gegeneinander auszuspielen. Ein derartiges Bild lässt sich allerdings nur bedingt mit der Vorstellung von harmonisch familiären Beziehungen in Einklang bringen.

> **Die Beziehung zwischen Bewohnern und Betreuungspersonal stellt sich zum Teil als familiär-harmonisch, zum Teil als antagonistisch dar, wobei sich das Machtverhältnis zu Ungunsten der Bewohner verschieben und die Kontrollfunktion des Personals ein Klima institutioneller Furcht erzeugen kann.**

Mehrere Gründe kommen für diese unterschiedlichen Sichtweisen der Beziehungen zwischen Bewohnern und Personal in Frage. Zum einen wurden die zitierten Studien in unterschiedlichen Einrichtungen durchgeführt und können unterschiedliche Betreuungskulturen reflektieren. Ein einheitliches Wohn- und Arbeitsklima im „Assisted Living" ist angesichts der eingangs beschriebenen Diversität der Versorgungslandschaft auch kaum zu erwarten. Auf der anderen Seite ist nicht auszuschließen, dass die Studienergebnisse unterschiedliche theoretische Vorannahme der Forschenden reflektieren. Warren und Williams (2008, 2009) zitieren in ihren Arbeiten ausdrücklich Goffman (1961) und analysieren das „Assisted Living" unter Bezugnahme auf seine Theorie der totalen Institution. In ähnlicher Weise greift Kuhn (2008) bei ihrer Interpretation auf Foucaults Theorie der Disziplinarmacht (1976) zurück. Ihr zu Folge ist das „Assisted Living" ein Element des gesellschaftlichen Umgangs mit dem Alterungsprozess, bei dem gelingendes Altern im Erhalt der Leistungsfähigkeit und Lebensweise von Menschen mittleren Alters gesehen wird und als Norm von den älteren Menschen verinnerlicht wird. Verfehlen sie auf Grund von Krankheit oder Altersschwäche das Erreichen dieser Norm, erleiden sie Sanktionen in Form einer Ausgrenzung aus ihrem bisherigen Umfeld und einer räumlichen Absonderung im Pflegeheim, welche die Möglichkeiten einer selbstbestimmten Lebensführung einschränken. Das „Assisted Living" bewirke dabei durch Prozesse des Überwachens und Strafens, dass sich seine Bewohner an die Norm des gelingenden Alterns halten, solange sie dies vermögen.

Forscher hingegen, die eine familiäre Beziehung zwischen Bewohnern und Betreuungspersonen beschreiben (Ball et al. 2000; Al-Omari et al. 2005; Ball et al. 2009a; Svidén et al. 2009; Eckert et al. 2009), benennen keinen derartigen theoretischen Hintergrund ihrer Arbeit. Es ist also nicht ausschließen, dass Kontrollpraktiken, die im Interesse der Sicherheit der Bewohner durchgeführt wurden, von Williams und Warren (2008, 2009) und Kuhn (2008) überzeichnet wurden. Die gegensätzlichen Schilderungen von zwanglosen, familiären Beziehungen einerseits, und den durch institutionelle Rahmenbedingungen erzeugten Machtverhältnissen andererseits lassen sich allerdings auch auf einen Widerspruch im „Assisted Living" selbst zurückführen, das sowohl die Autonomie der Bewohner als auch ihre Sicherheit gewährleisten soll, falls sie selbst hierzu nicht mehr in der Lage sind. Die Fürsorgepflicht der Einrichtung kann mit der Selbstbestimmung des Bewohners in Konflikt geraten. Da sich dieser Konflikt nicht durch eindeutige Regeln lösen lässt, obliegt es dem Personal situativ zu entscheiden, wobei es – wie Al-Omari et al. (2005, S. 16) schreibt – situationsbedingt zwischen dem „medizinischen" und dem „sozialen Modell" der Betreuung wechselt, um den entgegengesetzten Normen von Selbstbestimmung und Sicherheit gerecht zu werden (Al-Omari et al. 2005, S. 16). Dadurch entstehen im Laufe der Zeit gewohnheitsmäßige Praktiken, welche an Stelle von klar definierten Regeln den Umgang mit den Bewohnern bestimmen. Jede Einrichtung entwickelt so eine eigene Kultur des Umgangs mit den widersprüchlichen Anforderungen, die wiederum von den einzelnen Bewohnern und auch von den Forschenden anders erlebt werden kann.

> **Die unterschiedliche Ausprägung der Beziehungen zwischen Bewohnern und Betreuungspersonal kann auf die widersprüchlichen Zielsetzungen des „Assisted Living" zurückzuführen sein, die einerseits die Sicherheit, andererseits die Selbstbestimmung der Bewohner verfolgen.**

Wenn der Konflikt zwischen Selbstbestimmung und Sicherheit derart in der Grundstruktur des „Assisted Living" verwurzelt ist, wird er auch bei der Analyse der sozialen Beziehungen in Einrichtungen des Betreuten Wohnens im deutschsprachigen Raum zu beachten sein.

Literatur

Al-Omari H, Kramer K, Hronek C, Rempusheski VF (2005) The Wheat Valley assisted living culture: rituals and rules. J Gerontol Nurs 31:9–16

Backman K, Hentinen M (1999) Model for the self-care of home-dwelling elderly. J Adv Nurs 30(3): 564–572

Ball MM, Whittington FJ, Perkins MM, Patterson VL, Hollingsworth C, King SV, Combs BL (2000) Quality of life in assisted living facilities. Viewpoints of residents. J Appl Gerontol 19:304–325

3

Ball MM, Perkins MM, Whittington FJ, Hollingsworth C, King SV, Combs BL (2004b) Independence in assisted living. J Aging Stud 18:467–483

Ball MM, Lepore ML, Perkins MM, Hollingsworth C, Sweatman M (2009a) „They are the reason I come to work": the meaning of resident-staff relationships in assisted living. J Aging Stud 23:37–47

Ball MM, Perkins MM, Hollingsworth C, Whittington FJ, King SV (2009b) Pathways to assisted living: the influence of race and class. J Appl Gerontol 28:81–108

Bennett CR, Frankowski AC, Rubinstein RL, Peeples AD, Perez R, Nemec M, Tucker GG (2015) Visitors and resident autonomy: spoken and unspoken rules in assisted living. Gerontologist 57(2):252–260

Boggatz T (2011) Einstellungen zum Betreuten Wohnen bei Seniorinnen und Senioren – eine qualitative Studie. Pflege 24(2):111–123

Boggatz T, Dijkstra A, Lohrmann C, Dassen T (2007) The meaning of care dependency as shared by care givers and care recipients, a concept analysis. J Adv Nurs 60(5):591–596

Boggatz T, Farid T, Mohammedin A, Dassen T (2009a) Attitudes of older Egyptians towards nursing care at home: a qualitative study. J Cross Cult Gerontol 24:33–47

Boggatz T, Farid T, Mohammedin A, Dassen T (2009b) Attitudes of Egyptian nursing home residents towards staying in a nursing home: a qualitative study. Int J Older People Nursing 4:242–253

Boisaubin EV, Chu A, Catalano JM (2007) Perceptions of long-term care, autonomy, and dignity, by residents, family and care-givers: the Houston experience. J Med Phil 32(5):447–464

Borrayo EA, Salmon JR, Polivka L, Dunlop BD (2002) Utilization across the continuum of long-term care services. Gerontologist 42:603–612

Caffrey C, Sengupta M, Park-Lee E, Moss A, Rosenoff E, Harris-Kojetin L (2012) Residents living in residential care facilities: United States, 2010. NCHS Data Brief, No. 91. http://www.cdc.gov/nchs/products/databriefs/db91.htm. Zugegriffen am 07.11.2016

Carder PC (2002) The social world of assisted living. J Aging Stud 16:1–18

Castle NG, Sonon KE (2007) The search and selection of assisted living facilities by elders and family. Med Care 45:729–738

Chan HM, Pang S (2007) Long-term care: dignity, autonomy, family integrity, and social sustainability: the Hong Kong experience. J Med Philos 32(5):401–424

Cheek J, Ballantyne A (2001) Moving them on and in: the process of searching for and selecting an aged care facility. Qual Health Res 11:221–237

Chen S, Brown JW, Mefford LC, de La Roche A, McLain AM, Haun MW, Persell DJ (2008) Elders' decisions to enter assisted living facilities: a grounded theory study. J Hous Elder 22(1–2):86–103

Delmar C, Boje T, Dylmer D, Forup L, Jakobsen C, Moller M (2006) Independence/dependence – a contradictory relationship? Life with a chronic illness. Scand J Caring Sci 20(3):261–268

Dobbs D, Eckert JK, Rubinstein B, Keimig L, Clark L, Frankowski AC, Zimmerman S (2008) An ethnographic study of stigma and ageism in residential care or assisted living. Gerontologist 48(4):517–526

Eckert JK, Carder PC, Morgan LA, Frankowski AJ, Roth EG (2009) Inside assisted living. The search for home. The John Hopkins University Press, Baltimore

Engels D (2001) Wunsch und Wirklichkeit des Betreuten Wohnens. ISG Sozialforschung und Gesellschaftspolitik GmbH, Köln. https://opus-hslb.bsz-bw.de/files/476/Anlage+11.pdf. Zugegriffen am 11.12.2013

Forbes SA, Hoffart N, Redford LJ (1997) Decision making by high functional status elders regarding nursing home placement. J Case Manag 6:166–173

Foucault M (1976) Überwachen und Strafen. Suhrkamp, Frankfurt am Main.

Geser-Engleitner E, Jochum C (2008) Betreutes Wohnen für ältere Menschen in Vorarlberg. Bregenz: Amt der Vorarlberger Landesregierung, Abteilung Gesellschaft und Soziales. https://www.vorarlberg.gv.at/pdf/betreuteswohnenfueraelter.pdf. Zugegriffen am 11.12.2013

Golant S (2004) Do impaired older persons with health care needs occupy U.S. assisted living facilities? An analysis of six national studies. J Gerontology B: Psychol Sci Soc Sci 59:68–79

Goffman E (1961) Asylums. New York: Anchor Books.

Harris-Kojetin L, Sengupta M, Park-Lee E, Valverde R (2013) Long-term care services in the United States: 2013 overview. National Center for Health Statistics. Vital Health Stat 3(37):1–107

Harris-Kojetin L, Sengupta M, Park-Lee E (2016) Long-term care providers and service users in the United States. Data from the national study of long-term care providers, 2013–2014. National Center for Health Statistics. Vital Health Stat 3(38):1–105

Hedrick SC, Sales AE, Sullivan JH, Gray SL, Tornatore J, Curtis M, Zhou XH (2003) Resident outcomes of Medicaid-funded community residential care. Gerontologist 43:473–482

Hedrick S, Guihan M, Chapko M, Manheim L, Sullivan J, Thomas M, Barry S, Zhou A (2007) Characteristics of residents and providers in the assisted living pilot program. The Gerontologist 47:365–377

Hellström UW, Sarvimäki A (2007) Experiences of self-determination by older persons living in sheltered housing. Nurs Ethics 14:413–424

Henderson V (1997) Basic principles of nursing care. New York: American Nurses Association

Institut für empirische Sozialforschung (2010) Lebensqualität im Alter. Befragung von Personen ab 60 Jahren. Institut für empirische Sozialforschung, Wien. http://www.sozialministerium.at/cms/site/attachments/3/7/6/CH2228/CMS1323865896868/bericht_lebensqualitaet_im_alter._ifes_2010.pdf. Zugegriffen am 30.03.2016

Jenkins CL (2003) Care arrangement choices for older widows: decision participants' perspectives. J Women Aging 15(2–3):127–143

Katz S, Akpom CA (1976) A measure of primary sociobiological functions. Int J Health Serv 6(3):493–508

Kemp CL (2008) Negotiating transitions in later life: married couples in assisted living. J Appl Gerontol 27(3):231–251

Kemp CL, Ball MM, Hollingsworth C, Perkins MM (2012) Strangers and friends: residents' social careers in assisted living. J Gerontol Ser B Psychol Sci Soc Sci 67(4):491–502

Kemp CL, Ball MM, Perkins MM (2016) Couples' social careers in assisted living: reconciling individual and shared situations. The Gerontologist 56(5):841–854

Kennedy D, Sylvia E, Bani-Issa W, Khater W, Forbes-Thompson S (2005) Beyond the rhythm and routine: adjusting to life in assisted living. J Gerontol Nurs 31:17–23

King G, Farmer J (2009) What older people want: evidence from a study of remote Scottish communities. Rural Remote Health 9(2):1166. http://www.rrh.org.au. Zugegriffen am 01.10.2018

Koenig TL, Lee JH, Macmillan KR (2013) Older adult and family member perspectives of the decision-making process involved in moving to assisted living. Qual Soc Work 13(3):335–350

Krothe JS (1997) Giving voice to elderly people: community-based long-term care. Public Health Nurs 14(4):217–226

Kuhn M.G. (2008). The eye of beauty: creating a place for elite and aging elders. Dissertation, The University of Arizona, Department of Anthropology, Tucson

Lee DT (1997) Residential care placement: perceptions among elderly Chinese people in Hong Kong. J Adv Nurs 26(3):602–607

Maslow AH (1943) A theory of human motivation. Psychol Rev 50:370–396

Mavundla TR (1996) Factors leading to black elderly persons' decisions to seek institutional care in a home in the Eastern Cape. Curationis 19(3):47–50

Michel LH, Eichinger W, Hastedt I (2012) Betreutes Wohnen für Senioren – Die ÖNORM CEN/TS 16118. Austrian Standards plus Publishing, Wien

Ministerium für Gesundheit und Soziales Sachsen-Anhalt (2004) Studie zur Wohnsituation von Seniorinnen und Senioren in Sachsen-Anhalt. Referat Presse und Öffentlichkeitsarbeit, Magdeburg

Mühlbauer H (2008) Betreutes Wohnen für ältere Menschen. Dienstleistungsanforderungen nach DIN 77800. Beuth, Berlin

Orem D (2001) Nursing concepts of practice. Elsevier, Oxford

Park NS, Knapp MA, Shin HJ, Kinslow KM (2009) Mixed methods study of social engagement in assisted living communities: challenges and implica-tions for serving older men. J Gerontol Soc World 52(8):767–783

Park NS, Zimmerman S, Kinslow K, Shin HJ, Roff LL (2012) Social engagement in assisted living and implications for practice. J Appl Gerontol 31:215–238

Perkins MM, Ball MM, Whittington FJ, Hollingsworth C (2012) Relational autonomy in assisted living: a focus on diverse care settings for older adults. J Aging Stud 26:214–225

Perkins MM, Ball MM, Candance LK, Hollingsworth C (2013) Social relationships and resident health in assisted living: an application of the convoy model. Gerontologist 58(3):495–507

Roe B, Whattam M, Young H, Dimond M (2001) Elders' perceptions of formal and informal care: aspects of getting and receiving help for their activities of daily living. J Clin Nurs 10(3):398–405

Roper N, Logan W, Tierney AJ (2000) The Roper-Logan-Tierney model of nursing. Elsevier, Oxford

Rossen EK, Knafl KA (2003) Older women's response to residential relocation: description of transition styles. Qual Health Res 13:20–36

Russell CK (1996) Elder care recipients' care-seeking process. West J Nurs Res 18(1):43–62

Sandhu NK, Kemp CL, Ball MM, Burgess EO, Perkins MM (2013) Coming together and pulling apart: exploring the influence of functional status on co-resident relationships in assisted living. J Aging Stud 27(4):317–329

Saunders JC, Heliker D (2008) Lessons learned from 5 women as they transition into assisted living. Geriatr Nurs 29:369–375

Saup W (2001) Ältere Menschen im Betreuten Wohnen: Ergebnisse der Augsburger Längsschnittstudie, Bd 1. A. Möckl, Augsburg

Sergeant JF, Ekerdt DJ (2008) Motives for residential mobility in later life: post-move perspectives of elders and family members. Int J Aging Hum Dev 66:131–154

Shippee TP (2009) „But I am not moving": residents' perspectives on transitions within a continuing care retirement community. Gerontologist 49:418–427

Svidén G, Wikström BM, Hjortsjö-Norberg M (2009) Elderly Persons' reflections on relocating to living at sheltered housing. Scand J Occup Ther 9:10–16

Tompkins CJ, Ihara ES, Cusick A, Park NS (2012) „Maintaining connections but wanting more": the continuity of familial relationships among assisted-living residents. J Gerontol Soc Work 55(3):249–261

Tracy JP, DeYoung S (2004) Moving to an assisted living facility: exploring the transitional experience of elderly individuals. J Gerontol Nurs 30(10):26–33

Tse MM (2007) Nursing home placement: perspectives of community-dwelling older persons. J Clin Nurs 16(5):911–917

Warren CA, Williams KN (2008) Interviewing elderly residents in assisted living. Qual Sociol 31:407–424

3

Williams KN, Warren CA (2008) Assisted living and the aging trajectory. J Women Aging 20(3–4):309–327

Williams KN, Warren CA (2009) Communication in assisted living. J Aging Stud 23:24–36

Wingenfeld K (2000) Pflegebedürftigkeit, Pflegebedarf und pflegerische Leistungen. In: Rennen Althoff B, Schaeffer D (Hrsg) Handbuch Pflegewissenschaft. Juventa, Weinheim/München, S 339–361

Wingenfeld K, Schaeffer D (2010) Die Weiterentwicklung des Pflegebedürftigkeitsbegriffs und des Begutachtungsverfahrens in der Pflegeversicherung. Gesundheit Gesellschaft Wissenschaft 11(3):7–13

Zhai X, Qiu RZ (2007) Perceptions of long-term care, autonomy, and dignity, by residents, family and caregivers: the Beijing experience. J Med Phil 32(5):425–445

Zimmerman S, Dobbs D, Roth EG, Goldman S, Peeples AD, Wallace B (2016) Promoting and protecting against stigma in assisted living and nursing homes. Gerontologist 56(3):535–547

Die Methoden der Untersuchungen

© Springer-Verlag GmbH Deutschland, ein Teil von Springer Nature 2019
T. Boggatz, *Betreutes Wohnen*, https://doi.org/10.1007/978-3-662-58405-7_4

4

Zur Beantwortung der Frage, welche Erfahrungen ältere Menschen und Betreuungspersonen, im Betreuten Wohnen machen, wurden drei aufeinanderfolgende Studien durchgeführt. In einer qualitativen Studie wurden zunächst die Bewohner zu ihren Erwartungen bezüglich des Betreuten Wohnens und der Inanspruchnahme von Pflege sowie zu ihren Beziehungen zu Mitbewohnern, Angehörigen, Freunden, Bekannten und der Betreuungsperson befragt. In einer weiteren qualitativen Studie wurden dann die Betreuungspersonen gebeten, von ihrer Wahrnehmung der Bewohner und ihren Erfahrungen mit der Betreuungsarbeit zu berichten. In einer dritten Studie wurde schließlich eine quantitative Erhebung zum Ausmaß der Pflegebedürftigkeit, der sozialen Kontakte und der Nutzung von sowie der Zufriedenheit mit der Betreuungsleistung durchgeführt. Dieses Kapitel beschreibt die Durchführung und Auswertung der Studien sowie die Charakteristika ihrer Teilnehmer. Die Resultate der Studien werden thematisch geordnet in den Kapiteln 4–7 vorgestellt und diskutiert.

Zum „Assisted Living" liegen zahlreiche Studien aus den Vereinigten Staaten vor. Sie liefern ein detailliertes Beschreibung von den Erwartungen der Bewohner, ihrer Auseinandersetzung mit entstehender Pflegebedürftigkeit und der Gestaltung ihrer Beziehungen – sowohl untereinander als auch zu den Betreuungspersonen. Dabei zeichnen sie ein ambivalentes Bild dieser Einrichtungen und machen deutlich, dass ihre Realität nicht immer ihren Zielsetzungen entspricht. So sollte „Assisted Living" ein Angebot für selbstbestimmte Konsumenten sein, es zogen jedoch auch Bewohner gegen ihren Willen dort ein. Ebenso sollte das „Assisted Living" den Bewohnern Autonomie, Privatsphäre und ein Umfeld, in dem sie sich Zuhause fühlen, garantieren, die Beziehungen zum Betreuungspersonal waren jedoch zum Teil von einem mehr oder weniger offenkundigen Antagonismus charakterisiert, der zu einer Verschiebung des Machtverhältnisses zu Ungunsten der Bewohner führen konnte und sie in einem Klima institutioneller Furcht leben ließ. Bestand der Auftrag des „Assisted Living"

darin, Selbstbestimmung auch bei Pflegebedürftigkeit zu ermöglichen, ließ sich bei deren Auftreten die Selbstbestimmung der Bewohner einschränken, da ihnen nun die Verlegung in Pflegeheim drohte, wo sie den vollständigen Verlust ihrer Unabhängigkeit befürchteten. Natürlich gab es auch positive Berichte über familiäre Beziehungen mit dem Betreuungspersonal und den Erhalt von Selbstbestimmung, die Studien zum „Assisted Living" machen jedoch die Schwierigkeiten und Grenzen bei der Umsetzung des theoretischen Konzepts dieser Wohn-und Versorgungsform deutlich.

Auch wenn das Betreute Wohnen im deutschsprachigen Raum nicht im gleichen Maße auf die Versorgung von Pflegebedürftigen ausgelegt ist wie das „Assisted Living", stellt sich auch hier die Frage, wie es sich mit der Förderung von Selbstbestimmung und sozialer Kontakte in dieser Wohnform verhält, die ja als Zielsetzung in deren Konzept verankert sind. Zur Beantwortung dieser Fragen wurden insgesamt drei einander ergänzende Studien im Bundesland Salzburg durchgeführt. Dies waren:

1. Eine qualitative Vergleichsstudie mit zwei Gruppen älterer Menschen: Bewohnern von Einrichtungen des Betreuten Wohnens und älteren Menschen, die zu Hause lebten. Diese wurden jeweils zu ihrer Einstellung zum Betreuten Wohnen, zur möglichen Inanspruchnahme von Pflege und zu ihren sozialen Kontakten befragt. Dabei sollte ein Verständnis der Handlungsmotive und Erfahrungen gewonnen werden, welche ihren Entscheidungen und ihrer alltäglichen Lebensgestaltung zu Grunde lagen. Der Vergleich von Bewohnern und Nicht-Bewohnern diente dazu, die Besonderheiten der Erfahrungen im Betreuten Wohnen im Unterschied zu einem Leben im eigenen Zuhause herauszuarbeiten.

2. Eine qualitative Studie mit Betreuungspersonen aus Betreuten Wohneinrichtungen. In dieser ging es darum, der Perspektive der Bewohner die Sichtweise der Betreuungspersonen gegenüberzustellen, deren Aufgabe darin besteht, auf die Erwartun-

gen und Handlungsweisen der Bewohner einzugehen. Sie wurden daher zu den aus ihrer Sicht gegebenen Gründen für einen Einzug sowie den damit verbundenen Erwartungen an die Bewohner, zu ihrem Umgang mit entstehendem Pflegebedarf und zu ihren Erfahrungen bei der Gestaltung sozialer in den Wohneinrichtungen befragt.

3. Eine quantitative Befragung der Bewohner aller betreuten Wohneinrichtungen im Bundesland Salzburg. Hier sollte in Ergänzung zu den detaillierten Einblicken in die Prozesse der Entscheidungsfindung und Lebensgestaltung Aufschluss über die Befindlichkeit der Bewohner betreuter Einrichtungen gewonnen werden. Da die Kernprobleme des Betreuten Wohnens der Umgang mit entstehendem Pflegebedarf und die Förderung sozialer Kontakte in der Bewohnerschaft sind, sollte dementsprechend das Ausmaß vorhandener Pflegebedürftigkeit und der Umfang ihrer sozialen Kontakte und ihres sozialen Wohlbefinden festgestellt werden.

4.1 Studie 1: Qualitative Befragung von Bewohnern und Nicht-Bewohnern

4.1.1 Fragestellungen

Die qualitative Befragung der Bewohner und der älteren Menschen, die nicht im Betreuten Wohnen lebten, ging drei sich ergänzenden Fragestellungen nach. Zunächst sollten die Überlegungen in Erfahrung gebracht werden, die ältere Menschen angesichts eines möglichen Einzugs ins Betreute Wohnen beschäftigen. Dabei wurde davon ausgegangen, dass sie unterschiedliche Gründe und Motive haben, die in bestimmten Kombinationen auftreten können, anhand derer sich verschiedene Typen von Einstellungen zum Betreuten Wohnen beschreiben ließen. Zudem war anzunehmen, dass sich Bewohner betreuter Wohneinrichtungen in ihren Einstellungen von Nicht-

Bewohnern unterscheiden, da erstere sich ja für einen Einzug entschieden hatten. Die aus diesen Überlegungen sich ergebenden Forschungsfragen lauteten also: Welche Kombinationen von Gründen und Motiven veranlassen ältere Menschen dazu, sich für ein Betreutes Wohnen zu bewerben im Unterschied denjenigen, die einen Verbleib in der eigenen Wohnung vorziehen? Welche unterschiedlichen Typen von Nutzern und Nichtnutzern lassen sich aus diesen Kombinationen erkennen?

Im Anschluss an die Frage nach den Gründen, in eine Wohnform mit geringem Versorgungsumfang einzuziehen, ging es darum, wie sich die Befragten mit der Möglichkeit einer zukünftig auftretenden Pflegebedürftigkeit auseinandersetzten und welche Einstellung sie dabei zur Inanspruchnahme von Pflege hatten. Es sollte in Erfahrung gebracht werden, wie ältere Menschen sich diese Möglichkeit vorstellen und wie sie sich zu ihr verhalten, da ihre Vorstellungen und Erwartungen beim Auftreten von Pflegebedürftigkeit ihre Entscheidung bezüglich der Inanspruchnahme von Pflege beeinflussen werden. Auch hier wurde angenommen, dass Vorstellungen und Erwartungen in bestimmten Kombinationen anzutreffen sind, anhand derer sich unterschiedliche Typen von Einstellungen zur Pflege charakterisieren lassen. Die Möglichkeit eines Auftretens von Pflegebedürftigkeit besteht dabei für ältere Menschen unabhängig davon, ob sie im Betreuten Wohnen leben oder nicht, so dass zwischen zuhause Lebenden und Bewohnern betreuter Wohneinrichtungen keine Unterschiede bei den Einstellungen zu erwarten waren. In beiden Fällen ging es um die Einstellungen von Personen, die noch nicht dauerhaft auf Pflege angewiesen waren und daher eine solche Situation gedanklich antizipieren mussten. Die aus diesen Überlegungen sich ergebende Forschungsfrage lautete: Welche Vorstellungen und Erwartungen verbinden ältere Menschen mit der Möglichkeit einer Inanspruchnahme von Pflege? Welche unterschiedlichen Einstellungstypen lassen sich dabei erkennen?

Die dritte Fragestellung ergab sich aus dem Anspruch des Betreuten Wohnens, die sozialen

4

Kontakte der älteren Menschen zu fördern. Demgemäß schien es sinnvoll herauszufinden, ob sich unterschiedliche Kontaktmuster bei Bewohnern und Nicht-Bewohnern erkennen lassen. Zugleich wurde davon auszugegangen, dass es in beiden Gruppen unterschiedliche Typen sozialer Kontaktgestaltung gibt, die auf unterschiedliche Bedürfnisse und eine Einstellungen zur Geselligkeit sowie auf unterschiedliche Wahrnehmungen von kontaktförderlichen und kontakthinderlichen Umständen zurückzuführen sind. Die daraus sich ergebende Fragestellung lautete demgemäß: Welche Typen der sozialer Kontaktgestaltung gibt es bei älteren Menschen im Betreuten Wohnen und im Unterschied dazu bei zuhause Lebenden, welche Bedürfnisse verspüren diese jeweils nach sozialen Kontakten, und welche Hindernisse und Fördernisse nehmen sie für diese wahr?

Bei den Bewohnern betreuter Wohneinrichtungen gehört auch die dort tätige Betreuungsperson zum sozialen Netzwerk – schließlich besteht deren Aufgabe darin, mit den Bewohnern Umgang zu pflegen, um sie bei entstehender Pflegebedürftigkeit zu unterstützen und ihre sozialen Kontakte in der Einrichtung zu fördern. Es war also zu erwarten, dass die Teilnehmer von ihrer Beziehung zur Betreuungsperson berichten, wenn sie ihre Auseinandersetzung mit Pflegebedürftigkeit und ihre sozialen Kontakte schildern. Die Beziehung zwischen Bewohnern und Betreuungsperson war damit in den vorhergehenden Fragestellungen implizit enthalten, jedoch als verbindendes Element dieser beiden Fragestellungen separat zu analysieren. Darüber hinaus umfasst der Arbeitsauftrag der Betreuungsperson eine Informations- und Beratungsfunktion für die Belange des Alltags, die daher separat erfragt wurde. Die daraus sich ergebende Forschungsfrage lautete: Wie befriedigen die Bewohner betreuter Wohneinrichtungen ihren Informations- und Beratungsbedarf? Zusammen mit den Schilderungen der Teilnehmer zu den beiden anderen Erfahrungsbereichen sollten die entsprechenden Antworten dazu dienen, darzustellen, wie die Bewohner die Beziehung zur Betreuungsperson wahrnehmen und gestalten.

4.1.2 Forschungstradition und Design

Die Studie basierte auf einem hermeneutischen Ansatz, wie ihn Gadamer (1990) beschrieben hat. Gadamer geht er davon aus, dass ein unbefangenes Beschreiben von Phänomenen nicht möglich ist. Vielmehr wird der Forschungsprozess von impliziten Vorannahmen über den Forschungsgegenstand bestimmt, die sich schon in der Art der Fragestellung äußern. Es kommt daher darauf an, dass sich die Forschenden ihr eigenes Vorverständnis verdeutlichen, um sich nicht unbemerkt von ihm vereinnahmen zu lassen, sondern um offen zu bleiben für das, was Personen, die sie befragen, über ihre Erfahrungen berichten. Im Verlauf eines solchen Forschungsprozesses kommt es dabei zu Differenzen zwischen den eigenen Vorerwartungen und dem, was die Teilnehmer zum Thema sagen. Diese Differenzen zwingen den Forschenden dazu, seine bisherigen Vorerwartungen zu revidieren und ein neues Verständnis des in Rede stehenden Gegenstands zu entwickeln. Dieses hat dann solange Bestand, bis dass weitere Differenzen im Dialog mit den Studienteilnehmern auftreten. Das Verstehen des Untersuchungsgegenstandes ist damit ein zirkulärer Prozess, der durch den Dialog mit den Forschungsteilnehmern zu stets weiteren Revisionen des Vorverständnisses führt, bis dass keine Differenzen zu diesem mehr auftreten und die Datensammlung damit gesättigt ist. Der Erkenntnisgewinn besteht in diesem Sinne in der Veränderung des eigenen Verständnisses, die sich zwischen dem Beginn und dem Ende der Untersuchung ereignet hat.

Die hier vorgestellte Studie wurde dabei durch Vorannahmen bestimmt, die sich aus dem bisherigen Stand der Forschung ergaben und die weiter unten bei der Vorstellung des Befragungsleitfadens beschrieben werden. Sie basierte auf einem Querschnittsdesign, bei dem die Teilnehmenden in Einzelinterviews befragt wurden. ◻ Tab. 4.1 (Spalte zur Studie 1) fasst die wesentlichen Merkmale der Methodik gemäß den „Consolidated Criteria for Reporting Qualitative Research (COREQ)" (Tong et al. 2007) zusammen.

◨ **Tab. 4.1**　Methodik der qualitativen Studien nach COREQ (Tong et al. 2007)

	Studie 1	Studie 2
Forschungsteam		
1. Interviewer	Autor	Autor
2. Qualifikation der Forschenden	Autor: Dr. rer. cur. 1 Zweitauswerter: MScN 1 Zweitauswerterin: MScN 1 Zweitauswerterin: B.Sc. cand.	Autor: Dr. rer. cur. 2 Zweitauswerterinnen: B.Sc. cand
3. Beruf der Forschenden	Autor: FH-Prof. am Studiengang Gesundheits- und Krankenpflege Zweitauswerter & Zweitauswerterin: Mitarbeiter/in am Studiengang Gesundheits- und Krankenpflege	Autor: FH-Prof. am Studiengang Gesundheits- und Krankenpflege Zweitauswerterin: Studentin
4. Geschlecht der Forschenden	Autor: männlich Zweitauswerter: männlich Zweitauswerterin: weiblich	Autor: männlich Zweitauswerterin: weiblich
5. Erfahrung der Forschenden	Autor: Mehrfach Studien durchgeführt und verfasst Zweitauswerter & Zweitauswerterin: Erfahrung durch vorheriges qualitatives Forschungsprojekt	Autor: Mehrfach Studien durchgeführt und verfasst Zweitauswerterin: Training durch Forschungsübung
6. Beziehung zu TeilnehmerInnen vor der Studie	Keine Beziehung zwischen Interviewer und Teilnehmern vor der Befragung. Vertrauensatmosphäre durch zwanglose Konversation vor Interview hergestellt	Einige Betreuungspersonen durch Studie 1 bekannt. Vertrauensatmosphäre durch zwanglose Konversation vor Interview hergestellt
7. Kenntnis der TeilnehmerInnen über den Interviewer	Beruf und Position des Interviewers war bekannt.	Beruf und Position des Interviewers war bekannt.
8. Merkmale des Interviewers (Vorannahmen)	Vorannahmen auf Grund vorhergehender Studien anderer Autoren	Zum Teil Vorannahmen durch Vorgespräche; Aufgabe der Betreuungspersonen durch ÖNORM CEN/TS 16118 bekannt.
Studiendesign		
9. Methodologische Orientierung	Hermeneutischer Ansatz	Hermeneutischer Ansatz
10. Stichprobenziehung	Gezielte Stichprobe. Auswahlkriterien: Ältere Menschen, die im Betreuten Wohnen oder im eigenen Zuhause wohnen, beide Geschlechter, Stadt oder ländliche Gemeinde	Gezielte Stichprobe. Auswahlkriterium: Tätigkeit als Betreuungsperson im Betreuten Wohnen. Einrichtung im Umkreis von Salzburg (sowohl Österreich als auch Deutschland)
11. Methode der Datensammlung	Persönliches Interview	Persönliches Interview

(Fortsetzung)

4

◻ **Tab. 4.1**   (Fortsetzung)

	Studie 1	Studie 2
12. Größe der Stichprobe	n = 36	n = 15
13. Gründe für Nichtteilnahme	4 Personen lehnten ab auf Grund mangelnder Zeit oder mangelndes Interesses	4 Betreuungspersonen lehnten Teilnahme ab, drei davon ohne Begründung, eine, weil Organisation die Teilnahme nicht erlaubte.
14. Ort der Datensammlung	Die TeilnehmerInnen suchten ihren bevorzugten Ort aus. Die Interviews wurden in der eigenen Wohnung, in einem Seniorentreffpunkt und in einer Seniorentagesstätte geführt	Die TeilnehmerInnen suchten ihren bevorzugten Ort aus. Die Interviews wurden bis auf eines im Büro des Betreuten Wohnens geführt
15. Anwesenheit von Nicht-Teilnehmern	Nicht-TeilnehmerInnen waren nicht anwesend.	Nicht-TeilnehmerInnen waren nicht anwesend.
16. Beschreibung der Stichprobe	s. Tab. 4.3	s. Tab. 4.5
17. Interviewleitfaden	s. Tab. 4.2	s. Tab. 4.4
18. Wiederholungsinterviews	Keine	Keine
19. Aufzeichnung der Daten	Audioaufzeichnung	Audioaufzeichnung
20. Feldnotizen	Feldnotizen wurden nach Ende der Interviews aufgezeichnet.	Feldnotizen wurden nach Ende der Interviews aufgezeichnet.
21. Dauer der Interviews	Ø 60 Min.	Ø 82 Min
22. Datensättigung	Wurde erreicht	Wurde erreicht
23. Transkripte den Teilnehmern vorgelegt	Nein	Ja
Analyse und Ergebnisse		
24. Anzahl der Kodierer	2	2
25. Beschreibung des Kodierbaums	s. Tab. 5.1; 5.2; 6.1; 7.1; 7.2 und 8.1	s. Tab. 5.4; 6.3; 7.3 und 8.2
26. Herleitung der Themen	Oberkategorien im Leitfaden enthalten, Unterkategorien induktiv entwickelt	Oberkategorien im Leitfaden enthalten, Unterkategorien induktiv entwickelt
27. Software	MAXQDA 12® (Release 12.1.3)	MAXQDA 12® (Release 12.1.3)
28. Member-Check	Bei 10 Teilnehmern	Bei 9 Teilnehmern

4.1.3 Auswahl der Stichprobe

Zur Gewinnung von Teilnehmern wurde eine gezielte Stichprobe erhoben. Bei der Auswahl kam es darauf an, ein möglichst heterogenes Spektrum älterer Menschen einzubeziehen. Es sollten Personen beiderlei Geschlechts, aus dem städtischen wie aus dem ländlichen Raum, und aus verschiedenen Altersgruppen einbezogen werden, da in Abhängigkeit vom Alter ein unterschiedliches Ausmaß an funktioneller Kapazität zu erwarten war, welches sowohl die Einstellung zu einer möglichen Pflege als auch die Gestaltung sozialer Kontakte beeinflussen kann. Da eine größere Heterogenität außerhalb des Betreuten Wohnens zu erwarten war, musste dieser Teil der Stichprobe größer sein, um der Vielfalt der dort lebenden, älteren Menschen gerecht zu werden. Teilnahmeberechtigt waren Personen im Rentenalter (Männer ≥65, Frauen ≥60 Jahre). Bewohner des Betreuten Wohnens durften jedoch auch jünger sein, wenn sie vorzeitig pensioniert waren, um so die Perspektive von Nutzern dieser Wohn- und Versorgungsform miteinzubeziehen, die nicht deren typischer Altersgruppe entsprachen. Personen mit kognitiven Beeinträchtigungen waren von der Teilnahme ausgeschlossen.

Bewohner des Betreuten Wohnens wurden in zwei Wohneinrichtungen mit unterschiedlicher Trägerschaft im Umkreis der Stadt Salzburg für die Teilnahme rekrutiert. Eine der Einrichtungen befand sich in einer ländlichen Gemeinde, die andere im Randgebiet der Stadt Salzburg. Ältere Menschen, die zu Hause lebten, wurden in zwei Seniorentreffpunkten in der Umgebung von Salzburg und in einer Tagesstätte in Salzburg Stadt angesprochen. Um auch die Perspektive von Personen, die keines dieser Angebote nutzten, zu erfassen, wurden zudem Teilnehmer im Schneeballverfahren über das soziale Netzwerk der Personen ermittelt, die eines der zuvor genannten Angebote nutzten, sowie Personen, die im Rahmen eines Nachsorgeprogramms nach einer Behandlung auf einer geriatrischen Station betreut wurden.

4.1.4 Datensammlung und ethische Aspekte

Die Datensammlung erfolgte im Zeitraum von August 2011 bis Januar 2012. Hierzu wurde zunächst die Genehmigung der Wohneinrichtungen bzw. Begegnungs- oder Tagesstätten eingeholt. Nach erteilter Erlaubnis wurden die Nutzer dieser Angebote angesprochen und um ihre Teilnahme gebeten. Der Kontakt wurde dabei durch die in der Einrichtung tätige Betreuungsperson hergestellt.

Die Teilnahme erfolgte freiwillig und gemäß den Prinzipien der informierten Zustimmung (Burns und Grove 2005, S. 203 ff.). Hierzu wurden alle potenziellen Teilnehmer darüber informiert, dass sie als Informanten einer wissenschaftlichen Studie dienen sollen. Der Sinn der Befragung wurde ihnen erläutert, Anonymität und das Recht, Auskunft auf unerwünschte Fragen zu verweigern, wurde ihnen zugesichert. Die Aufklärung erfolgte in mündlicher und zusätzlich in schriftlicher Form. Da im Rahmen der Studie keine Interventionen durchgeführt wurden und das Nicht-Vorhandensein kognitiver Einschränkung eine Voraussetzung zur Teilnahme war, erfolgte die Erlaubnis durch die schriftliche Einwilligungserklärung der Teilnehmer.

Die Interviews wurden durch den Autor durchgeführt, der über eine langjährige Erfahrung in qualitativer Forschung verfügte. Um die Glaubwürdigkeit der Datensammlung zu gewährleisten und das Vertrauen der Teilnehmer zu gewinnen, fand die Befragung in der von ihnen gewünschten Umgebung statt. Dies war entweder die private Wohnung oder der öffentliche Bereich des Betreuten Wohnens oder der Begegnungs- bzw. Tagesstätten. Auf ihren Wunsch hin konnten auch zwei Teilnehmer in einem Interview gemeinsam befragt werden. Den Interviews ging eine zwangslose Konversation voraus, die dazu diente eine entspannte Gesprächsatmosphäre zu schaffen. Zur Datensicherung wurden die Gespräche mit einem digitalen Aufnahmegerät aufgezeichnet. Sie dauerten im Durchschnitt 60 Minuten.

Zur Befragung wurden halbstrukturierte Leitfadeninterviews verwendet. Die Fragen des Leitfadens ergaben sich aus den Befunden der qualitativen Studien zum „Assisted Living". In Bezug auf die Einstellung zum „Assisted Living" und zur Auseinandersetzung mit Pflegebedürftigkeit gingen sie davon aus:

- dass sowohl bei dem Einzug ins Betreute Wohnen als auch bei der Auseinandersetzung mit möglicher Pflegebedürftigkeit konkret vorhandene oder als Möglichkeit wahrgenommenen Beeinträchtigungen ein Rolle spielten
- dass bei der Auseinandersetzung mit Pflegebedürftigkeit zudem eigene Bewältigungsstrategien eingesetzt werden, bevor auf die Hilfe fremder Personen zurückgegriffen wird
- dass in beiden Fällen die Betreffenden externe Umstände in Betracht ziehen, um mit diesen Beeinträchtigungen umzugehen
- dass andere Personen (vor allem ihre Angehörigen) ihre diesbezüglichen Entscheidung zumindest beeinflussen
- dass den Entscheidungen der Teilnehmer ihre biografisch erworbene Disposition zu Grunde liegt
- und dass schließlich mit einem Einzug ins Betreute Wohnen bzw. dem Erhalt von Pflege sowohl negative als auch positive Ergebniserwartungen verbunden sind, die sich aus ihrer Disposition ergeben

Da die in einer Disposition verankerten Neigungen und Erwartungen die Entscheidungen und das Verhalten einer Person beeinflussen können, ohne ihr selbst bewusst zu sein, war nicht unbedingt zu erwarten, dass sie in den Gesprächen stets direkt zum Ausdruck kommen würde. Sie musste gegebenenfalls aus dem Verhalten und den Erwartungen der Befragten erschlossen werden.

In Bezug auf die sozialen Kontakte wurde erwartet:

- dass ältere Menschen in unterschiedlicher Weise Kontakte zu Familienangehörigen und Nicht-Angehörigen pflegen, wobei letztere sich bei den Bewohnern des Be-

treuten Wohnens auf Personen innerhalb und außerhalb der Wohneinrichtung aufteilen
- dass angesichts des Vorhandenseins von Seniorengruppen mit Freizeitangeboten für ältere Menschen, auch diese eine Rolle bei den sozialen Kontakten spielen
- dass angesichts der Zielsetzung des Betreuten Wohnen, älteren Menschen eine aktive Rolle bei der Gestaltung des sozialen Lebens in der Einrichtung zu geben, diese in unterschiedlichem Ausmaß soziales Engagement aufweisen
- dass dem Sozialverhalten der Teilnehmer unterschiedliche Dispositionen zu Grunde liegen, die sich in ihrem Interesse an sozialen Kontakten und der Bedeutung, die sie ihnen zuschreiben, äußern
- dass es für sie Umstände gibt, die ihnen die Aufrechterhaltung ihrer sozialen Kontakte erleichtern oder erschweren.

Auch hier lag es nahe, dass sich in den Darstellungen des Sozialverhaltens eine nur teilweise direkt geschilderte Disposition der Teilnehmer äußert.

Bezüglich der Beziehung der Bewohner zur Betreuungsperson wurde angenommen, dass diese im Rahmen der Schilderungen zur Gestaltung der sozialen Kontakte angesprochen wird. Da Beratung und Information zu den Aufgaben der Betreuungsperson gehören, wurden die Teilnehmer zudem danach gefragt, welchen Informations- und Beratungsbedarf sie hatten und bei wem sie gegebenenfalls eine solche Beratung suchen würden, um einen weiteren Aspekt in der Beziehung von Bewohnern und Betreuungspersonen zu beleuchten. ◘ Tab. 4.2 zeigt den in der Befragung verwendeten Leitfaden.

4.1.5 Datenauswertung

Alle Interviews wurden zunächst in literarischer Umschrift transkribiert, um ein lebensnahes Bild von Charakter und Ausdrucksweise der Befragten zu bewahren. Die Datenauswertung folgte der qualitativen Inhaltsanalyse

▣ Tab. 4.2   Leitfaden der Interviews mit älteren Menschen

Biographische Angaben	Können Sie mir kurz etwas von Ihrem Leben erzählen? Was war Ihr Beruf? Womit sind Sie jetzt beschäftigt?
Einstellung zum Betreuten Wohnen	Sind (waren)* Sie (vor ihrem Einzug) an Angeboten des Betreuten Wohnens interessiert? *Falls ja:* Gibt (Gab) es einen bestimmten Anlass, warum Sie sich für einen Einzug in ein Betreutes Wohnen interessieren (interessiert haben)? Was erwarten (erwarteten) Sie sich von einem Einzug in ein Betreutes Wohnen/Service Wohnen? *Falls nein bei Bewohnern:* Wie kamen Sie dann dazu, in ein Betreutes Wohnen einzuziehen? *Falls nein bei Nicht-Bewohnern:* Was stellen Sie sich unter einem Betreuten Wohnen vor? Wie bewerten Sie Betreutes Wohnen im Vergleich zum Verbleib in der eigenen Wohnung? Worin sehen Sie den Unterschied zu einem Altersheim? Gibt (gab) es Umstände, die Ihnen den Einzug in ein Betreutes Wohnen erleichtern/erschweren könnten? Wie kommen (kämen) Sie mit dem Wechsel Ihres bisherigen Wohnorts klar? Was sagen (sagten) Ihre Angehörigen, Freunde und Bekannten zu Ihren Umzugsplänen?
Einstellung zu Unterstützung und Pflege	Gibt es Tätigkeiten in ihrem Alltag, die Ihnen Probleme bereiten (z. B. im Haushalt, beim Einkaufen, bei der Körperpflege)? Was tun Sie (was würden Sie tun), wenn Sie ein solches Problem haben (ggf. konkretisieren in Bezug auf Pflege)? Wer hilft Ihnen (würde Ihnen ggf. helfen) wenn Sie ein solches Problem haben? Was halten Sie von Angeboten, die Ihnen gegen Bezahlung bei solchen Problemen behilflich sein könnten? (Ggf. nachfragen: Gibt es Gründe, die Sie davon abhalten, solche Angebote in Anspruch zu nehmen?) Was sagen Ihre Angehörigen zu diesen Angeboten?
Soziale Kontakte Informations- und Beratungsbedarf	Wie sehen Ihre sozialen Kontakte aus? (Ggf. nachfragen: Beziehungen zu Freunden, Bekannten, Nachbarn, Besuch einer Seniorengruppe) Was bedeuten Ihnen diese sozialen Kontakte? Welche Kultur- und Freizeitangebote nutzen Sie? Was interessiert Sie an den von Ihnen genutzten Angeboten? Sind Sie sozial engagiert? *Falls ja:* Worin besteht Ihr Engagement? Was motiviert Sie dazu? *Falls nein:* Was hält Sie davon ab, sich zu engagieren? Gibt es Umstände, die Ihnen Ihre sozialen Kontakte erleichtern/erschweren? Gibt es Fragen oder Probleme, wo sie sagen würden, hierzu bräuchte ich Informationen oder Beratung? An wen wenden Sie sich (oder würden Sie sich wenden), wenn Sie solche Informationen oder eine Beratung brauchen?

*Alternative Formulierungen der Fragen für Nicht-Bewohner in Klammern

nach Mayring (2003) und wurde mit Hilfe der Software MAXQDA© durchgeführt. Hierzu wurden zunächst zu jeder Fragestellung aus den Leitfragen des Interviewleitfadens die Leit-kategorien gebildet. Diese gaben als ein grobes Analyseschema die Dimensionen vor, in denen sich das Erleben der Teilnehmer abbilden ließ. So gab es bei der Fragestellung nach der Ein-

4

stellung zum Betreuten Wohnen die Erlebnisdimensionen „Beeinträchtigungen", „Optionen & Hindernisse", „Einfluss von Anderen", „Ergebniserwartungen" und „Disposition", die im Analyseschema die Leitkategorien bildeten. Innerhalb dieser Dimensionen konnten dann die Merkmale der Teilnehmer unterschiedlich ausgeprägt sein. So konnten zum Beispiel in der Erlebnisdimension „Beeinträchtigungen" die Teilnehmer verschiedene Merkmale wie „Keine Beeinträchtigung" oder „Beeinträchtigung der Mobilität" aufweisen. Zu Feststellung dieser unterschiedlichen Ausprägungen wurden die entsprechenden Aussagen in den Interviews markiert und codiert. Dabei war ein Satz als minimale, ein zusammenhängender Gedankengang als maximale Kodiereinheit festgelegt. Einzelnen Aussagen konnten gegebenenfalls mehrere Codes zugewiesen werden. Die so gewonnenen Codes wurden entsprechend ihrer Ähnlichkeit in Kategorien zusammengefasst und diese Kategorien den in den Leitkategorien fixierten Erlebnisdimensionen des Analyseschemas zugeordnet. Das Resultat war ein dreistufiges Kategoriensystem, das eine kurzgefasste Übersicht über das Spektrum der unterschiedlichen Aussagen zu den einzelnen Erlebnisdimensionen bot.

Im zweiten Analyseschritt erfolgte dann die Typenbildung anhand der Ähnlichkeiten und Unterschiede der Teilnehmermerkmale in den einzelnen Erlebnisdimensionen. Hierzu wurde zunächst eine Matrix gebildet, welche für jeden Teilnehmer die Ausprägung seiner Merkmale innerhalb der einzelnen Erlebnisdimensionen zeigte. Teilnehmer, die eine ähnliche Merkmalsausprägung in den einzelnen Dimensionen aufwiesen, konnten so theoretisch zu einem Typus zusammengefasst werden. Praktisch ist es jedoch nicht möglich, Typen zu bilden, die in allen Erlebnisdimensionen die gleichen Übereinstimmungen und Unterschiede aufweisen. Einige Unterschiede zwischen den Teilnehmer sind als charakteristisch, andere hingegen nur als akzidentiell zu werten. Es war daher notwendig, ausschlaggebende Erlebnisdimensionen zu bestimmen, anhand derer eine Gruppierung der Teilnehmer erfolgen konnte. Diese stellten

sozusagen die primären Unterscheidungsdimensionen dar, während die übrigen Erlebnisdimensionen auf sekundäre Merkmale der Teilnehmer hinwiesen, die innerhalb eines Typus variieren konnten, da sie keine wesentlichen Eigenschaften dieses Typus beschrieben. Die Bestimmung der primären Unterscheidungsdimensionen hängt einerseits von der Fragestellung ab. Da es in dieser Studie um die Einstellung der Befragten ging, war es naheliegend, eine Gruppierung der Teilnehmer anhand ihrer unterschiedlichen Verhaltensweisen und Erwartungen vorzunehmen, da sich in diesen die innere Einstellung widerspiegelte. Die Bestimmung der primären Dimensionen konnte somit deduktiv anhand der Vorannahmen im Rahmen der Fragestellung erfolgen. Eine weitere Differenzierung ist jedoch induktiv durch das In-Betracht-Ziehen von Erlebnisdimensionen möglich, die eine starke Differenzierung der Teilnehmer anhand der in ihnen zusammengefassten Merkmale erkennen lassen. Sofern diese Differenzierung nicht der Differenzierung anhand der Primärdimensionen widerspricht, kann sie zu deren Binnendifferenzierung hinzugezogen werden. Anhand der Unterschiede innerhalb der Primärdimensionen konnten so Haupttypen, und anhand der Unterschiede innerhalb sekundärer Dimensionen Subtypen zu diesen gebildet werden.

Um die Glaubwürdigkeit der Datenauswertung zu kontrollieren, erfolgte eine unabhängige Zweitauswertung der Daten durch drei Personen, von denen jede aus zeitlichen Gründen die Auswertung zu jeweils einer Fragestellung vornahm. Zwei dieser Personen besaßen durch ein vorheriges Projekt eine entsprechende Erfahrung in qualitativer Datenauswertung, bei einer handelte es sich um eine Studierende, welche zum ersten Mal qualitative Daten analysierte. Zur Nachvollziehbarkeit der Interpretation wurde zu jedem Code eine Beschreibung im Auswertungsprogramm abgespeichert. Mit Studienteilnehmern, die dazu bereit waren, wurden zudem Nachgespräche geführt, in denen ihnen die Interpretation ihres Interviews vorgelegt wurde mit der Bitte, deren Angemessenheit zu beurteilen.

4.1.6 Zusammensetzung der Stichprobe

Insgesamt nahmen an dieser Studie 37 Personen teil. ◨ Tab. 4.3 zeigt ihre Aufteilung nach Wohnort, Geschlecht, Ehestand und Alter. 12 der teilnehmenden Personen waren Männer und 25 Frauen. 20 waren verwitwet, 10 noch verheiratet, 6 geschieden und eine war ledig. 13 Teilnehmer hatten ihr altes Zuhause aufgegeben und lebten im Betreuten Wohnen mit der Ausnahme eines Mannes, der dort hatte

◨ **Tab. 4.3** Zusammensetzung der Stichprobe aus älteren Menschen (n = 37)

		Im Betreuten Wohnen*	Zu Hause lebend	Gesamt
Nach Geschlecht	Männlich	3	9	12
	Weiblich	10	15	25
Nach Familienstand	Verheiratet	3	7	10
	Geschieden	2	4	6
	Verwitwet	8	12	20
	Ledig	0	1	1
Nach Rekrutierung	Betreutes Wohnen	12	–	12
	Seniorentreffpunkt	1	8	9
	Tagesstätte	–	3	3
	Geriatrische Nachsorge	–	3	3
	Private Kontakte	–	10	10
Nach Region	Salzburg Stadt	1	5	6
	Salzburg Umgebung	12	19	31
Nach Beruf	Hausfrau	3	7	10
	Ungelernt	1	1	2
	Manuelle Tätigkeit mit Ausbildung	4	3	7
	Büroangestellte/r	1	4	5
	Gehobener technischer Beruf	–	2	2
	Lehrer	–	2	2
	Selbständig	2	5	7
	Sonstiges	2	–	2
Nach Alter	MW (SA)**	77,3 (8,9)	76,5 (7,4)	76,8 (7,8)

*davon 1 Teilnehmer mit Wohnort im Pflegeheim ohne pflegerische Betreuung, der im Seniorentreffpunkt rekrutiert wurde
**Mittelwert (Standardabweichung)

4

einziehen wollen, aber auf Grund keines verfügbaren Platzes stattdessen auf ein Pflegeheim ausgewichen war. Er wurde eingeschlossen, da er als untypischer Fall Aufschluss über Abweichungen vom regulären Entscheidungsverhalten zu geben versprach. Die übrigen 24 Teilnehmer lebten in ihrer eigenen Wohnung. Von diesen wurden acht über einen der beiden Seniorentreffpunkte, drei über die Tagesstätte, drei über das geriatrische Nachsorgeprogramm und die restlichen zehn über private Kontakte der anderen Teilnehmer im Schneeballverfahren rekrutiert. Die Bewohner des Betreuten Wohnens wurden direkt über ihre Einrichtungen gewonnen bis auf den Teilnehmer, der ersatzweise im Pflegeheim lebte und in einem der beiden Seniorentreffpunkte angetroffen wurde. Sechs Personen kamen aus dem Salzburger Stadtgebiet, die übrigen lebten in ländlichen Gemeinden. Insgesamt waren im vorherigen Beruf zehn Personen Hausfrauen gewesen, zwei waren ungelernte Arbeiterinnen, sieben hatten eine manuelle Tätigkeit mit Berufsausbildung (Elektriker, Altenpflegerin etc.) ausgeübt, fünf waren als Büroangestellte, zwei in einem gehobenen technischen Beruf wie Baumeister, zwei weitere als Lehrer tätig gewesen, sieben hatten als Selbstständige ein eigenes Geschäft betrieben und zwei hatten eine sonstige Tätigkeit ausgeübt. Das Durchschnittsalter der Teilnehmer lag bei 76,8 Jahren. Die Dauer der Gespräche betrug im Durchschnitt eine Stunde.

4.2 Studie 2: Qualitative Befragung der Betreuungspersonen

4.2.1 Fragestellungen

Im Unterschied zur ersten Studie sollten hier die Erfahrungen der Betreuungspersonen in den Blick genommen werden, deren Aufgabe darin besteht, auf die Erwartungen und das Verhalten der Bewohner einzugehen. Daher verhielten sich die Fragestellungen zu denjenigen der ersten Studie komplementär. Wurde in der ersten Studie danach gefragt, welche Erwartungen ältere Menschen an das Betreuten Wohnen haben, ging es hier darum, welche Erwartungen die Betreuungspersonen an die Bewohner haben und welchen Vorteil sie für die älteren Menschen bei einem Einzug ins Betreute Wohnen wahrnehmen. Wurde in der ersten Studie nach der Auseinandersetzung der älteren Menschen mit zukünftiger Pflegebedürftigkeit gefragt, ging es hier darum, wie die Betreuungspersonen diese Auseinandersetzung als unmittelbare Beobachter erleben und wie sie mit dem entsprechenden Verhalten der Bewohner umgehen. Wurde schließlich in der ersten Studie danach gefragt, wie ältere Menschen ihre sozialen Kontakte gestalten und erleben, sollte hier in Erfahrung gebracht werden, wie die Betreuungspersonen das Sozialverhalten der Bewohner wahrnehmen und wie sie dieses dementsprechend fördern und gestalten können. Sollte schließlich in der ersten Studie aus den Antworten der Bewohner zu den vorhergehenden Fragen herausgelesen werden, wie sie ihre Beziehung zu den Betreuungspersonen wahrnehmen, ging es hier schließlich darum zu erfahren, wie die Betreuungspersonen ihre Beziehung zu den Bewohnern wahrnehmen, die sie im Rahmen ihrer Tätigkeit gestalten. Mit anderen Worten: die Wahrnehmungen der Bewohner und der Betreuungspersonen sollten einander gegenübergestellt und auf Übereinstimmungen und Widersprüche hin untersucht werden. Ziel der Befragung der Betreuungspersonen war es, einen systematischen Einblick in ihre gesammelten Erfahrungen bei der Bewältigung ihrer zentralen Aufgaben zu gewinnen, damit diese anderen Personen, die in diesem Tätigkeitsfeld zu arbeiten beabsichtigen, weitergegeben werden können. Zwar muss das Erfahrungswissen nicht immer die bestmögliche Praxis darstellen, weshalb es einer kritischen Reflexion unterzogen werden sollte, es ist jedoch der Ausgangspunkt für alle weitergehenden Fragen zur Gestaltung der Betreuungsarbeit im Betreuten Wohnen, weshalb seine Erhebung unerlässlich ist.

4.2.2 Forschungstradition & Design

Auch diese Studie folgte der hermeneutischen Forschungstradition. Da es um die Wahrnehmung von Fachpersonen ging, handelte es sich um eine Expertenbefragung. Diese basierte ebenfalls auf einem Querschnittdesign, bei dem die Teilnehmenden in Einzelinterviews um Auskunft gebeten wurden. ◘ Tab. 4.1 (Spalte zur Studie 2) fasst die wesentlichen Merkmale der Methodik gemäß den „Consolidated Criteria for Reporting Qualitative Research (COREQ)" (Tong et al. 2007) zusammen.

4.2.3 Auswahl der Stichprobe

Die Auswahl der Teilnehmerinnen und Teilnehmer erfolgte durch eine Gelegenheitsstichprobe, wobei alle zum Zeitpunkt der Befragung bekannten Einrichtungen des Betreuten Wohnens im Umkreis von Salzburg kontaktiert wurden. Hierzu gehörten einerseits die Einrichtungen im Bundesland selbst, andererseits auch Einrichtungen in der benachbarten Region Südostbayern auf der deutschen Seite. Durch diese grenzüberschreitende Rekrutierung sollten Vergleichswerte gewonnen werden, anhand derer sich die Spezifika der österreichischen Einrichtungen im Kontext des deutschsprachigen Raums näher bestimmen ließen. Als zu befragende Experten wurden dabei jene Personen angesehen, die durch ihre Betreuungstätigkeit im Betreuten Wohnen praktische Erfahrungen in der Bewältigung der ihnen gestellten Aufgaben gesammelt hatten. Da eine Qualifikation im Bereich der Sozialarbeit oder Pflege zwar hilfreich aber keineswegs eine Voraussetzung für den Erwerb solcher praktischen Erfahrungen ist, war das

einzige Einschlusskriterium die Anstellung als Betreuungsperson in einer Betreuten Wohneinrichtung.

4.2.4 Datensammlung und ethische Aspekte

Die Datensammlung fand im Zeitraum von Januar 2012 bis Januar 2014 statt. Auch hier wurde zur Durchführung der Interviews zunächst die Genehmigung der Organisationen eingeholt, für welche die Betreuungspersonen tätig waren. Danach wurden die Betreuungspersonen um ihre Teilnahme gebeten. Diese basierte ebenfalls auf den Prinzipien der informierten Zustimmung (Burns und Grove 2005, S. 203 ff.). Die Betreuungspersonen wurden schriftlich und mündlich über den Sinn und Zweck der Studie, die Art der zu erwartenden Fragen und die voraussichtliche Gesprächsdauer aufgeklärt. Die Teilnahme an der Befragung erfolgte freiwillig. Das Recht, Fragen nicht zu beantworten, die Anonymität ihrer Personen und die vertrauliche Behandlung Ihrer Angaben wurden ihnen zugesichert, so dass sie keine negativen Konsequenzen durch ihre Teilnahme zu erwarten hatten. Ihre Einwilligung wurde schriftlich festgehalten.

Die Interviews wurden ebenfalls vom Autor selbst durchgeführt. Die Wahl des Interviewortes war den Teilnehmern überlassen, um ihnen ein Gespräch in der Atmosphäre zu ermöglichen, in der sie sich am wohlsten fühlten. In der Regel war dies ihr Büro oder der zur Zeit des Interviews nicht genutzte Aufenthaltsraum der Bewohner. Nur in einem Fall fand auf den Vorschlag der Befragten hin das Gespräch in einem Café außerhalb der Wohneinrichtung statt. Auf Wunsch hin konnten auch zwei Teilnehmer in einem Interview gemeinsam befragt werden. Den Interviews ging eine zwanglose Konversation voraus, die dazu diente, eine entspannte Gesprächsatmosphäre zu schaffen. Einige der Betreuungspersonen waren dem Interviewer aus der vorgehenden Bewohnerbefragung bereits bekannt, wodurch bei diesen bereits eine Vertrauensbasis bestand. Zur Da-

4

◻ **Tab. 4.4**   Leitfaden der Interviews mit Betreuungspersonen

Angaben zur Beschäftigung	Worin bestehen Ihre Aufgaben in diesem Projekt? Wie sieht Ihre Betreuungsleistung konkret aus?
Auseinandersetzung mit Unterstützungs- und Pflegebedürftigkeit	Mit welchen Fragen/Beratungs- und Informationsbedürfnissen kommen die Menschen zu ihnen? Was passiert, wenn ein Bewohner/eine Bewohnerin Unterstützung im Alltag braucht? Gibt es Probleme dabei, den Unterstützungsbedarf zu identifizieren? Wie lassen sich diese lösen? Was tun Sie, um passende Unterstützungsangebote zu finden? Gibt es Probleme dabei? Wie lassen sich diese lösen?
Gestaltung sozialer Kontakte	Wie sehen die sozialen Kontakte der Bewohner untereinander aus? Was unternehmen Sie, um diese Kontakte zu fördern? Welche Probleme gibt es dabei? Wie haben Sie diese gelöst? Gibt es Bewohner, die im Haus Aufgaben übernehmen? Wie sieht dieses Engagement aus? Was unternehmen Sie, um Leute für ein Engagement zu gewinnen? Welche Probleme gab es dabei? Wie haben Sie diese gelöst? Wie sehen die Kontakte zwischen den Bewohner und den Bewohnern der Gemeinde aus? Was tun Sie, um diese Kontakte zu fördern? Welche Probleme gibt es dabei? Wie lösen Sie diese?
Erwartungen an die Bewohner und das Betreute Wohnen	Wer sollte Ihrer Meinung nach in ein Betreutes Wohnen ziehen und wer nicht? Wo sehen Sie die Vor- und Nachteile des Betreuten Wohnens?

tensicherung wurden die Gespräche mit einem digitalen Aufnahmegerät aufgezeichnet. Sie dauerten im Durchschnitt 82 Minuten.

Die Interviews wurden mit Hilfe eines halbstrukturierten Leitfadens geführt (◻ Tab. 4.4).

Zum Einstieg wurden die Teilnehmer zunächst gebeten, ihre Tätigkeit im Rahmen der Einrichtung zu beschreiben. Die Fragestellungen nach der Auseinandersetzung mit entstehender Unterstützungs- und Pflegebedürftigkeit sowie nach der Gestaltung der sozialen Kontakte gingen davon aus, dass die Betreuungsperson bestimmte Verhaltensweisen bei den Bewohnern wahrnehmen, auf die sie dann mit eigenen Maßnahmen reagieren, um ein gewünschtes Ergebnis zu erreichen. Dabei wurde erwartet, dass es in beiden Fällen auch größere Probleme gab, die einer Lösung bedurften und dass es Umstände gab, die dies erschweren oder erleichtern konnten. Da

der Betreuungsperson bei der Auseinandersetzung mit Unterstützung- und Pflegebedarf vor allem eine Beratungs- und Vermittlerrolle zukommt, wurde zudem danach gefragt, welche Beratungs- und Informationsbedürfnisse die Bewohner von sich aus zu erkennen gaben. Abschließend wurden sie gefragt, ob es im Hinblick auf die zuvor beschriebenen Erfahrung Personen gäbe, für die ein Betreutes Wohnen nicht geeignet sei, und welche Vorteile diese Wohnform für jene hätte, die aus ihrer Sicht für einen Einzug in Frage kämen.

4.2.5 Datenauswertung

Zur Auswertung wurden die Interviews wortwörtlich transkribiert. Die Datenauswertung folgte ebenfalls der zuvor beschriebenen qualitativen Inhaltsanalyse nach Mayring (2003) und wurde mit Hilfe der Software MAXQDA©

(Release 12.1.3). durchgeführt. Da es hier lediglich darauf ankam, das Spektrum möglicher Erfahrung aus der Perspektive einer Betreuungsperson zu erfassen, wurde auf eine Typenbildung verzichtet.

Zur Sicherung der Auswertungsqualität gab es auch hier eine Zweitauswertung. Diese erfolgte durch zwei studentische Mitarbeiterinnen, von denen jede wiederum aus zeitlichen Gründen die Auswertung zu jeweils einer Fragestellung vornahm. Den Teilnehmern wurden im Rahmen eines Member Checks Zusammenfassungen ihrer Interviews vorgelegt mit der Bitte um Rückmeldung, ob sie darin ihre Wahrnehmung der Betreuungssituation adäquat wiedergegeben finden. Neun der 15 Befragten waren zu dieser Rückmeldung bereit und nahmen am Member Check teil.

4.2.6 Zusammensetzung der Stichprobe

Die Interviews wurden in insgesamt 11 Einrichtungen des Betreuten Wohnens im Land Salzburg und in drei Einrichtungen im Raum von Südostbayern durchgeführt. Vier angefragte Einrichtungen hatten eine Teilnahme abgelehnt, eine davon, weil die Trägerorganisation dies nicht wünschte, die anderen drei ohne weitere Angabe von Gründen. Die Einrichtungen, die teilnahmen, wurden von fünf unterschiedlichen Trägern geführt. ◘ Tab. 4.5 zeigt die Merkmale der Stichprobe. Es nahmen insgesamt 15 Personen teil, wobei zwei von ihnen auf ihren Wunsch hin gemeinsam interviewt wurden. Alle Betreuungspersonen bis auf eine waren weiblich. 13 von ihnen waren seit der Gründung der Einrichtung in dieser tätig, zwei waren erst später als Ersatz für einen Vorgänger hinzugekommen. Nicht alle hatten vor ihrer Tätigkeit im Betreuten Wohnen einen sozialen oder pflegerischen Beruf ausgeübt. Drei Teilnehmerinnen waren im kaufmännischen Bereich tätig gewesen, eine war Psychologin, zwei hatten Sozialarbeit studiert und eine weitere hatte einen Pflegeberuf erlernt. Sechs weitere Betreuungspersonen hatten ebenfalls eine Ausbildung im Bereich der Pflege

◘ **Tab. 4.5** Zusammensetzung der Stichprobe aus Betreuungspersonen (n = 15)

Nach Geschlecht	weiblich	14
	männlich	1
Nach Dauer der Tätigkeit im Betreuten Wohnen	seit Beginn	13
	späterer Einstieg	2
Nach Beruf	Kaufmännischer Beruf	3
	Psychologie	1
	Sozialarbeit	2
	Pflegeberuf	1
	Pflegeberuf & Sozialarbeit	4
	Pflegeberuf & Sonstiger Beruf	2
	Alltagsmanagerin & Heimhilfe	2
Nach Alter	MW (SA)*	42,5 (8,8)

*Mittelwert (Standardabweichung)

vorzuweisen, waren daneben aber noch in der Sozialarbeit ausgebildet oder in einem sonstigen Beruf tätig gewesen. Zwei Teilnehmerinnen waren schließlich Alltagsmanagerinnen und Heimhilfen. Dieser heterogene berufliche Hintergrund der Befragten ergab sich daraus, dass eine der Trägerorganisationen bewusst keine Personen mit einer Ausbildung in der Pflege oder in der Sozialarbeit für eine Betreuungstätigkeit einstellte. Das Durchschnittsalter betrug 42,5 Jahre. Die durchschnittliche Dauer der Interviews betrug eine Stunde und 20 Minuten.

4.3 Studie 3: Quantitative Bewohnerbefragung

4.3.1 Fragestellungen

Die quantitative Bewohnerbefragung sollte schließlich einen Einblick in den Ist-Zustand

4

der Bewohner betreuter Wohneinrichtungen gewähren. Da diese die Aufgabe haben, bei entstehendem Pflegebedarf Unterstützungsangebote zu vermitteln und soziale Kontakte in der Bewohnerschaft zu fördern, richtete sich die Fragestellung auf das Ausmaß der Pflegeabhängigkeit sowie das Vorhandensein sozialer Kontakte in den Wohneinrichtungen. Bei letzteren muss allerdings ihre Quantität von ihrer Qualität unterschieden werden. Während die Quantität sozialer Beziehungen in der Kontakthäufigkeit mit bestimmten Personengruppen zu erfassen ist, besteht deren Qualität in der subjektiv empfundenen Befriedigung des Bedürfnisses nach sozialen Kontakten und sozialer Unterstützung. Sie hängt nur zum Teil von der Häufigkeit sozialer Kontakte ab, da auch ein zurückgezogen lebender Mensch für seine Bedürfnisse befriedigende Kontakte haben kann. Im Rahmen der Befragung sollten beide Aspekte der sozialen Beziehungen ermittelt werden.

Darüber hinaus ging es um die Frage, ob es bestimmte Bewohner gibt, die einer erhöhten Aufmerksamkeit bei der Betreuung bedürfen, da sie eine höhere Pflegebedürftigkeit und schlechtere soziale Kontakte aufweisen. Die Pflegebedürftigkeit kann dabei vom Alter und Geschlecht der Bewohner abhängen. Befunde aus dem deutschen Alterssurvey (Wolff et al. 2014) legen nahe, dass Einschränkungen der Selbstständigkeit mit steigendem Alter zunehmen und bei Frauen auf Grund ihrer höheren Lebenserwartung häufiger als bei Männern anzutreffen sind. In Bezug auf die Pflegebedürftigkeit wurde daher die Hypothese aufgestellt:

- Ältere Menschen und Frauen im Betreuten Wohnen haben ein höheres Ausmaß an Pflegeabhängigkeit.

Selbstständigkeit ist zudem eine Voraussetzung für die Aufrechterhaltung sozialer Kontakte. Eine Einschränkung der Selbstständigkeit lässt daher eine Verringerung der sozialen Kontakte erwarten. Ein weiterer Grund für den altersbedingten Rückgang sozialer Kontakte ist der Tod von Freunden und Bekannten (Institut

für empirische Sozialforschung 2010). Ältere Menschen müssen zudem den Verlust des Ehepartners erleiden und auf Grund ihrer höheren Lebenserwartung ist dies vor allem bei Frauen der Fall. Laut Statistik Austria (2014) waren im Jahr 2011 31,4 % der Über-65-Jährigen verwitwet – bei den Frauen waren dies 45 %, bei den Männern hingegen nur 12 %. Ob sich aus diesen Befunden zwangsläufig eine geringere Kontakthäufigkeit bei Frauen ergibt, kann zumindest in Frage gestellt werden. Bei einer Befragung des Instituts für empirische Sozialforschung (2010) mit älteren Menschen in Österreich wiesen Männer und Frauen einen gleich hohen Anteil an häufigen Kontakten mit Bekannten und Verwandten aus. Zu Testzwecken wurde jedoch auch hier in Bezug auf die sozialen Kontakte die Hypothese aufgestellt:

- Ältere Menschen und Frauen im Betreuten Wohnen haben weniger soziale Kontakte und erfahren ein geringeres Maß an sozialer Unterstützung.

Da in der qualitativen Befragung der älteren Menschen unterschiedliche Typen der Kontaktgestaltung ermittelt werden sollten, stellte sich bei der quantitativen Erhebung im Sinne einer Triangulation der Erhebungsmethoden die Frage, in wie weit sich die qualitativ ermittelten Typen in den quantitativen Daten wiederfinden lassen und wie häufig bestimmte Typen der Kontaktgestaltung anzutreffen sind. Darüber hinaus sollte geklärt werden, in wie weit die soziale Unterstützung, welche die Bewohner erfahren, mit den Typen der Kontaktgestaltung zusammenhängt.

Um die Aufgabe des Betreuten Wohnens zu erfüllen, obliegt es den Betreuungspersonen, bestimmte Dienstleistungen zu erbringen. Daher wurde auch untersucht, in welchem Umfang diese Dienstleistungen von den Bewohnern genutzt werden, und wie zufrieden sie mit ihnen sind. Derart sollte ein Einblick in das von den Bewohnern nachgefragte Tätigkeitsprofil der Betreuungspersonen gewonnen und die Beziehung der Bewohner zu den Betreuungspersonen beleuchtet werden. Wie bei der Pflegebedürftigkeit und den sozialen Kontakten, die Anlass zur Nutzung von Dienstleistungen der Betreuungsperson sein können, wurde auch hier untersucht, welchen Einfluss das Alter und das Geschlecht auf die Nutzung haben. In Bezug auf die Zufriedenheit mit den Dienstleistungen wurde zudem die Frage gestellt, in wie weit diese mit deren Nutzung zusammenhängt. Da Bewohner auch eine Meinung zu Dienstleistungen haben können, ohne diese in Anspruch zu nehmen, sollte so geklärt werden, wie sich die bei einer Inanspruchnahme gemachte Erfahrung in der Bewertung niederschlägt. In Bezug auf die Zufriedenheit mit den Dienstleistungen wurde daher die Hypothese aufgestellt:

- Nutzer einer bestimmten Dienstleistung der Betreuungsperson äußern eine höhere Zufriedenheit mit dieser als Bewohner, die diese Dienstleistung nicht in Anspruch nehmen.

4.3.2 Design

Zur Ermittlung eines zu einem bestimmten Zeitpunkt gegebenen Ist-Zustandes sind Querschnittsstudien das geeignete Design. Dementsprechende wurde eine einmalige Befragung der Bewohner betreuter Wohneinrichtungen durchgeführt. Aus forschungspraktischen Gründen fand diese im Zeitraum vom 01.02. – 28.02.2015 statt. ◘ Tab. 4.6 fasst die wesentlichen Angabe zur Methode gemäß den Leitlinien des „Strengthening the Reporting of Observational Studies in Epidemiology (STROBE-) Statement" zusammen.

4.3.3 Auswahl der Stichprobe

Es war eine Vollerhebung aller Personen geplant, die zum Zeitraum der Befragung im Bundesland Salzburg in einer Einrichtung des Betreuten Wohnens lebten. Im Rahmen dieser Studie galt eine Einrichtung dann als Betreutes Wohnen, wenn gemäß den Kriterien der ÖNORM CEN/TS 16118 (Michel et al. 2012) eine feste Betreuungsperson jede Wo-

che für eine bestimmte Anzahl von Stunden persönlich in der Einrichtung anwesend war, um sich um die Wünsche und Bedürfnisse der Bewohner zu kümmern. Zur Identifikation der teilnahmeberechtigten Einrichtungen wurde zunächst im Internet nach Einrichtungen im Bundesland Salzburg gesucht, welche die Bezeichnung „Betreutes Wohnen" oder „Betreubares Wohnen" trugen. Anhand der angegebenen Adressen wurde mit allen so identifizierten Einrichtungen telefonisch Kontakt aufgenommen, um festzustellen, in wie weit sie den Kriterien des Betreuten Wohnens gemäß der ÖNORM CEN/TS 16118 entsprachen. Alle Einrichtungen im Bundesland Salzburg, bei denen eine Entsprechung mit diesem Kriterium in der telefonischen Erkundigung festgestellt werden konnte, wurden gebeten, an der Studie teilzunehmen.

Einzige Teilnahmevorrausetzung für die Bewohner war die Fähigkeit zur selbstständigen Beantwortung von Fragen. Es gab keine Einschränkung in Bezug auf das Alter. Aus Vorgesprächen mit Betreuungspersonen war zwar bekannt, das vereinzelt auch Personen unter 60 Jahren in den Einrichtungen lebten, diese Personen wurden jedoch – obwohl es sich bei Ihnen nicht um die Zielgruppe handelte – bewusst nicht ausgeschlossen, da die Befragung einen Einblick in den tatsächlichen Ist-Zustand geben sollte, wozu auch gehört, das Ausmaß der nicht zielgruppengemäßen Belegung festzustellen.

4.3.4 Datensammlung und ethische Aspekte

Die Datensammlung basierte auf der Selbstauskunft der Bewohner und spiegelt somit deren subjektive Sichtweise wieder. Dies hatte zum einen praktische Gründe, da für eine externe Einschätzung des Pflegebedarfs und der Häufigkeit sozialer Kontakte eine ausführliche Untersuchung und Beobachtung der Bewohner erforderlich gewesen wäre, was jedoch auf Grund des dazu notwendigen, personellen Aufwands die Möglichkeiten der Befragung

4

◻ **Tab. 4.6**   Methodik der qualitativen Studien nach STROBE (Vandenbroucke et al. 2007)

Studiendesign	Querschnitt
Rahmen	Betreute Wohneinrichtungen im Bundesland Salzburg, Datensammlung im Zeitraum vom 01.02.–28.02.2015
Teilnehmer	Bewohner von Einrichtungen mit mehrfach pro Woche anwesender Betreuungsperson. Keine Alterseinschränkung. Ausschlusskriterium: Kognitive Einschränkung
Variablen	Zielgrößen: Pflegeabhängigkeit, Quantität sozialer Kontakte, Qualität sozialer Kontakte, Nutzung von und Zufriedenheit mit Betreuungsleistungen Einflussgrößen: Alter, Geschlecht
Datenquellen/ Messmethoden	Messung der Pflegeabhängigkeit: Pflegeabhängigkeitsskala, Selbsteinschätzungsversion (Dijkstra 1998) Messung der Quantität sozialer Kontakte: je 1 Frage zur Kontakthäufigkeit mit Kindern, Enkeln, Nachbarn im Haus, Bekannten außerhalb, Verwandten. Messung der Qualität sozialer Kontakte: Multidimensionalen Skala für Wahrgenommene Soziale Unterstützung (Zimet et al. 1988). Messung der Nutzung von Dienstleistungen: Liste von zu erbringenden Dienstleistungen laut ÖNORM CEN/TS 16118 mit je 1 Frage zur Häufigkeit der Nutzung Messung der Zufriedenheit mit Dienstleistungen: Likert-Skala mit je 1 Aussage zur Zufriedenheit mit 1 bestimmten Dienstleistung.
Bias	Vollerhebung in allen Wohneinrichtungen im Bundesland, Bias durch Freiwilligkeit der Teilnahme möglich, aber nicht vermeidbar
Studiengröße	Keine vorausberechnete Studiengröße, Vollerhebung da Population im Bundesland zum Erhebungszeitpunkt 595 Personen umfasste
Quantitative Variablen	Bei ordinalskalierten Variablen wurden der Median und das Interquartilsintervall bestimmt. Daten zur PAS und zur Nutzung von Dienstleistungen wurden zwecks besserer Übersicht dichotomisiert.
Statistische Methoden	(*a*) Die statistische Auswertung erfolgte mit nicht-parametrischen Tests (Spearman's Rho, Mann-Whitney U, Kruskal Wallis Test). Bestimmung der Typen sozialer Kontaktgestaltung durch Two-Step-Cluster-Analyse.
	(*b*) Untergruppen wurden nicht untersucht; Interaktionen wurden nicht bestimmt
	(*c*) Fehlende Werte wurden mit multipler Imputation geschätzt
	(*g*) Sensitivitätsanalysen wurden mit fehlenden und mit geschätzten Werten, sowie mit allen Bewohnern und unter Ausschluss der untypischen Bewohner (<60 Jahre) durchgeführt

überschritten hätte. Auch wenn so ein Vergleich mit von den Bewohnern unabhängigen Beobachtungen nicht möglich war, konnte zumindest deren Selbstwahrnehmung ermittelt werden, die letztendlich für ihren Umgang mit körperlichen Einschränkungen und ihr soziales Verhalten ausschlaggebend ist. Darüber hinaus sind Urteile über die Qualität sozialer Beziehungen stets subjektiver Natur und nicht durch von den Betroffenen unabhängige Beobachtungen zu ersetzen.

Um die Zielgruppe der Befragung zu erreichen, wurden die Betreuungspersonen der beteiligten Einrichtungen gebeten, die Fragebögen an alle Bewohner zu verteilen. Hierzu wurden sie in vorbereitenden Arbeitstreffen über den Fragebogen und die Befragung informiert, um Bewohner für die Teilnahme an der

Studie zu gewinnen und diese zum Ausfüllen des Fragebogens zu instruieren. Dessen Rückgabe sollte binnen zwei Wochen erfolgen. Weil mit verspäteten Rückgaben zu rechnen war, wurde eine Reservefrist von zwei weiteren Wochen eingeplant, nach welcher die Betreuungsperson die bis dahin abgegebenen Fragebögen an die Forschungskoordination zurücksenden sollte.

Alle Bewohner selbst wurden mündlich durch das Betreuungspersonal und schriftlich durch ein Begleitschreiben zum Fragebogen über Sinn und Zweck der Befragung aufgeklärt. Die anonyme Behandlung der Daten wurde ihnen zugesichert. Die Rückgabe eines ausgefüllten Fragebogens an die Betreuungsperson erfolgte hierzu in einem verschlossenen Umschlag. Eine Nennung des Namens war weder auf dem Fragebogen noch auf dem Rückumschlag vorgesehen. Das Ausfüllen eines Fragebogens wurde als Einverständnis mit der Teilnahme gewertet. Wer nicht bereit war teilzunehmen, hatte keine negativen Konsequenzen zu erwarten.

Da im Rahmen dieser Studie keine Intervention getestet wurde und die Befragung in keinem als klinisch zu wertendem Setting erfolgte, unterlag sie gemäß dem österreichischen Krankenanstalten- und Kuranstaltengesetz nicht der Vorlagepflicht bei einer Ethikkommission (Stühlinger und Schwamberger 2013)

4.3.5 Messverfahren

Der Fragebogen umfasste neben Angaben zu demografischen Daten Skalen zur Erfassung der Pflegebedürftigkeit und der sozialen Kontakte der Bewohner. Er wurde in Kooperation mit zwei lokalen Experten für Betreutes Wohnen zusammengestellt. Grundlage für die Auswahl der Instrumente war Standardliteratur zu Assessmentverfahren (Kane und Kane 2004; McDowell 2006), sowie eigene Expertise. Der Fragebogen wurde in einem Probelauf mit zehn Besuchern eines Seniorentreffpunkts getestet. Diese benötigten im

Durchschnitt 40 Minuten zum Beantworten der Fragen.

Zur Feststellung der Pflegebedürftigkeit wurde die deutschsprachige Version der Pflegeabhängigkeitsskala (PAS) verwendet (Dijkstra 1998). Im Unterschied zu anderen etablierten Skalen wie der ADL-Skala (Katz und Akpom 1976) oder dem Barthel-Index (Mahoney und Barthel 1965) ist sie nicht auf die Erfassung körperlicher und alltagspraktischer Einschränkungen beschränkt und erlaubt somit eine ganzheitliche Einschätzung des Unterstützungsbedarfs. Sie ist in mehreren Sprachen in einer Version für Fremdeinschätzung und einer Version für Selbsteinschätzung verfügbar. In beiden Fällen besteht sie aus 16 Fragen, in denen es darum geht, wie selbstständig eine Person ihre bio-psycho-sozialen Bedürfnisse befriedigen kann. Die Antwortmöglichkeiten umfassen fünf Stufen und reichen von völlig unabhängig bis völlig abhängig. In der Gesamtsumme kann dabei jemand einen Wert zwischen 16 Punkten bei vollständiger Selbstständigkeit und 80 Punkten bei vollständiger Pflegeabhängigkeit erreichen.

In dieser Studie wurde die Selbsteinschätzungsversion der PAS verwendet, da eine Fremdeinschätzung der Pflegeabhängigkeit eine genauere Kenntnis der betreffenden Person voraussetzt, die in der Regel nur im Rahmen einer pflegerischen Versorgung erworben werden kann – wozu den im Betreuten Wohnen anwesenden Betreuungspersonen die Möglichkeit fehlt. Auf der Grundlage der in dieser Studie erhobenen Daten ließen sich die psychometrischen Eigenschaften der Selbsteinschätzungsversion der PAS bestimmen. Die entsprechenden Analysen werden im Anhang B detailliert geschildert. Die PAS hatte dabei eine hohe interne Konsistenz und wies signifikante Korrelationen mit dem Vergleichskriterium der Pflegestufen auf. Im Unterschied zu den Fremdeinschätzungen in verschiedenen Sprachen, bei denen explorativen Faktoranalysen jeweils ein Faktor zu Grunde ergaben (Dijkstra et al. 2006), wurden in der Faktoranalyse der hier verwendeten Selbsteinschätzungsversion drei Faktoren ermittelt. Der erste von diesen bezog sich auf die Abhängigkeit von fremder Hilfe bei der Befriedigung der physiologischen Grundbedürfnisse, der zweite auf Unterstützungsbedarf bei der Kommunikation und Orientierung und der dritte auf entsprechenden Bedarf bei komplexeren Aktivitäten. Eine Kontrollanalyse unter Ausschluss der untypischen Bewohner unter 60 Jahren lieferte die gleiche Anzahl und Art von Faktoren, wobei allerdings ein Item etwas stärker auf einen anderen Faktor lud. Um zu entscheiden, welche Itemverteilung bei der Drei-Faktorenlösung die angemessenere war, wurde eine konfirmatorische Faktoranalyse durchgeführt, der zu Folge die letztere Variante sowohl bei allen Bewohnern als auch unter Ausschluss der untypischen Bewohner die beste Passung ergab. Bei der so ermittelten Faktorlösung umfasste der erste Faktor 8 Items und ergab bei 5 Antwortstufen eine Skala von 8–40, der zweite Faktor umfasste 5 Items und ergab eine Skala von 5–25, während aus dem dritten Faktor mit den verbleibenden 3 Items eine Skala von 3–15 resultierte.

Die Häufigkeit der Kontakte wurde durch fünf Fragen dazu ermittelt, wie oft die Befragten ihre Kinder, Enkelkinder, Nachbarn, Bekannten und Verwandten sehen. Jede Frage hatte sechs Antwortmöglichkeiten, die von nie bis täglich reichten, wobei beim Nicht-Vorhandensein einer dieser Personengruppen die Antwortstufe nie zutraf. Die Qualität der sozialen Beziehungen wurde mit der deutschsprachigen Version der Multidimensionalen Skala für Wahrgenommene Soziale Unterstützung (*Multidimensional Scale for Perceived Social Support* = MSPSS) von Zimet et al. (1988) ermittelt. Die Skala besteht aus zwölf Aussagen, die sich auf die praktische und emotionale Unterstützung durch Familie, Freunde und eine allgemeine Vertrauensperson beziehen und damit die Qualität der Beziehungen zu diesen Personengruppen beschreiben. Zu diesen Aussagen kann mit sieben Antwortstufen von „Stimmt überhaupt nicht" bis „Sehr zutreffend" Stellung genommen werden. Durch ihre Kürze ist die Bean-

spruchung der Teilnehmer gering, so dass sie im Rahmen eines Surveys, der zur Befragung mehrere Instrumente verwendet, gut geeignet ist. Die psychometrischen Eigenschaften der Skala, die auf der Grundlage der hier gewonnenen Daten bestimmt wurden, lassen sich dem Anhang C entnehmen. Durch eine explorative Faktoranalyse wurden dabei drei Faktoren ermittelt, die den in der Skala vorgegebenen Dimensionen (Unterstützung durch Freunde, Familie, Vertrauensperson) entsprachen. Auch in der konfirmatorischen Faktoranalyse erwies sich diese Drei-Faktorenlösung im Vergleich zu einer Ein-Faktorlösung als das günstigere Modell. Die einzelnen Faktoren korrelierten erwartungsgemäß mit der Häufigkeit der Kontakte zu den Personengruppen, um deren Unterstützung es in den Faktoren jeweils ging. Sie wiesen zudem eine gute interne Konsistenz auf und bei einer Messwiederholung, zu der sich ein Teil der Studienteilnehmer bereit erklärte, ließ sich eine angemessene Stabilität der Messwerte feststellen. In den so bestimmten Dimensionen können die Befragten jeweils einen Wert zwischen 7 und 28 Punkten erreichen.

Um die Nutzung der Dienstleistungen durch die Bewohner zu bestimmen, wurde auf der Grundlage der ÖNORM für Betreutes Wohnen (Michel et al. 2012) ein Katalog von sieben zu erbringenden Betreuungsleistungen erstellt, die repräsentativ für das Tätigkeitspektrum der Betreuungspersonen sind. Die Teilnehmer der Studie wurden gebeten, anzugeben, wie oft sie diese bereits genutzt haben. Die Häufigkeit der Nutzung konnte von nie bis mehr als fünfmal reichen.

Zur Bestimmung der Zufriedenheit mit den verfügbaren Dienstleistungen, wurden den Befragten sechs Aussagen zu den einzelnen Betreuungsleistungen vorgelegt, welche deren Qualität beschrieben. Zu allen Aussagen konnten sie mit fünf Antwortmöglichkeiten von „Stimmt überhaupt nicht" über „Weder/ Noch" bis „Sehr zutreffend" Stellung nehmen. Auf gleiche Weise sollten sie ihrer Zustimmung bzw. Ablehnung zu zwei allgemeinen Aussagen zur Betreuungsperson Ausdruck verleihen, nämlich dass sie froh über deren Vorhandensein seien, und dass das zeitliche Ausmaß ihrer Anwesenheit angemessen sei.

4.3.6 Datenauswertung

Die Auswertung erfolgte mit Hilfe der Software IBM SPSS Statistics 21® und bediente sich zunächst der Methoden der deskriptiven Statistik. Da die Zielgrößen ordinalskaliert waren, wurde der Median und der Interquartilsabstand bestimmt. Bei den Ergebnissen zur Pflegeabhängigkeit und zur Nutzung der Dienstleistungen erwies es sich jedoch als sinnvoll, zwecks besserer Verständlichkeit der Darstellung die Teilnehmer gemäß ihrer Antworten in zwei Gruppen einzuteilen (d. h. in Unabhängige vs. Abhängige, bzw. Nutzer vs. Nicht-Nutzer). Vereinzelt fehlende Werte wurden mit Hilfe von multipler Imputation geschätzt.

Zur Darstellung des Einflusses von Geschlecht und Alter auf die jeweiligen Zielgrößen wurde deren zentrale Tendenz im Median nach Geschlecht und Altersgruppen aufgeschlüsselt. Zur Überprüfung der so dargestellten Unterschiede wurden die Verfahren der schließenden Statistik angewendet. Bei der Bestimmung des Zusammenhangs des Alters mit den Zielgrößen Pflegeabhängigkeit, Häufigkeit sozialer Kontakte und Ausmaß sozialer Unterstützung wurde die zur Darstellung erfolgte Bildung von Altersgruppen nicht berücksichtigt, da diese prinzipiell auf mehrfache Weise erfolgen kann und statistisch signifikante Unterschiede unter Umständen nur einer bestimmten Gruppeneinteilung zuzuschreiben sind. Um dies zu vermeiden, wurde der Zusammenhang von Alter und Zielgrößen mit Hilfe von Spearmans Rangkorrelationskoeffizient berechnet. Zur Untersuchung der Unterschiede zwischen Männer und Frauen in Bezug auf die Pflegeabhängigkeit, die Quantität und die Qualität der sozialen Kontakte wurde der Mann-Whitney-U-Test verwendet. In gleicher Weise wurde das unterschiedliche Ausmaß der Zufriedenheit bei Nutzern und Nicht-Nutzern von Dienstleistungen analysiert. Zur Bestimmung der Typen sozialer Kontaktgestaltung auf der Grundlage der Angaben zur Kontakthäufigkeit mit bestimmten Personengruppen wurde eine Two-Step-Cluster-Analyse durchgeführt. Um schließlich den Zusammenhang der dabei ermittelten Typen mit dem Ausmaß der sozialen Unterstützung festzustellen, wurde ein Kruskal-Wallis-Test verwendet.

4.3.7 Zusammensetzung der Stichprobe

Im Bundesland Salzburg wurden 24 Einrichtungen identifiziert, die dem Einschlusskriterium des Vorhandenseins einer Betreuungsperson entsprachen. Diese verteilten sich über die Regionen des Bundeslands wie in ◘ Tab. 4.7

◘ **Tab. 4.7** Anzahl der Einrichtungen, Bewohner und Teilnehmer nach Region

Region	Anzahl Einrichtungen	Anzahl Bewohner	davon TeilnehmerInnen	in %
Salzburg Stadt	1	15	2	13,3 %
Flachgau	10	279	122	43,7 %
Tennengau	3	89	29	32,6 %
Pongau	3	99	58	58,6 %
Pinzgau	5	90	57	63,3 %
Lungau	2	23	19	82,6 %
Gesamt	24	595	287	48,2 %

4

dargestellt. Die Hälfte befand sich im Flachgau, dem bevölkerungsreichsten Bezirk, eine in der Stadt Salzburg und die übrigen in den anderen Regionen des Bundeslandes.

Zum Zeitpunkt der Befragung gab es in diesen Einrichtungen 595 BewohnerInnen. Davon nahmen 287 an der Befragung teil, was einer Rücklaufquote von 48,2 % entspricht. Die höchste Rücklaufquote wurde im Lungau mit 82,6 % erreicht, die niedrigste in der Stadt Salzburg mit 13,3 %.

Die Charakteristika der Stichprobe sind ◻ Tab. 4.8 zu entnehmen. Zu allen Merkmalen gab es fehlende Werte, deren Anzahl dort angegeben ist und hier nicht gesondert erwähnt wird. Mit 65,5 % bestand die Mehrheit der teilnehmenden Personen aus Frauen. Das Durchschnittsalter in der Stichprobe lag bei 72,1 Jahren. Die meisten Personen (37,6 %) waren dabei zwischen 70 und 79 Jahren alt, gefolgt Personen zwischen 60 und 69 Jahren (22,6 %) und Personen über 80 Jahren (21,6 %). 7,3 % der Teilnehmer waren jünger als 60 Jahre und gehörten damit nicht zu der Zielgruppe des Betreuten Wohnens.

Der größte Teil der Befragten war verwitwet (34,15 %), gefolgt von den Verheirateten (28,2 %), Geschiedenen (22,3 %) und Ledigen (13,9 %). Die Meisten (63,40 %) lebten alleine in ihrer Wohnung, nur ein gutes Viertel wohnte mit einem Ehe- oder Lebenspartner zusammen. 18,8 % hatte keine Kinder, 12,9 % ein Kind und fast 60 % hatten zwei oder mehr Kinder. Mehr als die Hälfte der Befragten gab an, dass mindestens eines ihrer Kinder in der Nähe ihres jetzigen Wohnortes lebte.

Im Durchschnitt wohnten die befragte Personen seit 2,6 Jahren im Betreuten Wohnen – der größte Teil (32,4 %) davon seit zwei bis drei Jahren, 25,8 % seit vier bis fünf Jahren und 19,8 % sogar seit mehr als 5 Jahren. Nur 12,5 % waren erst vor weniger als einem Jahr in ihre Einrichtung eingezogen.

Die Mehrheit der Befragten (70,4 %) hatte keinen anerkannten Pflegebedarf und bezog auch dementsprechend kein Pflegegeld. Die übrigen 26,5 % erhielten diese Form der Unterstützung, der größte Anteil davon die Pflege-

stufe 1. Von den sieben in Österreich vorhandenen Pflegestufen war die höchste, bei den

◻ **Tab. 4.8**   Zusammensetzung der Stichprobe der Bewohnerbefragung (n = 287)

Geschlecht	Männlich	27,2 %
	Weiblich	65,5 %
	Keine Angabe	7,3 %
Alter (MW (SA)* = 72,1 (10,38))	15–59 J.	7,3 %
	60–69 J.	22,6 %
	70–79 J.	37,6 %
	80–100 J.	21,6 %
	Keine Angabe	10,8 %
Familienstand	Ledig	13,9 %
	Verheiratet	28,2 %
	Geschieden	22,3 %
	Verwitwet	34,2 %
	Keine Angabe	1,4 %
Wohngemeinschaft mit Partner	Ja	25,4 %
	Nein	63,4 %
	Keine Angabe	11,1 %
Kinderanzahl	0	18,8 %
	1	12,9 %
	2	30,3 %
	mehr als 3	28,9 %
	Keine Angabe	9,1 %
Anzahl der Kinder in der Nähe des Wohnortes	0	39,4 %
	1	24,7 %
	2	17,1 %
	mehr als 3	8,3 %
	Keine Angabe	10,5 %
Aufenthaltsdauer in Jahren (MW (SA)* = 2,6 (0,9))	≤1 Jahr	12,5 %
	2–3 Jahre	32,4 %
	4–5 Jahre	25,8 %
	>5 Jahre	19,9 %
	Keine Angabe	9,4 %

⬛ Tab. 4.8 (Fortsetzung)

Erhalt von Pflegegeld	Nein	70,0 %
	Ja, Pflegestufe 1	11,5 %
	Ja, Pflegestufe 2	7,7 %
	Ja, Pflegestufe 3	3,8 %
	Ja, Pflegestufe 4	3,5 %
	Keine Angabe	3,1 %
Beanspruchte Dienstleistungen**	Haushaltshilfe	23,7 %
	Essen auf Rädern	10,7 %
	Mittagstisch (z. B. im Seniorenheim)	6,3 %
	Fahrdienst	5,6 %
	Häusliche Pflege	7,0 %
	Notrufanlage	8,1 %

*Mittelwert (Standardabweichung)
**Mehrfachnennungen möglich

Befragten Anerkannte die Pflegestufe 4. Zusätzlich zur Betreuung durch die Wohneinrichtung wurden teilweise weitere Dienstleistungen in Anspruch genommen. Am häufigsten waren dies eine Haushaltshilfe, die 23,7 % der Befragten benötigten und das Essen auf Rädern (10,7 %). Häusliche Pflege erhielten nur 7 % der Befragten.

Literatur

Burns N, Grove SK (2005) Pflegeforschung verstehen und anwenden. Urban & Fischer, München

Dijkstra A (1998) Care dependency – an assessment instrument for use in long-term care facilities. PhD thesis, Rijksuniversiteit Groningen, Groningen

Dijkstra A, Smith J, White M (2006) Measuring Care Dependency with the Care Dependency Scal, A Manual. https://www.umcg.nl/SiteCollectionDocuments/research/institutes/SHARE/assessment%20tools/CDS%20manual%20english.pdf. Zugegriffen am 01.04.2019

Gadamer HG (1990) Wahrheit und Methode. J.C.B. Mohr, Tübingen

Institut für empirische Sozialforschung (2010) Lebensqualität im Alter. Befragung von Personen ab 60 Jahren. Institut für empirische Sozialforschung, Wien. http://www.sozialministerium.at/cms/site/attachments/3/7/6/CH2228/CMS1323865896868/bericht_lebensqualitaet_im_alter._ifes_2010.pdf. Zugegriffen am 30.03.2016

Kane LR, Kane RK (2004) Assessing older persons. Oxford University Press, Oxford

Katz S, Akpom CA (1976) A measure of primary sociobiological functions. Int J Health Serv 6(3): 493–508

Mahoney FI, Barthel DW (1965) Functional evaluation: the barthel index. Md State Med J 21:61–65

Mayring P (2003) Qualitative Inhaltsanalyse, Grundlagen und Techniken, 8. Aufl. Beltz, Weinheim

McDowell I (2006) Measuring health. A guide to ratings scales and questionnaires. Oxford University Press, Oxford

Michel LH, Eichinger W, Hastedt I (2012) Betreutes Wohnen für Senioren – Die ÖNORM CEN/TS 16118. Austrian Standards plus Publishing, Wien

Statistik Austria (2014) Statistisches Jahrbuch. http://www.statistik.gv.A./web_de/services/stat_jahrbuch/index.html. Zugegriffen am 23.05.2014

Stühlinger V, Schwamberger H (2013) Forschung am Menschen im nichtärztlichen Bereich – Vorlagepflichten und Prüfungsmöglichkeiten durch Ethikkommissionen. Recht der Medizin 06:283–289

Tong A, Sainsbury P, Craig J (2007) Consolidated criteria for reporting qualitative research (COREQ): a 32-item checklist for interviews and focus groups. Int J Qual Health Care 19(6):349–357

Vandenbroucke JP, von Elm E, Altman DG, Gøtzsche PC, Mulrow CD, Pocock SJ, Poole C, Schlesselman JJ, Egger M (2007) Strengthening the reporting of observational studies in epidemiology (STROBE): explanation and elaboration. PLoS Med 4:e297. https://doi.org/10.1371/journal.pmed.0040297. Zugegriffen am 01.10.2018

Wolff JK, Nowossadeck S, Spuling SM (2014) Selbstberichtete Erkrankungen und funktionale Gesundheit im Kohortenvergleich. In: Mahne K, Wolff JK, Simonson J, Tesch-Römer C (Hrsg) Altern im Wandel: Zwei Jahrzehnte Deutscher Alterssurvey. Deutsches Zentrum für Altersfragen, Berlin, S 127–140

Zimet GD, Dahlem NW, Zimet SG, Farley GK (1988) The multidimensional scale of perceived social support. J Pers Assess 52:30–41

Einstellung zum Betreuten Wohnen

5

Ältere Menschen haben unterschiedliche Einstellungen zum Betreuten Wohnen. Wenn sie im eigenen Zuhause leben, lehnen sie es zum Teil ab, zum Teil haben sie ein bedingtes Interesse oder sie sind zwiespältig-unentschlossen. Bewohner sind teilweise proaktive Nutzer, die aus Gründen der Vorsorge oder Entlastung dort eingezogen sind, teilweise aber auch Personen, die durch externe Umstände zu einem Einzug veranlasst wurden. Den Betreuungspersonen zufolge ist nicht jedem zu einem Einzug zu raten. Sehr selbstständige Personen benötigen die dort gebotene Betreuung nicht, müssen sie aber trotzdem bezahlen. Sehr Pflegebedürftige können unter Umständen nicht ausreichend versorgt werden. Betreutes Wohnen ist eine Zwischenlösung zwischen selbstständigem Leben und Pflegeheim. Fehlende Informiertheit über diesen Charakter kann dazu führen, dass nach einem Einzug entweder ein Übermaß oder ein Mangel an Betreuung wahrgenommen wird. Eine Beratung vor dem Einzug kann klären helfen, ob Betreutes Wohnen zu den individuellen Bedürfnissen passt.

Betreutes Wohnen ist ein relativ neues Wohn- und Versorgungsangebot für ältere Menschen in Österreich. Zum Zeitpunkt der Befragung wiesen die insgesamt 119 Gemeinden im Bundesland Salzburg nur 24 solcher Wohneinrichtungen auf. In weiten Teilen des Landes war diese Wohnform daher eher unbekannt. Um genügend Nachfrage für dieses Wohnangebot zu finden, ist es für die Betreiber der Einrichtungen wichtig zu wissen, was sich potenzielle Nutzer von einem Einzug dort erwarten. Für die älteren Menschen selbst kann dieser mit Vor- und Nachteilen verbunden sein. Je nachdem, was sie sich unter der Einrichtung vorstellen, wird ihre diesbezügliche Entscheidung positiv oder negativ ausfallen. Wie man zudem aus den Studien zum „Assisted Living" weiß, muss ein Einzug nicht unbedingt aus freier Wahl erfolgen, weil die Wohnform als besonders attraktiv erscheint, er kann auch durch äußere Umstände wie Pflegebedürftigkeit und den Einfluss der Angehörigen erzwungen werden. Dementsprechend gibt es neben einem Bewohnertypus, der freiwillig einzieht, auch

gefügige Nutzer und ältere Menschen, die mit innerem Widerstand ins Betreute Wohnen ziehen. Das Versorgungsangebot des Betreuten Wohnens im deutschsprachigen Raum ist allerdings weniger auf Pflegebedürftigkeit ausgelegt, so dass die Umstände, die zum Auftreten der beiden zuletzt genannten Typen führen, nicht im gleichen Ausmaß wie beim Einzug ins „Assisted Living" in den USA wirksam sein müssen. In der bis dato einzigen Studie zur Einstellung zum Betreuten Wohnen aus dem deutschsprachigen Raum (Boggatz 2011) wurden die entsprechenden Typen jedenfalls nicht beobachtet. Dies mag jedoch auch daran gelegen haben, dass dort nur Personen befragt wurden, die sich um einen Platz in einer Planung befindlichen Einrichtung beworben hatten. Motive und Gründe für einen Einzug können allerdings bei Personen, die diesen tatsächlich vollzogen haben, anders aussehen.

Welche Einstellung ältere Menschen im Bundesland Salzburg zum Betreuten Wohnen haben, wird im ersten Teil dieses Kapitels dargestellt. Dabei wird zuerst die Perspektive jener Personen beschrieben, die im eigenen Zuhause leben und damit potenzielle Nutzer des Betreuten Wohnens sind. Diese sind mit den Bewerbern aus der Studie von Boggatz (2011) direkt vergleichbar, da für sie ein Einzug nur eine Möglichkeit darstellt. Im Anschluss daran werden die Einstellungen jener älteren Menschen beschrieben, die einen Einzug tatsächlich vollzogen haben. Dies erlaubt einen Vergleich der beiden Gruppen und darüber hinaus eine Beantwortung der Frage, in wie weit sich die Einstellungstypen zum Betreuten Wohnen im deutschsprachigen Raum und zum „Assisted Living" in den USA einander entsprechen.

Den Einstellungen der älteren Menschen stehen die Erwartungen der Betreuungspersonen an die Bewohner gegenüber. Diese treffen ein Urteil darüber, ob die Einzugsentscheidung der Bewohner richtig oder falsch war anhand von Kriterien, die sich aus ihrer Aufgabenstellung ergeben. Eine richtige Entscheidung ist dabei dann gegeben, wenn die Bewohner im Nachhinein vom Einzug profitieren, was sich darin zeigt, in wie weit die Rahmenbedingungen des Settings und ihre Erwartungen zueinander passen. Welche diesbezüglichen Erwartungen Betreuungspersonen an die Bewohner hegen, wird im zweiten Teil dieses Kapitels dargestellt. Die im Nachhinein von den Betreuungspersonen feststellbare Passung eines Bewohners in das Betreute Wohnen muss jedoch keineswegs dessen Grund oder Motiv vor seinem Einzug gewesen sein. Inwieweit Einstellungen von Bewohnern und Erwartungen von Betreuungspersonen einander entsprechen oder auseinanderklaffen wird daher im dritten und letzten Teil dieses Kapitels diskutiert.

5.1 Die Perspektive der älteren Menschen

5.1.1 Einstellungen bei Zuhause-Lebenden

Ältere Menschen, die im eigenen Zuhause lebten, wiesen drei unterschiedliche Einstellungen zum Betreuten Wohnen auf: „Bedingte Akzeptanz", „Ablehnung", „Unschlüssigkeit-Zwiespältigkeit" Daneben gab es einen Teilnehmer, der einer Antwort auf die Frage nach seiner Einstellung zum Betreuten Wohnen auswich und deshalb als unklarer Fall eingestuft wurde. ◪ Tab. 5.1 zeigt die drei Typen mit den wesentlichen Merkmalen, welche sie in Bezug auf jene Einflussfaktoren aufwiesen, die in den qualitativen Studien zur Einstellung zum „Assisted Living" als relevant identifiziert worden waren. Zur Charakterisierung und Unterscheidung der einzelnen Typen waren jedoch nur einige dieser Faktoren ausschlaggebend. Diese wurde zur besseren Kennzeichnung in der Tabelle grau unterlegt. Die Zahlen in Klammern geben die Häufigkeit des jeweiligen Typus in der Stichprobe an.

Körperliche Beeinträchtigungen, die in den USA auf den Einzug ins „Assisted Living" einen bedeutenden Einfluss hatten, wurden von allen Zuhause lebenden älteren Menschen in nur geringem Ausmaß angegeben. Sie waren entweder gar nicht vorhanden oder bestanden in leichteren Mobilitätseinschränkungen, die

gelegentlich zu Problemen bei Tätigkeiten im Haushalt führten. Eine akute Pflegebedürftigkeit lag bei niemandem vor. Einige berichteten allerdings von einer gewissen Vereinsamung, der eine davon Betroffene versuchte, durch den Besuch einer Tagesstätte entgegenzuwirken.

» *Und ich hab' mir dann gedacht, na ja, bevor ich wirklich immer nur allein bin, ist das vielleicht sicher vorteilhafter. Das man nicht immer alleine ist, immer. Das ist nämlich auch nicht leicht (TW 17, weiblich, 75 Jahre)*

Für alle Zuhause-Lebenden spielte bei vorhandenen Einschränkungen als externer Umstand die Verfügbarkeit informeller Hilfe gegen Bezahlung eine Rolle. Die Teilnehmer nahmen sie für Reinigungsarbeiten im Haushalt in Anspruch, die sie als zu anstrengend empfanden. Das entsprechende Personal fanden sie zum Teil über private Kontakte. In einer Gemeinde konnten sie auch auf das Angebot eines ehrenamtlichen Hilfsdiensts zurückgreifen, der Essen auf Rädern ausfuhr und bei Bedarf einen Begleitdienst für Arztbesuche anbot. Teilnehmer ohne Beeinträchtigungen nahmen solche Angebote als eine Option für den Bedarfsfall wahr.

» *Ich könnte mir vorstellen, dass ich mir einmal eine Putzfrau nehme, oder das wer für mich bügelt oder … aber sonst, so… (TW 20, weiblich, 74 Jahre)*

Für den Fall von Pflegebedürftigkeit war ihnen zudem die Möglichkeit der Hauskrankenpflege sowie einer 24-Stunden-Betreuung durch osteuropäische Pflegerinnen und Betreuerinnen bekannt, die über entsprechende Agenturen vermittelt wurden. Es konnte zudem in gewissem Umfang auf die Hilfe von den eigenen Kindern zurückgegriffen werden.

» *Die kommen mich besuchen, die kaufen mir ein, ich hab' da immer einen Zettel da liegen, da schreib' ich mir immer drauf, was ich brauch' und die kommen dann und die rufen dann an, ich sag' das, was ich brauch', und die Tochter bringt mir das dann.* (TW 17, weiblich, 75 Jahre)

5

◘ Tab. 5.1 Typen der Einstellung zum Betreuten Wohnen bei Zuhause-Lebenden

Typen	Bedingte Akzeptanz (6)	Abneigung, altes Zuhause aufzugeben (10)	Ablehnung Mit Selbstbild nicht vereinbar (2)	Informierte Ablehnung (1)	Zwiespältig-Unschlüssige (4)
Beeinträchtigungen	Keine oder Mobilitätseinschränkung	Keine oder Mobilitätseinschränkung	Keine Einschränkung	Einschränkung im Haushalt	Keine oder Mobilitätseinschränkung/ Vereinsamung
Externe Umstände	Hilfe gegen Bezahlung Familiäre Unterstützung Nachbarschaftshilfe	Hilfe gegen Bezahlung optional Familiäre Unterstützung Nachbarschaftshilfe	Hilfe gegen Bezahlung optional Nachbarschaftshilfe	Hilfe gegen Bezahlung	Hilfe gegen Bezahlung/ z. T. problematisch Familiäre Unterstützung Nachbarschaftshilfe
	Betreutes Wohnen zum Teil nicht vorhanden	Betreutes Wohnen zum Teil nicht vorhanden	Betreutes Wohnen zum Teil nicht vorhanden	Betreutes Wohnen vorhanden	Betreutes Wohnen zum Teil nicht vorhanden
Einfluss von anderen	Kein Einfluss von anderen	Kein Einfluss von anderen Nur wenn unvermeidlich	Kein Einfluss von anderen Nur wenn unvermeidlich	Kein Einfluss von anderen	Kein Einfluss von anderen
Disposition	Wunsch nach Selbständigkeit Furcht andere zu belasten Nicht an Pflegebedarf denken oder Vorsorge	Wunsch nach Selbständigkeit Furcht andere zu belasten Nicht an Pflegebedarf denken Bindung an alten Wohnort	Wunsch nach Selbständigkeit Handeln wider besseres Wissen Nicht auf Kosten anderer leben	Wunsch nach Selbständigkeit Bindung an alten Wohnort	Wunsch nach Selbständigkeit Furcht andere zu belasten Nicht an Pflegebedarf denken Bindung an alten Wohnort
Erwartung ans Wohnangebot	Ungenaue Vorstellung Soziale Kontakte Betreuung	Ungenaue Vorstellung Kein persönlicher Vorteil Eigenes Zuhause besser als Betreutes Wohnen Bei Bed. Pflegeheim notwendig	Ungenaue Vorstellung	Schlechtere Wohnqualität Keine Partizipation möglich Kosten-Nutzen ungünstig	Ungenaue Vorstellung Soziale Kontakte Betreuung Eigenes Zuhause besser als Betreutes Wohnen Bei Bed. Pflegeheim notwendig
Einstellung zum Betreuten Wohnen	Bedingte Akzeptanz Momentan nicht nötig	Ablehnung des Betreuten Wohnens	Ablehnung des Betreuten Wohnens	Ablehnung des Betreuten Wohnens	Zwiespältig-Unschlüssig

Die entsprechende Unterstützung war jedoch zum Teil beschränkt, da die Kinder berufstätig waren, eigene Kinder zu versorgen hatten und teilweise auch gar nicht in derselben Gemeinde wohnten. Andere konnten sich, wenn es um Hilfe beim Einkaufen ging, auf ihre Nachbarn oder Bekannten verlassen.

> » *Diese sind so lieb und helfen mir, beim Einkaufen, ich habe keinen Wagen, dass sie mir dann einiges bringen, das ist Nachbarschaftshilfe.* (TW 24, weiblich, 85 Jahre)

Eine Betreute Wohnanlage als mögliche Alternative zur eigenen Wohnung war im näheren Umkreis für sechs Personen nicht vorhanden. Den Übrigen stand eine solche im eigenen oder im direkten Nachbarort zur Verfügung. Bezüglich einer möglichen Umzugsentscheidung gaben die meisten an, dass andere Personen – vor allem die eigenen Kinder – keinen Einfluss darauf hätten, teils weil diese keinen solchen nehmen wollten, teils weil die älteren Menschen auch keinen solchen wünschten.

> » *Und was man dann selber macht, jeder sollte es tun und lassen, was er will und jeder muss halt für sich selbst verantwortlich sein und das sollte auch im Alter sein.* (TM07, männlich, 74 Jahre).

Eine Teilnehmerin berichtete in diesem Zusammenhang davon, dass der Bürgermeister ihres Wohnorts versucht hatte, sie von einem Einzug zu überzeugen, da noch Plätze in der neugebauten Einrichtungen zu vergeben waren und die Gemeinde keinen Leerstand wünschte. Sie jedoch hatte dieses Angebot abgelehnt.

> » *Und da, ich sag ja, der Herr Bürgermeister hat mir das eigentlich geraten … geh meld' dich doch an… und ich glaube, ich werde das auch sicher nicht brauchen, wenn, dann sollte das einmal … da mag ich auch nicht hin.* (TW07, weiblich, 74 Jahre)

Einige der Befragten wollten eine Beeinflussung durch andere Personen nicht gänzlich ausschließen für den Fall, dass sie sich nicht mehr selbst versorgen könnten. Dann allerdings ging es für sie nicht mehr um einen Einzug ins Betreute Wohnen sondern um einen Einzug ins Pflegeheim. Ausschlaggebend für die Einstellung zum Betreuten Wohnen waren die unterschiedlichen Erwartungen, die sich mit dieser Wohnform verbanden und zum Teil die Disposition der älteren Menschen.

5.1.1.1 Bedingte Akzeptanz

Ältere Menschen mit dieser Einstellung konnten sich vorstellen, unter bestimmten Bedingungen in ein betreutes Wohnen einzuziehen. Ihre Disposition war auf der einen Seite gekennzeichnet durch den Wunsch nach Selbstständigkeit, auf der anderen Seite durch die Befürchtung, andere durch etwaigen Hilfebedarf zu sehr zu belasten.

> » *Ja, das wäre mir am liebsten. Das wäre mir am liebsten, dass man niemanden braucht und sich selber versorgen kann.* (TW18, weiblich, 91 Jahre)

> » *Ja, sicherlich, das eine muss man sich klar sein, man will den Kindern nicht zur Last fallen. Aus. Fertig.* (TM07, männlich, 74 Jahre)

Angesichts der Möglichkeit, einmal Hilfe bei der Selbstversorgung zu benötigen, hatten einige sich vorsorglich auf Wartelisten im Betreuten Wohnen eingetragen. Die Erwartungen an das Betreute Wohnen waren dabei teilweise von – wie die Betreffenden selbst zugaben – ungenauen Vorstellungen geprägt. Einigen war es nur vom Hören-Sagen her bekannt, anderen war dessen Unterschied zu ihrer aktuellen Wohnsituation nicht wirklich deutlich.

> » *Ich mein, ich hab noch keine richtige Vorstellung über das betreute Wohnen, denn so ein betreutes Wohnen habe ich dann zuhaus' auch.* (TW21, weiblich, 80 Jahre)

Als mögliche Gründe für einen Einzug fiel einigen ein, dass dort die Möglichkeit bestünde, soziale Kontakte knüpfen und pflegen zu können, und im Bedarfsfall Hilfe und Betreuung zu erhalten.

5

Allerdings wollten ihnen diese Optionen nicht gänzlich unproblematisch erscheinen. In Bezug auf die sozialen Kontakte nahmen sie auch die Möglichkeit von Konflikten mit Mitbewohnern wahr.

> » *Und dann Gemeinschaft in einem Heim, ja, es muss, manche sagen, es muss die Chemie passen, es muss einfach die Harmonie da sein … Wenn sie mit den Leuten reden, sagen sie, ja, das ist ganz ein netter, das ist eine ganz eine nette und mit dem kannst du gar nicht reden, und der streitet allweil, solchen Leuten gehe ich aus dem Weg.* (TM12, männlich, 70 Jahre)

Auch die erhältliche Unterstützung wollte einigen von ihnen im Ernstfall als nicht ausreichend erscheinen.

> » *Na, es hat ja früher geheißen, es ist ein betreubares Wohnen. Hat's früher immer geheißen, ist es aber gar nicht. Man wird ja nicht betreut, wenn man auch krank ist.* (TW07, weiblich, 74 Jahre)

Im Fazit kamen alle zu dem Schluss, dass das Betreute Wohnen eine unter Umständen akzeptable Lösung sei, welche sie allerdings momentan nicht bräuchten.

> » *Na, wann es notwendig ist, werde ich sicherlich ins betreute Wohnen einmal gehen […] weil die Umstände verlangen, weil ich körperlich nicht mehr so kann, werde ich das in Anspruch nehmen* (TM07, männlich, 74 Jahre)

> ❯ **Einige ältere Menschen können sich im Fall von Unterstützungsbedarf einen Einzug ins Betreute Wohnen vorstellen. Sie haben jedoch ungenaue Vorstellungen von und zum Teil auch Vorbehalte gegen dieses Angebot**

5.1.1.2 Ablehnung

Bei den Teilnehmern, die eine deutliche Ablehnung des Betreuten Wohnens zum Ausdruck brachten, ließen sich drei Varianten unterscheiden. Davon waren die ersten beiden eher gefühlsmäßig begründet. Die erste Variante bestand in einer Abneigung, das alte Zuhause aufzugeben. Für ältere Menschen mit dieser Einstellung spielten mögliche Beeinträchtigungen bei ihren Erwägungen zu einem Einzug keine offensichtliche Rolle. Viele von ihnen gaben an, nicht an eine mögliche Pflegebedürftigkeit zu denken. Einige äußerten allerdings die Furcht, in einem solchen Fall andere zu sehr zu belasten. Diesem Beweggrund für einen Umzug ins Betreute Wohnen stand jedoch ihre Bindung an die alte Wohnung entgegen.

> » *Da möchte ich jetzt nicht weg, weil es mir gut gefällt da. Ich habe alles hinten lassen, habe mir das gekauft, und eingerichtet.* (TW10, weiblich, 86 Jahre)

Auch diese Teilnehmer hatten dabei zum Teil nur ungenaue Vorstellungen zum Betreuten Wohnen. Bei ihren Erwartungen an dieses Angebot stand die Erwägung, dass ein Verbleib im eigenen Zuhause für sie besser sei, im Vordergrund – auch weil sie glaubten, sich im Bedarfsfall eine umfassende Betreuung dort leisten zu können. Der Wohnort, an den sie die stärkste Bindung hatten, erwies sich daher für sie auch aus praktischer Sicht als der Günstigste.

> » *Aber in meiner Situation würde das eh weniger in Frage kommen, wann man eh praktisch im eigenen Haus ist, gut es ist auch so, das Haus ist groß, man könnte auch wen hineinnehmen, wie es eben ist mit dem betreuten, mit der 24 Stunden Pflege, die was einem betreuen und so, natürlich halt gegen einen gewissen Obulus* (TM10, männlich, 78 Jahre)

Da für sie in Relation zum eigenen Zuhause mit dem Betreuten Wohnen kein erkennbarer Nutzen verbunden war, entschieden sie sich für dessen Ablehnung.

Bei zwei Teilnehmerinnen ergab sich ihre Ablehnung nicht aus einem derartigen Abwägen von Vor- und Nachteilen, sondern aus der Unvereinbarkeit eines dortigen Einzugs mit ihrem Selbstbild. Eine nahm an, dass dies nur mit finanzieller Unterstützung durch das Sozialamt möglich wäre, wobei ihr ein Leben auf Kosten anderer nicht vertretbar erschien.

» *So lange ich daheim bin, kann ich ja mit mir selber Ding… und braucht das Sozialamt nichts zahlen. Ich bin ja noch sozial eingestellt.* (TW09, weiblich, 84 Jahre)

Die andere hielt einen Einzug ins Betreute Wohnen, obwohl sie ihn als vernünftige Lösung ansah, nicht mit ihrem Charakter vereinbar.

» *Wenn es aber Träumer gibt und zu denen gehöre ich, zu den Gemütsmenschen, die das nicht richtig beurteilen, wie weit es jetzt schon fehlt, dann kann einem nur das Glück oder die Fügung helfen.* (TW19, weiblich, 87 Jahre)

Die dritte Variante der Ablehnung zeigte sich bei einer Teilnehmerin, die sich zunächst in einem Betreuten Wohnen angemeldet, aber dann ihre Bewerbung zurückgezogen hatte, um sich stattdessen eine zentral gelegene Wohnung zu kaufen. Im Unterschied zu den anderen Zuhause-Lebenden hatte sie eine informierte Entscheidung in Kenntnis konkreter Gegebenheiten getroffen. Ausschlaggebend für ihre Ablehnung waren die in Relation zum Nutzen als zu hoch bewerteten Kosten, eine als schlechter empfundene Wohnqualität und die Tatsache, dass das Betreute Wohnen im Ort ihrer Meinung nach ohne Beteiligung der eigentlichen Zielgruppe und ohne genaue Kenntnis von deren Bedürfnissen geplant worden war.

» *Für dieses betreubare Wohnen … ich hätt' da einziehen können, ich habe auch schon eine gewisse Wohnung zugeteilt bekommen, und habe mich aber zurückgezogen, weil ich mich über einige Dinge sehr geärgert habe, und zwar über die Gemeinde, über'n Bürgermeister und Gemeindevertretung, weil die dieses ganze Projekt dieser Genossenschaft, also dieser Wohnbaugesellschaft überlassen haben. […]Und das ist hier geschaffen worden, aber ganz nach dem Muster einer gewissen Gruppe oder jemand, der das erarbeitet hat, und es wurde nicht hinterfragt*

und in unserer Gemeinde wurde nicht einmal ein Katalog aufgestellt, welche Kriterien dazu beitragen, das Alter, die soziale Bedürftigkeit oder sonst irgendwas, nichts […]. Der Bürgermeister hat zu mir immer gesagt, dass muss man den Experten überlassen. Er überlässt überhaupt alles gern den Experten, wer das auch immer sein mag, nicht? Das hat mich sehr geärgert […] Einige haben sich zurückgezogen, weil ihnen das zu teuer ist. Und das ist auch, in der Relation, teuer. Mir war es auch irgendwie zu teuer und ich habe mich dann anders entschlossen. (TW02, weiblich, 75 Jahre)

❯ **Einige ältere Menschen lehnen einen Einzug ins Betreute Wohnen gefühlsmäßig ab, da sie eine starke Bindung an ihr Zuhause haben oder ein Einzug nicht mit ihrem Selbstbild vereinbar ist. Es gibt auch eine informierte Ablehnung nach einer Auseinandersetzung mit den Vor- und Nachteilen des Angebots.**

5.1.1.3 Zwiespältig-Unschlüssige

Vier Teilnehmer zeigten eine zwiespältige Einstellung zum Betreuten Wohnen. Auf der einen Seite waren in ihrer Disposition der Wunsch nach Selbstständigkeit und die Furcht, andere zu sehr zu belasten, vorhanden. Diesen Einstellungen, denen ein Betreutes Wohnen durchaus gerecht werden könnte, stand auf der anderen Seite gleichgewichtig eine Bindung an die eigene Wohnung und den alten Wohnort gegenüber, deren Verlassen gegebenenfalls erforderlich wäre. Die zwiespältige Einstellung in ihrer Disposition spiegelte sich dabei in gegensätzlichen Erwartungen an das Betreute Wohnen wieder. Auch wenn die Teilnehmer zum Teil ungenaue Vorstellungen eingestanden, nahmen sie soziale Kontakte und Betreuung als mögliche Vorteile wahr. Zugleich vertraten sie jedoch die Meinung, dass ein Verbleib im eigenen Zuhause vorteilhafter sei, und dass bei Pflegebedarf der Umzug in ein Pflegeheim notwendig werde, da die Versorgung im Betreuten Wohnen in diesem Fall nicht ausreiche. Dieses erschien ihnen folglich als eine Zwischenlösung und Vorstufe zum Pflegeheim, an der eigentlich kein Bedarf bestand.

» *Das betreute Wohnen ist eine Zwischenstufe, sage ich immer, das geht halt noch so lang, wenn man selber die Grundregeln machen kann, also. Sprich, Körperpflege etc...* (TM 09, männlich, 65 Jahre)

Was einige dennoch ein Betreutes Wohnen in Erwägung ziehen ließ, war, dass Hilfe gegen Bezahlung als problematisch gesehen wurde, weil sie nicht wussten, wo eine zuverlässige Haushaltshilfe zu finden sei.

» *Na, hab' ich leider keine, weil ich hab' eine gehabt, die hat schräg vis-à-vis gewohnt und die ist jetzt nach XXX [Name des Ortes (der Verf.)] gezogen. Und die ist jetzt auch nicht mehr da... Es ist nicht so leicht, die meisten Frauen gehen arbeiten, wissen's, die sind berufstätig.* (TW 17, weiblich, 75 Jahre)

Die Konsequenz aus ihren Einstellungen und Erwartungen war, dass sie zwischen Gründen für und wider das Betreute Wohnen schwankten, was sie zum Teil in der gleichen Antwort zum Ausdruck brachten.

» *Da täte ich schon betreutes Wohnen nehmen, weil ich da selbstständiger wäre. Aber das kommt auch, wenn ich so schlecht beinand' wäre, da nützt mir das auch nichts mehr. Dann brauche ich ein Pflegeheim. Weil betreutes Wohnen habe ich in dem Sinn daheim auch, weil mein Sohn schaut jeden Tag rein.* (TW20, weiblich, 74 Jahre)

❯ **Einige ältere Menschen können sich nicht zu einem Einzug ins Betreute Wohnen entscheiden, weil sie die Gründe für und gegen einen Einzug als gleich stark empfinden.**

5.1.2 Einstellungen bei Bewohnern

Die Studienteilnehmer, die im Betreuten Wohnen lebten, wiesen zwei Typen von Einstellungen auf, die sie vor ihrem Einzug in Bezug auf diese Wohnform gehabt hatten. Ein Teil war auf Grund konkreter Erwartungen eingezogen und ließ sich daher als proaktive Nutzer charakterisieren. Bei den übrigen hatten nicht ihre Einstellungen und Erwartungen, sondern äußere Umstände den Ausschlag gegeben. Bei beiden Typen gab es Varianten. ❐ Tab. 5.2 zeigt diese mit ihren wesentlichen Ausprägungen bei den Einflussfaktoren, die in den qualitativen Untersuchungen für einen Einzug ins „Assisted Living" als relevant identifiziert worden waren. Die Zahlen in Klammern geben die Häufigkeit des jeweiligen Typus in der Stichprobe an und die ausschlaggebenden Faktoren sind grau unterlegt.

5.1.2.1 Proaktive Nutzer
Teilnehmer, die mit konkreten Erwartungen eingezogen waren, ließen sich anhand dieser Erwartungen in zwei Varianten unterteilen. Die erste Variante bestand aus älteren Menschen mit Entlastungswunsch. Für diese stellten Einschränkungen in der Mobilität und Selbstversorgung einen Anlass dar, sich über einen Einzug ins Betreute Wohnen Gedanken zu machen. Angesichts ihrer eingeschränkten Selbstversorgungsfähigkeit griffen sie zwar wie die Nicht-Bewohner für Arbeiten im Haushalt auf bezahlte Hilfe informeller Anbieter zurück. Die alte Wohnung empfanden sie allerdings unter diesen Umständen als zu groß, so dass deren Sauberhaltung auf die Dauer als zu aufwendig empfunden wurde.

» *Ich hab meine Wohnung gehabt, aber Sie war mir erstens zu groß, weil ich hab 160 qm gehabt, des hab i schon nimmer geschafft mit 16 Fenster putzen und da hab ich schon jemanden gebraucht und so war mir das gerade Recht.* (TW01, weiblich, 80 Jahre)

Ein weiterer Grund war das Fehlen einer altengerechten Ausstattung des Wohnhauses, vor allem das Fehlen eines Fahrstuhls, der den Verbleib dort als zu beschwerlich erscheinen ließ. Hinzu kam für sie, dass ihre Kinder nicht im gleichen Ort wohnten oder zu beschäftigt

Tab. 5.2 Typen der Einstellung zum Betreuten Wohnen bei Bewohnern

Typen	Proaktive Nutzer		Einzug aufgrund externer Umstände		
	Entlastungswunsch (2)	Vorsorgewunsch (1)	Gelegenheits-nutzer (3)	Unterstützte Entscheidungsfindung (5)	Einzug mit innerem Widerstand (2)
Beeinträchtigungen	Einschränkung bei - Mobilität - Selbstversorgung	Keine Beeinträchtigung	Keine Beeinträchtigung	Einschränkung bei -Mobilität -Selbstversorgung Vereinsamung	Einschränkung bei Selbstversorgung Krankheit
Externe Umstände	Hilfe gegen Bezahlung	Hilfe gegen Bezahlung optional	Hilfe gegen Bezahlung optional	Hilfe gegen Bezahlung	Hilfe gegen Bezahlung
	Hilfe von Kindern eingeschränkt	Hilfe von Kindern eingeschränkt	Hilfe von Kindern verfügbar	Hilfe von Kindern verfügbar	Hilfe von Kindern verfügbar/Keine Kinder vorhanden
	Alte Wohnung zu groß/nicht altengerecht	Ungünstige Lage	Umstände erfordern Umzug Platz im Betreuten Wohnen verfügbar	Alte Wohnung zu groß/nicht altengerecht	
Einfluss von anderen	Kein Einfluss von anderen	Anregung durch Kinder Selbständige Entscheidung	Kein Einfluss von anderen	Einfluss der Kinder Einfluss des Bürgermeisters	Kein Einfluss von anderen
Disposition	Furcht andere zu belasten Nicht zu Kindern ziehen	Vorsorgen Noch veränderungsfähig	Wunsch nach Selbständigkeit Furcht andere zu belasten Geringe Bindung an alte Wohnung	Wunsch nach Selbständigkeit Furcht andere zu belasten Bindung an alte Wohnung	Wunsch nach Selbständigkeit Furcht andere zu belasten Bindung an alten Wohnort Aktiv bleiben
Erwartung ans Wohnangebot	Bequemlichkeit Umsorgende Betreuung	Nähe zur Familie Sicherheit im Bedarfsfall	Zentrale Lage Einzug, weil es sich zufällig ergab	Individuell verschieden: z. B. zentrale Lage/Wohnkomfort/soziale Kontakte/Nähe zur Familie	Nur Wohnkomfort Selbständigkeit & Sicherheit
Einstellung zum Betreuten Wohnen	Akzeptanz des Betreuten Wohnens	Akzeptanz des Betreuten Wohnens	Akzeptanz des Betreuten Wohnens	Akzeptanz des Betreuten Wohnens	Akzeptanz mit innerem Widerstand

waren, so dass deren Hilfe nur eingeschränkt verfügbar war. Sie konnten sich zudem nicht vorstellen, zu ihren Kindern zu ziehen. Also hatten sie sich ohne diese zu fragen um einen Platz im Betreuten Wohnen beworben, als die lokale Gemeinde den Bau einer solchen Anlage entschloss. Ihre Kinder hatten dieser Entscheidung dann im Nachhinein zugestimmt. Bei Ihrer Erwartung vor dem Einzug standen ein bequemeres Leben und eine umsorgende Betreuung im Vordergrund.

» *Und dann habe ich eben erfahren, dass da das Haus [...] gebaut wurde und da habe ich mich mit dem Gedanken befasst, da mache ich es mir gemütlich*
(TW01, weiblich, 80 Jahre)

Im Unterschied zu dieser Gruppe gab es eine Teilnehmerin mit einem Vorsorgewunsch. Diese hatte noch keine Beeinträchtigungen bei der Selbstversorgung, und Hilfe gegen Bezahlung stellte für sie eine Option zur Bewältigung dar, falls einmal solche Beeinträchtigungen auftreten sollten. Die Hilfe ihrer Kinder wäre in diesem Fall nur eingeschränkt verfügbar gewesen, da diese nicht im gleichen Ort lebten. Hinzu kam die ungünstige Lage ihrer alten Wohnung in einem kleineren Ort mit kaum vorhandenen Einkaufsmöglichkeiten. Von ihrer Disposition her verspürte sie jedoch Wunsch nach Vorsorge. Zudem hatte sie das Gefühl, jetzt noch zu einer Veränderung ihres Lebens fähig zu sein.

» *Wenn man jetzt das alles nimmer machen kann [...] dann bin ich schon mehr vorbereitet für das. Da bin ich schon da und es ist alles behindertengerecht in diesem Haus [...] früh genug muss man anfangen [...] stellen sie sich vor, ich müsste jetzt mit 80 von XXX da in die Wohnung ziehen (TW08, weiblich, 69 Jahre)*

Ihre Kinder hatten einen Umzug zwar angeregt, aber die Entscheidung hatten sie und ihr Mann, mit dem sie zusammen eingezogen war, selbstständig getroffen. Da die Wohnanlage sich in dem Ort befand, wo ihre Kinder

wohnten, verband sich mit dem Einzug die Erwartung, in ihrer Nähe zu leben, und so eine Sicherheit im Bedarfsfall zu haben.

> **Einige ältere Menschen sind proaktive Nutzer und ziehen ins Betreute Wohnen ein, weil sie einen Wunsch nach Entlastung oder Vorsorge für den Fall von Unterstützungsbedarf verspüren.**

5.1.2.2 Einzug aufgrund externer Umstände

Im Unterschied zu den proaktiven Nutzern hatten bei den anderen Bewohnern nicht konkrete Erwartungen, sondern externe Umstände zu einem Einzug ins Betreute Wohnen geführt. In Abhängigkeit vom ausschlaggebenden Faktor ließen sich dabei drei Untergruppen unterscheiden. Bei der ersten Untergruppe, den Gelegenheitsnutzern, lagen keine Beeinträchtigungen vor und Hilfe gegen Bezahlung war für sie eine Option für den Fall, dass sie einmal Probleme bei der Selbstversorgung haben sollten. Auch von ihren Kindern konnten die Betreffenden Hilfe in bestimmten Umfang erhalten. Bei allen ließen jedoch bestimmte Umstände (die Auflösung eines bestehenden Mietverhältnisses, zu hoher Renovierungsbedarf des alten Eigentums, der Verlust des Ehepartners) einen Umzug erforderlich erscheinen. Hinzu kam, dass einige von ihrer Disposition her nur eine geringe Bindung an den alten Wohnort hatten.

» *Interviewer: Ist es schwer gefallen für Sie, von XXX [Name des vorherigen Wohnorts (der Verf.)] wegzugehen?*
TW03: Nein, überhaupt nicht, weil für mich sind die Menschen wichtiger als der Ort, wo ich mich befinde, wo ich wohne. (TW03, weiblich, 70 Jahre)

Für andere spielte der Verbleib im bisherigen Wohnort zwar eine größere Rolle, jedoch war ihnen die Wohnung selbst nicht so wichtig. Ihre Umzugsentscheidung war dabei nicht von anderen beeinflusst worden. Da sie im Betreuten Wohnen keine Einschränkung ihrer Selbstständigkeit sahen und zudem befürchteten, im Bedarfsfall anderen Personen zur Last zu fallen, gab es für sie keine wesentlichen Gründe, die gegen einen Einzug dort sprachen. Allerdings waren sie auch nicht durch ein spezifisches Merkmal des Betreuten Wohnens angezogen worden. Von ihrer Wohnung dort erwarteten sie nur eine zentrale Lage, und eine Teilnehmerin wollte zudem in der Nähe ihrer Kinder wohnen, um die Möglichkeit zu haben, die Enkel zu betreuen. Alle machten jedoch deutlich, dass eine andere Wohnung diesen Ansprüchen genauso genügt hätte. Sie waren nur deshalb ins Betreute Wohnen eingezogen, weil die Anlage gerade gebaut worden war und es dort für ihre Verhältnisse günstigen Wohnraum gab.

» *Interviewer: … es war nicht so, dass Sie nach einem betreuten Wohnen gesucht haben, sondern Sie haben eine Wohnung in XXX [Name des neuen Wohnorts (der Verf.)] gesucht?*
TW03: Ursprünglich, ja und durch Zufall habe ich davon gehört, dass das was gebaut wird, hab' mich gleich angemeldet und bin jetzt da (TW03, weiblich, 70 Jahre)

Die zweite Variante war dadurch gekennzeichnet, dass bei der Einzugsentscheidung Personen aus ihrem Umkreis wesentlichen Einfluss ausgeübt hatten. In zwei Fällen waren es die eigenen Kinder, wobei eine Teilnehmerin sogar zu einem Ortswechsel von Deutschland nach Österreich veranlasst worden war, da dies ihr erlaubte, in der Nähe ihrer Kinder zu wohnen. In den anderen drei Fällen war es der lokale Bürgermeister, der den Einzug ins Betreute Wohnen nahegelegt hatte.

» *Ja, der ist ein paar Mal in meiner Wohnung oben gewesen, weil ich was schreiben habe müssen, hat er gesagt, interessier' dich dafür, so eine schöne Wohnung. Sag ich, ja dann mache ich das, habe ich gesagt. (TW06, weiblich, 70 Jahre)*

Hintergrund dieses Engagements war, dass von der entsprechenden Gemeinde die betreute Wohnanlage neu gebaut worden war und es noch an Bewerbern fehlte. Der Betreffende

litt allerdings seit dem Tod seiner Frau unter Vereinsamung, die sich aus einer entlegenen Wohnsituation ergab, wie sie im ländlichen Bereich häufiger anzutreffen ist und für ältere Menschen mit Mobilitätseinschränkungen zu einem Problem werden kann.

» *Ich war allein, ich habe, wo ich zuerst gewohnt habe, mit keinem Menschen Kontakt gehabt. Keine Nachbarn, gar nichts, nur Guten Morgen, und sonst nichts. Und dann habe ich mich deswegen gemeldet, weil ich ja schon erstens einmal nimmer mehr mit dem Auto fahren hab' können, dann, ich muss ja mit den Stecken gehen, ich bin behindert, […] ich hab' nimmer runter gehen können vom Berg. (TM06, männlich, 91 Jahre)*

Die gezielte Werbung für einen Einzug durch den Bürgermeister war damit nicht grundlos erfolgt. Auch die übrigen Angehörigen dieses Typus litten an Mobilitätseinschränkungen oder berichteten von Problemen bei Tätigkeiten im Haushalt, so dass sie einen Anlass zum Einzug ins Betreute Wohnen hatten. Vor dem Einzug hatten sie versucht, diese Probleme mit einer Reduktion ihrer Anstrengung (in dem sie langsamer arbeiteten), der Verwendung von Hilfsmitteln (wie Einkaufswagen) und der Inanspruchnahme informeller Hilfe zu bewältigen. Die alte Wohnung wurde dabei als problematisch empfunden, da sie für die eigenen Bedürfnisse zu groß war bzw. zu viel Arbeit verursachte oder nicht altengerecht ausgestattet war. Da sie jedoch einen Wunsch nach Selbstständigkeit verspürten, der mit einer starken Bindung an ihre bisherige Wohnung und deren Einrichtung verbunden war, hatten sie sich nicht von selbst um einen Einzug in ein Betreutes Wohnen gekümmert. So war eine Einflussnahme von anderen notwendig, um sie hierzu zu veranlassen.

» *TW15: Und so bin ich dann, die Kinder haben gesagt, sortier alles aus, alles kommt weg, weil wir haben ja einen Haufen Möbel gehabt, alles musste weg. […] Und die Kinder haben mir dann geholfen beim Umzug, und …*

5

I: Ja, also da mussten sie sich von all den Sachen trennen? [...] Ist ihnen das nicht schwer gefallen?
TW15: Sehr, schon. Aber die Kinder haben immer gesagt, Mutti, Augen zu und durch. Und so ist es mir auch gegangen. Und ich bin froh drum, dass alles ... vielleicht wär' es andersrum viel schwerer geworden oder sonst was. Aber ich hatte da so viel Sorgen und mir war das alles wurscht. Weg damit und vorbei. Viele Erinnerungen hängen dran und das Schönste ist mir noch geblieben, und fertig. (TW15, weiblich, 73 Jahre)

Die Erwartungen, die sie an das betreute Wohnen gehegt hatten, waren dabei individuell verschieden und bezogen sich teilweise auf praktische Aspekte der Wohnanlage wie ihre zentrale Lage oder die altengerechte Ausstattung, teilweise auf soziale Kontakte in der Wohngemeinschaft oder die Möglichkeit, durch den Umzug in der Nähe ihrer Familien zu leben. Insgesamt waren diese jedoch zweitrangig für ihre Einzugsentscheidung.

Bei der dritten Variante war der Einzug mit einem inneren Widerstand verbunden. Für diese Bewohner waren vorhandene Beeinträchtigungen ausschlaggebend, denn sie hatten Erkrankungen, die zu einer Einschränkungen ihrer Selbstversorgungsfähigkeit führten. Diese veranlassten sie – zwar ohne Einfluss von anderen aber durch die Umstände gezwungen – ihre bisherige Wohnung aufzugeben. In einem Fall waren es asthmatische Beschwerden, im anderen Fall eine Polyneuropathie, welche dazu führten, dass die Möglichkeiten der Bewältigung durch Hilfsmittel und Hilfe gegen Bezahlung nicht als ausreichend empfunden wurden. In beiden Fällen war zwar die Hilfe von anderen, (entweder den Kindern oder der Lebenspartnerin) verfügbar gewesen, diese wollten sie jedoch nicht in Anspruch nehmen, um die Betreffenden nicht zu belasten. Diese Einstellung veranlasste sie zwar, Betreuung gegen Bezahlung zu suchen, jedoch stand auf der anderen Seite ihrer Disposition der Wunsch nach Selbstständigkeit einem Einzug ins Betreute Wohnen entgegen. Einer der

Teilnehmer, die diesen inneren Konflikt verspürten, war ein Pensionsanwärter, der wegen seiner Erkrankung vorzeitig aus dem Berufsleben ausgeschieden war und sich eigentlich erhofft hatte, im Alter selbstständig und aktiv zu bleiben. Dementsprechend fühlte er sich für sein Alter deplatziert im Betreuten Wohnen.

» *Ja, der erste Eindruck war zu klinisch, wie ein Krankenhaus, ist mir am Anfang vorgekommen, alles so steril und weiß, so gedämpft und ruhig, die langen Gänge, aha, Zimmer 27 bist dann du, also das war so der erste Eindruck von dem Haus. Dann alle Leute die da reinkommen, ein jeder hat irgendwo eine Behinderung, also ich habe schon geglaubt, ich bin wo auf Rehabilitation oder was. Das war so der erste Eindruck, nicht...*
(TM05, männlich, 59 Jahre)

Angesichts seiner Erkrankung erschien ihm das Betreute Wohnen jedoch ein geringeres Übel als das Pflegeheim zu sein, wo er sich als erstes um einen Platz beworben hatte, denn hier war ein weitgehend selbstständiges Leben in Kombination mit einem Gefühl von Sicherheit möglich.

» *Da habe ich da den Vorteil, dass ich unabhängig bin, also die Freiheit habe, alles selber noch tun zu können, und für den Fall der Fälle doch zu wissen, es ist jemand da. Und die Wohnung ist wie eine Mietwohnung, gell, und wenn's halt gar nicht mehr geht und wirklich aus dem Bett nicht mehr raus kann, dann ist der Weg ins Altersheim halt nicht mehr weit [...] aber eine eigene Wohnung noch zu haben, ist schon noch besser wie mit so jungen Jahren, nicht einmal 60 dann, im Altersheim zu hocken.*
(TM05, männlich, 59 Jahre)

Bei dem zweiten Teilnehmer war es zusätzlich seine Bindung an den alten Wohnort, die dazu geführt hatte, dass er nicht mit seiner Ehefrau, die sich erfolgreich um einen Platz im Betreuten Wohnen beworben hatte, umgezogen war.

» *I: Ja, und warum sind sie damals nicht mit ihrer Frau hierhin gezogen?*

TM04: Weil ich in XXX [Name des Wohnorts (der Verf.)] bleiben wollte, ich bin seit '56 in XXX gewesen, alle Kollegen und das alles, ich habe alles gekannt, ja, und da habe ich gesagt, na, ich bleibe lieber da, in der Hoffnung, meine Frau kann nachher sowieso wieder zurück, nicht. (TM04, männlich, 83 Jahre)

Erst die fortschreitende Verschlechterung des Gesundheitszustandes führte zu einer späten Einsicht, wobei allerdings zu diesem Zeitpunkt alle Plätze im Betreuten Wohnen vergeben waren, so dass ihm nur der Umzug in ein Pflegeheim blieb.

» *In der Zeit habe ich dann aufgrund von Asthma oder warum kann ich nicht sagen, Schwierigkeiten mit der Luft bekommen […] Jetzt habe ich auch wegmüssen von dort, habe die Wohnung aufgegeben, weg, aus, und ich habe halt da keinen Platz gekriegt und bin jetzt da.* (TM04, männlich, 83 Jahre)

Dort fühlte er sich zwischen den pflegebedürftigen Bewohnern deplatziert. Er zog es deshalb vor, tagsüber das Betreute Wohnen aufzusuchen, in dem seine Frau lebte, und die dortigen Kontaktmöglichkeiten mit Bewohnern und Besuchern zu nutzen.

Einige ältere Menschen ziehen nicht ins Betreute Wohnen, weil sie sich von dem Angebot angesprochen fühlen. Dies geschieht vielmehr auf Grund momentaner Umstände, oder in Folge des Zuspruchs von anderen Personen oder mit innerem Widerstand bei Einschränkungen ihrer Selbstversorgungsfähigkeit

5.1.3 Einstellungen von Bewohnern und Nicht-Bewohnern im Vergleich

Vergleicht man die Einstellungen zum Betreuten Wohnen bei Bewohnern und Zuhause-Lebenden, so zeigt sich, dass sie in ihrer Disposition Gemeinsamkeiten aufweisen. Fast alle verliehen ihrem Wunsch nach Selbstständigkeit Ausdruck. Diesem Bedürfnis können prinzipiell sowohl das Betreute Wohnen als auch das eigene Zuhause gerecht werden. Für einen großen Teil der Teilnehmer ging der Wunsch nach Selbstständigkeit jedoch mit einer Bindung an die eigene Wohnung einher, die natürlich einem Umzug entgegen stand. Das gleiche galt, wenn sich die Bindung nicht auf die Wohnung selbst, sondern auf den bisherigen Wohnort bezog. Als möglicher Grund für die Ablehnung des Betreuten Wohnens konnte dies allerdings durch den Bau einer Wohnanlage in der Heimatgemeinde abgeschwächt werden. Auf der anderen Seite stellte für viele der Befragten die Befürchtung, ihre Angehörigen bei entstehendem Hilfebedarf zu sehr zu belasten, einen möglichen Grund für einen Einzug dar. Die meisten Teilnehmer hatten damit eine im Grunde zwiespältige Disposition zum Einzug ins Betreute Wohnen. Ob sie diesen nun eher befürworteten oder ablehnten, hing folglich davon ab, welches Gewicht die gegenteiligen Tendenzen in ihrer Einstellung gewannen. Dies wiederum wurde durch externe Umstände und den Einfluss von anderen beeinflusst.

Will man die Einstellungstypen von Bewohnern und Nicht-Bewohnern einander zuordnen, kann daher folgendes geschlussfolgert werden: Zuhause lebende ältere Menschen mit einer bedingten Akzeptanz können zu Gelegenheitsnutzern werden, wenn die Notwendigkeit zum Wohnungswechsel besteht und ein Betreutes Wohnen in der näheren Umgebung vorhanden ist. Verspüren sie keine starke Bindung an ihren bisherigen Wohnort, können sie auch einen Umzug in einen anderen Ort in Betracht ziehen, sofern es hierfür Anreize gibt wie den, dann in der Nähe ihrer Kinder zu leben. Aber auch der Einfluss anderer Personen, seien dies nun die eigenen Kinder oder der lokale Bürgermeister, der in der neugebauten Wohnanlage Leerstand zu vermeiden wünscht, kann sie zu einem Einzug bewegen. Eine solche Einflussnahme dürfte auch bei den Zwiespältig-Unschlüssigen ihre Wirkung zeigen. Tendieren ältere Menschen jedoch insgesamt zu einer ablehnenden Haltung, werden sie allenfalls mit innerem Widerstand ins Betreute Wohnen ziehen und dementsprechend bei den Bewohnern dieses Typus wiederzufinden sein.

> ❯ Zuhause lebende ältere Menschen mit einem bedingten Interesse am oder einer zwiespältigen Einstellungen zum Betreuten Wohnen können sich zu einem Einzug entscheiden, wenn in ihrer Nähe eine Wohnanlage entsteht und andere Personen auf ihre Einstellung Einfluss nehmen.

Lediglich die proaktiven Nutzer lassen sich nicht unter den Nicht-Bewohnern wiederfinden. Für sie waren konkrete Erwartungen an den Nutzen für den Einzug in die Wohneinrichtung ausschlaggebend. Sie stellten allerdings in der hier untersuchten Stichprobe nur eine Minderheit dar. Dass sie als eigenständige Einstellungstypen angesehen werden können, lässt sich dadurch rechtfertigen, dass in der vergleichbaren Studie aus Deutschland (Boggatz 2011) die gleiche Einstellung häufiger anzutreffen war. Ein Grund für ihr geringes Vorkommen in dieser Studie dürfte in den oft ungenauen Vorstellungen über das Betreute Wohnen bestehen, die bei den Nicht-Bewohnern ersichtlich waren. Dies war zum Teil darauf zurückzuführen, dass im Wohnort der Befragten kein Betreutes Wohnen vorhanden war. Ein Teil der Nicht-Bewohner nahm daher in den Interviews Stellung zu einem Angebot, dass sie nicht aus näherer Erfahrung kannten. Dies war auch bei einem guten Teil der Bewohner der Fall gewesen. Bei ihrer Bewerbung um einen Wohnplatz war die Einrichtung schließlich noch im Bau befindlich, so dass sie sich von dem Leben, das sie dort erwarten würde, keine Vorstellung machen konnten. Es überrascht daher nicht, dass die meisten der befragten Bewohner nicht auf Grund konkreter Erwartungen sondern auf Grund externer Umstände dort eingezogen waren.

Es liegt jedoch nahe zu erwarten, dass sich die Einstellungen der älteren Menschen ändern, wenn eine Einrichtung für eine längere Zeit in einem Ort besteht, so dass auch diejenigen, die nicht in ihr wohnen, sich ein genaueres Bild von ihr machen können. Diese Erwartung wird nicht nur dadurch bestätigt, dass in der vergleichbaren Studie aus Deutschland (Boggatz 2011), wo Betreutes Wohnen bereits weiter verbreitet und daher den Teilnehmer auch geläufiger war, proaktive Nutzer weitaus häufiger waren. Auch die hiesigen Betreuungspersonen, die im Rahmen der zweiten Studie befragt wurden, wussten von einem Anstieg der Nachfrage nach diesem Wohnangebot zu berichten, was sie dessen Etablierung im Bewusstsein der lokalen Bevölkerung zuschrieben. War es gemäß ihrer Erfahrung bei der Eröffnung der Wohnanlage noch schwer gewesen, alle Plätze zu belegen, war nach einer gewissen Zeit die Erstellung einer Warteliste für weitere Bewerber notwendig geworden.

> ❯ Proaktive Nutzer sind eher selten in Gemeinden anzutreffen, in denen kein Betreutes Wohnen vorhanden ist. Ihre Anzahl nimmt jedoch zu, wenn eine Wohnanlage gebaut wird und sich im Bewusstsein der Bevölkerung etabliert. Die Nachfrage wird durch die Bekanntheit des Angebots generiert.

Die hier identifizierten Typen von Einstellungen zum Betreuten Wohnen sollten nicht als starre und unveränderliche Persönlichkeitsmerkmale verstanden werden. Vielmehr geben sie eine momentane Konstellation von Einstellungen und Erwartungen wieder, die sich durch äußere Umstände wie den Neubau einer Wohnanlage oder die Einflussnahme von anderen Personen in die eine oder andere Richtung verändern kann. Bei den befragten Bewohnern ist daher auch ein Retrospektionsbias nicht ganz auszuschließen, da sie von ihrer Einstellung vor dem Einzug berichten, nachdem sie bereits dem Einfluss solcher externen Umstände ausgesetzt waren. Es ist also möglich, dass sie die erst nachher gemachten Erfahrungen im Betreuten Wohnen in ihre Erwartungen vor dem Einzug hineinprojizierten. Die Möglichkeit eines derartigen Bias musste jedoch bei der Durchführung der Studie hingenommen werden, da in ihrem Rahmen Bewerber für ein Betreutes Wohnen vor einem Einzug, nicht identifizierbar waren.

5.1.4 Einstellungen im Vergleich zu quantitativen Studien aus dem deutschsprachigen Raum

Im Unterschied zu den bisher durchgeführten, quantitativen Befragungen im deutschsprachigen Raum (s. ❏ Tab. 3.3) nennen die hier vorgestellten Resultate der qualitativen Befragung nicht nur die Faktoren, die zu einer bestimmten Einstellung zum Betreuten Wohnen führen, sondern machen ihre Relevanz im Kontext der Überlegungen der älteren Menschen deutlich. Während die quantitativen Studien sich darauf beschränken, zu bestimmen, wie häufig einzelne Faktoren genannt werden und diese dabei separat betrachten, wird hier das Zusammenspiel der Faktoren verständlich, welches zur Entstehung unterschiedlicher Einstellungstypen führt. Dadurch kann vermieden werden, dass eine Überbewertung einzelner Faktoren zu ihrer Überschätzung führt, und eine Unterbewertung zu ihrer Unterschätzung.

Der Faktor „Beeinträchtigungen" erschien so in den quantitativen Erhebungen zum Betreuten Wohnen im deutschsprachigen Raum von einiger Bedeutung zu sein. In den Studien des IFAV (Engels 2001) und von Saup (2001) gaben 44 % bzw. 70 % der Befragten gesundheitliche Gründe als Anlass für einen Einzug an (❏ Tab. 3.3). Allerdings waren funktionellen Einschränkungen, die mit solchen gesundheitlichen Gründen zusammenhängen, bei den Teilnehmern dieser Studien nicht in derart hohen Ausmaß anzutreffen, was die Bedeutung der gesundheitlichen Gründe, dass diese Zahlen suggerieren, zumindest relativiert (s. ❏ Tab. 2.1). Diese Angaben erfolgten zudem im Rahmen von Mehrfachnennungen. Auch wenn gesundheitliche Gründe so recht häufig genannt wurden, waren sie doch wohl nur ein Grund unter mehreren möglichen. Beeinträchtigungen durch gesundheitliche Einschränkungen lagen auch hier zum Teil

bei Bewohnern und Nicht-Bewohner vor, sie gaben aber nur selten den Ausschlag bei den Einzugsüberlegungen. Nicht-Bewohner tendierten dazu, nicht an deren mögliche Konsequenzen in Form von Pflegebedürftigkeit zu denken, und Bewohner waren häufig aus anderen Gründen dort eingezogen.

> ❯ **Gesundheitliche Gründe werden zwar häufig als Anlass für einen Einzug ins Betreute Wohnen genannt, sie sind jedoch nur einer unter mehreren und eher selten ausschlaggebend**

Von den externen Umständen, die zu einem Einzug führen können, wurden in den quantitativen Studien die Größe und altersgerechte Ausstattung der Wohnung als Einzugsanlass erfragt. Diese Gründe wurden auch von den Bewohnern mit Entlastungswunsch erwähnt. Ihre Ausführungen machten allerdings deutlich, dass dies nicht ein separater zweiter Faktor war, sondern nur ein Aspekt, der sich aus ihren Einschränkungen bei der Mobilität und Selbstversorgung ergab. Darüber hinaus wurde in den Studien von Saup (2001) und Geser-Engleitner und Jochum (2008) die Notwendigkeit, die bisherige Wohnung aufzugeben, erfasst. Einige Teilnehmer der hier vorgestellten Befragung gaben dies zwar auch als Einzugsgrund an, es war aber auch ersichtlich, dass dieser für sich allein genommen keine wesentliche Rolle bei ihrer diesbezüglichen Entscheidung spielte. Sie wären genauso in eine andere Wohnung gezogen, und so musste die im Grunde zufällige Verfügbarkeit eines Platzes im betreuten Wohnen hinzukommen, dass sie sich für diese Option entschieden.

Welche Rolle der „Einfluss von anderen" bei der Einzugsentscheidung spielte, wurde in den quantitativen Studien gar nicht erfragt. Die Ergebnisse dieser Studie legen jedoch nahe, dass er zumindest für ältere Menschen vom Typus „Unterstützte Entscheidungsfindung" ausschlaggebend war. Er verdient daher entsprechende Beachtung.

Auch die Rolle der Disposition wurde in diesen Befragungen kaum erfasst. Lediglich Saup (2001) zog mit einer Frage nach dem Vor-

5

haben, im Alter umzuziehen, einen Aspekt in Betracht, der sich dem Faktor Disposition zurechnen lässt. Umzugsvorhaben als Grund für den Einzug ins Betreute Wohnen wurden von den Teilnehmern unserer Studie jedoch gar nicht geäußert. Es mag sein, dass bei den 47 % der von Saup Befragten, die solch ein Umzugsvorhaben angaben, in Wirklichkeit andere dispositionelle Aspekte – etwa der Wunsch nach Vorsorge – zum Ausdruck kamen, die Ergebnisse dieser Studie legen jedenfalls nahe, dass aus der Sicht der älteren Menschen der Wunsch nach einem Umzug nicht im Vordergrund bei ihren Überlegungen zum Betreuten Wohnen steht.

Was die „Erwartungen" anbelangt, so wurden Wohnkomfort, Unterstützung, Sicherheit und soziale Kontakte mit teils unterschiedlicher Häufigkeit in den quantitative Studien (s. ◻ Tab. 3.3) als Motiv für einen Einzug genannt. Solche Erwartungen spielten auch bei den hier befragten, älteren Menschen eine Rolle. Für proaktive Nutzer gaben sie zwar den Ausschlag bei der Einzugsentscheidung, sie wurden jedoch auch von Teilnehmern geäußert, die nicht proaktive Nutzer waren. Sie können also vorhanden sein, ohne dass sie deswegen zur Befürwortung eines Einzugs zu führen.

> ◖ Die Häufigkeit der Nennung einzelner Faktoren, wie sie in quantitativen Umfragen erhoben wird, erklärt kaum, warum eine Entscheidung für oder gegen einen Einzug ins Betreute Wohnen getroffen wird. Hierzu muss vielmehr ihre individuelle Gewichtung bei ihrem Zusammenspiel betrachtet werden.

5.1.5 Einstellungen im Vergleich zu qualitativen Studien

Ein Vergleich der hier beschriebenen Resultate mit denen der zuvor durchgeführten qualitativen Befragungen zum „Assisted Living" und Betreuten Wohnen, lässt im Großen und Ganzen zwar Übereinstimmungen erkennen.

Bedingt durch die unterschiedlichen Herangehensweisen bei der Teilnehmerauswahl (retrospektive Befragung von Bewohnern versus prospektive Befragung von potenziellen Nutzern/Bewerbern) und die Unterschiede zwischen den Wohn- und Versorgungsformen (Assisted Living versus Betreutes Wohnen), zu denen die Befragten Stellung nahmen, lassen sich jedoch auch Abweichungen erkennen. ◻ Tab. 5.3 stellt die jeweils identifizierten Einstellungstypen einander gegenüber.

Ältere Menschen, die in den USA freiwillig ins „Assisted Living" gezogen waren, sind mit den Studienteilnehmern aus Österreich und Deutschland zu vergleichen, die auf Grund eines Vorsorge- oder Entlastungswunsches ins Betreute Wohnen kamen bzw. kommen wollten. Mögliche oder bereits erlebte Beeinträchtigungen stellten für diese Bewohner einen Pushfaktor dar. Zusätzlich trugen jedoch auch Pullfaktoren wie die Erwartung nach mehr Komfort und Bequemlichkeit zu ihrer Einzugsentscheidung bei. Anders als in den USA erwähnten sie jedoch nicht die passende Atmosphäre als Faktor bei der Auswahl der Einrichtung. Dies lag daran, dass in Österreich und Deutschland nicht mehrere Einrichtungen im Umfeld der Studienteilnehmer mit unterschiedlichen Atmosphären zur Auswahl standen. Hinzu kam, dass der Wunsch nach einem Verbleib in der alten Umgebung oder der Wunsch in die Nähe der Kinder zu ziehen, bei der Einzugsentscheidung eine Rolle spielte. Damit war für den Fall eines Einzugs die in Frage kommende Einrichtung bereits vorgegeben. Auch wenn so die passende Atmosphäre nicht direkt gewählt werden konnte, heißt das nicht, dass sie bei einem Einzug keine Rolle spielte. Da die Atmosphäre einer Einrichtung ein bestimmtes soziales Milieu reflektiert, das in einem Stadtviertel oder einer Gemeinde vorherrscht, dürften all jene Teilnehmer, für die der Verbleib im eigenen Viertel eine zentrale Rolle spielte, auch erwarten, dass sie das ihnen vertraute Milieu und damit auch die passende Atmosphäre vorfinden. Durch den Wunsch nach einem Verbleib in der alten Umgebung wird die Atmosphäre der Einrichtung indirekt mitgewählt.

☐ **Tab. 5.3** *Einstellungstypen im Vergleich*

Einstellungen zum „Assisted Living"	Einstellung zum Betreuten Wohnen bei Bewohnern in Österreich	Einstellung zum Betreuten Wohnen bei Nicht-Bewohnern in Österreich	Einstellung zum Betreuten Wohnen bei Bewerbern in Deutschland (Boggatz 2011)	Einstellung zum Betreuten Wohnen bei Nicht-Bewerbern in Deutschland (Boggatz 2011)
Freiwilliger Einzug	Vorsorgewunsch	-	Vorsorgewunsch	-
	Entlastungswunsch	-	Entlastungswunsch	-
	Gelegenheitsnutzer	Bedingte Akzeptanz		Selbstständige
Gefügige Nutzer	Unterstütze Entscheidungsfindung	Bedingte Akzeptanz Zwiespältig-Unschlüssige	Unschlüssige	Zwiespältig-Unschlüssige
Einzug mit innerem Widerstand	Einzug mit innerem Widerstand	Ablehnung		Entlastungs-/ Unterstützungswunsch & Zuhause Bleiben

Die in dieser Studie identifizierten Gelegenheitsnutzer lassen sich ebenfalls den freiwillig Einziehenden zuordnen. Im Unterschied zu den Teilnehmern mit Vorsorge- oder Entlastungswunsch gab es bei diesen allerdings keinen für das Betreute Wohnen spezifischen Pullfaktor, wie den Wunsch nach Sicherheit bzw. Bequemlichkeit, der sie zum Einzug motivierte. Bei den Zuhause-Lebenden finden sie zum Teil ihre Entsprechung in den älteren Menschen mit bedingter Akzeptanz, bei denen ein Vorherrschen positiver Erwartungen (mehr soziale Kontakte, Betreuung) einen Einzug möglich erscheinen lässt, wenn sich entsprechende Umstände ergeben. Eine bedingte Akzeptanz war zum Teil auch in der Studie aus Deutschland bei den Teilnehmern zu erkennen, die dem Einstellungstypus der Selbstständigen entsprachen. Diese sahen sich – wie auch in der hiesigen Studie viele Teilnehmer – durch ihre noch vorhandene Selbstversorgungsfähigkeit noch nicht veranlasst, über Betreuungsoptionen nachzudenken, allerdings vermochten sie im Betreuten Wohnen die oben genannten, positiven Aspekte zu erkennen.

Die gefügigen Nutzer des „Assisted Living" fanden im Rahmen dieser Studie eine Entsprechung bei den Bewohnern vom Typus der unterstützten Entscheidungsfindung. Bei den Nicht-Bewohnern entsprach ihnen der Typus der Zwiespältig-Unschlüssigen aber auch der Typus der bedingten Akzeptanz. In beiden Fällen lässt eine Einflussnahme anderer den Ausschlag zu Gunsten einer Einzugsentscheidung denkbar erscheinen. In der qualitativen Studie in Deutschland wurden gefügige Nutzer nicht identifiziert, weil dort die Teilnehmer zu einer in Planung befindlichen Einrichtung befragt wurden. Da diese noch nicht vorhanden war, konnten Angehörige oder andere Personen sie auch nicht zu einem Einzug dort bewegen. Es gab lediglich einige Bewerber, die bezüglich eines Einzugs nach Fertigstellung der Anlage noch unschlüssig waren, so dass bei ihnen eine Einflussnahme durch Andere zumindest möglich erschien.

Ältere Menschen, die mit innerem Widerstand ins „Assisted Living" eingezogen waren, fanden in der hiesigen Studie eine gewisse Entsprechung in den Bewohnern, die entgegen ihrer Neigung auf Grund gesundheitlicher Einschränkung ins Betreute Wohnen gekommen waren. Da es dabei für sie keinen Pullfaktor gab, empfanden sie diese Umstände als Zwang. Allerdings berichteten sie nicht von einer Entscheidung durch Angehörige, die gegen ihren Willen getroffen wurde, wie dies im „Assisted Living" in den USA vorkam. Die Entsprechung dieses Typus bei den Nicht-Bewohnern ist in den Teilnehmern zu vermuten, die ihre Ablehnung des Betreuten Wohnens zum Ausdruck brachten. In der qualitativen Studie in Deutschland wurden ältere Menschen mit innerem Widerstand gegen das Betreute Wohnen nicht identifiziert, da die in Planung stehende Einrichtung noch nicht vorhanden war und somit auch kein Einzug gegen den eigenen Wunsch erfolgen konnte. Unter den Nicht-Bewerbern gab es jedoch solche, die trotz eines vorhandenen Entlastungswunsches oder – bei vorhandener Pflegebedürftigkeit – Unterstützungswunsches lieber im eigenen Zuhause bleiben wollten. In beiden Fälle ist ein Einzug nur gegen den expliziten Wunsch des Betreffenden denkbar, so dass in ihnen eine Entsprechung dieses Typus zu sehen ist.

> ⊙ Wie im „Assisted Living" gibt es auch im Betreuten Wohnen Personen, die dort freiwillig einziehen oder sich von ihren Angehörigen beeinflussen lassen. Einige fühlen sich auch durch ihre Einschränkungen zu einem Einzug gezwungen. Personen, die gegen ihren Willen ins Betreute Wohnen eingewiesen werden, gibt es jedoch nicht.

Auch wenn sich die unterschiedlichen Einstellungen zum „Assisted Living" bei den Einstellungen zum Betreuten Wohnen wiederfinden, lässt sich dennoch eine unterschiedliche Dominanz einzelner Faktoren feststellen. So spielten beim „Assisted Living" körperliche Beeinträchtigungen und die Einflussnahme von anderen eine weitaus größere Rolle. Erstere scheinen oftmals einen Einzug notwendig zu machen, wobei die Betroffenen sich

entweder dem entsprechenden Wunsch ihrer Angehörigen fügen oder aber gegen ihren ausdrücklichen Wunsch in eine Einrichtung eingewiesen werden. Eckert et al. (2009) zufolge ist ein freiwilliger Einzug, der die Entscheidungsfindung eines selbstbestimmten Konsumenten voraussetzt, aus diesen Gründen gänzlich in Frage zu stellen. Auch wenn die qualitativen Studien aus den USA Belege für freiwillige Einzüge liefern, vermitteln sie nicht den Eindruck, dass dies dort die Regel ist. Die dominante Rolle der Pflegebedürftigkeit beim Einzug ins „Assisted Living" ist auf die Ausrichtung dieses Angebots zurückzuführen. Wie die Zahlen zur Häufigkeit funktioneller Einschränkung in diesen Einrichtungen (s. ⬛ Tab. 2.1) nahelegen, kommt dort der Pflege bei körperlichen Beeinträchtigungen ein großer Stellenwert zu. Beim Betreuten Wohnen im deutschsprachigen Raum hingegen geht es primär um eine Unterstützung für eine selbstständige Lebensführung. Da die Adressaten beim Einzug auch entsprechend selbstständig sein sollen, entfallen die durch eine Pflegebedürftigkeit ausgelösten Zwänge, und dementsprechend ist die Freiwilligkeit der dominierende Umstand bei einem Einzug. Dass in Österreich dabei die Bewohner mit Vorsorge- und Entlastungswunsch im Unterschied zur Studie in Deutschland nur schwach in Erscheinung traten, ist auf den noch relativ geringen Bekanntheitsgrad des Betreuten Wohnens in den hiesigen Gemeinden zum Zeitpunkt der Befragung zurückzuführen, der die Ausbildung von konkreten Vorstellungen über den Nutzen dieses Angebots nicht erlaubte.

> ⊙ Da pflegerische Versorgung zu den Grundleistungen des „Assisted Living" gehört, spielen Pflegebedürftigkeit und eine Einflussnahme von Angehörigen bei einem dortigen Einzug eine weitaus größere Rolle als im Betreuten Wohnen, zu dessen Zielgruppe noch weitgehend selbstständige ältere Menschen gehören.

5.2 Erwartungen des Betreuungspersonals an die Bewohner

Den Vorstellungen älterer Menschen zum Betreuten Wohnen stehen die Erwartungen der Betreuungspersonen gegenüber, die im Falle eines Einzugs für den Umgang mit entstehendem Pflegebedarf und die Gestaltung der sozialen Kontakte in den Einrichtungen zuständig sind. Wie sie diese Aufgabenstellung bewältigen können, hängt dabei davon ab, mit welchen Einstellungen und Bedürfnissen die betreffenden Personen in die Wohneinrichtungen kommen. Sowohl in Bezug auf die Unterstützungs- und Pflegebedürftigkeit als auch in Bezug auf das Sozialverhalten erschienen den befragten Betreuungspersonen die Bewohner mehr oder weniger geeignet für ein Betreutes Wohnen. Und auch an die Angehörigen hatten sie Erwartungen, damit das Betreute Wohnen seiner Aufgabe gerecht werden konnte. Dass ältere Menschen gewisse Voraussetzungen für einen Einzug erfüllen sollten, war für die Betreuungspersonen dadurch begründet, dass nur Personen mit entsprechenden Eigenschaften vom Betreuten Wohnen profitieren können. ◻ Tab. 5.4 fasst die entsprechenden Vorstellungen der Betreuungspersonen zusammen.

In Bezug auf die Unterstützungs- und Pflegebedürftigkeit stand für die Betreuungspersonen an erster Stelle die Erwartung, dass sich ältere Menschen vor einem Einzug über das Wohnangebot informieren, um sicher zu stellen, dass sie für sich eine gute Entscheidung treffen.

» *Aber ich find' halt, wenn jemand sich entscheidet, in ein betreutes Wohnen zu ziehen, dann sollte er sich Verschiedenes anschauen und sollte sich auch die Betreuungsverträge wirklich durchlesen und sollte auch mit den Menschen, die für die Betreuung verantwortlich sind, Kontakt aufnehmen und durchbesprechen, was er für Bedürfnisse hat, was er sich vorstellt und ob das da dann auch so gegeben und möglich ist. Dann aber auch ne gute Entscheidung trifft.* (EXP11, weiblich)

◻ **Tab. 5.4** *Erwartungen des Betreuungspersonals an die Bewohner*

Erwartungen	
In Bezug auf Unterstützungs- und Pflegebedürftigkeit	Sich über Betreuung vor Einzug informieren
	Selbstständigkeit
	Rechtzeitiger Einzug
	Betreuungsbedarf muss vorhanden sein
	Akzeptanz von Betreuung
In Bezug auf das Sozialverhalten	Passung zu Bewohnerschaft
	Toleranz
	Interesse an Gemeinschaft
	Mitwirkung am Gemeinschaftsleben
In Bezug auf die Angehörigen	Praktische Unterstützung
	Soziale Betreuung
Vorteile des Betreuten Wohnens	Selbstständigkeit und Selbstbestimmung
	Soziale Betreuung Gemeinschaft

Falsche oder unrealistische Erwartungen bezüglich des Umfangs der Betreuung waren ihnen zu Folge eine Quelle der Unzufriedenheit nach einem Einzug, da sie zwangsläufig enttäuscht werden mussten.

» *Es war einfach teilweise die Annahme, es sei hier ständig wer vor Ort, also 24x7 Stunden, und ja auch sozusagen dieses Verständnis, ja hier wird Programm geboten, also man kommt runter und es ist immer irgendetwas los. Also das war auch nicht klar, dass es so nicht laufen kann, sondern dass man sozusagen selbst aktiv sein muss, und sozusagen Programm mitgestalten und sich nicht*

5

sozusagen vor's fertige Menü setzen kann. (EXP08, weiblich)

» *Und dann war erst mal so ein bisschen ne Frustrationszeit bei den Bewohnern da, weil die dann so rückgemeldet haben, ja, das haben wir uns ganz anders vorgestellt. Also hier ist ja gar nix los.* (EXP10, weiblich)

Derartige Enttäuschungen konnten zu einem Misstrauen gegenüber der Betreiberorganisation führen und das Verhältnis der Bewohner zur Betreuungsperson belasten, welche ja vor Ort den Betreiber repräsentierte. Diesen Konflikten lag dabei ein finanzieller Aspekt zu Grunde, schließlich mussten die Bewohner für die Betreuung eine monatliche Pauschale entrichten. Manche hatten daher das Gefühl, dass sie keine Leistung bekommen, die ihrer Bezahlung entspricht.

» *Geld ist immer ein Thema, desto älter die Menschen, desto größer ist dieses Thema Geld da, dann, wenn das vorher gemacht gewesen wäre, dann hätten die Leute gewusst, was kommt wirklich auf mich zu, wenn ich da hereinkomme. Wie viel Miete muss ich zahlen, was muss ich für Kaution zahlen, was muss ich dann noch zahlen, welche Verpflichtungen muss ich eingehen, wenn ich da herein komme.* (EXP04, weiblich)

Einen Grund für die falschen Erwartungen an das Betreute Wohnen sahen die Betreuungspersonen allerdings nicht nur in der fehlenden Informationssuche der Bewohner vor ihrem Einzug, sondern auch in einer verfehlten Informationspolitik seitens der Betreiber, die bei der Bewerbung der Wohneinrichtungen mit unklaren Versprechungen Bedürfnisse und Erwartungen geweckt hätten, die im Rahmen des Konzepts gar nicht zu erfüllen waren.

◗ **Unrealistische Erwartungen an das Betreute Wohnen können durch eine verfehlte Informationspolitik begünstigt werden und nach dem Einzug zu Unzufriedenheit führen.**

Aufgrund der eingeschränkten Betreuungsleistungen sahen die Betreuungspersonen vor allem ältere Menschen, die sich noch selbstständig versorgen konnten, als geeignete Bewohner an.

» [Menschen] *… die noch mobil sind, die noch vital sind und die freiwillig herkommen … bis Pflegestufe III, ab Pflegestufe IV nicht mehr. Das ist einfach eine zu hohe Pflegestufe.* (EXP15, weiblich)

Eine Teilnehmerin verwies darauf, dass häufiger nächtlicher Hilfebedarf ein Grund sei, um über eine Verlegung in ein Heim nachzudenken, da in diesem Fall nur über den Notruf Hilfe geleistet werden könne, was jedoch für den Bewohner auf Dauer zu kostspielig werde. Die meisten wollten sich allerdings nicht auf eine definitive Grenze für die Versorgung in der Einrichtung festlegen, da sie immer wieder von Bewohnern zu berichten wussten, deren Pflegebedürftigkeit solche von ihnen zuvor benannten Kriterien überschritt. Dass die entsprechende Toleranzgrenze dehnbar war, wurde zudem von einigen Betreuungspersonen berichtet, als ihnen die Auswertung der Daten zur Kontrolle vorgelegt wurde. Bei ihren relativ neuen Einrichtungen waren inzwischen Fälle aufgetreten, wo sich eine Versorgung bis zum Lebensende durch eine 24-Stunden-Betreuung als möglich erwiesen hatte. Dies waren allerdings Ausnahmen und nicht die Regel. Als einzig nicht tolerabler Fall wurden von zwei Betreuungspersonen ältere Menschen mit Psychosen gesehen, da diese ihrer Erfahrung gemäß mit einem herausfordernden Verhalten einhergingen, welches die gesamte Wohngemeinschaft in Unfrieden versetzte.

Zu große Einschränkungen wurden zudem deshalb als ungünstig angesehen, weil mit einem Umzug eine vor allem psychische Belastung verbunden war. Eine gewisse Vitalität und Selbstständigkeit erschien daher als Voraussetzung für eine erfolgreiche Bewältigung des Wohnortwechsels als wünschenswert.

» *Weil ein Umzug aus mehrerer Hinsicht schon eine ziemliche Forderung ist für die Men-*

schen, also das ist, das merke ich auch, wie sie eingezogen sind, es ist eine Anstrengung in dem Sinn, dass du einen Wohnortwechsel hast, neue Menschen kennen lernen musst ... Also es ist schon anstrengend und manche brauchen dann eine ganz schöne Regenerationszeit, psychisch wie physisch, weil das so anstrengend ist, dieser Umzug. (EXP03, weiblich)

Ein Einzug sollte nach Meinung der Betreuungspersonen rechtzeitig erfolgen, da dann für eine Bewältigung noch genügend Ressourcen vorhanden waren und die älteren Menschen nach den Anstrengungen der Eingewöhnungsphase die positiven Seiten des Betreuten Wohnens, insbesondere die sozialen Kontakte, genießen zu könnten.

Eine vollständige Selbstständigkeit erschien auf der anderen Seite jedoch nicht als sinnvoll, da in diesem Fall Wohnraum in Anspruch genommen wurde, der für eine bedürftige Personengruppe gedacht war.

» *Also mal die Leute sollen nicht zu jung sein ... weil sie einfach die Wohnungen sehr lange in Anspruch nehmen und das sind doch geförderte Mietwohnungen, wo man Wohnbeihilfe bezieht und ich finde es einfach nicht gut, weil ich hätte jetzt einige, die was da herein, die was wirklich einen Platz bräuchten, die besetzen das einfach über Jahrzehnte, sage ich jetzt einmal ... Für mich gehört der ins betreute Wohnen, der was einfach gewisse Verluste hat in der Hinsicht, dass er körperlich und geistig… einfach, dass er sagt, also ich bin alt mal, ist eh klar. (EXP04, weiblich)*

Nicht nur wegen der ungerechtfertigten Inanspruchnahme von Sozialleistungen wurden zu selbstständige Bewohner als ungeeignet angesehen, sondern auch weil sie bei ihrem nicht vorhandenen Betreuungsbedarf einer Betreuung, die gewisse Einschränkungen der Privatsphäre und das Bezahlen der obligatorischen Betreuungspauschale mit sich brachte, ablehnend gegenüberstanden.

» *Wenn ich in ein betreutes Wohnen ziehe, dann muss ich davon ausgehen, dass eine gewisse Form von Betreuung hier stattfindet. Sonst brauche ich ja nicht in ein betreutes Wohnen ziehen. Aber wenn ich diese Freiheitseinschränkung nicht ertrage, dann brauche ich nicht in ein betreutes Wohnen ziehen, dann ist es gescheiter, dass ich diesen Platz für Leute frei halte, die da wirklich hinwollen und das wirklich brauchen. Wenn ich das nicht brauche, kann ich nicht hinziehen (EXP02, männlich)*

» *... wenn sie sagen, wenn ich das nicht brauche, dann will ich es auch nicht bezahlen, dann ist es nicht sinnvoll, in die Einrichtung einzuziehen (EXP11, weiblich)*

In Bezug auf das Sozialverhalten erschien den Betreuungspersonen eine Passung zur Bewohnerschaft als wünschenswert, da sie darin eine Grundlage für harmonische Beziehungen in der Einrichtung sahen. Dies bezog sich nicht nur auf eine gewisse Homogenität im Alter, es betraf auch den Bildungshintergrund der Bewohner, da für Angebote zur Förderung sozialer Kontakte ein gemeinsamer Nenner für möglichst viele Personen gefunden werden musste. Da jedoch das Auftreten von unterschiedliche Interessen und Bedürfnisse in der Bewohnerschaft unvermeidlich war, wurde von den Betreuungspersonen ein gewisses Maß an Toleranz erwartet. Darüber hinaus erschien es ihnen notwendig und wünschenswert, dass die Bewohner ein gewisses Interesse an Gemeinschaft mitbrachten und auch bereit waren, bei der Gestaltung des Gemeinschaftslebens mitzuwirken.

» *Man muss, bevor sich da jemand entschließt, wirklich den Leuten ganz definitiv klar sagen, dass es heißt, was habe ich für Ansprüche und bin ich bereit, die irgendwie in eine Gemeinschaft, möchte ich das, ich zwinge niemanden, also es wird niemandem, irgendwie, also dass er teilnehmen sollte oder wie auch immer. (EXP09, weiblich)*

» *Weil mir ist es auch wichtig, ich sage jedes Mal, mir ist die Gemeinschaft wichtig und wann die Gemeinschaft funktionieren soll, dann soll jeder dazu was beitragen. (EXP01, weiblich)*

5

▶ **Ältere Menschen mit hoher Selbstständigkeit können weniger vom Betreuten
Wohnen profitieren, da sie Betreuungsleistungen bezahlen müssen, die sie
nicht benötigen. Bei zu hoher Pflegebedürftigkeit kann jedoch ein Aufenthalt
im Betreuten Wohnen zu einer Unterver-
sorgung führen.**

Nicht nur von den Bewohnern selbst sondern
auch von deren Angehörigen erwarteten die
Betreuungspersonen einen Beitrag zur Lebensgestaltung der Bewohner. So war es ihres Er-
achtens notwendig, dass diese einerseits praktische Unterstützung leisten, etwa indem sie
notwendige Einrichtungsgegenstände für die
Wohnung besorgen, und andererseits indem
sie in gewissem Umfang die soziale Betreuung
der älteren Menschen übernehmen.

» *Schon, wo mir die Unterstützung einfach
fehlt, das ist zum Wochenende, wo einfach
die Menschen, wenn sie alleine sind, wirklich alleine sind. Das tut mir irgendwo weh,
aber auf der anderen Seite denke ich mir
einfach, in erster Linie wären da Angehörige
zuständig... Man kann einiges machen und
auch nicht vieles, sondern einiges, aber für
gewisse Sachen ist einfach noch immer die
Familie zuständig (EXP04, weiblich)*

Die genannten Erwartungen an die Bewohner
hingen dabei mit den Vorteilen zusammen,
welche die Bewohner nach Meinung der Betreuungspersonen bei einem Einzug genießen konnten. So sollten sie nicht nur deshalb
selbstständig sein, weil die Versorgungsmöglichkeiten der Einrichtung nicht denen eines
Pflegeheims entsprachen, vielmehr war das
Konzept des Betreuten Wohnens auf den Erhalt von Selbstständigkeit und Selbstbestimmung ausgelegt, so dass die Bewohner davon
nur profitieren konnten, wenn sie beim Einzug
entsprechend selbstständig waren.

» *Ich glaube, das ist der große Vorteil, in so
einem betreuten Wohnen, [...] dass sie diese
Selbstständigkeit, also eigene Wohnung haben, die eigenen vier Wände, das brauchen*

*sie, [...] sie wollen einfach alle ihre eigenen
Räumlichkeiten haben, wo sie einfach
hingehen können, zumachen und alleine
sind, selbst entscheiden, was sie da machen,
wie sie es einrichten, was sie kochen usw.*
(EXP03, weiblich)

Für den Fall von Unterstützungsbedürftigkeit
konnten die Bewohner dabei mit sozialer Betreuung rechnen.

» *Wenn ich reden will, wenn ich ein Problem
habe, ist der Ansprechpartner da oder er
vermittelt mich an Stellen, die meinem
Problem irgendwie Abhilfe schaffen (EXP14,
weiblich)*

Dies schränkte ihre Selbstständigkeit nicht ein,
rechtfertigte aber die Erwartung, dass ein gewisser Betreuungsbedarf auch vorhanden war
und Betreuung auch akzeptiert wurde. Als
dritter Vorteil des Betreuten Wohnens nannten
die Betreuungspersonen schließlich die Gemeinschaft mit Menschen in gleicher Lebens-
lage, die in der Einrichtung gegeben sei.

» *Die Vorteile finde ich, ist ganz klar, dass ich
die Einsamkeit nicht habe, wann ich sie nicht
haben will. Ich habe da Gemeinschaft, ich
kann da Sachen erleben. Ich habe da meine
Highlights mit den ganzen Festen während
des Jahres, die immer fix organisiert sind, wo
ich immer fix teilnehmen kann... was ich jetzt
in einem anonymen Wohnblock nicht habe,
weil ich ja da auch gemischte Bewohner habe
[...]wo einfach vielleicht diese Gruppen gar
nicht so zusammenpassen, oder die Interessen völlig anders gelagert sind (EXP14,
weiblich)*

Um davon profitieren zu können erschien es
natürlich sinnvoll, dass seitens der Bewohner
auch ein gewisses Interesse an Gemeinschaft
bestand.

▶ **Die Vorteile des Betreuten Wohnens bestehen darin, dass dort ein selbstständiges Leben möglich ist, soziale Betreuung
bei Unterstützungsbedarf erhältlich ist
und soziale Kontakte gefördert werden.**

5.3 Einstellung der Zielgruppe und Erwartungen von Betreuungspersonen im Vergleich

Beim Vergleich der Vorstellungen der älteren Menschen und der Betreuungspersonen ist zu beachten, dass beide Seiten andere Voraussetzungen für ihre Meinungsbildung haben. Ältere Menschen haben vor einem Einzug entweder gar keine konkrete Erfahrung mit dem Leben in einer solchen Einrichtung oder sie haben eine solche nur aus zweiter Hand durch Informationsveranstaltungen, Berichten von Bewohnern oder gelegentlichen Besuchen. Betreuungspersonen hingegen können das Leben dort täglich beobachten und sich daher ein genaueres Bild von der Situation machen, die durch einen Einzug für den Betroffenen entsteht.

Die ungenauen Vorstellungen über das Betreute Wohnen, welche die Betreuungspersonen beklagten, wurden auch von einem Teil der älteren Menschen zugegeben. Dies war allerdings aus ihrer Perspektive zum Teil verständlich. Sich zu sorgen für den Fall, dass sie einmal Unterstützung bräuchten, und entsprechende Vorsorge zu treffen, erschien denen, die noch selbstständig waren und eine Bindung an ihr altes Zuhause verspürten, als verfrüht und daher unnötig. Warum sollten sie sich also entsprechende Angebote ansehen? Hinzu kam die fehlende Möglichkeit, sich ein Bild von einer betreuten Wohnanlage zu machen, wenn eine solche erst im Bau befindlich war. Ältere Menschen, die eine bedingte Akzeptanz des Betreuten Wohnens zum Ausdruck brachten, konnten so auf Grund externer Umstände in ein Betreutes Wohnen geraten, ohne ausführlich informiert zu sein. Ähnlich war es bei Personen, die zwiespältig – unschlüssig bezüglich eines Einzugs waren. Bei diesen war eher eine Einflussnahme anderer Personen als eine selbst gewonnene Einsicht in die Vorteile des Betreuten Wohnens als möglicher Einzugsgrund in Betracht zu ziehen. Für ältere Menschen, die dem Betreuten Wohnen ablehnend gegenüber standen, gab es erst recht keinen Grund, sich ausführlich mit dem Angebot auseinanderzusetzen. Ihre Einstellung basierte auf einer starke Bindung an die alte Wohnung, durch die sich die Auseinandersetzung mit Alternativen im Grunde erübrigte. Sie kamen daher – wenn überhaupt – auch nicht wegen etwaiger Vorteile, sondern weil sie sich auf Grund äußerer Umstände zum Einzug gezwungen sahen. Nur für Bewohner mit Vorsorge- und Entlastungswunsch stellte die soziale Betreuung einen Vorteil dar, der sie zum Einzug bewogen hatte. Die Erwartung der Betreuungspersonen, dass ältere Menschen eine informierte Entscheidung treffen und auf Grund der Vorzüge des Angebots einziehen, ist dabei zwar sinnvoll, sie beachtet jedoch nicht den Lebenshintergrund, aus dem heraus ein guter Teil der älteren Menschen agiert.

Fehlende Informiertheit konnte den Betreuungspersonen zu Folge auf der einen Seite damit einhergehen, dass die Bewohner keine Betreuung wünschten. Dass dieser Wunsch nicht den Vorstellungen der Betreuungspersonen entsprach, wird dadurch deutlich, dass sie eine Akzeptanz von Betreuung als erforderlich ansahen – schließlich wurde ihre Tätigkeit durch eine Ablehnung von Betreuung in Frage stellt. Fehlende Informiertheit konnte auf der anderen Seite aber auch zu überzogenen Erwartungen an die Betreuung führen. Einige Bewohner brachten dementsprechend in den Gesprächen zum Ausdruck, dass sie mit mehr Betreuung gerechnet hatten. Dies führte zuweilen (wie noch in der Beschreibung der Beziehung zur Betreuungsperson darzustellen) zu Enttäuschungen und Konflikten. Von den Nicht-Bewohnern wurde mehrfach als Argument gegen einen Einzug die Vorstellung geäußert, dass die Betreuung in der Einrichtung im Bedarfsfall wohl nicht ausreichend sei. Das bedeutet im Umkehrschluss, dass ein ausreichendes Maß an Betreuung vorhanden sein sollte, um einen überzeugenden Grund für einen Einzug zu liefern. Da ein Einzug zumeist mit einem Verlust der gewohnten Lebenssituation einhergeht, wird von ihm auf der anderen Seite ein spürbarer Gewinn erwartet. Es überrascht daher nicht, dass ältere Menschen, die sich für

5

einen Einzug entscheiden, entsprechende Erwartungen mitbringen – und sei es auch nur, weil sie diese mangels konkreter Kenntnisse auf das Angebot projizieren.

Dass die Betreuungspersonen von derart gegensätzlichen Erwartungen berichten (Ablehnung von Betreuung und Wunsch nach mehr) erklärt sich aus dem Charakter des Betreuten Wohnens. Dieses will weder ein Pflegeheim mit Vollversorgung, noch eine Seniorenwohnung, in der man völlig unberührt von seinem Umfeld leben kann, sein. Das Konzept, Selbstständigkeit mit Betreuung on Verbindung zu bringen, ist eine Zwischenlösung, zu der man gegensätzliche Meinungen haben kann. Einige der älteren Menschen brachten dies dadurch zum Ausdruck, dass sie das Betreute Wohnen als eine Vorstufe zum Pflegeheim bezeichneten – ein Vergleich, der auch von einigen Betreuungspersonen getätigt wurde. Auch wenn letzteren dieses Konzept als Vorteil erscheint, kann es – je nach Bedürfnis und Befindlichkeit – von den älteren Menschen als nachteilhaft empfunden werden. Selbstständige fühlen sich unter Umständen durch die Betreuung eingeschränkt, Unterstützungsbedürftige durch das eingeschränkte Betreuungsangebot vernachlässigt. Die gegensätzliche Beurteilung des gleichen Angebots macht deutlich, dass sie von den Umständen der Betroffenen abhängt, die sich allerdings ändern können. Dementsprechend wurde sowohl von älteren Menschen, die das Betreute Wohnen befürworteten als auch von den Betreuungspersonen angeführt, dass ein Einzug rechtzeitig erfolgen sollte – nämlich dann, wenn die Umstände es erlauben, aber nicht erzwingen. Der Bedarf an Betreuung sollte dabei nicht zu groß, aber auch nicht zu gering sein. Eindeutige Kriterien dafür, wann dieser Moment gekommen ist, konnte jedoch keiner benennen. Hierfür gab es keine Regel, sondern es musste aus der individuellen Situation heraus abgewogen und entschieden werden.

> **Betreutes Wohnen ist eine Zwischenlösung zwischen selbstständigem Leben und Pflegeheim. Fehlende Informiertheit kann dazu führen, dass nach einem** Einzug ein Übermaß oder ein Mangel an Betreuung wahrgenommen wird. Ob ein Einzug den individuellen Bedürfnissen entspricht, sollte vorab in einer Beratung geklärt werden.

Wenn das Betreute Wohnen für die älteren Menschen einerseits den Verlust des alten Zuhauses, andererseits einen Gewinn von Sicherheit und Betreuung bedeutete, hatte es einen zwiespältigen Charakter, der solche Entscheidungen erschwerte. Dies wurde beim Typus der unschlüssig-zwiespältigen Bewohner am deutlichsten, aber auch die Teilnehmer, die zu einer Entscheidung für oder gegen das Betreute Wohnen tendierten, brachten in den Gesprächen Einwände gegen ihre jeweilige Position vor. Bei ihrer Argumentation fiel jedoch auf, dass das Leben in einer Gemeinschaft als Pullfaktor für einen Einzug kaum eine Rolle spielte – ganz im Gegensatz zu der Bedeutung, die ihm die Betreuungspersonen zumaßen. Die Möglichkeit, soziale Kontakte zu knüpfen und zu pflegen, war den älteren Menschen als Vorteil des Betreuten Wohnens offensichtlich nicht deutlich. Angesichts der Tatsache, dass es bei der Eröffnung der Einrichtungen zunächst freie Plätze gab, die dann zum Teil an Personen, die nicht zur Zielgruppe gehörten, vergeben wurden, erscheint es sinnvoll, diesen Aspekt für die Adressaten des Betreuten Wohnens hervorzuheben. Eine solche Einflussnahme kann zwar problematisch sein, wenn es vorrangig darum geht, eine Person zu einem Einzug ins Betreute Wohnen zu überreden, um so unerwünschten Leerstand zu vermeiden. Einige der Bewohner, die auf Grund solcher Einflussnahme eingezogen waren, berichteten allerdings im Rahmen ihrer Befragung von mehr Wohlbefinden, das im Betreuten Wohnen entstanden sei. Eine entsprechende Beratung kann daher sinnvoll sein kein, wenn älteren Menschen der potenzielle Nutzen des Betreuten Wohnens nicht deutlich ist. Damit sie ihren Einzug später nicht bereuen, ist es jedoch notwendig, ihnen die möglichen Vor- und Nachteile gleichermaßen zu verdeutlichen.

> Dass ein Einzug ins Betreute Wohnen einen Gewinn an sozialen Kontakten bedeuten kann, ist potenziellen Nutzern nicht immer deutlich. Um in der Eröffnungsphase einer Einrichtung genügend geeignete Interessenten zu finden, sollte dieser Nutzen stärker herausgestellt werden.

5.4 Fazit

Im Fazit lässt sich sagen: Betreutes Wohnen ist ein Versorgungsangebot für ältere Menschen, das von einem Teil von ihnen als nicht angemessen empfunden wird und auch nach Meinung der Betreuungspersonen für einen Teil nicht geeignet ist. Es wird dann als nicht angemessen empfunden, wenn ältere Menschen eine starke Bindung an ihre alte Wohnung und Lebensweise empfinden, für deren Verlust sie bei einem Einzug keinen ausgleichenden Vorteil wahrnehmen. Ältere Menschen werden von den Betreuungspersonen dann als nicht geeignet wahrgenommen, wenn sie entweder zu viele Einschränkungen haben oder wenn sie die Betreuung und das Leben in einer Gemeinschaft nicht mit ihren Lebensgewohnheiten vereinbaren können. Im Gegensatz dazu gibt es auch ältere Menschen, die Betreutes Wohnen als attraktives Wohnangebot empfinden und die für die Betreuungspersonen geeignete Bewohner darstellen. Zwischen diesen beiden Polen gibt es schließlich solche, die angesichts des Für und Wider bezüglich eines Einzugs unschlüssig sind. Diese kommen unter Umständen zu keiner definitiven Entscheidung. Eine nicht-direktive Beratung, die ihnen die Vorteile des Betreuten Wohnens verdeutlicht, ohne dessen Nachteile zu verschweigen, kann ihnen jedoch dabei helfen, eine Entscheidung zu treffen, von der sie im Nachhinein profitieren.

Literatur

Boggatz T (2011) Einstellungen zum Betreuten Wohnen bei Seniorinnen und Senioren – eine qualitative Studie. Pflege 24(2):111–123

Eckert JK, Carder PC, Morgan LA, Frankowski AJ, Roth EG (2009) Inside assisted living. The search for home. The John Hopkins University Press, Baltimore

Engels D (2001) Wunsch und Wirklichkeit des Betreuten Wohnens. ISG Sozialforschung und Gesellschaftspolitik GmbH, Köln. https://opus-hslb.bsz-bw.de/files/476/Anlage+11.pdf. Zugegriffen am 11.12.2013

Geser-Engleitner E, Jochum C (2008) Betreutes Wohnen für ältere Menschen in Vorarlberg. Amt der Vorarlberger Landesregierung/Abteilung Gesellschaft und Soziales, Bregenz. https://www.vorarlberg.gv.at/pdf/betreuteswohnenfueraelter.pdf. Zugegriffen am 11.12.2013

Saup W (2001) Ältere Menschen im Betreuten Wohnen: Ergebnisse der Augsburger Längsschnittstudie, Bd 1. A. Möckl, Augsburg

Auseinandersetzung mit Pflegebedürftigkeit

© Springer-Verlag GmbH Deutschland, ein Teil von Springer Nature 2019
T. Boggatz, *Betreutes Wohnen*, https://doi.org/10.1007/978-3-662-58405-7_6

6

Befragt man ältere Menschen danach, welche Vorstellungen sie für den Fall ihrer Pflegebedürftigkeit haben, bringen sie zumeist negative Erwartungen zum Ausdruck. Für sie ist dieser Fall mit der Erwartung verbunden, in ein Pflegeheim ziehen zu müssen, wo sie ihre Privatsphäre und Selbstbestimmung verlieren. Sie zeigen dabei eine Tendenz, die Auseinandersetzung mit möglicher Pflegebedürftigkeit zu vermeiden. Diese Tendenz wird auch von Betreuungspersonen wahrgenommen. Durch Vertrauensbildung und nicht-direktive Beratung versuchen sie, die Akzeptanz von Pflege zu fördern, ohne das Selbstbestimmungsrecht der älteren Menschen zu verletzen. Pflegebedürftigkeit ist im Betreuten Wohnen bislang gering ausgeprägt, es lässt sich aber eine Tendenz zur Zunahme mit steigendem Alter erkennen. Auch wenn in Einzelfällen eine Versorgung pflegebedürftiger Personen erfolgen kann, stellt sich die Frage, wo die durchschnittliche Grenze für die Toleranz von Pflegebedürftigkeit im Betreuten Wohnen liegt.

Anders als beim „Assisted Living" in den Vereinigten Staaten spielte Pflegebedürftigkeit beim Einzug ins Betreute Wohnen in Österreich keine bedeutende Rolle. Nur einige Bewohner ließen sich bei ihrer Einzugsentscheidung von einem Wunsch der Vorsorge bestimmen für den Fall, dass sie einmal auf fremde Unterstützung angewiesen sein sollten. Durch den Einzug ins Betreute Wohnen hat sich eine Auseinandersetzung mit der eigenen Pflegebedürftigkeit jedoch nicht erübrigt, vielmehr ist davon auszugehen, dass sich die Bewohner ihr in gleicher Weise stellen müssen wie ältere Menschen, die im eigenen Zuhause wohnen. Zunehmendes Alter geht früher oder später mit einem Verlust von körperlichen oder geistigen Fähigkeiten einher. Der deutsche Alterssurvey (Wolff et al. 2014) kam zu dem Resultat, dass nur 34,7 % der Personen, die älter als 78 Jahre sind, sich einer guten funktionellen Gesundheit erfreuen, während es bei den 60 bis 65jährigen noch 65,7 % sind. Funktionelle Einbußen spiegeln sich in den Statistiken vor allem in einer erhöhten Inanspruchnahme von finanziellen Unterstützungsleistungen bei stei-

gendem Alter wieder. Während 2009 in Österreich von den 61–80 jährigen nur 9,2 % Pflegegeld bezogen, waren es 60,3 % bei den über 80jährigen (Rappold et al. 2009). Neben dem Alter spielt auch das Geschlecht bei der Entstehung von Pflegebedürftigkeit eine Rolle. Aufgrund ihrer längeren Lebenserwartung sind vor allem Frauen von ihr betroffen (Wolff et al. 2014; Rappold et al. 2009).

Mit zunehmendem Alter stellt sich daher für ältere Menschen im Betreuten Wohnen und im eigenen Zuhause die Frage, wie sie sich verhalten werden, wenn sie einmal pflegebedürftig sind. Ein Einzug ins Betreute Wohnen mag zwar eine Möglichkeit der Vorsorge darstellen und bei leichten, bereits vorhandenen Einschränkungen zu einer Entlastung führen, er entbindet jedoch nicht von einer Auseinandersetzung mit der Möglichkeit, dass dieses Ausmaß an Unterstützung einmal nicht mehr ausreichen wird. Personen, die zu Hause leben, können ihren Wohnraum zwar an ihre Einschränkungen anpassen und gegebenenfalls auf informelle Hilfe und ambulante Dienste zurückgreifen. Auch sie müssen sich jedoch fragen, was sie im Falle einer Verschlechterung ihres Gesundheitszustands tun werden. Der erste Teil dieses Kapitels geht diesen Fragen nach und stellt die entsprechenden Antworten vor, die sich aus der qualitativen Befragung der älteren Menschen im Betreuten Wohnen und im eigenen Zuhause ergaben.

Je nachdem, welche Einstellung zur Pflege ältere Menschen im Verlauf ihrer Auseinandersetzung mit möglicher Pflegebedürftigkeit entwickeln, werden sie ein bestimmtes Verhalten zeigen, auf das ihre Umwelt reagieren muss. Im Betreuten Wohnen fällt diese Aufgabe den Betreuungspersonen zu, die gegebenenfalls die pflegerische Versorgung organisieren und die Sicherheit und das Wohlbefinden der Bewohner gewährleisten müssen. Durch ihren regelmäßigen Kontakt mit den älteren Menschen sind sie zudem in der Lage, die unterschiedlichen Verhaltensweisen zu beobachten. Der zweite Teil dieses Kapitels schildert auf der Grundlage der Ergebnisse aus der qualitativen Studie mit den

Betreuungspersonen, wie diese die Auseinandersetzung der Bewohner mit ihrer Pflegebedürftigkeit wahrnehmen und wie sie als Betreuungspersonen mit dem gezeigten Verhalten der Bewohner umgehen können.

Eine Unterstützung der älteren Menschen bei ihrer Auseinandersetzung mit Pflegebedürftigkeit ist nicht nur in deren eigenem Interesse sinnvoll, die Einrichtungen müssen sich auch fragen, wie groß ihre Kapazität für einen Umgang mit Pflegebedürftigkeit ist und ob ein Bedarf an einer institutionellen Regulierung ihres Auftretens besteht. Im letzten Abschnitt dieses Kapitels wird daher zunächst dargestellt, in welchem Ausmaß Pflegebedürftigkeit im Betreuten Wohnen im Bundesland Salzburg überhaupt vorhanden ist. Dies erlaubt ein Urteil darüber, in welchem Ausmaß sie das Leben der Bewohner und die Arbeit der Betreuungspersonen prägt und macht zudem einen Vergleich mit den entsprechenden Umständen im Betreuten Wohnen in Deutschland und im Assisted Living in den USA möglich. Darüber hinaus geht der Abschnitt der Frage nach, ob der erwähnte Einfluss des Alters auf die Pflegebedürftigkeit in den untersuchten Einrichtungen anzutreffen ist – schließlich kann dieser dazu führen, dass sie ihr Versorgungsangebot auf das eines Pflegeheims ausweiten müssen – es sei denn, eine solche Entwicklung wird durch eine Begrenzung der im Betreuten Wohnen zulässigen Pflegebedürftigkeit vermieden. Das gleiche gilt für den Zusammenhang von Geschlecht und Pflegebedürftigkeit, denn Betreutes Wohnen ist – wie der in der quantitativen Studie ermittelte Anteil von 65,5 % bei den Bewohnern in den Einrichtungen des Bundeslands Salzburg zeigt – vor allem weiblich.

6.1 Die Perspektive der älteren Menschen

Wurden die Studienteilnehmer gefragt, was sie tun würden, wenn sie einmal Pflege bräuchten, fiel ihnen als Option zumeist das Pflegeheim ein. Dies zogen sie dann in Betracht, wenn ihre Versorgung im eigenen Zuhause oder im Betreuten Wohnen nicht mehr möglich sein sollte. Insgesamt herrschte jedoch dem Pflegeheim gegenüber eine ablehnende Haltung vor. Dabei waren drei Typen zu erkennen, die sich durch den Grad ihrer Akzeptanz bzw. Ablehnung voneinander unterschieden: „Notwendig wenn hilflos", „Bei bestimmten Einrichtungen akzeptabel" und „Vorsorgen für den ungewollten Fall". Daneben gab es eine Gruppe, bei denen aus verschiedenen Gründen nur eine eingeschränkte Auseinandersetzung mit einer möglichen Pflegebedürftigkeit stattgefunden hatte. Eine vollständige Akzeptanz wurde nur bei einem Teilnehmer angetroffen, der jedoch ein Sonderfall war.

◨ Tab. 6.1 zeigt eine Übersicht über diese Typen und ihre Merkmale, die sie bezüglich der Einflussfaktoren für eine Akzeptanz von Pflege aufwiesen. Einige Einflussfaktoren trugen dabei nichts zur Unterscheidung der Typen bei, da sie bei allen Typen in ähnlicher Weise ausgeprägt waren. Zur Verdeutlichung wurden bei den unterscheidungsrelevanten Einflussfaktoren die für einen Typus ausschlaggebenden Merkmale grau unterlegt. Die Zahlen in Klammern geben die Häufigkeit der identifizierten Typen in der Stichprobe an.

Die von den Teilnehmern wahrgenommenen, aktuell vorhandenen Beeinträchtigungen hatten in der Regel auf die Einstellung zur Pflege keinen erkennbaren Einfluss. Dies lag daran, dass sie allenfalls in einem Ausmaß vorhanden waren, in dem sie die Betroffenen noch selbst bewältigen konnten. Während einige von keinerlei Beeinträchtigung berichteten, hatten andere unter alterstypischen Beschwerden zu leiden, die zu Einschränkungen ihrer Selbstversorgung – vor allem beim Einkaufen und bei Tätigkeiten im Haushalt – führten. Diese graduell verschiedenen Einschränkungen der Selbstständigkeit führten jedoch nicht zu unterschiedlichen Einstellungen zur Pflege. Auch die primären Bewältigungsstrategien im Fall von Beeinträchtigungen waren sich ähnlich. Die Betroffenen reagierten einerseits mit dem Einsatz von Hilfsmitteln, andererseits mit einer Reduktion ihrer Erwartungen und Anstrengungen.

6

◻ Tab. 6.1 Typen der Auseinandersetzung mit Pflegebedürftigkeit

	Notwendig wenn hilflos				Eingeschränkte Auseinandersetzung		Unrealistische Vorstellungen (2)	Akzeptanz (1)
	wenn alternative Pflege nicht mehr möglich (16)	da häusliche Pflege nicht erwünscht (5)	Bei bestimmten Einrichtungen akzeptabel (3)	Vorsorgen für den ungewollten Fall (6)	Keine Vorstellung (3)	Pflege nicht erwünscht (1)		
Beeinträchtigungen	Keine oder Einschränkung bei Selbstversorgung	Keine oder Einschränkung bei Selbstversorgung	Keine	Keine oder Einschränkung bei Selbstversorgung	Keine oder Einschränkung bei Selbstversorgung	Inkontinenz	Keine od. leichte Einschränkung	Einschränkung bei Selbstversorgung
Bewältigungsfähigkeit	Reduktion von Erwartungen/ Anstrengungen Verwendung von Hilfsmitteln	Reduktion von Erwartungen/ Anstrengungen Verwendung von Hilfsmitteln	Reduktion von Erwartungen/ Anstrengungen Verwendung von Hilfsmitteln	Reduktion von Erwartungen/ Anstrengungen Verwendung von Hilfsmitteln	-	Verwendung von Hilfsmitteln	-	-
Optionen & Hindernisse	z. T. familiäre Hilfe verfügbar; Keine Pflege durch Kinder möglich; Hilfe gegen Bezahlung verfügbar; Pflegeberatung nicht/ kaum bekannt; Betreuung im Betreuten Wohnen/ durch Sozialdient	z. T. familiäre Hilfe verfügbar; Keine Pflege durch Kinder möglich; Pflegeberatung nicht/ kaum bekannt; Häusliche Pflege keine Option	z. T. familiäre Hilfe verfügbar; Hilfe gegen Bezahlung verfügbar; Pflegeberatung nicht/ kaum bekannt; Betreuung im Betreuten Wohnen/durch Sozialdienst; Kenntnis konkreter Einrichtungen	z. T. familiäre Hilfe verfügbar; Hilfe gegen Bezahlung verfügbar; Pflegeberatung nicht/ kaum bekannt; Betreuung im Betreuten Wohnen/ durch Sozialdienst; Pflegeheim nicht bezahlbar	Keine Pflege durch Kinder möglich; Hilfe gegen Bezahlung verfügbar; Pflegeberatung nicht/ kaum bekannt; Betreuung durch Sozialdienst; Keine Information verfügbar	Verwendung von Hilfsmitteln familiäre Hilfe verfügbar; Keine Pflege durch Kinder möglich; Hilfe gegen Bezahlung verfügbar	Keine Pflege durch Kinder möglich; Hilfe gegen Bezahlung verfügbar; Pflegeberatung nicht/ kaum bekannt; Betreuung im Wohnprojekt Pflege durch Bekannte	Keine Pflege durch Kinder möglich; Pflegeberatung nicht/ kaum bekannt; Versorgung im Pflegeheim
Einfluss von Anderen	Kein Einfluss von Kindern; z. T. Akzeptanz Entscheidungen Anderer	Kein Einfluss von Kindern; z. T. Akzeptanz Entscheidungen Anderer	Kein Einfluss von Kindern; z. T. Akzeptanz Entscheidungen Anderer	Kein Einfluss von Kindern	z. T. Akzeptanz Entscheidungen Anderer	Kein Einfluss von Kindern	Kein Einfluss von Kindern od. Akzeptanz Entscheidungen Anderer	

Erwartungen	Negative: Autonomie- & Sinnverlust Stigmatisierung z. T. positive Erwartungen Degeneration & Endstation z. T. keine genaue Erwartungen	Negative: Autonomie- & Sinnverlust z. T. positive Erwartungen Degeneration & Endstation z. T. keine genaue Erwartung	Negative: Autonomie- & Sinnverlust z. T. positive Erwartungen Degeneration & Endstation	Negative: Autonomie- & Sinnverlust z. T. positive Erwartungen	Keine genaue Erwartung	Scham	Negative: Autonomie- & Sinnverlust z. T. positive Erwartungen	Vorwiegend Positive Erfahrungen
Disposition	Autonomie & Selbständigkeit erhalten Bindung an eigene Wohnung Furcht andere zu belasten Nicht an Pflegebedürftigkeit denken	Autonomie & Selbständigkeit erhalten Bindung an eigene Wohnung Furcht andere zu belasten Nicht an Pflegebedürftigkeit denken	Autonomie & Selbständigkeit erhalten Furcht andere zu belasten z. T. Vorsorge Nicht an Pflegebedürftigkeit denken	Autonomie & Selbständigkeit erhalten Bindung an eigene Wohnung Furcht andere zu belasten Vorsorge	Autonomie & Selbständigkeit erhalten Bindung an eigene Wohnung Furcht andere zu belasten Nicht an Pflegebedürftigkeit denken	Autonomie & Selbständigkeit erhalten	Autonomie & Selbständigkeit erhalten Nicht an Pflegebedürftigkeit denken	Autonomie & Selbständigkeit erhalten Furcht andere zu belasten Nicht an Pflegebedürftigkeit denken
Einstellung zur Pflege zu Hause	Akzeptanz von Pflege zu Hause	Ablehnung von Pflege zu Hause	Akzeptanz von Pflege zu Hause	z. T. Ablehnung von Hauskrankenpflege	Akzeptanz von Pflege zu Hause		Akzeptanz von Wohnprojekt/ von Pflege durch Bekannte	
Einstellung zum Pflegeheim	Notwendig, wenn selber hilflos Lieber zu Hause gepflegt Lieber im Betreuten Wohnen gepflegt	Notwendig, wenn selber hilflos	Bei bestimmten Einrichtungen akzeptabel	Bei Pflegebedarf akzeptabel	Noch keine Vorstellung	Pflege nicht erwünscht	Pflegeheim nicht erwünscht/ nicht nötig	Akzeptanz

6

» *Und da sind wir eben drauf gekommen, man kommt selber immer drauf, was man kann und was man nicht kann. Und wenn man merkt, dass man etwas nicht kann, dann muss man einfach darauf verzichten.* (TM06, männlich, 91 Jahre)

» *So der große Frühjahrsputz geht nicht mehr, da muss ich jetzt Step-by-step, immer schön langsam, einmal nur ein Fenster und dann einmal saugen, das nächste Mal halt dann wischen.* (TM05, männlich, 60 Jahre)

Für den Fall von Unterstützungsbedürftigkeit wurden ebenfalls bei allen Befragten ähnliche Optionen und Hindernisse wahrgenommen. Familiäre Hilfe war zumeist verfügbar, aber im Umfang auf Hilfeleistungen bei der Versorgung im Alltag beschränkt. Die Möglichkeit, von den eigenen Kindern gepflegt zu werden, bestand jedoch nach Meinung der Befragten nicht – auch weil diese zum Teil nicht vor Ort vorhanden waren.

» *Weil die gehen alle arbeiten, und da gehen jetzt auch schon die Enkelkinder wieder arbeiten und es ist so, dass niemand praktisch die Zeit hätt' und die Zeit aufwenden kann für mich, weil ich braucht ja dann rund um die Uhr Betreuung.* (TW 17, weiblich, 75 Jahre)

Wenn Unterstützung bei Alltagsaktivitäten notwendig war oder werden sollte, wurde in der Regel auf bezahlte Hilfe zurückgegriffen. Stellen zur Pflegeberatung, die es zum Zeitpunkt der Befragung an drei zentralen Stellen im Bundesland Salzburg gab, waren den Studienteilnehmern entweder gar nicht bekannt, oder sie hatten nur von ihnen gehört, ohne dass sie von ihnen Gebrauch gemacht hätten – auch weil sie hierzu bislang keinen Anlass gesehen hatten. Bewohner betreuter Wohneinrichtung verließen sich allerdings auf entsprechende Beratungsleistungen der dort angestellten Betreuungsperson. Diese war im Bedarfsfall ein Ansprechpartner, der gegebenenfalls auch Dienstleistungen vermitteln konnte.

» *Ja, da habe ich die Frau XXX* [Name der Betreuungsperson (der Verf.)]*, die kennt sich aus, die könnte ich jederzeit fragen, die würde mich auch kompetent beraten ….. Die organisiert das, schaut welche Bedürfnisse ich hab und holt mir dann die richtigen Leut'.* (TW03, weiblich, 70 Jahre)

In einer Gemeinde war zudem ein Sozialdienst vorhanden, den die zu Hause Lebenden bei Bedarf um Rat und Hilfe bei der Vermittlung von Dienstleistungen bitten konnten.

Bei den Kenntnissen und Vorstellungen zu verfügbaren Pflegediensten und Pflegeeinrichtungen ließen sich allerdings Merkmale abgrenzen, die für einzelne Typen charakteristisch waren. Auf diese wird bei deren Darstellung eingegangen. Die Beantwortung der Frage, welchen Einfluss andere Personen auf ihre Entscheidung bezüglich der Inanspruchnahme von Pflege hätten, ließ jedoch keine Unterschiede zwischen den einzelnen Typen erkennen. Die meisten wollten sich diesbezüglich nicht von ihren Kindern oder anderen Angehörigen beeinflussen lassen. Nur einige gaben an, dass gegebenenfalls ihre Kinder die Entscheidung träfen und sie dies dann auch akzeptieren würden.

6.1.1 Notwendig wenn selber hilflos

Die meisten Studienteilnehmer ließen sich dem Typus „Notwendig wenn selber hilflos" zuordnen. In ihren Überlegungen kamen sie zu dem Schluss, dass die Versorgung in einem Pflegeheim notwendigerweise zu akzeptieren sei, wenn sie auf Grund von gesundheitlichen Beschwerden nicht mehr für sich selber sorgen könnten.

» *Wenn es nicht anders geht, nur wenn's nicht anders geht. Da müsste ich mich nimmer bewegen können oder das nicht mehr nicht mehr selber machen können.* (TW 20, weiblich, 74 Jahre)

> *Wann werde ich gehen? Also ich mein, wenn ich nicht mehr gehfähig bin zum Beispiel … oder nimmer denkfähig bin, dann würde ich sagen, da gehör ich ins Altersheim, oder mein Gott, man kriegt einen Schlaganfall. Das kann ja jeden treffen.*
> (TW01, weiblich, 80 Jahre)

Innerhalb dieser Gruppe waren allerdings zwei Varianten zu erkennen. Zum einen gab es Personen, die eine Pflege im eigenen zu Hause oder im Betreuten Wohnen durch ambulante Dienste und 24-Stundenbetreuung bevorzugten und daher das Pflegeheim nur dann akzeptieren wollten, wenn diese Option auf Grund ihrer zu hohen Pflegebedürftigkeit nicht mehr möglich war. Zum anderen gab es Teilnehmer, welche eine häusliche Versorgung von vorneherein ausschlossen, da sie ihnen als zu kostspielig erschien oder als zu kompliziert, um noch in einem normalen Haushalt erfolgen zu können.

> *Ja das wird dann sehr problematisch, wann man so weit ist, dass man sich pflegen lassen muss, dann passt das vom Haushalt nimmer zusammen. Das ist alles zu viel Aufwand …. Wann man bettlägerig ist usw., das alles rundherum, gerade da braucht es eine Säuberung und Pflege, es muss alles in Ordnung gehalten werden, gekocht, weiß Gott was alles, das ist alles zu viel Aufwand, das bringt nichts.*
> (TM07, männlich, 74 Jahre)

Ein weiteres Bedenken bezüglich der Inanspruchnahme einer 24-Stunden-Betreuung war, dass man der Pflegeperson eine Unterkunft gewähren müsse, wozu es in der eigenen Wohnung keine Möglichkeiten gab. Da für sie solchermaßen die häusliche Pflege als Option entfiel, glaubten sie bei Pflegebedürftigkeit den sofortigen Einzug in ein Pflegeheim akzeptieren zu müssen.

Die Akzeptanz des Pflegeheims, welche die Betreffenden für den Fall ihrer Hilflosigkeit zum Ausdruck brachten, war jedoch keine freiwillige. Sie erfolgte vielmehr gezwungenermaßen angesichts der negativen Erwartungen, die

mit dem Aufenthalt in einem Heim verbunden waren. Diese betrafen zunächst die Einschränkung des persönlichen Freiraums, die sich aus den räumlichen Gegebenheiten der Unterbringung aber auch aus den institutionellen Regelungen ergaben.

> *Da hat man dann nur mehr ein Zimmer … da kann ich das Meiste gar nicht mehr mitnehmen.*
> (TW06, weiblich, 70 Jahre)

> *Im Altersheim hast Du schon einmal gewisse Regeln … ich glaube, dass abends, wann eine Sperre ist, ab zehn oder elf Uhr.*
> (TM01, männlich, 74 Jahre)

Basierten solche Erwartungen bei einigen Teilnehmern nur auf Mutmaßungen, wurden sie bei anderen durch Erfahrungen ergänzt, die bei dem Besuch von Verwandten oder Bekannten in Pflegeeinrichtungen entstanden waren.

> *Das ist unmöglich gewesen, also diese Leute sind umgegangen und einfach diktiert, was los ist, und das darfst du nicht und hin und her. Die haben keinen Freiraum gehabt.*
> (TM12, männlich, 70 Jahre)

Eine Teilnehmerin (TW11, weiblich, 66 Jahre) brachte diese Wahrnehmung mit dem Satz „Das ist ja wie ein Gefängnis" auf den Punkt. Neben dieser Reglementierung wurden eine Vernachlässigung der Bewohner und ein achtloser Umgang mit ihnen erwartet.

> *Wenn man dann sieht, wie die armen Leute da so sitzen und warten, bis jemand kommt, und dann lassen sie sie teilweise sitzen im Badezimmer, die Frau friert, kein Tuch, nix drum, dass ich gedacht habe, es ist eigentlich furchtbar.*
> (TW12, weiblich, 76 Jahre)

Die zitierte Teilnehmerin führte diese Umgangsweise auf eine Überforderung des Pflegepersonals zurück. Dazu passte die Erwartung einer weiteren Teilnehmerin: „da wird man halt ruhig gestellt" (TW09, weiblich, 84 Jahre), und ein männlicher Teilnehmer (TM13, 72

Jahre) charakterisierte diese Art des Umgangs mit den Heimbewohnern als „Aufbewahrung von Menschen". Ihren Erwartungen zufolge waren letztere zwar noch körperlich vorhanden, hatten aber für ihre Umgebung aufgehört, als Menschen mit individuellen Bedürfnissen zu existieren.

Teilweise als Folge dieser Dehumanisierung wurde ein Degenerationsprozess der Bewohner beschrieben.

» *Ich sehe es ja an meiner Schwiegermutter ... die hat ihr letztes Jahr in einem Heim verbringen müssen ... sie ist ja dann sehr schnell verfallen ... [bevor sie ins Heim kam (der Verf.)], da war sie nur körperlich gebrechlich, aber geistig völlig auf der Höhe ... die hat sich für alles interessiert, und da drin, da ist sie dann nur mehr gesessen und hat vor sich hin gesummt ...*
(TW13, männlich, 72 Jahre)

Den Befragten war allerdings bewusst, dass derartige Degenerationserscheinungen nicht allein der Pflege zuzuschreiben waren.

» *Ich möchte das jetzt aber nicht auf das Heim schieben, sondern das ist einfach diese natürliche Geschichte gewesen, die da eingetreten ist.*
(TW13, männlich, 72 Jahre)

Und diese „natürliche Geschichte" war es dann auch, die den anderen Teil der negativen Erwartungen bedingte. In ein Heim zu ziehen bedeutete unweigerlich, in einen Zustand des körperlichen und oder geistigen Verfalls geraten zu sein, und es war dieser Zustand, den die Teilnehmer fürchteten, weil er auf das Ende ihres Dasein hindeutete.

» *Weil das ist ja die Endstation des Lebens und es baut ja nicht jeden auf, wenn er sagt, ich bin teilweise dement ... und muss halt schon langsam begreifen, dass es zu Ende geht.*
(TM07, männlich, 74 Jahre)

Die beständige Konfrontation mit der menschlichen Gebrechlichkeit, das fast ausschließliche Umgeben-Sein von kranken Menschen erzeugten für die Teilnehmer eine abschre-

ckende Atmosphäre, welche sie das Pflegeheim am liebsten meiden ließ. Dabei war dieses Abschreckende für sie häufig nicht genau in Worte zu fassen, vielmehr schlug es sich in sinnlichen Wahrnehmungen nieder:

» *Na, abgeschreckt, irgendwie allein schon der Geruch, wenn Du da hingehst. Im Asyl ist es am ärgsten, finde ich. Das ist so schlecht, na ich muss sagen, wenn es nicht sein muss.*
(TW23, weiblich, 78 Jahre)

Die Abneigung gegen das Pflegeheim kam hier auf einer basalen Ebene zum Ausdruck. Die Teilnehmerin schien die von ihr besuchte Einrichtung im wahrsten Sinne des Wortes „nicht riechen zu können" und ihre Beschreibung deutete auf eine instinktive Abwehr hin. Auffallend war zudem ihre Verwendung des Ausdrucks „Asyl", der im 19. Jahrhundert Verpflegungsanstalten für Arme und Kranke bezeichnete und der bis heute mit der Vorstellung einer bloßen „Aufbewahrung von Menschen" verbunden ist. Auch wenn moderne Pflegeeinrichtungen nicht mehr den Charakter einer Anstalt besitzen, scheint dieses Bild in den Vorstellungen älterer Menschen noch immer vorhanden zu sein und bei ihren Begegnungen mit modernen Einrichtungen sogar eine Bestätigung zu finden.

Die Erwartung, in eine Anstalt zu kommen, impliziert zudem die Vorstellung von gesellschaftlicher Ausgrenzung. Die Einweisung in ein Pflegeheim ist damit die letzte Konsequenz einer Stigmatisierung von Pflegebedürftigkeit, die einige Teilnehmer auch außerhalb solcher Einrichtungen am Werke sahen – vor allem dann, wenn ältere Menschen von Demenz betroffen waren.

» *Das ist fast eine Panik, weil ich habe eine Frau gepflegt, die hat Alzheimer gehabt [...] und ihr Mann [...] der hat kein Interesse und kein Verständnis gehabt, der hat sich so geniert für die Krankheit seiner Frau. Und der hat alles versteckt, und was die Frau mitgemacht hat, das war schrecklich [...] die hat das nicht verstanden, dass ihr Mann sie nimmermehr akzeptiert.* (TW11, weiblich, 66 Jahre)

> Wenn sie sich nicht mehr selber helfen können, sind ältere Menschen zwar bereit, die Einweisung in ein Pflegeheim hinzunehmen, sie befürchten jedoch, dort ihre Selbstbestimmung zu verlieren, ausgegrenzt vom Umfeld nur noch „aufbewahrt" zu werden und zu degenerieren.

Im Gegensatz dazu waren positive Erwartungen an eine Unterbringung im Pflegeheim relativ selten. Einzelne Teilnehmer gingen davon aus, in diesen Einrichtungen gut versorgt zu werden. Hinzu kam die Erwartung, nach einem Einzug nicht allein zu sein.

> *Sie können sich zum gedeckten Tisch setzen, wenn man einmal nicht mehr kochen kann, oder wunderbar, mit den Pensionisten … spricht man sich aus, also man ist nicht allein.*
> (TW24, weiblich, 85 Jahre)

Darüber hinaus gab es die Vorstellung, dass sich die Versorgung im Heim nicht nur auf das körperliche Wohl beschränkt, sondern auch auf das Bedürfnis nach Beschäftigung eingeht.

> *Ja, die tun sich beschäftigen mit den alten Menschen. Die werden nicht nur essen und schlafen, also es ist immer was, Singen, Basteln, Erzählen und Turnen, also immer beschäftigt, die alten Menschen.*
> (TW04, weiblich, 76 Jahre)

Eine Teilnehmerin erwartete zudem, dass ihre alten Kontakte erhalten bleiben und ein anderer gestand sogar zu, dass trotz aller Vorbehalte, die man gegen Pflegeheime haben könne, diese nach einer Zeit der Eingewöhnung akzeptabel seien.

> *Ich kenn' das sehr gut, weil meine Schwiegermutter im Altersheim ist, und die hat sich am Anfang mit Händ' und Füß' gewehrt dagegen, bis halt der Arzt die Einweisung vorangetrieben hat, und jetzt ist sie glücklich.* (TM09, männlich, 65 Jahre)

Einige der Befragten hatten schließlich keine genaue Vorstellung, was sie gegebenenfalls in einem Pflegeheim und überhaupt im Fall von Pflegebedürftigkeit erwarten würde.

Die fehlenden und die negativen Erwartungen waren dabei auf die Disposition der älteren Menschen zurückzuführen. Dort herrschte ein Bedürfnis nach Autonomie und Selbstständigkeit vor.

> *Ich möchte auch überhaupt, solange ich kann, selbständig bleiben. Meine Mutter ist 87 geworden und hat auch den Haushalt ganz alleine geschafft.*
> (TW15, weiblich, 73 Jahre)

> *Ich hab immer alles selber gemacht, und jetzt will ich gar niemand da haben, wenn ich niemand haben müsste, wissen's.*
> (TW10, weiblich, 86 Jahre)

Diese Einstellung lässt natürlich die Vorstellung, sich nicht mehr selber helfen zu können und auf ein Pflegeheim mit seinen institutionellen Regelungen angewiesen zu sein, als wenig wünschenswert erscheinen. Einige Teilnehmer machten deutlich, dass sie für sich entweder ein Leben in Selbstständigkeit oder gar kein Leben mehr wünschten. Die Zwischenstufe des Pflegeheims mit einem Leben in Abhängigkeit von anderen wurde im Prinzip abgelehnt.

> *Aber ich möchte nicht so dahinsiechen wie alle, wie es halt so ist …. Ich will vorher sterben.*
> (TW07, weiblich, 74 Jahre)

Hinzu kam bei vielen Zuhause Lebenden eine Bindung an die eigene Wohnung, welche sie im Falle eines Umzugs in ein Pflegeheim aufgeben müssten. Trotz dieser Bindung kam für die meisten eine Pflege durch die eigenen Kinder nicht in Betracht. Dies empfanden sie als etwas, das sie nicht von ihnen verlangen konnten.

> *Wenn eine Pflegebedürftigkeit auftreten würde, dann kann ich nicht meinen Kindern zur Last fallen. Dann würde ich auf alle Fälle in so eine Einrichtung gehen.*
> (TM13, männlich, 72 Jahre)

Diese Einstellung schränkte natürlich ihre Wahrnehmung möglicher Optionen für den

6

Fall von entstehender Pflegebedürftigkeit ein. Als Grund hierfür gaben die Betreffenden an, dass ihre Kinder eigene Verpflichtungen hatten, so dass sie ihre Zeit nicht in Anspruch nehmen konnten. Die Furcht zur Last zu fallen hatten sie auch dann, wenn sie mit den Kindern im gleichen Haus wohnten und diese bereit waren, Unterstützung zu leisten. Angesichts einer möglichen Pflegebedürftigkeit keine familiäre Pflege in Anspruch nehmen zu wollen, führte so zu einer Situation, in der man die Bindung an die eigene Wohnung und den Wunsch nach Autonomie und Selbstbestimmung aufgeben musste, um das Pflegeheim als notwendiges Übel zu akzeptieren. Ältere Menschen, die über Eigentum verfügten, welches sie ihren Kindern vererben wollten, empfanden dabei die Verpflichtung, mit ihrem Eigentum für die Pflegekosten aufzukommen, als zusätzliches Hindernis für einen Heimeinzug. Auch wenn sie durch diesen ihren Kindern eine direkte Belastung durch die zu erbringende Pflege ersparten, entstand diesen jedoch eine indirekte Belastung durch den Verlust des Erbes.

» *Weil ich bin noch immer Besitzer von dem Haus da und wann irgendwas ist, man kommt in ein Heim, ist man eben dazu verpflichtet, dass man aus eigenem viel leistet, wann ein Besitz da ist, und selbst wenn man es jetzt übergibt, ist glaube ich fünf Jahre zurück, was sie zurückgreifen können wegen Unterstützung.* (TM10, männlich, 78 Jahre)

Die Möglichkeit, pflegebedürftig zu werden, brachte diese Teilnehmer in eine Zwickmühle aus widerstreitenden Wünschen und Bedürfnissen, der sie nicht auf zufriedenstellende Weise entgehen konnten. Die meisten von ihnen zogen es dabei vor, nicht an diese Situation zu denken, so lange ihnen dies möglich war.

» *Das schieben wir halt. Aber in der heutigen Situation, kein Denken, dass ich dahin gehe oder was.*
(TW20, weiblich, 74 Jahre)

Einige ließen dabei eine eher sorglose Haltung erkennen und gaben an, das Problem erst auf sich zukommen zu lassen und dann zu ent-scheiden, wenn es so weit sei, andere gaben zu, die Auseinandersetzung mit diesem Problem zu vermeiden.

» *Jetzt weiß ich es noch nicht, jetzt brauche ich es noch nicht .... Ich mache mir doch nicht jetzt schon Kopfweh. Es reicht, wenn ich nachher Kopfweh bekomme.*
(TM 11, männlich, 73 Jahre)

Diese Einstellungen führten dazu, dass viele zunächst gar nicht sagen konnten, was sie beim Auftreten einer Pflegebedürftigkeit tun würden. Schnell zu sterben, ohne den Zustand der Hilfsbedürftigkeit erdulden zu müssen, erschien in diesem Zusammenhang als die einfachste Lösung, die sie sich aber, das war ihnen bewusst, nicht selber aussuchen konnten. Nur in Anbetracht der wahrscheinlich realen Situation konnten sie die Notwendigkeit einer Unterbringung im Pflegeheim akzeptieren. Ihre Tendenz, nicht an ihre mögliche Pflegebedürftigkeit zu denken, kann auch als Grund dafür angesehen werden, dass einige Teilnehmer keine genauen Vorstellungen über einen Aufenthalt im Pflegeheim hatten und andere nur ihrem gefühlten Unbehagen gegenüber diesen Versorgungseinrichtungen Ausdruck verleihen konnten. Da sie diese so weit wie möglich vermieden, war ihre diesbezügliche Vorstellung auf einzelne Impressionen begrenzt, die sich in das tradierte Bild des „Asyls" einfügten.

> **Selbstbestimmung als zentraler Wert führt zu einer Ablehnung des Pflegeheims. Zugleich erscheint Pflegebedürftigkeit als unzumutbare Einschränkung der Selbstbestimmung von Angehörigen. Ihr Auftreten stellt für ältere Menschen eine Zwickmühle dar, und sie versuchen, ein Nachdenken über diese Situation zu vermeiden.**

6.1.2 Bei bestimmten Einrichtungen akzeptabel

Drei Teilnehmerinnen unterschieden sich von der Gruppe derjenigen, die einen Einzug für

„notwendig wenn hilflos" erachteten, durch eine differenziertere Wahrnehmung einzelner Pflegeeinrichtungen. Zwar teilten sie die Abneigung gegen eine Unterbringung in ein Pflegeheim, doch bezog sich diese nicht pauschal auf alle Einrichtungen. In bestimmten Pflegeheimen, die sie aus eigener Anschauung kannten, konnten sie sich durchaus eine Unterbringung vorstellen. Dabei kontrastierten sie die Merkmale dieser Einrichtungen mit dem, was sie sonst als für Pflegeheime üblich erachteten. Für eine von ihnen waren es die ästhetischen Eigenschaften, welche das betreffende Heim von anderen Einrichtungen unterschied.

》 *Ich hab mich angemeldet schon … es ist sehr schön. Aber ich möchte niemals in dieses Monster gehen, was sie jetzt [in der Umgebung der Teilnehmerin (der Verf.)] gebaut haben. Das ist grauenhaft.*
(TW21, weiblich, 80 Jahre)

Zudem verband sich für sie mit einem möglichen Einzug in das besagte Heim die Vorstellung, dort geistige Anregungen in Form von Vorträgen oder Maltherapien zu bekommen – im Unterschied zu sinnlosen Beschäftigungstherapien wie „Yoghurtbecher zu verkleiden", um daraus „Pupperl" zu machen, wie sie dies von anderen Einrichtungen gehört hatte. Für eine andere Teilnehmerin (TW11, 66 Jahre) war der „liebevolle Umgang" mit den Bewohnern, den sie durch ihre Tätigkeit als Altenpflegerin in einer bestimmten Einrichtung selber kennen gelernt hatte, das entscheidende Merkmal, welches diese von anderen Heimen so weit unterschied, dass sie ihrer Unterbringung dort zustimmen würde. Für die dritte Teilnehmerin schließlich war die Vertrautheit mit dem Heim aus ihrer Umgebung das entscheidende Kriterium für eine Akzeptanz ihres dortigen Einzugs.

> Pflegeheime, die auf die individuellen Bedürfnisse der Bewohner eingehen, können älteren Menschen auch bei Vorbehalten gegen solche Institutionen als akzeptabel erscheinen.

6.1.3 Vorsorgen für den ungewollten Fall

Eine weitere Gruppe von Teilnehmern unterschied sich von den Vorherigen dadurch, dass sie für den Fall ihrer Pflegebedürftigkeit in gewissem Umfang Vorsorge getroffen und sich in mindestens einem Pflegeheim angemeldet hatten.

》 *Mit 60 oder 65 habe ich mich schon in den Altenheimen angemeldet … ich habe gesagt, wo ein Platz frei ist, dann soll ich Ding …*
(TW09, weiblich, 84 Jahre)

Zwar äußerten auch sie negative Erwartungen, doch diese waren nicht so stark, um sie von einer Anmeldung abzuhalten. Für sie war die Vorstellung, dort zumindest versorgt zu werden und nicht allein zu sein ausschlaggebend. Was sie allerdings als ein Hindernis für einen Einzug wahrnahmen, war die fehlende Verfügbarkeit von Plätzen und vor allem die mit der Unterbringung verbundenen Kosten, die für sie nicht bezahlbar waren. Als Voraussetzungen für einen Einzug sahen sie daher den Erhalt einer Pflegestufe an. In diesem Fall würde sich dann das finanzielle Problem von selber lösen.

》 *Ja, wir haben uns schon vor zehn Jahren angemeldet, aber jetzt kriegt man ja, im Falle, dass man halt nicht mehr, überhaupt nicht mehr kann … aber da kriegt man ja erst ab Pflegestufe drei, kann man ja überhaupt erst ansuchen … wenn es wirklich, wenn ich Pflegefall wäre, dann bin ich eh drüben [im Pflegeheim (der Verf.)], und dann krieg ich es eh' gezahlt drüben.*
(TW16, weiblich, 80 Jahre)

Einer Teilnehmerin aus dieser Gruppe wollte allerdings eine Inanspruchnahme von finanzieller Unterstützung im Fall von Pflegebedürftigkeit als nicht akzeptabel erscheinen. Für sie war der Erhalt von Sozialleistungen mit einem schlechten Ansehen in der Gesellschaft verbunden.

》 *Da wollte einer […], dass ich ein Pflegegeld kriege und ich habe dann abgelehnt, ich habe gesagt, nein ich will kein Pflegegeld, weil das ist [...] sind so viel Leute da, die was sagen, na, die kriegt jetzt ein Pflegegeld, die Leut' erfahren ja das, dass man ein Pflegegeld kriegt, ich verzichte auf das.* (TW09, weiblich, 84 Jahre)

Ihre Einstellung war dabei biografisch bedingt, denn sie stammte aus Verhältnissen, wo es als unehrbar galt, nicht zu arbeiten und stattdessen auf Kosten anderer zu leben.

» *Da war ich 36 oder 34 Jahre [...] da hätten sie mich dann in Pension geschickt, habe ich gesagt, mein Onkel hat gesagt, du gehst nicht in Pension, du tust arbeiten, was denkst denn, wenn du keine Arbeit mehr hast, [...] dann sandelst ab.* (TW09, weiblich, 84 Jahre)

Wie der umgangssprachliche Ausdruck „absandeln" deutlich macht, war für sie der Erhalt von Unterstützungsleistungen mit einem sozialen Abstieg verbunden. Die Tatsache, dass heutzutage zahlreiche Menschen eine derartige Unterstützung in Anspruch nahmen, konnte sie dabei nur als „Krise" empfinden.

❯ Einige ältere Menschen melden sich trotz negativer Erwartungen vorsorglich in einem Pflegeheim an. Sie fürchten jedoch, die Kosten nicht tragen zu können. Anderen erscheint es unehrbar, für den Fall eines Heimaufenthalts soziale Unterstützung in Anspruch zu nehmen.

6.1.4 Eingeschränkte Auseinandersetzung

Im Unterschied zu den bisher beschriebenen Teilnehmern gab es eine weitere Gruppe, die sich bislang nur eingeschränkt mit ihrer möglichen Pflegebedürftigkeit auseinandergesetzt hatte. Das Pflegeheim als letztendliche Konsequenz wurde von ihnen aus verschiedenen Gründen bislang nicht in Betracht gezogen. Drei Angehörige dieses Typus hatten noch gar keine Vorstellungen und konnten nicht sagen, wie sie sich im Falle ihrer Pflegebedürftigkeit

verhalten würden. Dies lag bei zweien daran, dass sie bislang jede Auseinandersetzung mit dieser Frage gemieden hatten – auch wenn ihnen bewusst war, dass dies gegebenenfalls problematisch sein könnte.

» *Wissen sie, es ist so, solange es eben so halbwegs geht, will man an das nicht denken. Das ist ein großer Fehler, aber es ist so.* (TWM01, Ehepaar, 82 Jahre)

Die dritte Teilnehmerin hatte zwar versucht, sich zu informieren, war aber immer nur auf Hinweise zu weiteren Informationen im Internet gestoßen, welchen sie nicht nachgehen konnte.

» *... da krieg' ich so a Wut, man kann, wenn ich eine Zeitung lese oder sonst irgendwas höre, dann steht zum Schluss unter www. com ding können Sie Näheres erfahren. ... da bin ich wie der erste Mensch, ich muss mir dann irgendwie eine Information suchen, meistens vergesse ich es dann, dann ist es eh schon vorbei, weil ich nicht weiß, wohin ich mich wende.* (TW02, weiblich, 70 Jahre)

Bei einer weiteren Teilnehmerin war ihre eingeschränkte Auseinandersetzung daran zu erkennen, dass sie überhaupt nicht wünschte, Pflege zu erhalten und nicht weiter über dieses Thema reden wollte. Sie litt an Inkontinenz und die Vorstellung, dass eine fremde Person sie bei diesem Problem versorgen sollte, war für sie mit Scham verbunden.

» *Sich sauber zu halten, ist wirklich ... und da kann mir auch niemand helfen. Das kann man nur selber machen.* (TW13, weiblich, 90 Jahre)

Über die Grenzen der Aufrechterhaltung ihrer Selbstständigkeit wollte sie sich bislang keine Gedanken machen.

Bei zwei weiteren Teilnehmern zeigte sich eine eingeschränkte Auseinandersetzung in Form von unrealistischen Vorstellungen für den Fall ihrer Pflegebedürftigkeit. Einer der beiden lehnte das Pflegeheim ab und schilderte seinen Wunsch, stattdessen in ein Wohnprojekt für Senioren zu ziehen, wobei er die Idee dazu einem Fernsehfilm entnommen hatte.

» *Es war folgendes: es war über eine Hausgemeinschaft, ich glaub im Fernsehen war es, da war da der, ich glaube, Ottfried Fischer, hat auch mitgespielt, da war ein Haus mit drei Stockwerken, da sind Zimmer gewesen, da war eine Frau …, die hat unten gebügelt, die hat da unten gekocht für alle, Frühstück, haben was gezahlt … Ein paar haben gearbeitet, und die anderen sind daheim geblieben, und die haben sich gegenseitig so ergänzt. Die sind einfach nicht verwandt gewesen. Und das habe ich dann assoziiert, wie früher die Familien waren … in dem Gebirgsgau, da sitzt der Opa, da sitzt die Oma, kümmert sich um die Kinder usw. … und da denkst, siehst, dass wäre in so einer Wohngemeinschaft super. Es muss aber so sein, dass das alles harmonisiert, keine aggressive, sondern einfach ruhige, wo der eine dem anderen hilft, der andere vorliest, die Geschichten dazu, die Kinder die kleinen, kommen alles mit hinein. … und dann müsste das gehen, dass dann Hilfspersonal stundenweise kommt.*
(TM12, männlich, 70 Jahre)

Die Frage, ob dies im Falle von größerer Pflegebedürftigkeit eine realistische Alternative zum Pflegeheim darstelle, umging er jedoch in seinen Ausführungen. Die andere Teilnehmerin war der Überzeugung, den Einzug in ein Pflegeheim nicht nötig zu haben, da im Bedarfsfall eine ihrer Bekannten die Pflege zu übernehmen bereit sei.

» *… da hab' ich ein Angebot, ich hab' ein Angebot schriftlich, sollte ich … diese letzte Pflege … wo man vollkommen abhängig ist, diese Zusage habe ich … von einer Bekannten, die hier gewohnt hat. Mit der ich mich sehr gut verstanden habe, ich hab' das schriftlich.*
(TW19, weiblich, 87 Jahre)

Angesichts des Aufwands, den eine palliative Versorgung erforderlich macht, erscheint es auch hier als zweifelhaft, dass ihre Vorstellung

auf einer realistischen Auseinandersetzung mit dieser Situation beruhte.

> Einige ältere Menschen haben sich bislang kaum mit der Möglichkeit ihrer Pflegebedürftigkeit auseinandergesetzt. Sie geben an, gar keine Vorstellungen für diesen Fall zu haben, oder sie vermeiden das Thema gänzlich, oder sie haben unrealistische Vorstellungen.

6.1.5 Akzeptanz

Nur ein Teilnehmer brachte seine Akzeptanz des Pflegeheims zum Ausdruck. Es handelte sich bei ihm um jenen, der den Einzug ins Betreute Wohnen mit seiner Frau zunächst abgelehnt hatte, aber dann auf Grund seiner asthmatischen Beschwerden gezwungen war, seine alte Wohnung aufzugeben und mangels verfügbarer Plätze in der mittlerweile ausgebuchten betreuten Wohnanlage in ein Pflegeheim einzuziehen. Zwar hatte er sich vor seinem Umzug über seine pflegerische Versorgung keine Gedanken gemacht, seine Erfahrung mit dem Pflegeheim schilderte er jedoch überwiegend positiv – wobei er allerdings keine Pflegebedürftigkeit aufwies und lediglich eine Versorgung mit Verpflegung und Zimmerreinigung in Anspruch nahm.

» *Und zum Altersheim möchte ich nur sagen, es kann einem nirgends besser gehen, es ist alles in Ordnung, die Pflege, es wird das Zimmer gemacht, es wird alles gewaschen, also man hat keine Sorgen unten.*
(TM04, männlich, 83 Jahre)

Die Tatsache, dass er dort fast ausschließlich von kranken Bewohnern umgeben war, konnte er dadurch umgehen, dass er tagsüber zu seiner Frau ins Betreute Wohnen fuhr. Da er mangels Alternativen eher ungewollt in ein Pflegeheim geraten war und dieses nun auf Grund seiner dortigen Erfahrungen beurteilte, geben seine Ausführungen keinen Aufschluss über eine Auseinandersetzung mit einer hypothetischen Pflegebedürftigkeit, um welche es in

6

der Fragestellung dieses Teils der qualitativen Befragung ging.

Im Fazit lässt sich sagen, dass sich die Einstellung zur Pflege mit Hilfe von zwei Merkmalsdimensionen beschreiben lässt. Dies ist zum einen die Intensität der Auseinandersetzung mit einer möglichen Pflegebedürftigkeit. Dabei kann sich eine eingeschränkte Auseinandersetzung sowohl in fehlenden als auch eher unrealistischen Vorstellungen zeigen. Im Gegensatz dazu lässt das In-Betracht-Ziehen einer Unterbringung im Pflegeheim – auch wenn dies nicht in jedem Fall erforderlich sein muss – eine weitergehende Auseinandersetzung erkennen – wird hier doch der „schlimmste Fall" zumindest als Möglichkeit ins Auge gefasst. Die zweite Merkmalsdimension ist das Ausmaß der Akzeptanz, die dem Pflegeheim angesichts dieses Falls entgegengebracht wird. Während es auf der einen Seite ältere Menschen gibt, die offensichtlich nur wider Willen und auf Grund der Einsicht, dass ihre Pflegebedürftigkeit ihnen keine Alternative mehr lässt, dort einziehen werden, finden auf der anderen Seite einige von ihnen einen Einzug dort zumindest so weit zumutbar, dass sie sich vorsorglich in Pflegeeinrichtungen anmelden.

> Die unterschiedlichen Einstellungen zur Pflege ergeben sich aus der Intensität der Auseinandersetzung mit möglicher Pflegebedürftigkeit und dem Ausmaß der Akzeptanz von Pflegeheimen.

6.1.6 Einstellungen zur Pflege im Vergleich mit anderen Studien

Die hier beschriebenen Vorstellungen bezüglich des Erhalts von Pflege finden sich zu einem guten Teil in den Resultaten einer quantitative Erhebung wieder, die vom Institut für Demoskopie Allensbach (2009) in Deutschland mit 1806 Teilnehmer ab 16 Jähren durchgeführt wurde. Von den Über-60-Jahrigen, die 31 % der Befragten darstellten, erwarteten 82 %, dass sie

einmal ein Pflegefall werden, und 60 %, dass sie in ein Pflegeheim müssen. Dies legt nahe, dass die meisten, die davon ausgehen einmal ein Pflegefall zu werden, einen Heimeinzug für unvermeidlich halten. Auf ähnliche Weise gingen in dieser Studie fast alle Teilnehmer davon aus, dass sie dann, wenn sie sich nicht mehr selber versorgen können, in eine Pflegeeinrichtung einziehen müssen.

Für diesen Fall hatten die Teilnehmer der Allensbach-Studie Annahmen, die sich mit den in dieser Studie identifizierten Vorstellungen vergleichen lassen. Bezüglich ihrer Autonomie und Privatsphäre erwarteten dort nur 24 %, dass sie tatsächlich respektvoll behandelt und ein eigenes Zimmer haben werden, 22 % dass sie jederzeit Besuch empfangen können, und 18 %, dass sie einen selbstbestimmten Tagesablauf haben werden. Bezüglich der Möglichkeit eines sinnhaften Dasein im Pflegeheim gingen nur 24 % davon aus, dass sie die Möglichkeit haben werden, sich selbst zu beschäftigen, 19 %, dass es ein Angebot an Unterhaltung und Abwechslung geben wird und nur 11 %, dass das Personal Zeit für ein Gespräch haben wird. Angesichts der Tatsache, dass diese Merkmale einer guten Pflege und Betreuung von der Mehrheit der Befragten als unverzichtbar angesehen wurden, ist es nachvollziehbar, dass die Diskrepanz zwischen den Wünschen an eine Betreuung und ihrer realistischen Einschätzung zu der Erwartung eines Autonomie- und Sinnverlusts führt.

Sollten die Befragten ihre Erwartungen zur tatsächlichen Versorgung nicht im allgemeinen, sondern in Bezug auf ihnen bekannte Einrichtungen äußern, sahen diese etwas besser aus. In ähnlicher Weise gab es in dieser Studie einige Teilnehmer, die sich nicht einfach von einer pauschalen Vorstellung leiten ließen, sondern ihren negativen Erwartungen im Allgemeinen positive Erwartungen in Bezug auf ihnen näher bekannte Einrichtungen gegenüberstellten, was sie dann zu einer differenzierteren Einstellung führte. Dass diese Einstellung nicht bei allen Teilnehmern anzutreffen war, lag daran, dass im Rahmen dieser qualitativen Befragung keine Antwortmöglichkeiten vorgegeben waren, die eine Stellungnahme zu konkreten positiven und negativen Aspekten erfordert hätten. So hing es von der Einstellung des Teilnehmers ab, ob er zwischen Pflegeeinrichtungen differenzieren wollte oder nicht. Die fehlenden Vorgaben erlaubten so einen Einblick in das Urteilsverhalten, dass die Teilnehmer von sich aus zeigten. Der Unterschied in der Methode der Datenerhebung wirkte sich auch auf die Detailliertheit der Vorstellungen aus, die bei den befragten Personen ermittelt wurden. So wurden im Rahmen dieser Studie Aspekte der Wohneinrichtung und der Personalausstattung kaum erwähnt, während sich in der Allensbach-Studie dazu konkrete Angaben finden. Da die Befragten hier jedoch ihren Überlegungen freien Lauf lassen konnten, sprachen sie jene Aspekte im Gesamtbild an, die für sie im Vordergrund standen. Das dabei entstandene Bild ist zwar weniger detailliert, erlaubt es jedoch die wesentlichen Züge herauszustellen, die das Pflegeheim in den Vorstellungen der älteren Menschen hat.

> **⊙ Dass ältere Menschen negative Vorstellungen über Pflegeheime im allgemeinen haben, diese aber in Bezug auf ihnen direkt bekannte Einrichtungen relativieren können, wird durch eine quantitative Erhebung bestätigt.**

Die auf diese Weise identifizierten Einstellungen zur Pflege lassen sich nicht gänzlich mit den Resultaten der bisher durchgeführten, qualitativen Studien zu dieser Frage (s. ❑ Tab. 3.4) in Übereinklang bringen. ❑ Tab. 6.2 stellt die

hiesigen Befunde den vorhergehenden gegenüber.

Hatten einige der bisherigen Studien von einer selbstbestimmten Inanspruchnahme von Pflege auf Grund von positiven Erwartungen berichtet (Lee 1997; Boggatz et al. 2009a, b), wurde hier nur ein untypischer Fall identifiziert, der eine solche Einstellung erkennen ließ. Dies war jener Teilnehmer, der auf Grund von Platzmangel im Betreuten Wohnen in ein Pflegeheim gezogen war und dieses nun ausschließlich als Versorgungseinrichtung nutzte, ohne auf körperliche Pflege angewiesen zu sein. Das Pflegeheim bot ihm hotelartige Dienstleistungen, die ihn von der Haushaltsführung entlasteten und einen Freiraum für selbstbestimmte Tätigkeiten schufen. Eine ähnliche Haltung war auch von den proaktiven Nutzern der Pflege berichtet worden. Backman und Hentinen (1999) sowie Delmar et al. (2006) sahen allerdings diese Einstellung zur Pflege nicht nur auf die Inanspruchnahme von einer Art von Hotelservice beschränkt, vielmehr umfasst sie auch die positive Akzeptanz von körperlicher Pflege als Teil einer verantwortungsvollen Selbstpflege. In dieser Ausprägung wurde diese Einstellung zur Pflege hier nicht angetroffen, was allerdings darauf zurückzuführen war, dass es hier nicht um eine Auseinandersetzung mit einer erlebten sondern mit einer hypothetischen Pflegebedürftigkeit ging.

Der selbstbestimmten Inanspruchnahme von Pflege unter der Annahme, dass diese das geringere Übel sei, ließen sich gleich mehreren Einstellungen, die in dieser Studie identifiziert

❑ **Tab. 6.2** Einstellungen zur Pflege – Resultate qualitativer Studien im Vergleich

Vorherige Studien (s. Tab. 5)	Einstellungen zur Pflege in Österreich
Selbstbestimmte Inanspruchnahme da positive Erwartungen	Akzeptanz
Selbstbestimmte Inanspruchnahme da geringeres Übel	Vorsorgen für den ungewollten Fall
	Bei bestimmten Einrichtungen akzeptabel
Gefügige Pflegeakzeptanz	Notwendig wenn selber hilflos
Ablehnung von Pflege	Pflege nicht erwünscht
	Keine Vorstellung
	Unrealistische Vorstellungen
Pflege nicht bezahlbar	

6

wurden, zuordnen. Sowohl die Studienteilnehmer, die für den ungewollten Fall Vorsorge treffen wollten, als auch diejenigen, die Pflege in bestimmten, ihnen bekannten Einrichtungen akzeptabel fanden, und diejenigen, die Pflege als notwendig ansahen, wenn sie selber hilflos seien, teilten ihre Vorbehalte gegen Pflege. Ihre ablehnende Haltung unterschied sich nur graduell. Sofern sie also von sich aus Pflege in Anspruch nehmen sollten, dürfte ihnen diese als mehr oder weniger großes Übel erscheinen, dass sie zu akzeptieren gezwungen sind. Ob sie selbst diese Entscheidung treffen oder nicht, hängt allerdings davon ab, in wie weit sie ihren Angehörigen einen Einfluss zugestehen wollen. Teilnehmer, die von sich aus Vorsorge getroffen hatten, dürften Pflege wohl auf Grund ihrer eigenen Entscheidung akzeptieren. Bei den anderen beiden Typen gaben jedoch einige zu verstehen, dass sie sich gegebenenfalls nach der Entscheidung ihrer Angehörigen richten würden. Dementsprechend ließen sie sich auch dem Typus der gefügigen Pflegakzeptanz zuordnen, der in den vorhergehenden Studien identifiziert worden war.

Eine strikte Ablehnung von Pflege wurde in dieser Studie nur bei einer Teilnehmerin angetroffen. Für sie war Pflege nicht nur nicht erwünscht, sie wollte auch nicht weiter über dieses Thema reden, da dies ihr Schamgefühl verletzte. Diese eigeschränkte Auseinandersetzung mit dem Thema stellt im Grund eine extreme Ausprägung jener Ablehnung von Pflege dar, die auch bei den anderen Teilnehmern anzutreffen war, dort aber durch die Einsicht in ihre Notwendigkeit abgeschwächt wurde. Bei dem Vergleich dieses Typus mit demjenigen aus den vorhergehenden Studien sollte jedoch beachtet werden, dass die hiesige Teilnehmerin eine hypothetische Situation beurteilte. Ob sie im Bedarfsfall tatsächlich die Pflege nur mit innerer Ablehnung erträgt oder eher zu einer gefügigen Akzeptanz tendiert, kann hier nicht entschieden werden. Ebenso können jedoch auch Teilnehmer, die in ihrem hypothetischen Urteil Pflege als notwendig ansehen, wenn sie selber hilflos sind, diese im realen Fall nur mit innerem Widerstand ertragen.

> **Die hier beschriebenen Einstellungen zur Pflege basieren auf der Beurteilung einer hypothetischen Situation. Sie können sich ändern, wenn tatsächlicher Pflegebedarf eintritt.**

Ältere Menschen, die keine Vorstellung oder nur unrealistische Vorstellungen für den Fall ihrer Pflegebedürftigkeit hatten, waren in den vorhergehenden Studien bislang nicht beschrieben worden. Das Vermeiden der Auseinandersetzung mit einer entstehenden Pflegebedürftigkeit war jedoch nicht auf diese beiden Typen, bei denen es das dominierende Motiv war, beschränkt, es war vielmehr ein durchgängiger Faktor, der bei allen Typen mehr oder minder stark ausgeprägt war. Diese Vermeidungstendenz wurzelte zudem in den negativen Erwartungen für den Fall der eigenen Pflegebedürftigkeit, aus denen sich auch die ablehnende Haltung gegenüber der Pflege ergab. Sie ist daher als eigenständiges Motiv bei der Auseinandersetzung mit Pflegebedürftigkeit in Betracht zu ziehen. Eine fehlende Auseinandersetzung wurde bislang nur für ältere Menschen beschrieben, die Pflege nicht für bezahlbar hielten (Boggatz et al. 2009a, b). Bei diesen handelte es sich jedoch um Personen aus Entwicklungsländern mit einem so geringen Einkommen, dass für sie der Erhalt von Pflege gar keine realistische Option darstellte und entsprechende Erwägungen sich folglich von selbst erübrigten.

> **Dass ältere Menschen dazu tendieren, eine Auseinandersetzung mit möglicher Pflegebedürftigkeit zu vermeiden, wurde bislang in keiner diesbezüglichen Studie beschrieben.**

Die hier vorgestellten Ergebnisse lassen auch einen Unterschied zwischen der Einstellung zum Betreuten Wohnen und der Einstellung zur Pflege erkennen, der in den qualitativen Studien zur Auseinandersetzung mit Pflegebedürftigkeit (s. ◻ Tab. 3.4) bzw. zum Einzug ins „Assisted Living" (s. ◻ Tab. 3.2) nicht so deutlich geworden war. Die dort identifizierten Einstellungen entsprachen sich zu einem guten Teil. Der selbstbestimmten Inanspruchnahme von Pflege ließ sich der freiwillige Einzug zuordnen, der gefügigen Pflegeakzeptanz die gefügige Nutzung, und der Ablehnung von Pflege der Einzug mit innerem Widerstand. Da das „Assisted Living" als Alternative zum Pflegeheim konzipiert wurde, überrascht es nicht, dass bei den Einstellungen zu dieser Institution die gleichen Motive eine Rolle spielten wie bei der Einstellung zur Pflege. Pflegebedürftigkeit war ein wesentlicher Grund, ins „Assisted Living" zu gehen und so fielen die Antworten auf die Frage nach der Wohnform und nach der Versorgung ähnlich aus. Hier jedoch stand bei der Einstellung zum Betreuten Wohnen die Frage nach einer möglichen Inanspruchnahme von Pflege eher im Hintergrund. Bei den Bewohnern des Betreuten Wohnens hatte die Option, dort gepflegt zu werden, entweder keine Rolle gespielt, da sie auf Grund externer Umstände dort eingezogen waren, oder sie hatte bei den älteren Personen mit Vorsorgewunsch als leichter Pullfaktor gewirkt, wobei allerdings nicht die direkte Pflege, sondern ein Bedürfnis nach Unterstützung im Haushalt und ein Wunsch nach Sicherheit für den Fall, dass sich ein Unfall ereignen sollte, im Vordergrund standen. Die Nicht-Bewohner hingegen hatten Pflege als Option im Rahmen des Wohnangebots entweder gar nicht wahrgenommen oder sie sahen sie für den Bedarfsfall als nicht ausreichend an. Im letzteren Fall resultierte eine Ablehnung des Betreuten Wohnens nicht daraus, dass dort Pflege möglich war, sondern daraus, dass dort zu wenig von ihr vorhanden war.

Die Erwartungen, die die Pflege selbst betrafen, wurden jedoch erst deutlich, als diese selbst in den Fokus der Interviews rückte. Das entsprechende Bild hob sich dabei deutlich ab von den Vorstellungen zum Betreuten Wohnen. Für einen Einzug ins Betreute Wohnen konnten sich die älteren Menschen keine zwingende Notwendigkeit vorstellen, für den Einzug in ein Pflegeheim hingegen schon. Ein Verlust von Autonomie und Sinnhaftigkeit wurde in Bezug auf das Betreute Wohnen nicht erwartet, ganz im Gegenteil zum Pflegeheim. Ungenaue Vorstellungen zum

Betreuten Wohnen beruhten schließlich auf fehlender Vertrautheit mit dem Angebot und einem fehlendem Anlass, sich mit diesem auseinanderzusetzen. In Bezug auf die Pflege wirkten sich jedoch negativen Erwartungen aus und führten zu einem Vermeidungsverhalten.

> In Österreich lassen sich die Einstellungen zur Pflege und zum Betreuten Wohnen deutlich voneinander unterscheiden, da Betreutes Wohnen hier nicht automatisch mit Pflege in Verbindung gebracht wird. In den USA hingegen sehen die Einstellungen zur Pflege und zum „Assisted Living" ähnlich aus.

6.1.7 Fazit

Insgesamt erscheint so Betreutes Wohnen als eine Versorgungsform, für die man sich im Alter entscheiden kann, wenn man sich bestimmte Vorteile davon verspricht oder externe Umstände den Anstoß zu einem Einzug geben. Pflege in einem Pflegeheim hingegen, ist ein unerwünschter Zustand, den man im Bedarfsfall jedoch hinzunehmen gezwungen ist.

Das negative Image, das Pflegeeinrichtungen dabei genießen, entspricht den im Vorwort zitierten Befunden aus qualitativen Studien zu den Erfahrungen, die ältere Menschen dort machen. Auch wenn die hiesigen Teilnehmer den negativen Zustand der Heimbewohner zum Teil auf deren alters- und krankheitsbedingten Einschränkungen zurückführten, machten sie deutlich, dass der Umgang, den diese seitens des Pflegepersonals erfuhren, mit zu diesem Zustand beitrug. Natürlich stellt sich die Frage, ob und in welchem Umfang die Vorstellungen der hier befragten Personen der Realität entsprechen. Zu ihrer Beantwortung wäre eine empirische Untersuchung zur Lebensqualität in Pflegeeinrichtungen notwendig.

Ungeachtet der tatsächlichen Situation wirken sich jedoch das Image der Pflegeeinrichtungen und die Vorstellungen zur Pflege auf das Verhalten der älteren Menschen aus.

6

Es stellt sich dabei die Frage, ob Personen, die eine Auseinandersetzung mit entstehender Pflegebedürftigkeit meiden, Pflegeberatungsstellen, die als Unterstützungsangebot für diesen Fall geschaffen wurden, aufsuchen werden. Die fehlende Bekanntheit dieser Einrichtungen, die in den Interviews deutlich wurde, lässt es als zweifelhaft erscheinen, dass sie die älteren Menschen als Zielgruppe erreichen. Welche Möglichkeiten der Einflussnahme durch Außenstehende es stattdessen gibt, wird im folgenden Abschnitt deutlich werden.

> ❯ Angesichts der Tendenz, eine Auseinandersetzung mit entstehender Pflegebedürftigkeit zu vermeiden, und der Beobachtung, dass Pflegeberatungsstellen kaum bekannt sind, stellt sich die Frage, ob ältere Menschen diese im Bedarfsfall aufsuchen werden.

6.2 Die Perspektive der Betreuungspersonen

Die ablehnende Einstellung älterer Menschen gegenüber dem Pflegeheim wirft die Frage auf, wie sich die Bewohner betreuter Wohneinrichtungen beim Auftreten von Pflegebedürftigkeit tatsächlich verhalten. Die in den Interviews gezeigte Tendenz, eine Auseinandersetzung mit dieser Problematik zu vermeiden, muss sich nicht zwangsläufig auf ihre Handlungsweise auswirken. Die im Vorfeld hierzu geäußerten Meinungen, können sich ändern, wenn sich körperliche Einschränkungen in größerem Ausmaß bemerkbar machen. Betreuungspersonen in betreuten Wohneinrichtungen sind dabei durch ihren engen Kontakt mit den Bewohnern in der Lage, deren diesbezügliches Verhalten zu beobachten, und – da sie für deren Wohlergehen und ihre Sicherheit mitverantwortlich sind – müssen sie auch entsprechend darauf reagieren. Die qualitative Studie mit den Betreuungspersonen ging daher ausführlich auf diese Thematik ein. Die Teilnehmer schilderten in den Interviews das Verhalten der Bewohner, das sie als Reaktion

auf ihren Unterstützungsbedarf, sowie auf die eigene Pflegebedürftigkeit und die Pflegebedürftigkeit anderer Bewohner zeigten. Ihr Umgang mit diesem Verhalten hing dabei von den organisatorischen Rahmenbedingungen des Betreuten Wohnens und ihrer inneren Einstellung ab, von der sie ihre Betreuungsarbeit leiten ließen. ◻ Tab. 6.3 bietet eine Übersicht über die Ergebnisse.

Den Betreuungspersonen zu Folge traten Unterstützungsbedarf und Pflegebedürftigkeit im Betreuten Wohnen entweder allmählich oder plötzlich auf. Das allmähliche Auftreten zeigte sich dabei in einem Nachlassen der Aktivitäten der Bewohner – etwa dann, wenn jemand nicht mehr an gemeinsamen Unternehmungen teilnehmen wollte. Ein plötzliches Auftreten hingegen war vor allem durch die Entlassung von einem Aufenthalt im Krankenhaus bedingt, da nun im Rahmen der Nachsorge ein größerer Unterstützungsumfang notwendig geworden war. Entsprechende Maßnahmen wurden dabei zum Teil im Rahmen des Entlassungsmanagements angeregt.

> » Manchmal ist es so, dass es sich ergibt durch ne gesundheitliche Veränderung, die sind im Krankenhaus, es ist etwas geschehen, was sie schwächt oder die Bewegung einschränkt, und dann ist das sogar so, dass während des Krankenhausaufenthalts abgecheckt wird, was dann da in Zukunft zuhause erforderlich ist und dann direkt gleich in Zusammenarbeit mit dem Sozialdienst organisiert wird. (EXP11, weiblich)

6.2.1 Verhalten der Bewohner

Die Bewohner zeigten ein unterschiedliches Verhalten beim Auftreten von Unterstützungsbedarf und von Pflegebedürftigkeit. Unterstützungsbedarf bezog sich dabei auf Hilfestellungen bei der Verrichtung alltäglicher Aufgaben wie das Reinigen der Wohnung, das Einkaufen, das Zubereiten von Mahlzeiten oder Fahrten zum Arzt. Pflegebedürftigkeit hingegen bezog sich auf Hilfestellung bei Aktivitäten zur

◻ Tab. 6.3 Umgang mit Pflegebedürftigkeit aus Sicht der Betreuungspersonen

Verhalten der Bewohner	Reaktionen auf Unterstützungsbedarf	Bitte um Organisation von Unterstützung	
		Unterstützung selbst organisiert	
		Mehr Betreuung erwartet	
		Angst vor Stigma wegen Betreuung	
	Reaktionen auf eigene Pflegebedürftigkeit	Akzeptanz	Vorsorge treffen
			Pflege suchen
		Eingeschränkte Akzeptanz	Langsame Entstehung von Akzeptanz
			Akzeptanz durch Einfluss von Angehörigen
			Akzeptanz durch Einfluss von Betreuungsperson
			Akzeptanz wenn soziale Rolle gewahrt
			Wunsch nach unsichtbarer Sicherheit
		Verdrängung	Bedürftigkeit wird nicht geäußert
			Pflege wird abgelehnt
			Angehörige entscheiden
	Reaktionen auf Unterstützungs- und Pflegebedürftigkeit Anderer	Nachbarschaftshilfe bei Unterstützungsbedarf	
		Meldung von Pflegebedürftigkeit Anderer an Betreuungsperson	
		Nachbarschaftshilfe bei Pflegebedürftigkeit eingeschränkt	
		Meiden von Konfrontation mit Pflegebedürftigkeit	
Organisatorische Rahmenbedingungen	Unterstützende Bedingungen	Notruf verfügbar	
		Pflegedienst im Haus	
	Einschränkende Bedingungen	Pflege nur begrenzt möglich	
		Pflege nicht erlaubt	
Einstellung der Betreuungsperson	Handlungsleitende Prinzipien	Orientierung an individuellen Bedürfnissen	
		Vertrauensbasis schaffen	
		Balance zwischen Selbstbestimmung und Fürsorge	
		Selbstständigkeit fordern und fördern	
		Pflege im Haus ermöglichen	
	Pflege im Verhältnis zu Betreuung	Ähnlich wie Pflege	
		Pflege ist anders	

(Fortsetzung)

6

◻ **Tab. 6.3** (Fortsetzung)		
Umgang mit Pflegebedürftig- keit	Wenn Bedürftigkeit nicht geäußert	Vertrauensbildende Maßnahmen
		Bemerken durch engen Kontakt
		Kontaktaufnahme bei längerem Nicht-Sehen
		Systematische Kontrolle
		Nachbarschaftliche Aufmerksamkeit fördern
		Bedarfsentwicklung beobachten
		Behutsames Anregen
		Bedarf ansprechen
		Abwarten bis etwas passiert
		Angehörige einwirken lassen
		Keine Intervention bei fehlender Einsicht
	Wenn Bedürftigkeit geäußert	Beratung
		Vermittlung von Dienstleistungen
		Unterstützung bei Anträgen
		Keine direkte Pflege
		Hilfe/Pflege nur als Gefälligkeit
		Psychische Betreuung
		Maßnahmen mit Betroffenen planen
		Angehörige einbeziehen
		Unterstützungsnetzwerk etablieren
		Nachbarschaftshilfe fördern
		Koordination der Pflege
		Vorübergehend Kurzzeitpflege
		Verlegung ins Pflegeheim

Befriedigung körperlicher Grundbedürfnisse wie das Essen und Trinken, die Ausscheidung oder das Sich-Waschen und Kleiden. Ging es um Unterstützungsbedarf, so organisierten sich die Bewohner die entsprechenden Dienstleistungen teilweise selbst oder mit Hilfe ihrer Angehörigen, und teilweise traten sie mit der Bitte um deren Organisation an die Betreuungsperson heran. Bezüglich der Inanspruchnahme von Unterstützungsleistungen wurden von den Betreuungspersonen zwei unter-

schiedliche Einstellungen bei den Bewohnern beobachtet. Zum einen gab es die Erwartung, mehr Betreuung zu erhalten, als dies tatsächlich der Fall war. Auslöser dieser Erwartungen war offensichtlich die Bezeichnung „Betreutes Wohnen", worunter manche Bewohner ein umfassendes Versorgungsangebot verstanden.

» *Na ja also, grad zu Beginn von dem Projekt hat es durchaus … habe ich Reaktionen gesehen, mah, das heißt jetzt Betreutes*

Wohnen und ich habe mir da ganz was anderes vorgestellt, ich habe mir da quasi eine Rundumbetreuung vorgestellt. (EXP02, männlich)

» *Es gibt auch Menschen, die sagen, ne also ich hab es mir anders vorgestellt, ich kriege hier kein Essen, meine Wohnung wird nicht geputzt, ich muss mich um die Wäsche selber kümmern und ich möchte eigentlich ne andere Versorgung haben.* (EXP10, weiblich)

Eine Betreuungsperson berichtete sogar von einer ausgesprochenen Bedienhaltung, die von einzelnen Bewohnern an den Tag gelegt werde.

» *Ganz extrem, jetzt ist mir was runtergefallen, jetzt muss es jemand aufheben.*
(EXP10, weiblich)

Eine Ursache für solche Betreuungsansprüche wurde von den Betreuungspersonen in der monatlich zu entrichtenden Betreuungspauschale gesehen, für die man dann auch einen gewissen Service erwartete.

Auf der anderen Seite jedoch gab es auch Vorbehalte gegen eine Inanspruchnahme von Betreuung. So gaben einige der Bewohner den Betreuungspersonen zu verstehen, dass diese sich nicht regelmäßig nach ihrem Befinden erkundigen sollten. Diese Einstellung war bei Bewohnern vorhanden, die großen Wert auf die Anerkennung ihrer Selbstständigkeit legten und daher eine Stigmatisierung befürchteten, weil sie im Betreuten Wohnen lebten. Bei ihnen löste die Bezeichnung keine überzogenen Erwartungen sondern Einwände aus.

» *Manche, die sind so eigenständig, so selbstständig, und die wollen nicht … also z. B. eine Dame … hat gesagt, jetzt wissen alle, dass ich da wohne. Dann habe ich gesagt, ist das eine Schande? Na, sie will das nicht, dass jemand weiß, dass das betreut ist.*
(EXP15, weiblich)

Dass solche Befürchtungen nicht unberechtigt waren, zeigten die Ausführungen einer anderen Betreuungsperson (EXP14, weiblich), die

berichtete, dass die Bewohner ihrer erst seit Kurzem bestehenden Einrichtung einen offenen Brief in der Gemeindezeitung publiziert hatten, in dem sie klarstellten, was ein Betreutes Wohnen sei, und dass dort jeder Bewohner für sich selber verantwortlich sei, aber eine Gemeinschaft haben könne, wenn er wolle. Anlass für diesen Brief waren Bemerkungen anderer Gemeindebewohner gewesen, die das Betreute Wohnen mit einem Pflegeheim verglichen und sich dabei über dessen Bewohner amüsierten.

> Von einigen Bewohnern wurde ein größeres Unterstützungsangebot für die alltägliche Versorgung erwartet als sie im Betreuten Wohnen geleistet werden konnte. Andere lehnten solche Angebote ab, da sie befürchteten als pflegebedürftig stigmatisiert zu werden.

Die Reaktionen der Bewohner auf die eigene Pflegebedürftigkeit waren den Schilderungen der Betreuungspersonen zufolge weitaus stärker von Vorbehalten geprägt. Zum Teil wurde natürlich eine Akzeptanz von Pflege beobachtet, die sich im Treffen von Vorsorge und in einer Suche nach pflegerischen Dienstleistungen äußerte. Die Vorsorge zeigte sich zum Teil im Tragen von Handsendern, um im Fall eines Sturzes nicht unbemerkt zu bleiben, zum Teil in Erkundigungen, was getan werden könne, wenn sich jemand nicht mehr selber helfen könne.

» *Ganz häufig geht's um … so, was ist eigentlich los, manchmal auch schon im Vorfeld, was ist denn eigentlich los, wenn bei mir das und das passiert? Gerade wenn man das bei jemand anders im Haus beobachtet hat, wie läuft das, wie wäre das denn bei mir?*
(EXP11, weiblich)

Wenn dann Befürchtungen wie, beim Duschen zu stürzen, oder tatsächliche Einschränkungen pflegerische Hilfe notwendig machten, traten diese Bewohner mit der Bitte um eine Organisation von Pflege an die Betreuungsperson heran. In einem Fall wurde sogar eine 24-Stunden-Betreuung für eine Bewohnerin engagiert. In den Einrichtungen, in denen ein Pflegebüro

6

vorhanden war, erwartete zumindest ein Teil der Bewohner, dort auch bei bestehender Pflegebedürftigkeit bleiben zu können. In den anderen Einrichtungen berichteten Betreuungspersonen von Bewohnern, die für diesen Fall geäußert hätten, von selbst in ein Pflegeheim zu gehen.

Die Akzeptanz von Pflege, welche die Betreuungspersonen bei den Bewohnern wahrnahmen, war jedoch zumeist eingeschränkt. Sie entstand eher langsam und zögerlich. In manchen Fällen war erst ein Sturz vonnöten, um einen Bewohner zur Einsicht zu bringen, dass Pflege notwendig sei. In anderen Fällen war der Einfluss von Angehörigen erforderlich, um die entsprechende Bereitschaft des Bewohners zu erzeugen. Einige Betreuungspersonen berichteten auch von Fällen, in denen ihre Einflussnahme in Form eines Gesprächs mit dem Betreffenden wichtig war.

» *Gewisse haben jetzt einfach gelernt, auch mit Gesprächen, dass sie einfach die Krankheiten annehmen, dass sie sagen, also was soll ich tun, es wird nicht besser, und dass man einfach drüber redet … (EXP04, weiblich)*

Pflege war dabei für die Betreffenden nur unter der Bedingung akzeptabel, dass die soziale Achtung der Person gewahrt blieb.

» *Aber die legen größten Wert darauf, egal wie krank sie sind, dass sie vollwertiges Mitglied der Gesellschaft sind und möchten auch so behandelt werden.
(EXP12, weiblich)*

Angesichts der Möglichkeit, im Falle von Pflegebedürftigkeit die soziale Achtung zu verlieren, erschien in den Einrichtungen, die über einen eigenen Pflegedienst verfügten, eine pflegerische Versorgung, die einerseits Sicherheit gewährte, andererseits unsichtbar blieb, als wünschenswert.

» *Wir bauen gerade einen ambulanten Pflegedienst auf, den aber niemand sehen will, den will keiner sehen, aber sie wollen versorgt werden … Also die führen hier ein normales Leben, ein alltägliches, wie sie es immer geführt haben, aber sie wollen im Grunde eine unsichtbare Sicherheit haben. (EXP12, weiblich)*

Neben dieser eingeschränkten Akzeptanz der eigenen Pflegebedürftigkeit wurde von den Betreuungspersonen bei einigen Bewohnern auch deren regelrechte Verdrängung wahrgenommen. Diese äußerte sich entweder darin, dass die Betreffenden ihre Bedürftigkeit nicht äußerten oder dass sie diese offen ablehnten. Als Gründe für die fehlende Mitteilung der Hilfsbedürftigkeit sahen die Betreuungspersonen Schamgefühle und ein einfaches Nicht-Wahrhaben-Wollen an.

» *Viele, also ich glaube viele wollen das gar nicht wahrhaben, speziell beim Abbau, bei der beginnenden Demenz oder so. Das verleugnet man schlichtweg. Man geniert sich, glaube ich, man will einfach nicht sagen, ich komme mit dem nicht zurecht … dass man sich einfach schämt, eingestehen zu müssen, dass ich das eine oder andere nicht mehr kann. (EXP09, weiblich)*

Wurde die Pflege offen abgelehnt, waren die Gründe zumeist deutlich. Zum Teil beharrten die Bewohner darauf, eine vorgeschlagene Hilfe einfach nicht zu benötigen. Sie befürchteten dabei einen Verlust ihrer Selbstbestimmung, der mit dem Erhalt von Pflege einherging.

» *Ich wollte schon voriges Jahr …, dass da ein sozialer Dienst kommt, der was ihr hilft bei der Pflege … sie hat gesagt, ich kann das selber und wann ich mich nicht wasche, dann wasche ich mich nicht. Das ist, ich kann über meinen Körper selber bestimmen. (EXP04, weiblich)*

Diese Einstellung hing zusammen mit der Befürchtung, die soziale Achtung zu verlieren, mit Klischeevorstellungen über alte Menschen in Verbindung gebracht und entsprechend stigmatisiert zu werden. Die daraus resultierende Ablehnung der eigenen Pflegebedürftigkeit konnte dabei sogar dann bestehen bleiben, wenn ein Bewohner bereits pflegerische Hilfe erhielt. Sie wurde in diesem Fall auf Hilfsmittel wie Patientenlifter übertragen, deren Anwendung den Pflegeempfängern ihren körperlichen Zustand vergegenwärtigte, der eigentlich das war, was sie nicht akzeptieren wollten.

» *Aber jetzt habe ich 'ne Bewohnerin im Haus, die kommt nicht mehr aus dem Bett raus … und da wäre ein Patientenlifter für alle Beteiligten eine ganz schonende Möglichkeit. Sie lehnt das strikt ab. Das ist für sie ganz beschämend, obwohl sie lieber heute als morgen versterben würde, ist das für sie ganz wichtig, dass sie keinen Patientenlifter hat.* (EXP11, weiblich)

Wenn es um die Finanzierung von Pflegeleistungen ging, gab es zudem ein Gefühl des Stolzes, das es verbot, fremde Hilfe anzunehmen.

» *Der hat sich einfach, also die Situation war für ihn ganz schwer, weil er einfach sagt, ich bin mein Lebtag selbstständig und ich habe meine Pension, mein Auskommen und der hat sich da einfach unterstützt gefühlt, wo er gar nicht wollte.* (EXP13, weiblich)

⟩ Bei einigen Bewohnern entsteht eine Akzeptanz ihrer Pflegebedürftigkeit nur zögerlich. Andere verdrängen sie oder lehnen Pflege offen ab, weil sie diese Situation als beschämend empfinden.

Wenn in einzelnen Fällen das Nicht-Wahrhaben-Wollen der eigenen Pflegebedürftigkeit dazu führte, dass die Gesundheit und Sicherheit eines Bewohners gefährdet erschien, kam es dazu, dass die Angehörigen intervenierten und die Entscheidung über die pflegerische Versorgung trafen – entweder indem sie eine häusliche Pflege und gegebenenfalls eine 24-Stunden-Betreuung engagierten oder indem sie eine Überweisung in ein Pflegeheim veranlassten.

Die eingeschränkte Akzeptanz von Pflegebedürftigkeit zeigte sich auch, wenn sie bei anderen Bewohnern der Wohneinrichtung auftrat. Solange diese einen reinen Unterstützungsbedarf bei der Verrichtung alltäglicher Aufgaben hatten, konnten die Betreuungsper-

sonen nachbarschaftliche Hilfe beobachten. Dies betraf zum Beispiel das Erledigen von Einkäufen oder kleineren Reparaturarbeiten. Teilweise gab es auch Vereinbarungen zwischen einzelnen Bewohnern, gegenseitig aufeinander zu achten und gegebenenfalls nachzuschauen, sollte man bis zu einem bestimmten Zeitpunkt am Tag noch kein Lebenszeichen vom Anderen vernommen haben. Beobachtungen, die auf diese Weise entstanden, wurden auch an die Betreuungsperson weitergemeldet mit der Intention, dass diese sich bei Auffälligkeiten um den Betreffenden kümmern solle. In einigen Fällen konnten solche Weitermeldungen einen ausgrenzenden Charakter annehmen, da sie die Eignung des beobachteten Bewohners für das Betreute Wohnen in Frage stellten.

» *Bei mir ist es jetzt oft so, dass Bewohner kommen und sagen, Du, diese Dame gehört schon längst ins Seniorenheim.* (EXP04, weiblich)

Eine direkte Pflege durch andere Hausbewohner wurde von den Betreuungspersonen nur in Ausnahmefällen beobachtet. Sie erfolgte dann, wenn zwischen Gepflegtem und Pflegenden schon vor dem Einzug eine persönliche Beziehung bestand, wie in einem Fall, wo die pflegende Bewohnerin ein Verhältnis zu dem Pflegebedürftigen gehabt hatte, der zudem ihr vormaliger Arbeitgeber war. Bestanden Beziehungen jedoch in reiner Bekanntschaft und Nachbarschaft, wurde der Wunsch nach Pflege durch andere Hausbewohner von diesen zumeist abgelehnt, wie im Fall eines älteren Herrn, der regelmäßig mit einer Hautsalbe eingecremt werden musste. Die gefragten Bewohnerinnen wollten sich nicht durch die Verpflichtung zu regelmäßiger Hilfe binden lassen und empfanden zudem die zu erbringende Pflegeleistung als zu intim.

Auch wenn es nicht darum ging, selber Pflege zu leisten, beobachteten die Betreuungspersonen ein Meidungsverhalten, wenn für die Bewohner die Möglichkeit einer Konfrontation mit Pflegebedürftigkeit bestand. Dies war der Fall, wenn sich in direkter Nachbarschaft ein Pflegeheim befand, dessen Räumlichkeiten oder soziale Angebote auch von den Bewohnern des Betreuten Wohnens genutzt werden sollten.

» *Viele gehen mir nicht rüber ins Senioren-heim, da geht eine kleine Gruppe hinüber und die anderen sagen, nein, ins Senioren-heim komme ich bald genug. Da ist einfach eine Hürde, die sehen, die sagen, da komme ich irgendwann komme ich mal daher, das will ich jetzt noch nicht sehen und ich möchte das noch nicht.*
(EXP04, weiblich)

Eine Betreuungsperson schilderte sogar einen Extremfall, in dem ein Projekt gescheitert war, das durch eine kombinierte Nutzung von Räum-lichkeiten versucht hatte, soziale Beziehungen zwischen den Bewohnern eines Betreuten Woh-nens und eines Pflegeheims zu initiieren.

» *Dass das Bedürfnis, sich vom Heim abzu-grenzen, so groß ist, das war nicht erwartet worden und das ging wirklich so weit, dass es Bewohner im Betreuten Wohnen gab, die gesagt haben, wir wollen nicht, dass Bewoh-ner vom Heim mit ihrem Rollator in unserem Gelände spazieren gehen, die sollen gefäl-ligst auf ihrem Gelände bleiben. Wir wollen da nicht dauernd die mit dem Rollator sehen. Also das Abgrenzungsbedürfnis war so scharf und hart, dass dadurch das ganze Konzept eigentlich in Frage stand.*
(EXP11, weiblich)

In einer Einrichtung, wo keine direkte Kon-frontation mit Pflegebedürftigkeit durch ein benachbartes Pflegeheim gegeben war, ließ sich das Meidungsverhalten beobachten, als die Betreuungsperson den Vorschlag machte, im Rahmen eines Ausflugs ein Seniorenheim im Nachbarort zu besuchen und dieser auf allgemeine Ablehnung stieß. In Einrichtun-gen, in denen das Büro eines Pflegedienstes vorhanden war und einige Bewohner durch diesen gepflegt wurden, machte der Wunsch der selbstständigen Bewohner, nicht mit Pflegebedürftigkeit anderer Personen kon-frontiert zu werden, besondere Vorkehrun-gen notwendig. Den Betreuungspersonen zu Folge wollten sie nicht an die Möglichkeit der

eigenen Pflegebedürftigkeit erinnert werden und befürchteten ihre Achtung ihres sozialen Umfelds zu verlieren, sollte ihre Wohnein-richtung den Charakter eines Pflegeheims be-kommen.

» *Es gibt so ein paar Regelungen, daran müssen wir uns unbedingt halten. Zum Beispiel. gibt's Menschen hier im Haus, die wollen nicht, dass es hier es so 'nen Heimcharakter bekommt, die stören sich z. B. wenn der Wäschewagen, also der Wäscherei, der muss praktisch unter-irdisch hier hereinfahren, und nicht über-irdisch, da stören sich die da dran, und haben Angst, dass das Ansehen in der Öffentlichkeit eher so gegen Pflegeheim tendiert.*
(EXP10, weiblich)

❯❯ **Hatten Mitbewohner Unterstützungs-bedarf, wurde nachbarschaftliche Hilfe geleistet. Hatten sie jedoch Pflegebedarf, gab es den Wunsch, nicht mit diesem konfrontiert zu werden, weil er an das eigene, mögliche Schicksal erinnerte und befürchten ließ, vom sozialen Umfeld mitstigmatisiert zu werden.**

Dementsprechend wurden die Betreuungs-personen mit dem Wunsch, pflegebedürftige Mitbewohner in ein Seniorenheim zu verle-gen, konfrontiert. Verwiesen sie darauf, dass Pflegebedürftigkeit jeden treffen könne und jeder in der Wohneinrichtung zu bleiben wünsche, zeigte sich die zwiespältige Hal-tung der selbstständigen Bewohner zu diesem Thema.

» *Und das ist auch so ein Konfliktpunkt, wenn ich es erfahre, … wo ich dann schon das Ge-spräch suche, mit den Bewohnern, die solche Aussagen machen und denen … was wollen sie denn da, würden sie gern umziehen, wenn sie mal pflegebedürftig sin? Möchten sie dann ins Heim? Da ja, sind die oft sauer auf mich, wenn ich so was sage. Aber ich muss das tun.*
(EXP10, weiblich)

Erwünscht war die Sicherheit, im Bedarfsfall gepflegt zu werden, ohne mit Pflegebedürftig-keit konfrontiert zu sein.

6.2.2 Organisatorische Rahmenbedingungen

Der Umgang der Betreuungspersonen mit dem Verhalten der Bewohner angesichts einer entstehenden Pflegebedürftigkeit war zum Teil von organisatorischen Rahmenbedingungen vorgezeichnet. Als Unterstützung für eine entsprechende Versorgung wurde dabei das Vorhandensein einer Notrufanlage in den Wohnungen und eines Pflegediensts im Hause wahrgenommen. Als Einschränkung hingegen, dass keine Versorgung rund um die Uhr wie im Heim möglich war, so dass früher oder später die Grenzen der Versorgungskapazität im Betreuten Wohnen erreicht wurden.

» *Was wichtig ist, zu sagen, dass man die Betreuung im betreuten Wohnen irgendwann einmal nimmer sein kann oder könnte, wenn jemand rund um die Uhr Betreuung braucht, was jetzt eben durch die mobilen Dienste nimmer möglich ist, dann muss er hier genauso wieder umziehen in ein Seniorenheim.*
(EXP02, männlich)

Hinzu kam, dass durch die Trägerorganisationen ein Erbringen von Pflegeleistungen nicht im Aufgabenbereich der Betreuungspersonen vorgesehen war, was selbst bei kleineren Dienstleistungen wie dem Anziehen von Stützstrümpfen das Beauftragen eines externen Pflegedienstes notwendig machte.

6.2.3 Einstellung der Betreuungsperson

Ausschlaggebend für den konkreten Umgang mit entstehender Pflegebedürftigkeit bei den Bewohnern war allerdings die Einstellung der Betreuungspersonen. Diese beschrieben in den Interviews mehrere handlungsleitenden Prinzipien, die sich einander ergänzten. Wichtig war ihnen zunächst eine Orientierung an den individuellen Bedürfnissen der Bewohner.

» *Das ist eine ganz individuelle Geschichte, und ich sehe auch das betreute Wohnen*

so, dass jeder Bewohner, der einfach seine Wohnung dort als Mieter bezieht, eine ganz individuelle Betreuung braucht oder zu beanspruchen hat.
(EXP09, weiblich)

Um Zugang zu diesen individuellen Bedürfnissen zu gewinnen, war es ihnen wichtig, eine Vertrauensbasis zu schaffen und den Bewohnern ein Gefühl der Fürsorge zu vermitteln. Dies war notwendig, da sie eine Balance zwischen zwei Maximen herstellen mussten. Zum einen galt es für sie, die Selbstbestimmung der Bewohner zu achten, und dies auch dann, wenn diese Pflege ablehnten, zum anderen oblag ihnen die Fürsorge für die Gesundheit und Sicherheit der Bewohner, die unter Umständen ohne pflegerische Versorgung gefährdet war.

» *Ja, das ist dann so ne Gradwanderung, ich meine, was macht man, wenn man das Problem sieht, aber der andere ist ja sozusagen Herr seiner Wohnung ..... Am allerschwierigsten finde ich es, wenn man das Gefühl hat, die Leute brauchen Hilfe beim Haushalt ... das ist immer für mich am schwierigsten anzusprechen. Weil ich ja nicht kränken möchte. Auf keinen Fall und außerdem da auch nicht jeder die gleichen Gewohnheiten von Haus aus auf dem Gebiet hat. Ich kann ja nicht die Maßstäbe festlegen.* (EXP11, weiblich)

Eine Lösung dieses Konflikts erschien ihnen dabei nur durch Fingerspitzengefühl und behutsamen Umgang mit den Bewohnern möglich.

» *Also keinerlei, will ich mal sagen, Bevormundung, aber eine Begleitung, einen Rückhalt, für die man da ist.* (EXP12, weiblich)

» *Es gibt da nicht ein Rezept dafür und ich glaube, da ist dieses Einfühlungsvermögen und diese Empathie, die ist einfach eine ganz wichtige Sache, um solche Sachen, dann schauen, dass sie zum Laufen kommen, ohne dass ich dem jetzt seine Würde verletze oder ihm sozusagen auf den Schlips trete, das ist eine Fingerspitzengefühlarbeit.*
(EXP09, weiblich)

Als ihr Ziel sahen es die Betreuungspersonen dabei an, die Selbstständigkeit der Bewohner zu fördern, da zu viel Hilfestellung zu einer Entmündigung und einem Verlernen von Fähigkeiten führe, und ihnen, wenn diese Selbstständigkeit nicht mehr möglich war, trotz bestehender Pflegebedürftigkeit einen Verbleib im Haus zu ermöglichen.

> ❱❱ Betreuungspersonen müssen einerseits, das Selbstbestimmungsrecht der Bewohner respektieren, andererseits ihrer Fürsorgepflicht nachkommen und auf die Sicherheit und Versorgung der Bewohner achten.

Aufschlussreich war in diesem Zusammenhang, wie Betreuungspersonen, die zuvor in der Pflege tätig gewesen waren, die Handlungsprinzipien ihrer jetzigen Arbeit im Verhältnis zu denjenigen der Pflege sahen. Auf der einen Seite stellte eine Teilnehmerin, die in der häuslichen Pflege gearbeitet hatte, eine weitgehende Ähnlichkeit beider Tätigkeiten fest:

> ❱❱ *Na ich muss sagen, so viel anders ist das Berufsfeld der Hauskrankenpflege nicht, weil in der mobilen Hauskrankenpflege ist man ja doch täglich privat unterwegs, man ist in Wohnungen, und eben, das ist eine ganz individuelle Geschichte, und ich sehe auch das betreute Wohnen so. (EXP09, weiblich)*

Respekt vor Individualität und Selbstbestimmungen waren ihr zufolge in beiden Arbeitsbereichen vonnöten. Betreuung setzte für sie eine ganzheitliche Sicht auf den Bewohner voraus, die eine Aufmerksamkeit sowohl für den Körper als auch für den Geist verlangte. Dies unterscheide ihre Haltung von derjenigen der Sozialarbeit, die einseitig den Zugang zum Menschen über seine psychosoziale Seite suche. Im Gegensatz zu ihrer Sichtweise verstand eine andere ehemalige Pflegekraft, die zuvor in einem Pflegeheim gearbeitet hatte, ihre Tätigkeit im Betreuten Wohnen als Sozialarbeit. Pflege war in ihrer Vorstellung auf den körperlichen Aspekt fokussiert und fand zudem im Rahmen einer Struktur statt, die den Heim-

bewohner „übergestülpt" wurde. Das Respektieren der Selbstbestimmung, das im Betreuten Wohnen erforderlich war, bedeutet für sie daher eine Umstellung auf Verhaltensweisen, die sie aus der Pflege so nicht kannte.

> ❱❱ *Das ist total anders wie im Seniorenheim, ich habe da lange genug gearbeitet im Seniorenheim und ich habe mich sehr, sehr schwer getan, wie ich da herübergekommen bin. Da haben mich die Bewohner gleich darauf aufmerksam gemacht, du, ich bin noch mündig. (EXP04, weiblich)*

6.2.4 Umgang mit Pflegebedürftigkeit

Der konkrete Umgang mit Pflegebedürftigkeit, den die Betreuungspersonen beschrieben, spiegelte ihre handlungsleitenden Prinzipien wieder. Für den Fall, dass Bewohner ihre Pflegebedürftigkeit nicht äußerten, schilderten sie zunächst vertrauensbildende Maßnahmen, die sie bereits im Vorfeld ergriffen. Hierzu gehörte das wiederholte Zusichern von Hilfe, für den Fall, dass einmal ein Problem auftreten sollte, sowie das Führen von Gesprächen, die kein besonderes Ziel verfolgten sondern vor allem dazu dienten, eine Beziehung zu dem Bewohner aufzubauen.

> ❱❱ *Na, einfach ganz ein normales Gespräch, in erster Linie, dass man einfach von früher redet, zuhause, was er da alles gemacht hat. (EXP04, weiblich)*

> ❱❱ *Und dann einfach schauen, auch in die Wohnungen gehen, schauen, wie geht's den Menschen, kleine Handreichungen. (EXP15, weiblich)*

Bei nicht geäußertem Pflegebedarf bestand allerdings das Problem, diesen zunächst einmal festzustellen. Es löste sich jedoch zum größten Teil durch den relativ engen Kontakt und die häufigen Begegnungen mit den Bewohnern, wobei eine beginnende Pflegebedürftigkeit auffallen musste.

» *Das merkt man halt dann, wenn beispiels-*
weise zunehmend die Wäsche nicht mehr
sauber ist, die sie anhaben, wenn sie plötz-
lich von so nem eigenartigen Geruch be-
gleitet werden, wo man merkt, die schaffen
das nicht mehr, die Wäsche regelmäßig zu
waschen oder sich selber. (EXP11, weiblich)

Für den Fall, dass ein Bewohner schon längere
Zeit nicht mehr gesehen worden war, erfolgte
eine gezielte Kontaktaufnahme durch die Betreuungsperson, um etwaige Probleme festzustellen. In allen Einrichtungen gab es zudem
die Vorgabe, mit jedem Bewohner mindestens einmal pro Woche in Kontakt zu treten,
so dass eine systematische Kontrolle ihres
Zustands gegeben war. Zusätzlich wurde die
nachbarschaftliche Aufmerksamkeit, welche
die Bewohner auch von sich aus zeigten, gezielt
gefördert, indem die Betreuungsperson sie
ausdrücklich bat, aufeinander zu achten und
ihr Auffälligkeiten mitzuteilen. Bei Anzeichen
einer beginnenden Pflegebedürftigkeit beobachteten die Betreuungspersonen zunächst die
weitere Bedarfsentwicklung, indem sie nun gezielt das Befinden des betreffenden Bewohners
erfragten oder Erkundigungen über ihn bei
anderen Hausbewohnern einzogen.

> **Durch engen Kontakt und nachbar-**
> **schaftliche Aufmerksamkeit lässt sich**
> **entstehender Pflegebedarf bemerken,**
> **den Bewohner nicht selber äußern.**

Eine Möglichkeit, auf den Bewohner einzuwirken, bestand darin, eine Inanspruchnahme
von Unterstützung behutsam anzuregen und
dabei dem Bewohner einen Entscheidungsspielraum und das Recht etwas auszuprobieren
zuzugestehen.

» *Ich fall' sicher nicht mit der Tür ins Haus …*
Das braucht ja Zeit und dass ich dann schon
natürlich auch in weiterer Folge es irgendwie
ansprech' und sage, schauen sie, wie schaut
es z. B. aus, sie würden sich vielleicht leichter
tun, wollen sie es nicht einmal versuchen,
sich Unterstützung zu holen, und dann heißt
es meistens, na, ich brauch' das nicht, sage
ich ja jetzt vielleicht nicht, aber in weiterer

Folge vielleicht einmal, jetzt haben sie ein
bissl Spielraum, schauen sie, sie müssen
nicht alles mehr selber machen.
(EXP09, weiblich)

Dieses unverbindliche Ausprobieren-Lassen
eröffnete den Bewohnern die Möglichkeit, sich
allmählich an ihre körperlichen Einschränkungen zu gewöhnen, was die Voraussetzung für
eine Akzeptanz von Pflege und Unterstützung
war. Die gleiche Herangehensweise wurde von
den Betreuungspersonen auch verwendet,
um die Nutzung von Hilfsmitteln zu fördern,
welche körperliche Einschränkungen sichtbar
machten und daher mit der Befürchtung einer
Stigmatisierung verbunden waren.

» *Ich sag', wissen sie was, ich hab' nen Rollator,*
den können sie einfach mal ausprobieren
und wenn sie ihn nicht haben wollen, dann
stellen wir ihn wieder zurück. Das sind so
kleine Unterstützungsmöglichkeiten, wo
dann mancher schon festgestellt hat, das
Ding ist ja eigentlich doch ganz praktisch. Ich
habe eine Frau gehabt, die ist bestimmt ein
halbes Jahr um so einen Rollator herum-
geschlichen, … ist immer rumgeschlichen,
dann hat sie ihn wieder probiert, dann hat sie
ihn wieder zurückgestellt und auf einmal, da
hatte dann noch jemand anderer Interesse
daran, dann hat sie auf einmal gesagt, so,
jetzt nehm' ich ihn doch. (EXP11, weiblich)

Neben diesem behutsamen Anregen kam es
jedoch auch vor, dass die Betreuungspersonen
die Pflegebedürftigkeit direkt ansprachen und
das weitere Vorgehen in einem Gespräch abzuklären versuchten. Bei Bewohnern, die auf
solche Anregungen nicht reagierten, sahen sie
nur die Möglichkeit abzuwarten, bis dass etwas
passiert.

» *Und mit der Körperpflege ist es ähnlich, da*
muss man manchmal den ersten Sturz ab-
warten im Bad oder so, bis sie dann sagen,
ja, jetzt möchten sie doch Hilfe. (EXP15,
weiblich)

Eine weitere Möglichkeit bestand schließlich
darin, die Angehörigen auf den Bewohner

einwirken zu lassen, um ihn von der Notwendigkeit pflegerischer Hilfe zu überzeugen. Nur wenn keine dieser Maßnahmen zum gewünschten Erfolg führte, erfolgte durch die Betreuungsperson bei fehlender Einsicht Bewohners keine weitere Intervention.

» *Dann ist man auch, wie soll ich sagen, handlungsunfähig. Weil das Privatsphäre ist und ja.* (EXP13, weiblich)

> ⟫ **Behutsames Ansprechen und Ausprobieren-Lassen von Unterstützung sind Möglichkeiten auf Bewohner mit zögernder Akzeptanz von Pflegebedürftigkeit einzuwirken. Bei Ablehnung von Ratschlägen kann jedoch kein Einfluss auf Bewohner genommen werden.**

Einfacher war es, wenn die Bewohner von sich aus ihre Pflegebedürftigkeit äußerten. In aller Regel führten die Betreuungspersonen dann eine Beratung durch, um die verschiedenen Versorgungsmöglichkeiten aufzuzeigen. Auf Wunsch vermittelten Sie dann entsprechende Dienstleistungen. Darüber hinaus leisteten sie Unterstützung beim Stellen von Anträgen, wenn es um den Erhalt von Pflegegeld, Medikamentenbefreiung oder Behindertenausweis ging. Da eine direkte Erbringung von Pflegeleistung nicht in ihren Aufgabenbereich fiel, geschah dies allenfalls in einem Notfall, etwa wenn ein Bewohner gestürzt war und erste Hilfe zu leisten war, oder im Rahmen von Gefälligkeiten, wenn es sich um eine einmalige Hilfestellung handelte.

» *Also letzthin war ne Frau, die war einfach vorübergehend krank, hatte ne schwere Erkältung hinter sich und die braucht normalerweise keine Pflege, und da war es aber so, dass sie gesagt hat, mein Gott, ich würd' so gern duschen, ich trau' mich nicht, ich trau' mir das einfach noch nicht zu, dann habe ich gesagt, wissen sie was, dann dusche ich sie halt.* (EXP11, weiblich)

Einige Betreuungspersonen boten beim Auftreten von körperlichen Beschwerden zudem eine psychische Betreuung in Form von Ge-sprächen an, weil sie meinten, dass die Schmerzen eher psychosomatisch bedingt seien und dass es sie lindere, wenn der Bewohner sich Aussprechen könne.

Wenn ein Bewohner Pflege erhalten sollte, wurde deren Rahmenbedingungen mit ihm unter Berücksichtigung seiner Wünsche und Vorstellungen geplant, bevor ein entsprechender Pflegedienst hinzugezogen wurde.

» *Aber natürlich schaut man erst einmal von der Person selber, was hätte sie für Vorstellungen und Wünsche, was davon ist realisierbar, machbar, wo muss man der jeweiligen Person sagen, ja, das ist schön und nett, aber wird, um auch mal wieder auf die Realität zurückzuholen und dann einfach schauen, was sozusagen vom Umfeld her, manche wären bereit, zu helfen, und es wird von demjenigen aber nicht gewünscht.* (EXP08, weiblich)

Wie das Zitat verdeutlicht, ging es bei dieser Planung auch um die Einbeziehung von Angehörigen, um abzuklären, in welchem Umfang diese Unterstützung leisten können und wollen. Eine weitere Option bestand darin, Nachbarschaftshilfe zu fördern, um einem Pflegebedürftigen zumindest ein gewisses Maß an Kontakt und Gesellschaft zu ermöglichen. Im Bedarfsfall versuchten die Betreuungspersonen so, ein ganzes Unterstützungsnetzwerk aus Angehörigen, Nachbarn und Pflegedienst zu etablieren, die sich in der Betreuung ergänzen konnten. Um einen problemlosen Ablauf der Pflege zu gewährleisten, griffen einzelne Betreuungspersonen auch in deren Koordination ein, indem sie einerseits Absprachen mit dem Pflegepersonal bezüglich der Versorgung des Bewohners trafen, andererseits auch den Bewohner selbst hierzu instruierten.

» *Da bin ich mit dabei, und da sage ich ganz genau, auf was man schauen muss, wenn die Bewohner oft vergessen, wer einen sozialen Dienst braucht, sie vergessen oft, was sie wirklich brauchen. Drum bin ich noch dabei und erkläre das immer dem Bewohner, du weißt ja, das haben wir abgesprochen und*

das soll sie machen, das und das und das,
wir schreiben das dann nieder und dann
passt das.
(EXP04, weiblich)

In einzelnen Fällen wurde auch zur Überbrückung eine Kurzzeitpflege organisiert, und wenn eine Versorgung im Betreuten Wohnen gar nicht mehr möglich erschien, die Verlegung in ein Pflegeheim empfohlen und mit dem Einverständnis des Bewohners in die Wege geleitet.

> Bei Bewohnern, die Pflege und Unterstützung wünschen versuchen die Betreuungspersonen ein Unterstützungsnetzwerk aus Angehörigen, Nachbarn und Pflegedienst zu organisieren, das einen Verbleib im Betreuten Wohnen ermöglichen soll.

6.2.5 Die Perspektive von Betreuungspersonen und älteren Menschen im Vergleich

In den Wahrnehmungen der Betreuungspersonen finden sich die Einstellungen zur Pflege wieder, welche die älteren Menschen selbst berichteten. Diese ergänzen und vervollständigen das Bild von deren Auseinandersetzung mit entstehender Pflegebedürftigkeit in einigen Punkten. Zunächst zeigen sie auf, wie sich die Einstellungen zur Pflege im Verhalten der älteren Menschen niederschlagen. Hatten letztere die Tendenz erkennen lassen, die Auseinandersetzung mit dieser Frage zu vermeiden, beobachteten die Betreuungspersonen, dass Bewohner auf ein Nachlassen ihrer Selbstversorgungsfähigkeit nur zögernd reagierten – vor allem dann, wenn sie darauf angesprochen wurden. In einigen Fällen wurde dabei sogar das Angebot pflegerischer Unterstützung gänzlich abgelehnt.

Die Ausführungen der Betreuungspersonen legten zudem nahe, dass nicht allein der Verlust von Autonomie und Sinnhaftigkeit, der im Pflegeheim erwartet wurde, sondern auch die Furcht vor einer Stigmatisierung von Pflegebedürftigkeit bei der Ablehnung von Pflege eine

Rolle spielte. Da die Betreuungspersonen sich bemühten, den Betroffenen einen Verbleib in der Einrichtung zu ermöglichen, machte der Erhalt von Pflege im Betreuten Wohnen nicht unbedingt den Umzug in ein Pflegeheim notwendig. Dementsprechend dürften nicht die mit dem Pflegeheim verbundenen, negativen Erwartungen den Ausschlag für eine ablehnende Haltung zur Pflege gegeben haben, sondern eine Furcht vor dem Zustand der Pflegebedürftigkeit selbst und der mit ihr verbundenen Stigmatisierung. In den Interviews mit den älteren Menschen war dies nur teilweise angesprochen worden. So hatte sich eine Teilnehmerin bereits im Falle einer Inanspruchnahme von sozialen Unterstützungsleistungen durch das „Gerede der Leute" stigmatisiert gesehen, da dies für sie bedeutete „abzusandeln", worunter sie einen sozialen Abstieg und eine damit einhergehende Verwahrlosung verstand. In ähnlicher Weise berichteten auch Betreuungspersonen von älteren Menschen, die zu stolz waren, um solche finanziellen Unterstützungen anzunehmen, da sie dies mit einem unehrenhaften Verhalten gleichsetzten.

Die Befürchtung einer Stigmatisierung bezog sich bei anderen älteren Menschen jedoch nicht auf die Inanspruchnahme von finanzieller Unterstützung sondern auf eine Degeneration der körperlichen Leistungsfähigkeit. So hatte eine Teilnehmerin ihre Furcht vor Demenz mit der damit einhergehenden sozialen Ausgrenzung begründet. Den Betreuungspersonen zu Folge sahen sich die Bewohner einiger Wohneinrichtungen bereits ohne solche Degenerationserscheinungen durch den bloßen Einzug ins Betreute Wohnen einer solchen Stigmatisierung ausgesetzt. Diese hatte dazu geführt, dass sie sich öffentlich gegen dessen Gleichsetzung mit dem Pflegeheim wehren mussten. Da in den ländlichen Gemeinden der Unterschied zwischen beiden Wohnformen noch nicht geläufig war, wurden in der öffentlichen Meinung die Eigenschaften der Pflegeheimbewohner einfach auf die älteren Menschen im Betreuten Wohnen übertragen. Eine Heimweisung stellte in diesem Zusammenhang nur den deutlichsten Ausdruck der Stigmatisierung von Pflege-

6

bedürftigkeit dar. Das Pflegeheim war gewissermaßen deren räumliche Manifestation.

Um der Stigmatisierung zu entgehen, die schon durch den Einzug ins Betreute Wohnen entstanden war, wurde es daher notwendig, den Heimcharakter aus dem öffentlichen Bild des Betreuten Wohnens zu entfernen. Dies geschah nicht nur durch Aufklärung der Ortsbewohner nach außen hin, sondern auch durch Verhaltensmuster, die ein entsprechendes Bild nach innen hin, also für die Bewohner selbst erzeugen sollten. Dementsprechend wollten einige Bewohner, mit nichts konfrontiert zu sein, was sie an einen Heimcharakter erinnerte. Sofern Mitbewohner Pflege erhielten, sollte dies auf unsichtbare Art und Weise geschehen. Dementsprechend lehnte eine Reihe von Bewohnern auch den Besuch von Pflegeheimen ab und mied den Kontakt mit deren Bewohnern. In Reaktion auf eine zum Teil reale, zum Teil auch nur mögliche Stigmatisierung grenzten sie sich von pflegebedürftigeren Personen ab und begannen damit selbst zu stigmatisieren. Sie agierten so im Sinne eines Dispositivs vom gelingenden Alter, welches Kuhn (2008) in Bezug auf das „Assisted Living" am Werk gesehen hatte. Die Negierung von Anzeichen einer eigenen Pflegebedürftigkeit und die Abgrenzung von der Pflegebedürftigkeit anderer Personen erlaubte es ihnen, der Norm des gelingenden Alterns zu entsprechen. Die Meidung des Kontakts zu Pflegebedürftigen brachten allerdings nicht die älteren Menschen selbst, sondern nur die Betreuungspersonen zur Sprache. Dass die älteren Menschen es nicht selber taten, dürfte dabei auf eine Anpassung an sozial erwünschte Normen zurückzuführen sein. Auch wenn die Stigmatisierung anderer Personen ein übliches Verhalten ist, widerspricht es der etablierten Moral, dies offen zuzugeben.

> ❯❯ Die Befürchtung, als pflegebedürftig stigmatisiert zu werden, kann dazu führen, dass ältere Menschen nun selbst Pflegebedürftige stigmatisieren.

Die Ausführungen der Betreuungspersonen machten jedoch auch deutlich, dass eine Verdrängung von Pflegebedürftigkeit und die Furcht vor einer mit ihr einhergehenden Stigmatisierung keine durchgängigen Motive im Verhalten der älteren Menschen waren. In den Gesprächen berichteten sie ebenso von selbstinitiierter Suche nach pflegerischer Unterstützung und der Inanspruchnahme von Beratung und Vermittlung entsprechender Dienstleistungen durch die Betreuungsperson. Ebenso war es möglich, ältere Menschen durch behutsames Anregen und Ausprobieren-Lassen zu einer allmählichen Akzeptanz von Pflegebedürftigkeit zu bewegen. Diese Beobachtungen relativieren das überwiegend ablehnende Bild von den Einstellungen zur Pflege, das sich aus den Gesprächen mit den älteren Menschen über eine hypothetische Pflegebedürftigkeit ergeben hatte. Konfrontiert mit realer Pflegebedürftigkeit scheinen die älteren Menschen einer entsprechenden Unterstützung zugänglicher zu sein, als die gegen eine hypothetische Pflege vorgebrachten Vorbehalte erwarten lassen. Dies lag auch daran, dass die pflegerische Versorgung, die im realen Fall im Betreuten Wohnen erfolgen sollte, in einer häuslichen Krankenpflege oder einer 24-Stunden-Betreuung in der eigenen Wohnung bestand, gegen welche die älteren Menschen weniger Einwände hatten als gegen das Pflegeheim, das für sie allerdings bei der Auseinandersetzung mit hypothetischer Pflegebedürftigkeit im Vordergrund stand. Die Befürchtungen einer Stigmatisierung von Pflegebedürftigkeit führen damit nicht zwangsläufig zu dem Wunsch, den Erhalt von Pflege zu vermeiden. Die Ausführungen der Betreuungspersonen zeigen vielmehr Handlungsmöglichkeiten auf, die ältere Menschen zu einer verantwortlichen Selbstpflege im Sinne von Backman und Hentinen (1999) bzw. zu einer Einbeziehung anderer in das eigene Selbstmanagement im Sinne von Delmar et al. (2006) anregen können.

> ❯❯ Auch wenn ältere Menschen eine Auseinandersetzung mit möglicher Pflegebedürftigkeit vermeiden, muss das nicht zwangsläufig zu einer Ablehnung von Pflege führen. Vorhandene Pflegebedürftigkeit und ein behutsames Einwirken durch eine Vertrauensperson können eine Akzeptanz von Pflege fördern.

Die Erfahrungen der Betreuungspersonen mit der Auseinandersetzung mit Pflegebedürftigkeit bei älteren Menschen im Betreuten Wohnen finden sich in ähnlicher Weise in einer Studie zur gemeindenahen Pflegeberatung von Zuhause lebenden Personen wieder. In dieser wurden von Kreuzberger (2015) Sozialbeauftragte und ehrenamtlich tätige Pflegeberater aus mehreren Gemeinden im Bundesland Salzburg befragt. Die betreffenden Personen stammten aus dem Ort, in dem sie vor allem eine aufsuchende Beratung praktizierten, und waren mit den Beratungsempfängern zumeist persönlich bekannt. Sie hatten daher zu diesen ein Verhältnis, das der Beziehung zwischen Betreuungspersonen und Bewohnern im Betreuten Wohnen entsprach. Auch von ihnen wurden eine Verdrängung von Pflegebedürftigkeit und ein Nicht-Annehmen-Wollen von Hilfe aus Gründen von falsch verstandenem Stolz oder Scham berichtet. Ähnlich wie die Betreuungspersonen, versuchten die Sozialbeauftragten dieser Haltung dadurch zu begegnen, dass sie im Rahmen eines niederschwelligen Beratungsangebots mit den älteren Menschen zunächst einmal unverbindliche Gespräche führten, um ein Vertrauensverhältnis aufzubauen. Da sie die Selbstbestimmung der Beratungsempfänger respektieren mussten, konnten sie nur versuchen, sie zu einer freiwilligen Annahme von Unterstützung und Pflege zu bewegen.

Die Beobachtung von Widerständen gegen die Inanspruchnahme von Pflege ist damit nicht auf das Betreute Wohnen beschränkt, sie kann genauso außerhalb dieses Settings auftreten. Das Gleiche gilt für die möglichen Reaktionen auf dieses Verhalten der älteren Menschen. Eine positive Beeinflussung scheint nur durch den Aufbau eines Vertrauensverhältnisses möglich zu sein, das eine räumliche Nähe zum Beratungsempfänger voraussetzt. Durch diese ist mehr Zeit für einen näheren Umgang mit den älteren Menschen gegeben. Man kennt sich, tauscht sich aus, kann „einfach mal ratschen", wie es eine Betreuungsperson formulierte. Beide Seiten haben so die Gelegenheit, eine zunächst einmal zweckfreie Beziehung

einzugehen, die dann im Bedarfsfall genutzt werden kann, um die Inanspruchnahme von Pflege anzuregen. Betreuungspersonen im Betreuten Wohnen, Sozialbeauftragte und ehrenamtlich in der aufsuchenden Beratung Tätige haben in dieser Hinsicht eine vergleichbare Position. Diese unterscheidet sich dabei von der Position zentraler Pflegeberatungsstellen, wie sie in Deutschland und Österreich zur Unterstützung von pflegebedürftigen Personen und deren Angehörigen eingerichtet wurden. Letztere sollen im Rahmen einer empfangenden Beratung Auskünfte erteilen und gegebenenfalls an passende Hilfsangebote weitervermitteln. Aufgrund ihrer zentralen Lage sind sie vor allem im ländlichen Raum für eine Vielzahl von potenziellen Beratungsempfängern nur mit größerem Aufwand zu erreichen. So sind die drei zentralen Beratungsstellen im Bundesland Salzburg von Orten in ihrem Einzugsbereich oftmals mehr als 30 Kilometer entfernt. Um den Beratungsbedarf abzudecken, müssen sich die Gespräche auf die vordringlichen Anliegen beschränken und haben daher einen funktionalen Charakter. Die Entstehung einer näheren Bekanntschaft mit potenziellen Beratungsempfängern ist dabei ebenso wenig möglich wie eine zugehende Beratung, die notwendig sein kann, um Personen anzusprechen, die ihre entstehende Pflegebedürftigkeit verdrängen. Sozialbeauftragte und ehrenamtliche Berater in den Gemeinden sowie Betreuungspersonen im Betreuten Wohnen können genau dies tun und daher auch leichter und mit größerem Erfolg Einfluss nehmen als zentrale Pflegeberater.

> **❯ Räumliche Nähe und ein Vertrauensverhältnis zu älteren Menschen sind günstige Voraussetzungen für eine Förderung der Akzeptanz von Pflege, die in zentralen Pflegeberatungsstellen kaum gegeben ist.**

Ihr besseres Verhältnis zu den potenziellen Beratungsempfängern geht allerdings nicht immer mit einer entsprechenden Kompetenz in Fragen zur Pflege einher. Zwar wiesen einige der hier befragten Betreuungspersonen auch

6

eine Pflegeausbildung aus, doch wurde diese von den Betreiberorganisationen nicht als zwingende Voraussetzung für eine Tätigkeit im Betreuten Wohnen gesehen. Noch weniger dürfte ein pflegerisches Fachwissen von Sozialbeauftragten und ehrenamtlichen tätigen Beratern in den Gemeinden zu erwarten sein. Man könnte also fragen, was ein besseres Verhältnis zu potenziellen Beratungsempfängern nützt, wenn eine so erfolgende Beratung unter Umständen ohne große Fachkenntnisse erfolgt. Eine solche Fachkenntnis dürfte dabei in den zentralen Pflegeberatungsstellen vorhanden sein, deren Reichweite allerdings nicht groß genug ist, um ältere Menschen in den einzelnen Gemeinden zu erreichen. Zentrale und gemeindenahe Beratung haben damit ihre spezifischen Schwächen und Stärken, und es wäre daher sinnvoll, wenn sich bei Ansätze einander ergänzten. Gemeindenahe Pflegeberater mögen zwar das Ausmaß von Pflegebedürftigkeit nicht genau bestimmen können, sie sind jedoch in der Lage festzustellen, dass ein solcher vorhanden ist. Durch ihre Nähe und ihr Vertrauensverhältnis zu den älteren Menschen in der Gemeinde und im Betreuten Wohnen, sind sie die ersten, denen ein potenzielles Problem auffällt. Sie könnten derart als „Frühwarnsystem" fungieren. Böte sich ihnen die Möglichkeit, sich im Falle eines entdeckten Problems mit einer zentralen Pflegeberatungsstelle in Verbindung zu setzen, könnte diese mit ihrem fachlichen Know-how – evtl. im Rahmen eines Hausbesuches – die Problematik abklären und geeignete Maßnahmen für eine Versorgung der betreffenden Personen empfehlen. Gemeindenahe Pflegeberater und Betreuungspersonen im Betreuten Wohnen könnten so, auch bei fehlendem pflegerischem Fachwissen, die Verbindung der zentralen Pflegeberatung mit deren Zielgruppe verbessern.

> ⓩ Lokale Betreuungspersonen können auf Grund ihrer Nähe zu älteren Menschen einen wichtigen Beitrag zur Früherkennung von Pflegebedürftigkeit leisten, der durch gezielte Beratung durch professionelle Pflegekräfte aus zentralen Beratungsstellen ergänzt werden sollte.

6.2.6 Fazit

Im Fazit lässt sich damit sagen: Die Auseinandersetzung mit Pflegebedürftigkeit ist für einen Teil der älteren Menschen mit inneren Widerständen und einer Tendenz zur Vermeidung verbunden, die in negativen Erwartungen für den Fall einer Heimeinweisung und einer Furcht vor Stigmatisierung von Pflegebedürftigkeit begründet sind. Wenn Pflegebedürftigkeit auftritt, können sich diese Erwartungen und die aus ihnen resultierende Einstellung zur Pflege in einem zögernden bis ablehnenden Verhalten bezüglich der Inanspruchnahme von Pflege niederschlagen. Daraus wiederum können unbefriedigte Bedürfnisse bei der Selbstversorgung mit negativen Folgen für die Gesundheit und das Wohlbefinden resultieren.

Durch eine nicht-direktive Beratung, welche die Selbstbestimmung der älteren Menschen respektiert, ihnen behutsam Handlungsmöglichkeiten aufzeigt und sie diese unverbindlich ausprobieren lässt, kann jedoch bei den Betreffenden eine Einbeziehung von Pflegenden in das eigene Selbstmanagement angeregt werden. Dies setzt allerdings den Aufbau eines Vertrauensverhältnisses zum Beratungsempfänger voraus, welches selbst zunächst als unverbindliches Angebot mit keiner Zielsetzung verbunden ist und den Beratungsempfänger zu nichts zwingt. Durch ihre räumliche Nähe und ihren engeren Kontakt mit älteren Menschen sind Betreuungspersonen im Betreuten Wohnen sowie Personen in der gemeindenahen Pflegeberatung in einer guten Position, um diese Aufgabe erfolgversprechend wahrnehmen zu können. Als dezentral agierende Berater, denen unter Umständen pflegerisches Fachwissen fehlt, sollten sie durch eine Verbindung zur zentralen Pflegeberatung unterstützt werden, um die fachliche Qualität der Beratung zu gewährleisten.

6.3 Das Ausmaß von Pflegebedürftigkeit im Betreuten Wohnen

Auch wenn eine Unterstützung bei der Auseinandersetzung mit Pflegebedürftigkeit durch die Betreuungspersonen sinnvoll ist, stellt sich für die Einrichtungen des Betreuten Wohnens die Frage, in welchem Umfang sie gegebenenfalls eine pflegerische Versorgung der Bewohner leisten können und wollen. Trotz ihrer Bereitschaft, den Bewohnern so lange wie möglich einen Verbleib in der Einrichtung zu ermöglichen, hatten die Betreuungspersonen deutlich gemacht, dass es für die Versorgungsmöglichkeiten Grenzen gäbe. Diese hatten sie zwar nicht definitiv festlegen wollen und ihre Toleranz von Pflegebedürftigkeit schien zudem dehnbar zu sein – allerdings bezogen sich solche Aussagen auf einzelne Fälle. Welche Auswirkung ein gehäuftes Auftreten von Pflegebedürftigkeit auf ihre Meinung hätte, lässt sich derzeit nicht sagen. Auch für die Bewohner scheint es angesichts ihrer Tendenz, eine Konfrontation mit Pflegebedürftigkeit zu vermeiden, eine Grenze für deren Akzeptanz von Pflegebedürftigkeit im Betreuten Wohnen zu geben, die von der Häufigkeit solcher Fälle abhängt.

6.3.1 Pflegebedürftigkeit in einzelnen Bereichen und insgesamt

Um einzuschätzen, in welchem Umfang sich Betreuungspersonen mit der Pflegebedürftigkeit von Bewohnern auseinandersetzen müssen, wurden in der quantitativen Studie die Bewohner nach dem Ausmaß ihrer Hilfsbedürftigkeit befragt. Hierzu konnten sie angeben, wie abhängig sie von fremder Hilfe bei der Ausübung täglicher Aktivitäten waren. Den Angaben der Teilnehmer zufolge war ihre Pflegebedürftigkeit insgesamt niedrig. Bei einem möglichen Bereich von 16–80 für den Gesamtwert der PAS lag dieser mit geschätzten Werten im Median bei 17 (IQR: 16–23), wenn

die Angaben aller Bewohner zu Grunde gelegt wurden, und bei 16 (IQR: 16–22), wenn die Bewohner unter 60, die nicht zur Zielgruppe des Betreuten Wohnens gehörten, von der Analyse ausgeschlossen wurden. Die Ergebnisse für die Sensitivitätsanalysen mit fehlenden Werten befinden sich im Anhang in Tab. A.13.

Ein detaillierteres Bild von den Bereichen der Pflegebedürftigkeit ergibt sich durch eine Betrachtung der einzelnen Items der PAS. ◨ Abb. 6.1 zeigt, wie sich diesen zufolge die Häufigkeit der Pflegebedürftigkeit bei den Bewohnern mit Schätzung der fehlenden Werte und unter Einschluss aller Altersgruppen darstellt. Zur übersichtlicheren Darstellung der Ergebnisse wurden die Antwortmöglichkeiten, die von „völlig unabhängig" bis „völlig abhängig" reichten in zwei Gruppen zusammengefasst. Die Gruppe „Unabhängig" umfasst die Antwortmöglichkeiten „völlig unabhängig" und „überwiegend unabhängig", die Gruppe „Abhängig" umfasst die Antwortmöglichkeiten „Teilweise abhängig", „überwiegend abhängig" und „vollkommen abhängig". Der Großteil der Bewohner war bei der Durchführung der alltäglichen Aktivitäten völlig bis überwiegend unabhängig. Am geringsten war nach Auskunft der Befragten die Unabhängigkeit bei Aktivitäten in den Bereichen „Gesundheitseinschränkungen bewältigen" (81,5 %), „Tägliche Aufgaben in der Wohnung erledigen" (85,4 %) und „Freizeitbeschäftigung" (88,5 %). Die Ergebnisse ohne geschätzte Werte und unter Ausschluss der Unter-60-Jährigen (s. Anhang, Tab. A.14) ergaben das gleiche Bild.

> ◗ Pflegebedürftigkeit im Betreuten Wohnen ist bislang eher gering ausgeprägt. Der meiste Unterstützungsbedarf besteht beim Umgang mit Gesundheitseinschränkungen und in der Haushaltsführung.

6.3.2 Pflegebedürftigkeit nach Alter und Geschlecht

Auch wenn momentan nur eine geringfügige Pflegebedürftigkeit im den Betreuten Wohnein-

6

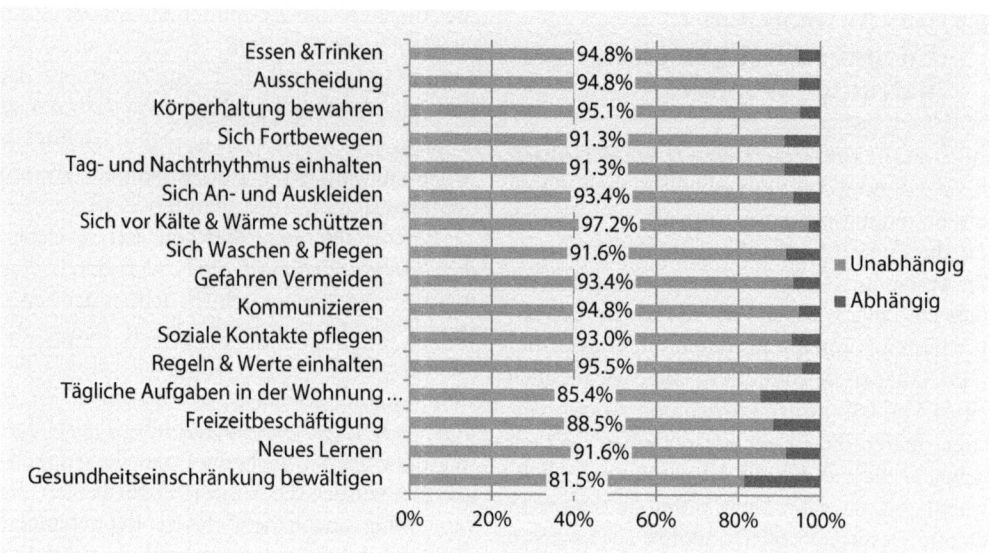

○ **Abb. 6.1**   Pflegeabhängigkeit in einzelnen Bereichen in Prozent (n = 287, fehlende Werte mit multipler Imputation geschätzt)

richtungen festzustellen ist, stellt sich die Frage, ob dies bei zunehmenden Alter der Bewohnerschaft so bleiben wird. Der Zusammenhang von Alter und Pflegeabhängigkeit ließ sich dabei zunächst rein deskriptiv darstellen. Bei der Einteilung der Bewohner in vier Altersgruppen zeigte sich, dass die untypischen Bewohner unter 60 Jahren im Vergleich zu den drei Altersgruppen über 60 Jahren eine leicht höhere Pflegeabhängigkeit aufwiesen (○ Abb. 6.2). Der Median des Gesamtwerts der PAS lag bei ihnen bei 21 (IQR: 16,5–30), wenn die fehlenden Werte durch Schätzung ergänzt wurden. Für die 60–69jährigen und die 70–79jährigen betrug er jeweils 16, um dann bei den 80–100jährigen wieder leicht auf 18 anzusteigen.

Ein statistisch signifikanter Zusammenhang des Alters mit der Pflegeabhängigkeit insgesamt ($\rho = 0{,}087$, p = 0,15) oder mit einer ihrer drei Dimensionen, die mit Hilfe der Faktoranalyse ermittelt worden waren, ließ sich nicht feststellen, wenn die Berechnung bei Schätzung fehlender Werte mit den Daten aller Bewohner durchgeführt wurde. Entgegen der Erwartung schien damit die Pflegeabhängigkeit nicht mit zunehmendem Alter anzusteigen. Wurden jedoch die untypischen Bewohner aus dieser Berechnung

ausgeschlossen, ergaben sich bei geschätzten Werten sowohl für die Pflegeabhängigkeit insgesamt ($\rho = 0{,}197$, p = 0,002) als auch für ihre einzelnen Dimensionen statistisch signifikante Zusammenhänge (Die Sensitivitätsanalysen mit den Mess- und Testergebnissen für alle Faktoren der PAS befinden sich Anhang, Tab. A.15). Wie schon der Vergleich des Medians der PAS bei den vier Altersgruppen vermuten ließ, zeigte sich damit, dass die Unter- 60jährigen Bewohner eine für ihre Altersgruppe untypisch hohe Pflegeabhängigkeit aufwiesen, die vermutlich der Grund für ihren Einzug war. Das Einbeziehen von untypischen Unter-60-Jährigen in die Berechnung eines Zusammenhangs von Alter und Pflegeabhängigkeit verdeckte so einen Alterungseffekt, der jedoch bei den typischen Über-60-Jährigen vorhanden war.

❯ **Mit zunehmendem Alter steigt die Pflegebedürftigkeit im Betreuten Wohnen. Ein kleiner Teil der Bewohner ist jünger als 60, hat aber altersuntypisch eine höhere Pflegebedürftigkeit, die einen Einzug vermutlich mitbedingte.**

Da Befunde aus dem deutschen Alterssurvey (Wolff et al. 2014) ergaben, dass Frauen eine

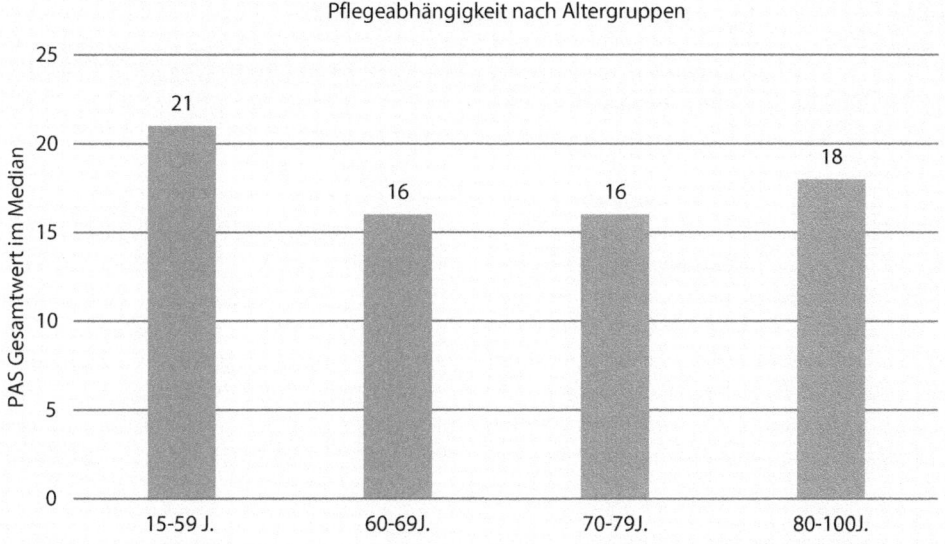

Abb. 6.2 Pflegeabhängigkeit im Median nach Altersgruppen (n = 287, fehlende Werte mit multipler Imputation geschätzt)

höhere Einschränkung der Selbstständigkeit aufwiesen als Männer, wurde auch geprüft, ob dieser Unterschied zwischen den Geschlechtern auch im Betreuten Wohnen auftritt. Die Gesamtwerte der Pflegeabhängigkeit im Median lagen hier jedoch bei den Bewohnern ab 60 Jahren mit Schätzung der fehlenden Werte für Frauen sogar etwas niedriger (♂: 17 (IQR: 16–24); ♀:16 (IQR: 16–22)) und in Bezug auf die einzelnen Dimensionen der Pflegeabhängigkeit waren sie gleich. Die geringfügigen Unterschiede zwischen den beiden Geschlechtern waren dabei statistisch nicht signifikant (PAS Gesamt: U = 6505, p = 0,4; Sensitivitätsanalysen mit den Mess- und Testergebnissen für alle Faktoren der PAS s. Anhang, Tab. A.16). Dies mag daran liegen, dass durch den Einzug ins Betreute Wohnen ein Selektionseffekt entsteht, der die geschlechtsspezifische Verteilung der Pflegebedürftigkeit von derjenigen der zu Hause lebenden älteren Menschen abweichen lässt. Frauen, die eher wenige Beeinträchtigungen haben, neigen unter Umständen eher dazu, ins Betreute Wohnen zu ziehen als Frauen, die unter stärkeren Beeinträchtigungen leiden.

Schließlich setzt ein Umzug ein gewisses Maß an Energie und Mobilität voraus.

> Anders als bei zuhause lebenden älteren Menschen konnte im Betreuten Wohnen keine höhere Pflegebedürftigkeit bei Frauen nachgewiesen werden.

6.3.3 Pflegebedürftigkeit im Vergleich

Zieht man in Betracht, dass die qualitativen Studien auf eine gewisse Verdrängung von Pflegebedürftigkeit hinweisen, ergibt sich für das hier verwendete Verfahren der Selbstauskunft zur Feststellung der Pflegeabhängigkeit die Einschränkung, dass unter Umständen ein Teil der Bewohner seine Hilfsbedürftigkeit geringer angibt als dass sie in Wirklichkeit ist. Eine Fremdeinschätzung durch die Betreuungspersonen hätte jedoch nicht unbedingt ein zuverlässigeres Bild erbracht, da hierzu eine pflegerische Betreuung der betroffenen Personen notwendig ist, die nicht zum Aufgabenfeld der Betreuungspersonen gehört. Von daher war die Einschränkung bei der Erfassung der Pflegebedürftigkeit zu akzeptieren – zumal diese das Selbstbild der Bewohner wiedergibt, welches – unabhängig davon wie realistisch es ist – bei ihrer Entscheidung bezüglich der Inanspruchnahme von Pflege eine wesentliche Rolle spielt.

Die hier gesammelten Daten zur Pflegebedürftigkeit lassen sich den Resultaten zum Ausmaß von Einschränkungen bei der Selbstversorgung aus den Erhebungen im „Assisted Living" in den USA und im Betreuten Wohnen im deutschsprachigen Raum gegenüberstellen (◘ Tab. 6.4). Dabei ist allerdings zu berücksichtigen, dass in allen zitierten Studien die funktionellen Einschränkungen bei be-

stimmten Körperpflegehandlungen ermittelt wurden, während hier direkt nach dem Bedarf an pflegerischer Unterstützung gefragt wurde. Da Einschränkungen körperlicher Fähigkeiten nicht zwangsläufig dazu führen, dass der Betreffende Pflege oder Unterstützung durch eine andere Person wünscht oder braucht, können Befragte ihren Pflegebedarf als geringer an angeben, als dass man es angesichts ihrer funktionellen Einschränkungen erwarten würde. Der Vergleich mit dem „Assisted Living" zeigt, dass die Pflegebedürftigkeit – selbst wenn man eine gewisse Verdrängung bei der Selbstauskunft in Rechnung stellt – in den hier untersuchten Einrichtungen erheblich niedriger ist. Betreutes Wohnen im Bundes-

◘ **Tab. 6.4**   Pflegebedürftigkeit im Vergleich

	Assisted Living (USA)					Betreutes Wohnen (deutschsprachiger Raum)			
	ALFA (2001)**	NCAL (2001)**	Hedrick et al. (2007)	Harris-Kojetin et al. (2016)*		Saup (2001)	Geser-Engleitner und Jochum (2008)		Hier
Hilfe benötigt beim…					Hilfe benötigt beim…			Hilfe benötigt beim…	
Sich-Waschen	62 %	72 %	61 %	62 %	Waschen am Waschbecken	1,2 %	0,9 %	Sich Waschen & Pflegen	8,4 %
					Duschen	8,2 %	10,7 %		
					Baden	23,9 %			
Anziehen	47 %	57 %	36 %	47 %	An- und Ausziehen	2,3 %	2,7 %	Sich An- und Auskleiden	6,6 %
Benutzen der Toilette	27 %	41 %	32 %	39 %	Benutzen der Toilette	2,3 %	1,8 %	Ausscheiden	5,2 %
Essen & Trinken	17 %	23 %	11 %	20 %	Essen & Trinken	0 %	0,9 %	Essen & Trinken	5,2 %

land Salzburg ist damit nicht wie das „Assisted Living" eine Alternative zum Pflegeheim, sondern nur eine Vorstufe zu diesem. Dass direkte Pflege nicht zum Aufgabenbereich des Betreuungspersonals gehört, entspricht dabei dem Ausmaß der Pflegebedürftigkeit, die in den Einrichtungen laut Angaben der Bewohner vorhanden ist. Dies bestätigt deren eingangs vorgeschlagene Gleichsetzung mit dem „Independent Living".

❯ Im Vergleich zum „Assisted Living" ist die Pflegebedürftigkeit im Betreuten Wohnen in Österreich eher gering ausgeprägt. Betreutes Wohnen ist damit als Vorstufe zu einer Pflegeeinrichtung zu charakterisieren.

Die Resultate der Studien aus dem deutschsprachigen Raum können mit den hiesigen besser verglichen werden, da die Angaben in allen Fällen auf Selbstauskunft basierten. Allerdings konnten auch hier voneinander abweichende Formulierungen bei den einzelnen Fragestellungen und Antwortstufen unterschiedliche Interpretationen des gleichen Sachverhalts bedingen. So wurden die Einschränkungen beim Sich Waschen und Pflegen von Saup (2001) und Geser-Engleitner und Jochum (2008) differenzierter nach Hilfebedarf beim Waschen am Waschbecken, Duschen und Baden erfasst. Zieht man diesen Unterschied in Betracht, ist dennoch festzustellen, dass der Anteil der BewohnerInnen in österreichischen Einrichtungen, die im Bereich der Körperpflege Beeinträchtigungen bzw. Pflegebedürftigkeit aufweisen, in etwa gleich hoch ist. In Vorarlberg gaben 10,7 % eine Beeinträchtigung beim Baden/Duschen an (Geser-Engleitner und Jochum 2008), hier sahen sich 8,4 % beim sich Waschen und Pflegen als in gewissem Maße pflegeabhängig an. Legt man den Wert für Hilfebedarf beim Duschen zu Grunde, war dieser in den Augsburger Einrichtungen mit 8,2 % der Bewohner ähnlich hoch, geht es jedoch um das Baden, lag er mit 23,9 % der Bewohner deutlich darüber. Dies kann darauf zurückzuführen sein, dass der Einstieg in eine Badewanne

mehr Gelenkigkeit erfordert als das Betreten einer Duschkabine. In den österreichischen Einrichtungen mag der diesbezügliche Hilfebedarf ähnlich hoch sein, da jedoch nicht explizit danach gefragt wurde, kann es sein, dass die Teilnehmer diese Art der Körperpflege bei der Frage nach dem Sich-Waschen und Pflegen gar nicht in Betracht zogen, schließlich ist hierzu ein aufwendiges Bad nicht unbedingt notwendig.

6.3.4 Fazit

Im Fazit lässt sich sagen, dass in den hier untersuchten Wohneinrichtungen die Pflegebedürftigkeit noch gering ausgeprägt war. Sie entsprach dabei weitgehend den Befunden aus Österreich und Deutschland. Betreutes Wohnen in Österreich scheint damit zumindest momentan für gesundheitlich weniger beeinträchtigte ältere Menschen ansprechend zu sein.

Der positive Zusammenhang von Pflegebedürftigkeit und Alter lässt jedoch erwarten, dass im Laufe der Zeit auch bei den Bewohnern betreuter Wohneinrichtungen im Bundesland Salzburg mit einem Anstieg der Pflegebedürftigkeit zu rechnen ist. Dies verweist auf die Berechtigung der eingangs gestellten Fragen, in welcher Häufigkeit Pflegebedürftigkeit im Betreuten Wohnen tolerabel ist und in welchem Umfang diese Einrichtungen ihr Versorgungsangebot an deren etwaige Zunahme anpassen sollten. Schließt man pflegebedürftige Menschen vom Betreuten Wohnen aus, kann dies dazu führen, dass die Wohnform für ältere Menschen unattraktiv wird, da das Auftreten von Pflegebedarf einen sofortigen Umzug in ein Pflegeheim erforderlich macht. Das Betreute Wohnen selbst wäre dann nur eine Zwischenstation, deren Nutzung für ältere Menschen mit keinem erkennbaren Vorteil verbunden wäre. Diese Sichtweise wurde wiederholt in der qualitativen Studie auf die Frage zur Einstellung zum Betreuten Wohnen hin von den Teilnehmern geäußert. Wird andererseits zu viel Pflegebedarf toleriert, kann dieser

6

in einer Einrichtung überhandnehmen, so dass sich diese durch den Ausbau der pflegerischen Versorgung in ein Pflegeheim verwandelt und damit für selbstständig lebende Menschen unattraktiv wird. Momentan scheinen auf Grund der geringen Häufigkeit von Pflegebedürftigkeit solche Richtungsentscheidungen noch nicht notwendig zu sein, sie können jedoch in der Zukunft nicht vermieden werden. Vor diesem Hintergrund ist die erwähnte Ausdehnung einer Toleranz von Pflegebedürftigkeit bei Einzelfällen nicht ganz unproblematisch – schließlich werden so Präzedenzfälle geschaffen, auf die sich dann auch andere Bewohner berufen können. Nimmt die Zahl der Pflegebedürftigen zu, ist die Einrichtung gezwungen, entweder das Versorgungsangebot in Richtung Pflege auszuweiten, oder gegenzusteuern, indem die Toleranzgrenze herabgesetzt wird. Letzteres dürfte allerdings zu einer Ungleichbehandlung führen, da ein einzelnen Bewohnern zuvor zugestandenes Aufenthaltsrecht plötzlich nicht mehr für alle gilt. Eine derartige Ungleichbehandlung wurde vereinzelt vom „Assisted Living" berichtet, welches trotz seiner höheren Versorgungskapazität bei Pflegebedürftigkeit ebenfalls eine Toleranzgrenze besitzt (Ball et al. 2004). Es erscheint daher für eine Gleichbehandlung aller Bewohner als sinnvoll, dass Einrichtungen eine Toleranzgrenze für das Ausmaß von Pflegebedürftigkeit festlegen. Um eine Grundlage für derartige Entscheidungen und den daraus sich ergebenden Konsequenzen für die weitere Gestaltung des Betreuten Wohnens zu haben, sind in jedem Fall regelmäßige Erhebungen zur Entwicklung der Pflegebedürftigkeit im Betreuten Wohnen ratsam.

> ❯❯ Es besteht Klärungsbedarf, bis zu welcher Grenze im Durchschnitt Pflegebedürftigkeit im Betreuten Wohnen toleriert werden kann. Deren zu große Häufigkeit kann eine Ausweitung des Versorgungsangebots erforderlich machen, was einer Einrichtung jedoch den Charakter eines Pflegeheims geben dürfte.

Literatur

Backman K, Hentinen M (1999) Model for the self-care of home-dwelling elderly. J Adv Nurs 30(3):564–572

Ball MM, Perkins MM, Whittington FJ, Connell BR, Hollingsworth C, King SV, Elrod CL, Combs BL (2004) Managing decline in assisted living: the key to aging in place. J Gerontol Ser B Psychol Sci Soc Sci 59:202–212

Boggatz T, Farid T, Mohammedin A, Dassen T (2009a) Attitudes of older Egyptians towards nursing care at home: a qualitative study. J Cross Cult Gerontol 24:33–47

Boggatz T, Farid T, Mohammedin A, Dassen T (2009b) Attitudes of Egyptian nursing home residents towards staying in a nursing home: a qualitative study. Int J Older People Nursing 4:242–253

Delmar C, Boje T, Dylmer D, Forup L, Jakobsen C, Moller M (2006) Independence/dependence – a contradictory relationship? Life with a chronic illness. Scand J Caring Sci 20(3):261–268

Geser-Engleitner E, Jochum C (2008) Betreutes Wohnen für ältere Menschen in Vorarlberg. Bregenz: Amt der Vorarlberger Landesregierung, Abteilung Gesellschaft und Soziales. https://www.vorarlberg.gv.at/pdf/betreuteswohnenfueraelter.pdf. Zugegriffen am 11.12.2013

Harris-Kojetin L, Sengupta M, Park-Lee E (2016) Long-term care providers and service users in the United States. Data from the national study of long-term care providers, 2013–2014. Natl Cent Health Stat Vital Health Stat 3(38):1–105

Hedrick S, Guihan M, Chapko M, Manheim L, Sullivan J, Thomas M, Barry S, Zhou A (2007) Characteristics of residents and providers in the assisted living pilot program. Gerontologist 47:365–377

Institut für Demoskopie Allensbach (2009) Pflege in Deutschland. Ansichten der Bevölkerung über Pflegequalität und Pflegesituation. https://www.htwsaar.de/sowi/fakultaet/personen/professoren/prof-dr-robert-rossbruch/aktuelles/gutachten-studien/allensbach-studie-pflege-in-deutschland-vom-15-10.2009. Zugegriffen am 01.10.2018

Kreuzberger N (2015) Erfahrungen von Personen, die in der gemeindenahen Pflegeberatung tätig sind. Masterarbeit. Medizinische Universität Graz, Institut für Pflegewissenschaft, Graz

Kuhn MG (2008) The eye of beauty: creating a place for elite and aging elders. Dissertation, The University of Arizona, Department of Anthropology, Tucson

Lee DT (1997) Residential care placement: perceptions among elderly Chinese people in Hong Kong. J Adv Nurs 26(3):602–607

Rappold E, Nagl-Cupal M, Dolhaniuk I, Seidl E (2009) Pflege und Betreuung. In: Bundesministerium für Arbeit, Soziales und Konsumentenschutz (Hrsg) Hochaltrigkeit in Österreich: Eine Bestandsaufnahme. Bundesministerium für Arbeit, Soziales und Konsumentenschutz, Wien

Saup W (2001) Ältere Menschen im Betreuten Wohnen: Ergebnisse der Augsburger Längsschnittstudie, Bd 1. Möckl, Augsburg

Wolff JK, Nowossadeck S, Spuling SM (2014) Selbstberichtete Erkrankungen und funktionale Gesundheit im Kohortenvergleich. In: Mahne K, Wolff JK, Simonson J, Tesch-Römer C (Hrsg) Altern im Wandel: Zwei Jahrzehnte Deutscher Alterssurvey. Deutsches Zentrum für Altersfragen, Berlin, S 127–140

Soziale Kontakte im Betreuten Wohnen

© Springer-Verlag GmbH Deutschland, ein Teil von Springer Nature 2019
T. Boggatz, *Betreutes Wohnen*, https://doi.org/10.1007/978-3-662-58405-7_7

Soziale Kontakte im Betreuten Wohnen gleichen denen von zuhause lebenden älteren Menschen. Es gibt unterschiedliche Typen, die von einer vielseitigen Integration bis hin zu eingeschränktem Kontakt reichen. Bewohner im Betreuten Wohnen tendieren dazu sich innerhalb der Wohneinrichtung zusammenzuschließen und ihre Kontakte zu Personen außerhalb der Einrichtung zu reduzieren. Soziales Engagement zeigt sich bei ihnen vor allem in gelegentlicher Hilfe. Kontakte innerhalb der Einrichtung werden wesentlich durch gemeinschaftliche Aktivitäten gefördert, welche die Betreuungsperson organisiert. Betreuungspersonen nehmen sich dabei als Motor des Soziallebens in der Einrichtung wahr. Ihre Aktivität eröffnet einen sozialen Freiraum, in dem die Bewohner eigenständig ihre sozialen Kontakte gestalten können. Das soziale Wohlbefinden ist insgesamt hoch ausgeprägt. Am stärksten ist es bei vielseitig integrierten Bewohnern. Bei Bewohnern ohne familiäre Anbindung ist es etwas schwächer ausgeprägt. Kontakte innerhalb der Einrichtung können fehlenden familiären Kontakt teilweise kompensieren.

Betreutes Wohnen hat zwei wesentliche Aufgaben: Es soll eine selbstständige Lebensführung ermöglichen und die Einbindung in soziale Strukturen der Hausgemeinschaft und des Wohnumfeldes gewährleisten (Mühlbauer 2008). Zur ersten Aufgabe gehört die Auseinandersetzung mitentstehender Pflegebedürftigkeit, zur zweiten das Sozialmanagement. Bei letzterem geht es darum, wie Kontakte zwischen den Bewohnern gefördert und Konflikte zwischen ihnen vermieden werden können. Um Antworten auf diese Fragen zu geben, ist es zunächst notwendig zu verstehen, wie ältere Menschen ihre sozialen Kontakte gestalten.

Im ersten Teil dieses Kapitels geht es daher um die Frage, wie ältere Menschen ihre sozialen Beziehungen wahrnehmen, welche Bedeutung sie ihnen im Kontext ihrer Lebensgestaltung zuweisen, und welche externen Umstände sie hierbei sowohl positiv als auch negativ beeinflussen. Dabei wird sich zeigen, dass es unterschiedliche Typen der Kontaktgestaltung bei den älteren Menschen gibt. Al-

lerdings ist zu beachten, dass sich durch den Einzug in ein Betreutes Wohnen das soziale Umfeld und die Möglichkeiten der Kontaktgestaltung verändern. Aus diesem Grund werden die sozialen Beziehungen der zu Hause lebenden, älteren Menschen und der Bewohner betreuter Wohneinrichtungen separat betrachtet. Durch ihre Gegenüberstellung lässt sich dann die Frage beantworten, welche Gemeinsamkeiten die sozialen Beziehungen der beiden Gruppen aufweisen und wie sie sich voneinander unterscheiden.

Mit den für das Betreute Wohnen herausgestellten Charakteristika der sozialen Beziehungen lässt sich dann im zweiten Teil dieses Kapitels der Frage nachgehen, wie die Betreuungspersonen angesichts des Sozialverhaltens der Bewohner kontaktfördernd agieren können. In ihren Interviews hatten sie die Chance soziale Kontakte zu knüpfen und zu pflegen als einen wesentlichen Vorteil des Betreuten Wohnens hervorgehoben. Für die älteren Menschen selbst hatte dies bei ihren Überlegungen zu einem Einzug kaum eine Rolle gespielt. Wenn den sozialen Kontakten im Vorfeld eines Einzugs ein derart unterschiedlicher Stellenwert zugemessen wird, stellt sich natürlich die Frage, wie sich ihre Wahrnehmung durch die Betreuungspersonen zu den entsprechenden Wahrnehmungen der älteren Menschen selbst verhält. Vor diesem Hintergrund kann dann dargestellt werden, welche Möglichkeiten der Kontaktförderung es aus der Sicht der Betreuungspersonen gibt.

Im dritten Teil dieses Kapitels geht es schließlich um eine quantitative Aufschlüsselung des Soziallebens im Betreuten Wohnen. Während die vorhergehenden Teile die Merkmale der sozialen Kontakte herausstellen und eine Identifizierung unterschiedlicher Typen bei der Kontaktgestaltung ermöglichen, soll nun aufgezeigt werden, wie häufig die sozialen Kontakte der Bewohnern mit für sie bedeutsamen Personengruppen sind, wie oft die unterschiedlichen Typen der Kontaktgestaltung in den Einrichtungen anzutreffen sind, und wie groß das soziale Wohlbefinden in Abhängigkeit von Alter, Geschlecht und den Typen der Kontaktgestaltung ist.

7.1 Soziale Kontakte aus der Sicht älterer Menschen

7.1.1 Soziale Kontakte Zuhause-Lebender

In den Interviews schilderten die zu Hause lebenden, älteren Menschen wie ihre familiären und außerfamiliären Kontakte aussahen, wie sie deren Ausmaß empfanden, welche Einstellungen zu sozialen Kontakten sie im allgemeinen und zu Seniorenveranstaltungen im Besonderen hatten und welche Hindernisse und Fördernisse sie für ihre Kontaktgestaltung wahrnahmen. Auf der Grundlage dieser Schilderungen ließen sich drei unterschiedliche Haupttypen bei der Gestaltung sozialer Kontakte erkennen: Sozial Integrierte, sozial Engagierte und Personen mit eingeschränkten Kontakten. Zu diesen Haupttypen gab es jeweils zwei bzw. drei Varianten. ◘ Tab. 7.1 zeigt die Haupttypen und ihre Varianten mit ihrer jeweiligen Ausprägung der ausgeübten Kontakte, ihres Ausmaßes, der zugrunde liegenden Einstellungen sowie der Hindernisse und Fördernisse. Markante Ausprägungen anhand derer sich die einzelnen Typen und ihre Varianten unterscheiden ließen, sind grau unterlegt. Die Zahlen in Klammern geben an, wie viele Teilnehmer einer jeweiligen Variante zugeordnet werden konnten.

7.1.1.1 Sozial Integrierte

Sozial integrierte ältere Menschen waren entweder noch verheiratet oder bereits verwitwet. Sofern sie welche hatten, pflegten sie den Kontakt zu ihren Kindern. Dieser war manchmal allerdings eingeschränkt, wenn die Kinder nicht im gleichen Ort wie sie lebten oder wenn diese beruflich bzw. familiär zu beschäftigt waren. Der Kontakt bestand dabei in mehr oder weniger häufigen Besuchen und gelegentlich auch gemeinsam unternommenen Ausflügen. Teilweise berichteten sozial Integrierte auch vom Kontakt mit ihren Enkeln oder sonstigen Verwandten. In der Hauptsache schilderten sie jedoch ihre außerfamiliären Beziehungen. Bei diesen gab es drei Varianten. Einige unterhielten ausschließlich individuelle Beziehungen zu Freunden und Bekannten, mit denen sie sich gegenseitig besuchten oder mit denen sie gemeinsame Aktivitäten ausübten.

> » *Ich komm' dann ab und zu mit nach XXX (Wohnort der Teilnehmerin [der Verf.]) oder sie kommt einmal nach Salzburg zu mir, so lose Verbindung aber nicht dass wir sagen, jede Woche treffen wir uns, aber so ab und zu, trifft man sich halt. (TW20, weiblich, 74 Jahre)*

Derartige Kontakte waren nicht auf die eigene Gemeinde beschränkt, sondern umfassten Bekanntschaften aus deren weiterem Umkreis. Zum Teil lag diesen Beziehungen eine langjährige Bekanntschaft zu Grunde.

> » *… also Gleichaltrige, die mit mir am Berg gegangen sind und die Wanderungen gemacht haben und familiär halt, das ist schon aufrecht und das ist nach wie vor, aber natürlich wird das auch immer weniger (TM07, männlich, 74 Jahre)*

Bei der zweiten Variante der sozial Integrierten pflegten die älteren Menschen nicht nur individuelle Kontakte, sondern sie waren auch Mitglied in einem festen Kreis, der sich regelmäßig traf. Dies war bei den weiblichen Teilnehmerinnen ein Kaffeekränzchen, bei den männlichen Teilnehmern ein Stammtisch.

> » *… jedenfalls da treff' ich mich nach dem Gottesdienst mit zwei Schwestern und einer Frau, die da drüben wohnt. Und da gehen wir zu viert in das … zum Konditor hin … und dann kaufen wir uns nur einen Kaffee. (TW10, weiblich, 86 Jahre)*

> » *Wir haben da, wie gesagt, da haben wir den Stammtisch … wir setzen uns zusammen und unterhalten uns gemütlich. Ja, beim Weißwurstschoppen. Wenn einer einen Wein will, kriegt er einen Wein auch. Alles. (TM04, männlich, 83 Jahre)*

Die dritte Variante der sozial Integrierten nahm nicht regelmäßig an solch einer geselligen Runde teil, sondern gehörte zu einer Gruppe, die auf Grund bestimmter Interessen

Tab. 7.1 Typen des sozialen Kontakts bei Zuhause-Lebenden

	Sozial Integrierte		Sozial Engagierte			Eingeschränkter Kontakt	
	Individuelle Kontakte (2)	Teilnahme an festem Kreis (6)	Teilnahme an Interessensgruppe (5)	Mithelfer (6)	Soziale Initiatoren (3)	Mit Kompensation (2)	Mit Vereinsamung (1)
Familiäre Kontakte	Verheiratet od. verwitwet Kontakt zu Kindern	Verheiratet od. verwitwet Kontakt zu Kindern vorhanden/ z. T. eingeschränkt z. T. Kontakt zu Enkeln/ Verwandten	Verheiratet od. verwitwet Kontakt zu Kindern z. T. Kontakt zu Verwandten	Verheiratet od. verwitwet/ z. T. Lebenspartner Kontakt zu Kindern vorhanden/ z. T. eingeschränkt z. T. Kontakt zu Verwandten	Verheiratet od. verwitwet	Verwitwet Kontakt zu Knredni	Verwitwet & Trauer um verstorbenen Ehepartner Kontakt zu Kindern eingeschränkt
Außerfamiliäre Kontakte	Individuelle Beziehungen Begegnungen im Ort Gelegentlich od. regelmäßig Teilnahme an Senioren- veranstaltungen Reisen/ Ausflüge für Senioren z. T. Mitglied im Seniorenverein Kein aktuelles Engagement	Individuelle Beziehungen Regelmäßige Treffen im festen Kreis Begegnungen im Ort Gelegentlich od. regelmäßig Teilnahme an Senioren- veranstaltungen Reisen/ Ausflüge für Senioren z. T. Mitglied im Seniorenverein z. T. Mitgliedschaft in sonstigem Verein Kein aktuelles Engagement/ Informelle Gelegenheitshilfe	Teilnahme an Interessensgruppe Begegnungen im Ort Gelegentlich od. regelmäßig Teilnahme an Senioren- veranstaltungen Reisen/ Ausflüge für Senioren z. T. Mitglied im Seniorenverein z. T. Mitgliedschaft in sonstigem Verein Kein aktuelles Engagement/ Informelle Gelegenheitshilfe	z. T. Teilnahme an Interessensgruppe Begegnungen im Ort Gelegentlich Teilnahme an Senioren- veranstaltungen Reisen/ Ausflüge für Senioren z. T. Mitglied im Seniorenverein z. T. Mitgliedschaft in sonstigem Verein Regelmäßig Mithelfen	z. T. Teilnahme an Interessensgruppe Gelegentlich Teilnahme an Senioren- veranstaltungen Reisen/ Ausflüge für Senioren Mitglied im Seniorenverein Mitgliedschaft in sonstigem Verein Soziale Initiative/ Leitung von Gruppen	Individuelle Beziehungen Tagesstätte Gelegentlich Teilnahme an Senioren- veranstaltungen Vormals Reisen/ Ausflüge für Senioren Kein aktuelles Engagement	Kontakt mit Betreuungspersonal Tagesstätte Kein aktuelles Engagement
Ausmaß der Kontakte	Ausreichend Kontakt	Ausreichend Kontakt z. T. Passende Partner fehlen/ Manchmal allein	Ausreichend Kontakt	Ausreichend Kontakt	Ausreichend Kontakt	Begrenzte Kontakt	Begrenzte Kontakte Im Grunde allein/ Passende Partner fehlen

z. T. = zum Teil

zusammenkam. Diese Interessen waren dabei teils sportlicher, teils musischer Natur. Man traf sich, um gemeinsam Nordic Walking zu betreiben, zu wandern, Volkstänze aufzuführen, zu singen, zu musizieren oder Literatur zu lesen.

» *Und da werden dann die Tänze gemacht, da geht man dann halt auf Übungsabende auch, dass man gewisse Tänze lernt … und die andere Zeit gibt's immer Veranstaltungen … und da machen auch gewisse Gruppen Bergwanderungen oder Bergwochenenden, und da telefonieren wir uns zusammen und sind auch anders tätig.* (TM08, männlich, 65 Jahre)

» *Es ist ja jeden Montag ein Kurs, sagen wir so, ein Arbeitskreis. Die lesen irgendwie ein Buch und da wird besprochen und so und da war ich auch immer dabei.* (TW21, weiblich, 80 Jahre)

⊙ Sozial integrierte ältere Menschen unterhalten individuelle Bekanntschaften und sind zum Teil Mitglied in einem festen Kreis oder in einer Gruppe, die gemeinsame Interessen pflegt.

Neben diesen bewusst gepflegten Beziehungen berichteten die sozial Integrierten auch von Begegnungen im Ort mit alten Bekannten oder Ortsansässigen, die sich zufällig ergaben und dabei zu ihren sozialen Kontakten beitrugen.

» *Ja, auf der Straßen oder mal da als Gäste bei uns (in unserem Gasthaus [der Verf.]). Das ist bei uns, man freut sich halt, wenn man Gleichaltrige findet, mit denen man also von früher her Kontakt gehabt hat.* (TW18, weiblich, 91 Jahre)

» *… oder da drüben am Standl, da sitzt du dich hin und da isst Würstl, oder du trinkst einen Schnaps, und redest mit den Leuten.* (TM12, männlich, 70 Jahre)

Einige der sozial Integrierten nahmen auch gelegentlich, andere sogar regelmäßig an Seniorenveranstaltungen teil, die vom ortsan-

sässigen Seniorenbund, Pensionistenverband oder einer anderen Organisation angeboten wurden. In der Regel handelte es sich hierbei um ein geselliges Beisammensein mit Kaffee und Kuchen. Ein weiteres, von vielen genutztes Angebot, das soziale Kontakte ermöglichte, waren Tagesausflüge und auch längere Reisen, die von den zuvor genannten Seniorenvereinen organisiert wurden. Um entsprechende Angebote nutzen zu können, war eine Reihe der Teilnehmer für einen geringen Jahresbeitrag Mitglied in einem dieser Vereine. Andere waren als Mitglied eingebunden in einen seniorenunspezifischen Verein wie den Rotary Klub, den Lions Klub oder den Kriegsopferverband. Auch wenn einige Teilnehmer zu einem früheren Zeitpunkt einmal in einem dieser Vereine oder in einem anderen sozialen Projekt mit einem persönlichen Zeitaufwand engagiert waren, gaben jetzt alle an, nicht oder nicht mehr in dieser Weise aktiv zu sein. Soziales Engagement beschränkte sich bei ihnen auf Spenden und/oder auf gelegentliche informelle Hilfeleistungen, wenn sie von Nachbarn oder Bekannten um einen Gefallen gebeten wurden oder wenn sie eine ihnen näher bekannte Person, die krank oder alt war, durch Gespräche und Besuche betreuten.

» *Wirklich Kleinigkeiten, z. B. habe ich eine Freundin, eine Nachbarin … sie beginnt mit Alzheimer. Und dadurch, dass wir Kontakt haben … kommt sie immer zu mir, hält sie sich wirklich auf dem Stand … Ich red' mit ihr und ich versuche, unsere Atmosphäre immer in Freundschaft und in Fröhlichkeit zu halten und das hilft ihr sehr.* (TW21, weiblich, 80 Jahre)

Insgesamt charakterisierten die sozial Integrierten ihre sozialen Kontakte als für ihre Bedürfnisse ausreichend, wobei die seit langem in einem Ort Ansässigen ihre Einbindung in die lokale Gemeinschaft beschrieben.

» *Man kennt sich wohl, also mich kennt jeder … also wann ich will, brauch' ich nur da runter gehen und immer irgendwo Leut', Stammtische da* (TW18, weiblich, 91 Jahre)

Nur selten äußerte jemand aus dieser Gruppe, dass ihm ein passender Partner für bestimmte Unternehmungen fehle oder dass er sich manchmal alleine fühle.

» *Ich könnte manche Nachmittage wen einladen. Aber die sind alle schon so alt. Wissen's, seit einigen Jahren kann die eine, hat die nur mehr Schmerzen im Rücken und so weiter … aber ich könnte schon noch wen brauchen, der mit mir spricht.* (TW10, weiblich, 86 Jahre)

Soziale Kontakte hatten für die sozial Integrierten einen intrinsischen Wert. Man kam zusammen, um mit einander zu reden und Neuigkeiten auszutauschen.

» *Plaudern, zusammensitzen und ein bissel ratschen, weil jeder ist aus der Gegend da, weiß was zu erzählen oder was halt grad war* (TM04, männlich, 83 Jahre)

» *… zusammen zu kommen, sich auszusprechen. Also eine wunderschöne Sache* (TW24, weiblich, 85 Jahre)

Einige von ihnen beschrieben sich dabei als kontaktfreudig und schilderten, wie sie aktiv auf andere Menschen zugingen. Die meisten empfanden ihre Kontakte jedoch deshalb als ausreichend, weil sie ein eingeschränktes Bedürfnis nach ihnen hatten. Sie machten dabei ein altersbedingtes Ruhebedürfnis geltend, das sie Aktivitäten vorziehen ließ, welche sie für sich alleine ausüben konnten.

» *… da war ich, ich bin eh noch dabei, 10 Jahre im Klub … aber jetzt interessiert mich das nimmer. Bin ja fast 85 Jahre, aber das ist ja dann belastend. Und da ist es mir daheim viel lieber, einen Fernseher habe ich, Musik höre ich.* (TW09, weiblich, 84 Jahre)

Das Alleinsein erschien ihnen als akzeptabel und zumindest zeitweise als wünschenswert.

» *Na, so ist mir nicht langweilig. Aber man weiß eh schon, dass man nicht mehr so das Verlangen hat, für Gesellschaft … Ich hab' mein Leben lang so viel Leut' um ich gehabt, dass man eigentlich nicht das Bedürfnis hat.* (TW18, weiblich, 91 Jahre)

Für ihr soziales Wohlbefinden erschien es ihnen nicht notwendig, neue Kontakte zu suchen. Wenige, aber gute Freunde bedeuteten ihnen mehr als ein großer Bekanntenkreis.

» *Zu viele Freunde ist nichts. Ich habe ein paar gute, und dass ist viel besser als ein ganzer Haufen.* (TM11, männlich, 74 Jahre)

Diese Einstellung lag auch dem eingeschränkten Interesse zu Grunde, das die meisten trotz ihrer gelegentlichen Teilnahme an Seniorenveranstaltungen bekundeten. Wie sie sagten, verspürten sie einfach kein Verlangen mehr, an ihnen teilzunehmen. Ein anderer Grund war für einige, dass ihnen die dort angebotene Unterhaltung nicht unbedingt gefiel.

» *Ist nicht positiv, nicht unbedingt positiv. Wenn nicht Geist dahinter steht, wenn's nur Kaffee und Kuchen ist, nur Krankheitsgespräche, dann ist es nicht mehr … man hört immer das Gleiche* (TW19, weiblich, 87 Jahre)

» *… da werde ich wahnsinnig müde … nur Bla Bla … das halte ich nicht aus.* (TW21, weiblich, 80 Jahre)

Andere störte, dass Seniorenveranstaltungen von bestimmten Vereinen organisiert wurden und dass daher eine Teilnahme eine gewisse Verpflichtung mit sich brachte.

» *Ja, Verein, das ist etwas, was ich nicht mag. Wissen sie, das ist schon Bindung.* (TM12, männlich, 70 Jahre)

Auch ein vorgegebenes Programm wurde von einigen als wenig attraktiv empfunden. Diejenigen unter den sozial Integrierten, die häufiger oder regelmäßig an Seniorenveranstaltungen teilnahmen, schätzen an ihnen die Möglichkeit eines Umgangs mit Gleichgesinnten in Form eines zwanglosen Beisammenseins. Allerdings wurde eine solche Teilnahme von einigen von ihnen als eine gesellschaftliche Konvention betrachtet, der man zwar nachkam, ohne aber eine große Neigung hierzu zu verspüren.

» *Aber das ist halt ja, da muss man auch dazugehören, und es ist eigentlich eine gesellschaftliche Angelegenheit, wo man sich trifft und unterhält. Ich hab' da an und für sich nicht unbedingt den Bedarf. (TM07, männlich, 74 Jahre)*

>> Sozial Integrierte haben nicht unbedingt ein Bedürfnis nach häufigen Kontakten. Wenige, aber gute Beziehungen können für ihr soziales Wohlbefinden ausreichend sein. Geselliges Beisammensein im großen Kreis können sie als trivial oder als verpflichtende Konvention empfinden.

Ähnlich verhielt es sich mit ihrer eingeschränkten Bereitschaft, sich sozial zu engagieren. Dies wurde von ihnen vor allem als Belastung wahrgenommen, weil sie das bereits erwähnte, altersbedingte Bedürfnis nach Ruhe verspürten oder weil innerfamiliäre Verpflichtungen bei ihren als begrenzt empfundenen Ressourcen die höhere Priorität hatten. Anderen zu helfen sollte daher für sie zu keiner Verpflichtung werden und entsprechend blieb ihr soziales Engagement auf informelle Gelegenheitshilfe beschränkt.

Auch wenn die sozial Integrierten das Ausmaß ihrer Kontakte als ausreichend empfanden, nahmen sie doch einige Hindernisse für ihre Kontaktgestaltung wahr, die zu gewissen Einschränkungen führten. Dies war zunächst der Verlust alter Kontakte bedingt durch Krankheit oder Tod der vormaligen Bekanntschaften. Damit ging eine Veränderung ihres sozialen Umfelds einher, in dem nun jüngere Generationen mit anderen Interessen und Bedürfnissen dominierten.

>> *Ich kenne ja niemand mehr. Weil die alle jetzt andere Generationen, schon 20 Jahre jünger sind wie ich ... die haben ja ganz andere Interessen wie ich bin. Die wollen ja noch tanzen, ... ist auch richtig, wann sie das noch tun. Weil da haben sie oft noch so ein Tanzlokal dabei, wo sie sich dann ... da ist Musik dabei, das interessiert mich ja nimmer. (TW09, weiblich, 84 Jahre)*

Auch bei den Veranstaltungen für Senioren nahmen einige einen ausgrenzenden Charakter des Angebots wahr. Dies lag zum Teil an den innerhalb der Gruppen etablierten Strukturen, die sich in festen Sitzordnungen manifestierten und für Außenstehende kaum Anschlussmöglichkeit boten.

>> *Da war ich mit meiner Freundin, die wohnt da in XXX (Name des Orts [der Verf.]) draußen und da sind wir gewesen, da kannst du dich nirgends, wenn du auf den Tisch ... na, da können sie nicht her, da sind die anderen schon da ... (TW09, weiblich, 84, Jahre)*

Zudem brachte die Zugehörigkeit zu einem Verein unter Umständen den Ausschluss aus einem anderen mit sich.

>> *Es ist so: wir haben einen dörflichen Charakter und da, wenn du beim einen Vollmitglied bist, dann schaut dich der andere schief an, wenn ich beim anderen bin, schaut mich der schief an und wann ich beim nächsten bin, schauen mich die anderen zwei schief an. (TM11, männlich, 74 Jahre)*

Ein Teilnehmer sah dabei in der politischen Affiliation der beiden größten Seniorenvereine in Österreich die Ursache für derartige Ausgrenzungsmechanismen.

>> *Sicher ist er politisch (der Verein [der Verf.]), er ist schwarz und rot ... leider ist es so, dass alles gefärbt wird und diese Farben stören eigentlich die Weiterentwicklung. Weil jeder wird dann auch trainiert, seinen eigenen Egoismus darzubringen, müssen sie allweil über jedem Schmarrn alles zusammensitzen, dann wird das schon schwarz oder rot oder hin und her und das gefällt mir nicht. (TM12, männlich, 70 Jahre)*

Neben diesen sozialen Mechanismen wurden zum Teil körperliche Beeinträchtigungen und eingeschränkte finanzielle Möglichkeiten, die eine Teilnahme an den von den Seniorenvereinen organisierten Ausflügen oder Reisen verwehrten, als Hindernis für die Gestaltung sozialer Kontakte genannt. Als förderlich wurde es hingegen wahrgenommen, wenn ein bestimmtes Angebot in räumlicher Nähe lag oder mit öffentlichen Verkehrsmitteln gut zu erreichen war und wenn der Anstoß zur Teilnahme an einer Gruppe oder einer Veranstaltung durch Bekannte erfolgte, deren Anwesenheit einen sozialen Anknüpfungspunkt bot.

» *Man ist ja nicht grad so kontaktvoll, dass man alleine wohin geht. Ich mag ja auch nicht alleine ins Caféhaus gehen* (TW20, weiblich, 74 Jahre)

⊙ **Veranstaltungen für Senioren und Vereine können als ausgrenzend empfunden werden. Eine Mitnahme durch Bekannte kann den sozialen Anschluss dort ermöglichen.**

7.1.1.2 Sozial Engagierte

Sozial engagierte ältere Menschen wiesen ähnliche Kontaktmuster und Einstellungen wie die sozial Integrierten auf. Auch sie waren entweder verheiratet oder verwitwet, pflegten – so weit wie möglich – den Kontakt zu ihren Kindern, hatten individuelle Bekanntschaften, nahmen gelegentlich an Seniorenveranstaltungen teil und waren zum Teil Mitglied in einer Interessensgruppe. Was sie jedoch von den sozial Integrierten unterschied, war ihr soziales Engagement, das mit einer gewissen Verpflichtung verbunden war, welche die Ersteren eher vermieden. Innerhalb dieses Typus sozialer Kontaktgestaltung gab es einerseits Mithelfer, andererseits soziale Initiatoren. Mithelfer hatten eine feste Funktion innerhalb eines Vereins (z. B. als Kassierer) oder in einer Kirchengemeinde (z. B. als Mesner) oder sie waren in sozialen Projekten engagiert. In einer Gemeinde war dies ein Hilfsdienst für unterstützungsbedürftige, ältere Menschen, und ihre Aufgaben bestanden darin, Essen auf Rädern auszufahren, Krankenbesuche zu machen und bei Bedarf Personen zu ärztlichen Untersuchungen zu begleiten. Das Engagement konnte auch darin bestehen, bei der Betreuung einer Seniorengruppe mitzuwirken, etwa indem sie die Teilnehmer beim Basteln anleiteten. Soziale Initiatoren waren noch stärker als die Mithelfer in ihre Aufgaben eingebunden, da sie in ihren Vereinen eine Leitungsfunktion innehatten. Dementsprechend waren sie dafür

zuständig, gemeinsame Aktivitäten wie Feiern oder Ausflüge zu organisieren, und eine soziale Initiatorin hatte in ihrer Gemeinde das besagte Hilfsprojekt für unterstützungsbedürftige, ältere Menschen ins Leben gerufen.

Als Grund für ihr soziales Engagement gaben die Teilnehmer dieses Typus vor allem ihre Veranlagung an, anderen zu helfen.

» *Ich habe das eigentlich schon immer gemacht, den Leuten geholfen.* (TW11, weiblich, 66 Jahre)

Ihnen kam es darauf an, eine Aufgabe zu haben und anderen eine Freude zu bereiten.

» *Na ja, man muss ja auch ein bissel Beschäftigung machen ja, und entweder man macht es oder man macht es nicht.* (TM08, männlich, 65 Jahre)

» *Na es bringt gewisses Glücksgefühl, wann man anderen Leuten helfen kann, also so empfinde ich es … und die Dankbarkeit von den Leuten, das spürt man ja dann.* (TM09, männlich, 65 Jahre)

Darüber hinaus sprachen einige von ihnen die Hoffnung aus, durch ihre Tätigkeit ein soziales Guthaben zu erwerben, welches sie im Falle eigener Hilfsbedürftigkeit zurückerstattet bekämen.

» *Und irgendwo ist jeder Mensch ein bissel, wie soll ich sagen, hat er irgendwas im Hinterkopf, wir werden ja selber auch alt und werden auch irgendwann einmal eine Hilfe brauchen. Und dann hofft man halt, wann man ein Guthaben hat, dass man es dann zurück kriegt.* (TM09, männlich, 65 Jahre)

⊙ **Sozial Engagierte unterscheiden sich von älteren Menschen, deren soziales Engagement in gelegentlicher Hilfe besteht, durch ein Gefühl der Verpflichtung ihren sozialen Aufgaben gegenüber. Sie zeichnen sich durch regelmäßige Mithilfe oder durch die Übernahme von Leitungsverantwortung aus.**

Während Mithelfer teilweise gesundheitliche Probleme als ein Hindernis für ihr soziales

Engagement beschrieben und auf Grund der daraus sich ergebenden Belastungen einen allmählichen Rückzug aus diesen Tätigkeiten andeuteten, gingen soziale Initiatoren fast gar nicht auf mögliche Hindernisse ein. Aufgrund ihres starken Eingebunden-Seins mögen sie dabei den Verlust alter Kontakte und den ausgrenzenden Charakter von Vereinen nicht so sehr empfunden haben, und das Fehlen einer spürbaren gesundheitlichen Einschränkung mag dabei eine Voraussetzung für ihr weitreichendes Engagement gewesen sein. Einer von ihnen ließ bei seiner aktiven Grundeinstellung allerdings auch keine Bereitschaft erkennen, sich durch körperliche Einschränkungen im Ausmaß seiner sozialen Aktivität beeinträchtigen zu lassen.

» *Da habe ich früher die Berggruppe geleitet, und jetzt kann ich nicht, weil die Knie kaputt sind, jetzt leite ich inzwischen die Mountainbike-Gruppe, man kann ja da ein bissel umsatteln, nicht.* (TM09, männlich, 65 Jahre)

7.1.1.3 Eingeschränkter Kontakt

Anders sah es beim Typus der älteren Menschen mit eingeschränkten Kontakten aus. Hier gab es als eine Variante zwei Teilnehmerinnen, die diese Einschränkung teilweise kompensieren konnten, und als andere Variante eine Teilnehmerin, die unter Einsamkeit litt. Alle drei waren verwitwet und unterhielten so weit wie möglich Kontakt zu ihren Kindern. Ihre außerfamiliären Kontakte fanden sie dabei in einer Tagesstätte für Senioren, die sie regelmäßig besuchten. Dies ermöglichte es den beiden ersten Teilnehmerinnen eine Kompensation für ihre als begrenzt empfundenen Kontakte zu finden. In den Gesprächen schilderten sie, wie sie vormals mit ihrem Ehepartner oder mit einem Seniorenklub Ausflüge und Reisen unternommen hatten und eine von ihnen unterhielt auch noch sporadischen Kontakt zu einer Bekannten und nahm gelegentlich an einer Seniorenveranstaltung teil. Insgesamt war ihre Mobilität jedoch durch ihren schlechten Gesundheitszustand so weit eingeschränkt, dass

sie auf das Angebot der Tagesstätte angewiesen waren, wenn sie für ihre Bedürfnisse ausreichend Kontakt finden wollten.

» *Ich verbringe meine Zeit eigentlich, jetzt geht es nimmer, fortgehen geht nix mehr, weil einfach meine Krankheit das nicht zulässt und ich gehe jetzt eben da zweimal in der Woche da herunter in die Tagesklinik (gemeint ist die Tagesstätte, [der Verf.]), und da gefällt es mir ganz gut.* (TW23, weiblich, 78 Jahre)

Der Besuch der Tagesstätte wurde ihnen dabei durch den Abholservice der Trägerorganisation ermöglicht. Den Anstoß zur Nutzung dieses Angebots hatten sie im Rahmen der Nachsorge nach einem Krankenhausaufenthalt von der dafür verantwortlichen Betreuungsperson erhalten.

» *Dann ist einmal eine gekommen vom Roten Kreuz und hat mich besucht, und hat mir das Ganze erklärt und dann habe ich mir gedacht, na ja probier's einmal und das war voriges Jahr im Jänner und seither bin ich da.* (TW22, weiblich, 80 Jahre)

Die gleichen Umstände hatten auch bei der Teilnehmerin, die unter Einsamkeit litt, dafür gesorgt, dass sie in die Tagesstätte kam. Im Unterschied zu den beiden anderen Teilnehmerinnen mit eingeschränktem Kontakt machte ihr jedoch der Verlust ihres Ehepartners noch immer zu schaffen.

» *Mein Mann lebt nimmer, der ist gestorben vor zwei Jahren und der geht mir natürlich wahnsinnig ab, das ist eh klar, mit dem bin ich noch immer nicht fertig, dass der nicht mehr da, dass es den nicht mehr gibt, das ist schlimm, das ist ganz schlimm, aber man kann's ja nicht ändern* (TW17, weiblich, 75 Jahre)

Auf Grund ihrer Mobilitätseinschränkung war sie zudem darauf angewiesen war, dass andere zu ihr nach Hause kamen. Da ihre Kinder nicht im gleichen Ort wohnten und nur selten Zeit hatten, hatte ihr sozialer Kontakt in der Zeit nach ihrer Krankenhausentlassung vor allem in den Besuchen der Betreuungsperson im Rahmen der Nachsorge bestanden. Außerdem ließ sie gewisse Kontakthemmungen erkennen, die es ihr erschwerten neuen Anschluss zu finden.

» *TW17: Ich tu' mich eigentlich nicht so schwer, dass ich so schwer Kontakt nützen kann mit anderen Leuten, aber es ist halt, wie soll ich sagen, man tut sich halt nicht so leicht … ich bin ja keine zwanzig mehr … Interviewer: Ja, sind die anderen ja auch nicht. TW17: Sind die anderen auch nicht, na na, das ist mir schon klar, aber dass man mit einem gewissen Alter schwerer Kontakt findet, und knüpft als als junger Mensch, weil man überall mittun kann. Ich kann ja nirgends mittun, wie gesagt, ich kann mit meinem Rollator, ja, kann ich ja nicht weiß Gott was für Sprünge machen.* (TW17, weiblich, 75 Jahre)

Das Zusammenwirken dieser Umstände war dafür verantwortlich, dass sie ihre eingeschränkten Kontakte nicht durch den Besuch der Tagesstätte kompensieren konnte und sich als im Grunde allein und einsam empfand.

» *Weil wie gesagt, mein Mann ist vor zwei Jahren gestorben, und jetzt bin ich halt wirklich, wirklich allein.* (TW17, weiblich, 75 Jahre)

> **Ältere Menschen mit eingeschränktem Kontakt können diesen zum Teil durch den Besuch einer Tagesstätte ersetzen. Der Verlust des Ehepartners ist für manche jedoch nicht zu kompensieren und sie leiden unter Einsamkeit.**

7.1.2 Soziale Kontakte im Betreuten Wohnen

Wer in ein Betreutes Wohnen zieht, ändert in gewissem Umfang seine sozialen Kontakte. Er hat jetzt die Möglichkeit, Beziehungen innerhalb der Einrichtung einzugehen. Da die Förderung sozialer Kontakte ein zentrales Anlie-

gen des Betreuten Wohnens ist, stellt sich die Frage, wie und in welchem Umfang dies aus der Sicht der Bewohner geschieht. Darüber hinaus ist natürlich zu fragen, was nach einem Einzug aus den bisherigen Kontakten wird. In den Interviews schilderten die Bewohner betreuter Wohneinrichtung nicht nur, wie sie ihre eigenen Kontakte innerhalb und außerhalb der Einrichtung erleben, sie beschrieben auch, wie sie die Beziehungen zwischen den Bewohnern im Allgemeinen wahrnahmen. Im Folgenden wird daher zunächst die Sichtweise der Teilnehmer auf ihre eigenen sozialen Kontakte dargestellt, um dann abschließend die Struktur des sozialen Raums im Betreuten Wohnen auf der Grundlage der Beschreibung der allgemeinen Beziehungen herauszuarbeiten.

Bei den Teilnehmern und Teilnehmerinnen ließen sich fünf Typen der Ausrichtung von sozialen Kontakten im Betreuten Wohnen unterscheiden: Integrierte Bewohnerinnen, Bewohnerinnen mit einer Neuorientierung nach Partnerverlust, Bewohnerinnen mit begrenzter Familienanbindung, Bewohnerinnen mit Ehepartner, und Außenseiter. ❏ Tab. 7.2 zeigt, wie die Art der Kontakte, das Ausmaß des Kontakts, die Hindernisse und Fördernisse der Kontaktpflege und das Bedürfnis nach Kontakte bei den einzelnen Typen aussahen. Die Zahlen in Klammern geben die Häufigkeit des jeweiligen Typus in der Stichprobe an.

7.1.2.1 Integrierte Bewohnerinnen

Integrierte Bewohnerinnen waren verwitwete Frauen, die ihren Partner schon vor längerer Zeit verloren hatten. Sie unterhielten jedoch einen guten Kontakt zu ihren Kindern und teilweise auch Enkelkindern. Bei ihren außerfamiliären Kontakten spielten die Beziehungen im Betreuten Wohnen eine bedeutende Rolle. Diese kamen auf mehrfache Weise zustande. Begegnungen mit Mitbewohnern wurden zunächst durch eine Teilnahme am Hausprogramm ermöglicht. Die in den Einrichtungen angebotenen Gemeinschaftsaktivitäten umfassten in einem Fall ein Spektrum, das von Turnen und Yoga bis hin zu einem Computerkurs reichte, im anderen Fall ein wöchentliches

7

◻ Tab. 7.2 Typen des sozialen Kontakts im Betreuten Wohnen

	Integrierte Bewohnerinnen (4)	Neuorientierung nach Partnerverlust (2)	Begrenzte Familienanbindung (2)	Bewohnerinnen mit Ehepartner (2)	Außenseiter (2)
Familiäre Kontakte	Verwitwet Kontakt mit/ Unterstützung durch Kinder	Verwitwet Nachwirkung der Partnerbindung	Verwitwet & Kontakt zu Kindern eingeschränkt/ Geschieden	Unternehmungen mit Lebenspartner	Verwitwet/ Geschieden
Außerfamiliäre Kontakte	Teilnahme am Hausprogramm Individuelle Beziehungen im Haus Kleingruppenbildung	Teilnahme am Hausprogramm Individuelle Beziehungen im Haus Kleingruppenbildung	Teilnahme am Hausprogramm Individuelle Beziehungen im Haus Kleingruppenbildung	Teilnahme am Hausprogramm Individuelle Beziehungen im Haus	
	Guter Kontakt im Betreuten Wohnen	Guter Kontakt im Betreuten Wohnen	Eingeschränkter Kontakt im Betreuten Wohnen Nett, aber nicht mehr		Eingeschränkter Kontakt im Betreuten Wohnen Kontaktaufnahme vergeblich versucht
	Individuelle Kontakte nach außen Teilnahme an Seniorenveranstaltungen Reisen/ Ausflüge für Senioren Kein aktuelles Engagement/ Informelle Gelegenheitshilfe z. T. zeitweise engagiert	Individuelle Kontakte nach außen Teilnahme an Seniorenveranstaltungen Reisen/ Ausflüge für Senioren Kein aktuelles Engagement/ Informelle Gelegenheitshilfe	Individuelle Kontakte nach außen Teilnahme an Seniorenveranstaltungen Reisen/ Ausflüge für Senioren Kein aktuelles Engagement/ Informelle Gelegenheitshilfe	Individuelle Kontakte nach außen Teilnahme an Seniorenveranstaltungen Reisen/ Ausflüge für Senioren Kein aktuelles Engagement/ Informelle Gelegenheitshilfe z. T. zeitweise engagiert	Individuelle Kontakte nach außen
					Kein aktuelles Engagement/ Informelle Gelegenheitshilfe
Ausmaß des Kontakts	Kontaktgewinn durch Einzug	Kontaktgewinn durch Einzug	Einsamkeit	Kontaktgewinn durch Einzug	Kontaktgewinn im Ort nach Einzug
Einstellung zu Kontakt	z. T. Kontaktfreudig z. T. Eingeschränktes Kontaktbedürfnis	Eingeschränktes Kontaktbedürfnis	Eingeschränktes Kontaktbedürfnis	z. T. Kontaktfreudig z. T. Eingeschränktes Kontaktbedürfnis	Eingeschränktes Kontaktbedürfnis
Einstellung zu Seniorengruppen	z. T. Interesse an Seniorengruppen begrenzt	z. T. Interesse an Seniorengruppen begrenzt	Interesse an Seniorengruppen begrenzt	z. T. Interesse an Seniorengruppen begrenzt	z. T. Interesse an Seniorengruppen begrenzt
Einstellung zu sozialem Engagement	Keine Verpflichtung gewünscht	Keine Verpflichtung gewünscht	Keine Verpflichtung gewünscht	Keine Verpflichtung gewünscht Anderen eine Freude bereiten	Keine Verpflichtung gewünscht
Hindernisse	Verlust der alten Kontakte	Verlust der alten Kontakte	Körperliche Beeinträchtigungen z. T. nicht zugehörig zum Ort Verlust der alten Kontakte Eingeschränktes Angebot	z. T. nicht zugehörig zum Ort	Verlust der alten Kontakte
Fördernisse	Offenes Klima Transport durch Kinder	Vorhandensein von Gemeinschaftsräumen	–	–	–

z. T. = zum Teil

Kaffeetrinken am Vormittag. In beiden Fällen boten sie jedoch die Gelegenheit zum Sich-Kennenlernen und Gedankenaustausch.

>> *Also das ist ja leicht in diesem Haus, wir haben da einen Gemeinschaftsraum. Wir treffen uns jeden Freitag und auch so, wir setzen uns zusammen, jeder redet über seine Sorgen, über seine Wehwehchen, man erspart sich den Psychiater dadurch* (TW03, weiblich, 70 Jahre)

Neben diesen organisierten Anlässen wurden von diesen Bewohnerinnen individuelle Kontakte zu anderen Bewohnerinnen gepflegt. Bedingt durch die Herkunft aus dem gleichen Ort stammten diese noch aus der Zeit vor dem Einzug. In einigen Fällen war dabei der Einzug auf einen gemeinsamen Beschluss mit der anderen Bewohnerin zurückzuführen.

>> *Und da habe ich eine Freundin gehabt, die inzwischen verstorben ist und so haben wir zusammen, also nebeneinander haben wir diese Wohnungen uns ausgesucht […] das war an der Straße schon oben meine Nachbarin* (TW01, weiblich, 80 Jahre)

Ein weiteres Kontaktmuster waren Kleingruppen, die sich in der Wohnanlage gebildet hatten. Dabei handelte es sich um einen festen Kreis von Bewohnerinnen, die sich regelmäßig zum Kaffeetrinken in der Wohnung einer Angehörigen dieses Kreises trafen.

>> *Und was wir noch haben, das sind 6 Frauen, jeden Sonntagnachmittag Kaffee, mal da, also immer die Runde* (TW04, weiblich. 76 Jahre)

Insgesamt wurden von diesen Teilnehmerinnen die Kontakte im Betreuten Wohnen als gut beschrieben, da die soziale Atmosphäre sehr offen sei und die Gemeinschaft sich spontan ergebe.

>> *Ja, man wird mit offenen Armen empfangen, es hat sich da in diesem Haus so eine tolle Gemeinschaft gebildet, man hat gleich von Anfang an das Gefühl gehabt, man gehört irgendwie dazu, zu dieser Gemeinschaft.* (TW03, weiblich, 70 Jahre)

Neben den hausinternen Kontakten unterhielten diese Bewohnerinnen auch Kontakte außerhalb der Wohnanlage. Diese bestanden zum Teil in Gelegenheitsbegegnungen mit anderen Personen aus dem Ort und zum Teil in verabredeten Treffen mit alten Bekannten, die entweder zu Besuch kamen oder die man selber besuchte.

>> *Was sich so beim Spazierengehen trifft, man freut sich und grüßt sich, man ratscht, tauscht Neuigkeiten aus und so.* (TW03, weiblich, 70 Jahre)

>> *I hab eine Freundin, die ist aber nicht im Haus und die betreu' ich jetzt seit einem Jahr, weil die hat zwei Hüftoperationen gehabt, und da gehe ich täglich da auf den Berg hinauf* (TW01, weiblich, 80 Jahre)

In unterschiedlichem Ausmaß nahmen sie zudem – wie die Zuhause-Lebenden – an Seniorenveranstaltungen teil, die von entsprechenden Verbänden im Ort angeboten wurden. Hauptsächlich handelte es sich hierbei Ausflüge. Darüber hinaus besuchten einige die Aktivitätsangebote für Senioren, die im benachbarten Altenheim für dessen Bewohner und Personen aus der Umgebung organisiert wurden.

> **Integrierte Bewohnerinnen pflegen innerhalb des Betreuten Wohnens individuelle Kontakte oder sie schließen sich zu kleineren Gruppen zusammen. Zudem pflegen sie Kontakte zu Angehörigen und Freunden außerhalb und nehmen auch an Veranstaltungen für Senioren teil.**

Das soziale Engagement dieser Bewohner bestand – wenn sie nicht angaben, gar nicht engagiert zu sein – zum größten Teil in informeller Gelegenheitshilfe. Sie übernahmen kleinere Aufgaben im Haus wie das Gießen von Blumen im Gemeinschaftsflur und unterstützten ihre Mitbewohner durch Gefälligkeiten und kleinere Hilfeleistungen.

>> *Ja, ich helfe auch gern, wann wer sagt: einkaufen, mal großen Sack Kartoffeln oder irgendwas, dann fahren wir mit dem Auto* (TW01, weiblich, 80 Jahre)

7

» *Wie gesagt, der einen vom Haus helfe ich [...] so gut ich kann, z. B. wenn [...] Sie einen Brief kriegt, sie kann ja wirklich nichts mehr lesen. Dann kommt sie immer. [...] dann sagt sie mir alles, was sie macht und so. z. B. wann sie waschen will, sie kann ja nicht die Waschmaschine einschalten, sie sieht es ja nicht. Dann gehe ich runter, stelle ihr die Maschine ein, und dann braucht sie nur Wäsche, und am Knopf drücken* (TW04, weiblich, 76 Jahre)

Einige engagierten sich zeitweise auch außerhalb der Einrichtungen, in dem sie bei der Betreuung der Bewohner eines benachbarten Altenheims mithalfen oder einen Beitrag zu gemeinnützigen Veranstaltungen in der Gemeinde leisteten.

» *Am Nachmittag ins Altersheim und bin mit Leuten [...] die keine Familienmitglieder haben, mit denen bin ich spazieren gegangen und habe mit denen Karten gespielt, Gesprächsbetreuung gemacht.* (TW03, weiblich, 70 Jahre)

» *Basteln, ich tu auch so gern [...] und wir machen dann im November einen Basar, und das wird vorne in der Kirche beim Eingang wird das Zeug verkauft zugunsten wieder vom Seniorenheim.* (TW04, weiblich, 76 Jahre)

▶ **Soziales Engagement besteht in gelegentlicher Hilfe in der Einrichtung und teilweise auch außerhalb.**

Bezüglich des Ausmaßes ihrer Kontakte kamen die integrierten Bewohnerinnen zu dem Schluss, dass sie durch den Einzug in das Betreute Wohnen soziale Kontakten gewonnen hatten, was auch dadurch bedingt war, dass die Wohnanlagen durch ihre Nähe zum Ortszentrum Kontakte zu den Ortsbewohnern ermöglichten und in einigen Fällen auch die Kinder in der Nähe wohnten.

Das Bedürfnis nach Kontakten war dabei unterschiedlich ausgeprägt. Während einige sich als ausgesprochen kontaktfreudig schilderten, brachten andere ein eher eingeschränktes Bedürfnis nach Kontakten zum Ausdruck.

» *Man ist ja auch gerne mal alleine. Es muss ja nicht jeden Tag was los sein* (TW04, weiblich, 76 Jahre)

War „zu viel los", hatten diese Teilnehmerinnen das Gefühl, nicht mehr genug Zeit für sich selbst zu haben. Daher wurde von ihnen die regelmäßige Pflege von Kontakten sogar als Verpflichtung erlebt.

» *Also es gibt keine Einladungen, das möcht' ich auch nicht, weil ich dann wieder die Pflicht habe, ach, die sollte ich einladen, das machen wir nicht.* (TW03, weiblich, 70 Jahre)

Auch in Bezug auf Seniorenveranstaltungen war das Interesse eingeschränkt. Was man an ihnen schätzte war – wie bei den Zuhause Lebenden – die Möglichkeit zu Abwechslung, Geselligkeit und Zeitvertreib, wobei das gebotene Programm im Grunde unerheblich war – solange es ein zwangloses Beisammensein ermöglichte.

» *Das ist auch so eine nette Zusammenkunft, da sind wir so 10, 12, ganz verschieden, und das dauert 1 ½ Stunden, das ist eine nette Abwechslung* (TW14, weiblich, 79 Jahre)

» *Interviewer: Und welche Art von Programm interessiert Sie da besonders?* *TW04: Das ist mir egal. Nur dass was geboten wird. Das man was anderes sieht, was anderes hört, das ist mir wichtig.* (TW04, weiblich, 76 Jahre)

In Abhängigkeit von der eigenen Interessenslage wurden jedoch auch bestimmte Gruppenaktivitäten als uninteressant empfunden, so dass man auf eine Teilnahme an diesen Gruppen lieber verzichtete. Teilweise schreckte auch eine zu große Anzahl von Menschen bei Veranstaltungen für Senioren ab.

» *Das sind so Massenaufläufe, ich kann da nicht mitmachen. Wenn man mit einem ganzen Bus voll auf einen Berg steigt oder ein ganzer Bus voll irgendwo in ein Wirtshaus geht, das ist nicht notwendig für mich* (TW03, weiblich, 70 Jahre)

Da zu viel „los war" wurde für diese Teilnehmerin die soziale Anforderung zu hoch. Ähnlich sah die Einstellung zu sozialem Engagement aus. Zu diesem war man zwar bereit, aber nur, wenn sich daraus keine Verpflichtung ergab, die man für das eigene Alter als zu belastend empfand.

» *… wann ich aber dann irgendeine Funktion hab', dann muss ich immer da sein. […] Das wär' zu viel Verpflichtung, zu dem bin ich an und für sich schon zu alt.*
(TW14, weiblich, 79 Jahre)

◗ Dem Bedürfnis nach sozialen Kontakten steht ein Bedürfnis nach Ruhe und Erholung entgegen, die bei sozialer Distanz zu finden ist. Soziale Kontakte sollten für diese älteren Menschen nicht mit zu hohen Anforderungen verbunden sein.

Als Kontakthindernis wurde von einigen der durch Pflegebedürftigkeit oder Tod bedingte Verlust von alten Bekanntschaften wahrgenommen. Als förderliche Umstände für soziale Beziehungen wurden ein offenes Klima in Seniorengruppen und der Transport zu solchen Veranstaltungen durch die Kinder genannt.

7.1.2.2 **Neuorientierung nach Partnerverlust**

Zwei der befragten Bewohnerinnen wiesen in ihrem sozialen Verhalten eine „Neuorientierung nach Partnerverlust" auf. Bis zu dessen Tod war ihr Ehemann der Mittelpunkt ihres sozialen Netzwerks gewesen und sein Verlust zeigte noch immer seine Nachwirkungen.

» *Mein Mann, der geht mir sehr ab.* (TW15, weiblich, 73 Jahre)

Durch ihre Fokussierung auf den Ehepartner waren ihre Kontakte mit Menschen außerhalb der Familie teilweise eingeschränkt gewesen. Ihre jetzigen Kontakte im Betreuten Wohnen waren jedoch mit denjenigen der integrierten Bewohnerinnen vergleichbar, so dass sie das soziale Klima im Haus als insgesamt gut beschrieben. Auch ihre Beziehungen zu Personen außerhalb der Wohnanlage und ihr soziales

Engagement unterschieden sich nicht wesentlich von denjenigen der integrierten Bewohnerinnen. Der Einzug ins Betreute Wohnen hatte ihnen damit die Möglichkeit gegeben, den Verlust des Partners zumindest teilweise zu kompensieren und bedeutete folglich für sie einen Kontaktgewinn.

» *Ja, eigentlich war das für mich 'ne Erleichterung, ich hab' hier wen gefunden, wo wir uns unterhalten können und bissel austauschen können.* (TW15, weiblich, 73 Jahre)

◗ Die Kontaktmöglichkeiten im Betreuten Wohnen können dabei helfen, den Verlust eines Lebenspartners zu überwinden.

Ihr Gewinn an sozialen Kontakten ging dabei nicht unbedingt mit einer größeren Häufigkeit einher, er entsprach jedoch ihrem Kontaktbedürfnis, welches eher eingeschränkt war.

» *Ich bin schon auch alleine, aber ich bin auch der Typ, dass ich gerne alleine bin […] mir macht das nichts aus, weil ich tue Handarbeiten, dann tue ich wieder lesen, dann hat man eine Arbeit …* (TW05, weiblich, 77 Jahre)

Wie bei den integrierten Bewohnerinnen ermöglichte es ihnen das Alleinsein, Zeit für sich selbst zu finden, die sie sinnvoll zu nutzen wussten. Hinzu kam, dass sie als einen negativen Aspekt sozialer Kontakte das Gerede von Nachbarn wahrnahmen, welches diese mit sich brachten. Sie erstrebten daher in ihren Beziehungen eine gewisse Distanz.

» *… so in die Wohnungen gehen, das mache ich nicht, das ist nicht mein Ding, das habe ich noch nie gemacht […] da halte ich mich heraus. Ja, wenn man so beinander ist, dann ratscht man auch und redet auch was, und dann sagt man mal ja oder nein und dann wird weiß Gott was oft daraus gemacht. Da kommt eine Ratscherei zusammen, da bin ich nicht der Typ. Da bleibe ich lieber fern, aber so, wenn wir uns sehen, es ist alles recht freundlich, da gibt's gar nichts, sind auch wie gesagt, recht a nette paar Damen herin.* (TW05, weiblich, 77 Jahre)

Diese Einstellung zu sozialen Kontakten zeigte sich auch in ihrem eingeschränkten Interesse an Seniorenveranstaltungen und an einem sozialen Engagement, bei dem keine Verpflichtungen einzugehen wünschten. Als Hindernis für ihre sozialen Beziehungen wurde auch von ihnen der Verlust von alten Kontakten genannt, und als förderlich für ihre Kontaktpflege sahen sie das Vorhandensein von Gemeinschaftsräumen im Betreuten Wohnen an, da diese Kontakte mit einer gewissen Distanz erlaubten.

❯ Ein weitere Grund für ein eingeschränktes Kontaktbedürfnis kann der Wunsch sein, das Gerede der Nachbarn zu vermeiden.

7.1.2.3 Begrenzte Familienanbindung

Zwei weitere Bewohnerinnen waren durch eine „Begrenzte Familienanbindung" charakterisiert. Diese kam in einem Fall durch eine Scheidung und das Fehlen von Kindern, im anderen Fall durch den Tod des Ehemannes und den eingeschränkten Kontakt zu den weit entfernt wohnenden Kindern zustande. Ihre Beziehungen innerhalb des Betreuten Wohnens sahen zwar ähnlich wie die der vorherigen Typen aus, jedoch wurde der Kontakt innerhalb der Wohnanlage von ihnen als eingeschränkt empfunden.

❯ *Ich weiß die Namen, aber ich kenne nicht viel da herinnen. Wir haben so wenig Kontakt, mit der Frau XXX, mit der YYY, das ist schon das höchste der Gefühle*
(TW06, weiblich, 70 Jahre)

Ebenso bewerteten sie die Gemeinschaftstreffen als „nett, aber nicht mehr".

❯ *… nett, das Zusammensitzen, erfahrt man da Neuigkeiten […] Aber mehr ist eigentlich nicht. Ich habe gesagt, zu den anderen Grüß Gott oder Guten Morgen, aber mehr ist es nicht (TW06, weiblich, 70 Jahre)*

Zwar pflegten diese Bewohnerinnen auch Kontakte zu Personen außerhalb der Einrichtung, nahmen gelegentlich an Seniorenveranstal-

tungen teil, und leisteten zum Teil informelle Nachbarschaftshilfe, doch konnte all dies nicht ein Gefühl von Einsamkeit verhindern. Insgesamt empfanden sie ihre sozialen Kontakte nach dem Einzug ins Betreute Wohnen als nicht ausreichend und eine von ihnen urteilte sogar, dass diese vorher besser gewesen seien.

❯ *… es lebt jeder eigentlich für sich alleine […] Jeder jammert, dass er alleine ist.*
(TW13, weiblich, 90 Jahre)

❯ *Ja gut, nur den Freitag, was wir da zusammenkommen, da vorn', aber sonst ist es eigentlich gar nichts da herinnen. Es ist wenig Kontakt mit den Leuten, […] Du siehst niemanden auf den Gängen, du siehst niemand. Das Haus ist wie ausgestorben. Ich denke mir oft, ich trage meinen Mist hinaus, dass ich wenigstens… na ja zwei Worte, grüß Gott und mehr nicht. […] also, schlimm ist das da herinnen. Da habe ich oben wie ich alleine gewohnt habe, mehr Kontakt gehabt, weil die Hausleute waren da, die Oma war noch da …*
(TW06, weiblich, 70 Jahre)

❯ Bei begrenztem Kontakt zu Angehörigen können Bewohnerinnen trotz ihrer Beziehungen im Betreuten Wohnen ihren sozialen Kontakt als unzureichend empfinden.

Zwar ließen auch sie in den Gesprächen erkennen, dass ihr Kontaktbedürfnis eingeschränkt war, doch führte dies offensichtlich nicht dazu, dass sie die vorhandenen Kontakte als ausreichend empfanden. Vielmehr schien sie ihre Fokussierung auf einen engen Kreis von Bekannten daran zu hindern, andere Kontaktmöglichkeiten auszuschöpfen.

❯ *Interviewer: Ja, und also, Seniorengruppen haben sie sich sonst so gar nicht dafür interessiert? TW06: Nein, nein, weil ich mit der Frau XXX sehr viel beinander sitze.*
(TW06, weiblich, 70 Jahre)

Das eingeschränkte Interesse an Seniorenveranstaltungen konnte zudem dazu führen, dass sie nur ein eingeschränktes Angebot an solchen Veranstaltungen wahrnahmen. Daneben stellten auch der Verlust von alten Kontakten sowie körperliche Einschränkungen und in einem Fall die fehlende Zugehörigkeit zum Ort ein Hindernis für soziale Kontakte dar. Diese Gründe trugen zusammen mit dem Fehlen von familiärer Anbindung und ihrem eingeschränkten Interesse an sozialen Kontakten zu ihrem Gefühl von Einsamkeit bei.

7.1.2.4 Bewohnerinnen mit Ehepartner

Zwei Teilnehmerinnen unterschieden sich von den übrigen Bewohnern dadurch, dass sie noch verheiratet waren und gemeinsam mit ihrem Ehepartner in einem Appartement lebten. Hierdurch gab es für sie einen weiteren Bezugspunkt in ihrem sozialen Netzwerk, der sich jedoch bei jeder von ihnen anders auf dessen Gesamtgefüge auswirkte. Eine von ihnen nahm regelmäßig die Angebote gemeinschaftlicher Freizeitgestaltung in der Wohneinrichtung wahr, besuchte des Öfteren Seniorenveranstaltungen im Ort und war auch zeitweise in der Betreuung der Bewohner eines benachbarten Pflegeheims engagiert, da es ihr Freude bereitete, anderen eine Freude zu bereiten. Sie beschrieb sich selbst als kontaktfreudig und beurteilte ihre sozialen Kontakte trotz ihrer fehlenden Zugehörigkeit zum Ort und dem distanzierten Verhalten, das sie bei einigen Bewohnern wahrnahm, insgesamt als gut. Bis auf die Tatsache, dass sie noch verheiratet war, war sie daher mit den verwitweten, aber gut integrierten Bewohnerinnen vergleichbar.

Die andere Bewohnerin beschränkte sich hingegen auf gelegentliche Kontakte zu den Nachbarn, suchte keine Seniorenveranstaltung im Ort auf und war nicht weiter sozial engagiert. Der Schwerpunkt ihrer sozialen Beziehungen lag in ihrer Partnerschaft.

> » Wir tun ja, mein Mann und ich, wir machen alles miteinander
> (TW08, weiblich, 69 Jahre)

Ihr soziales Netzwerk entsprach daher demjenigen, das die Bewohnerinnen mit einer Neuorientierung nach Partnerverlust vor dem Ver-

lust ihres Lebensgefährten gehabt hatten. Dass sie ihre sozialen Kontakte als gut empfand lag nicht an den Möglichkeiten der Begegnung im Betreuten Wohnen sondern an dem Kontaktgewinn, der durch ihren Umzug in den Wohnort ihrer Kinder entstanden war und an dem Fortbestehen von alten Bekanntschaften aus ihrem Heimatort.

> ❯ Bewohnerinnen, die mit ihrem Lebenspartner im Betreuten Wohnen leben, können gut in das soziale Netzwerk der Einrichtung integriert sein, aber auch vorrangig auf ihren Lebenspartner fokussiert sein.

7.1.2.5 Außenseiter

Die beiden männlichen Teilnehmer dieser Studie ließen sich als „Außenseiter" charakterisieren. Ihre familiären Kontakte waren eingeschränkt, in einem Fall weil die Ehefrau gestorben war, im anderen Fall auf Grund von Scheidung. Beide unterhielten eher eingeschränkte Kontakte im Betreuten Wohnen. Der verwitwete Teilnehmer sah als Grund hierfür sein im Vergleich zu den übrigen Bewohnerinnen zu hohes Alter an,

> » Also hier im Heim sind 2/3 Junge, da habe ich wenig Kontakt. Die sind erst 60, zwischen 60 und 70, ich als Ältester hab' eigentlich Kontakt in dem Sinn, dass man freundlich grüßt und miteinand' unterhält. Aber direkt Verbindung hab' ich nicht (TM06, männlich, 90 Jahre)

Hinzu kam, dass seine anfänglichen Versuche der Kontaktaufnahme von einzelnen Bewohnerinnen als Annäherungsversuche gedeutet wurden, so dass er diese unterließ, um sich nicht zu kompromittieren. Für ein soziales Engagement in der Einrichtung, das ihm einen anderen Zugang zu sozialen Kontakten ermöglicht hätte, fühlte er sich zu alt.

Der geschiedene Teilnehmer sah sich im Gegensatz zu ihm als zu jung für einen Aufenthalt im Betreuten Wohnen an. Es handelte sich bei ihm um den 60jährigen Pensionsanwärter, der auf Grund einer Polyneuropathie und in der Erwartung zukünftigen Hilfebedarfs in das Betreute Wohnen eingezogen war. Da er sich für die Zeit nach seiner Pensionierung eigentlich ein aktives Altern erhofft hatte, fühlte er sich in der Wohnanlage deplatziert. Um unter diesen Umständen ein Verhältnis zu den übrigen Bewohnern aufzubauen, hatte er die Rolle eines Helfers bei Bedarf angenommen. Im Kreise von hilfsbedürftigeren Personen konnte er so zum Teil seine Vorstellung eines aktiven Alterns verwirklichen, was es ihm erlaubte, sich zu integrieren und gleichzeitig abzugrenzen.

» *Bin so auch ein bissel die helfende Hand, kann man sagen [...] Sollte etwas kaputt sein, also kommen's zu mir, oder stellen mir wo eine Türe ein oder was, der Samariter also da.* (TM05, männlich, 59 Jahre)

Beide Teilnehmer pflegten anstelle von hausinternen Beziehungen Kontakte zu bekannten Personen außerhalb, wobei der verwitwete Teilnehmer sogar von einem Kontaktgewinn und gesteigertem Wohlbefinden berichtete, das er deshalb empfand, weil sein abgelegener Wohnort vor dem Einzug seine Kontaktmöglichkeiten stark eingeschränkt hatte.

» *Und hier herunten bin ich deswegen so froh, habe ich mich erholt [...] seit ich diese Wohnung hab', seit ich unter die Menschen bin, wieder. [...] Also das ist unbedingt wichtig, dass man, dass ich da jetzt Bekannte habe und Freunde hab'* (TM06, männlich, 90 Jahre)

An dieser Wahrnehmung konnte auch der Verlust von alten Kontakten, den er als Kontakthindernis empfand, nichts ändern. Beide Teilnehmer ließen zudem ein eingeschränktes Bedürfnis nach Kontakten erkennen, entweder weil sie befürchteten, anderen mit ihrer Gesellschaft zur Last zu fallen oder weil sie nur eine geringe Veranlagung zu intensiveren Beziehungen in sich verspürten.

» *Freundschaften in dem Sinn habe ich nicht, also so dicke Freundschaften, die lasse ich auch nicht an mich heran.* (TM05, männlich, 59 Jahre)

Hinzu kam, dass der Ältere der beiden das Alleinsein als erholsam empfand und seine Nachmittage damit verbrachte – wie er es formulierte – zu „rasten". Der Jüngere hingegen sah in seinen Hobbies, die er allein pflegte, eine sinnvolle Aufgabe. Auf ihre Weise konnten damit beide ihre eingeschränkten Kontakte im Betreuten Wohnen kompensieren, so dass sie ihre sozialen Beziehungen im Endeffekt als gut empfanden.

❯ **Außenseiter glauben, dass sie nicht ganz zu den übrigen Bewohnern passen. Sie können ihren eingeschränkten Kontakt im Haus durch Kontakte außerhalb kompensieren.**

7.1.2.6 Struktur des sozialen Raums

Aus den Angaben der Teilnehmer und Teilnehmerinnen zu den Beziehungen der Bewohner im Allgemeinen wurde die Struktur des sozialen Raums im Betreuten Wohnen deutlich. In dessen Zentrum gab es einen „harten Kern" von Bewohnern, die das soziale Miteinander durch ihre Beteiligung trugen.

» *Und dann ist es halt so, wir sind immer, ich glaub' 35 Leute oder was wir da wohnen, aber in Wirklichkeit sind, wann sie drunten sind, wann's besprochen wird, sind halt fünfe drunten, wenn es gut geht und sonst nicht. Und die tun auch mit dann, nicht.* (TW16, weiblich, 80 Jahre)

Demgegenüber war immer wieder von Bewohnern die Rede, die nur ein distanziertes Verhältnis zu den übrigen Mitbewohnern hatten.

» *Und sonst, da gibt's Menschen, die ganz alleine sind im Haus ... weil wenn er schon nicht zur Kaffeejause geht oder wenigstens sagt, ich schau vorbei, trink an Kaffee oder Hallo, wenn er des net tut, dann ist er alleine* (TW01, weiblich, 80 Jahre)

In dieser Struktur aus „hartem Kern" und „Peripherie" können die oben beschrieben Teilnehmertypen verortet werden. ◪ Abb. 7.1 stellt ihre Position im sozialen Raum des Betreuten Wohnens sowie ihre Beziehungen unterei-

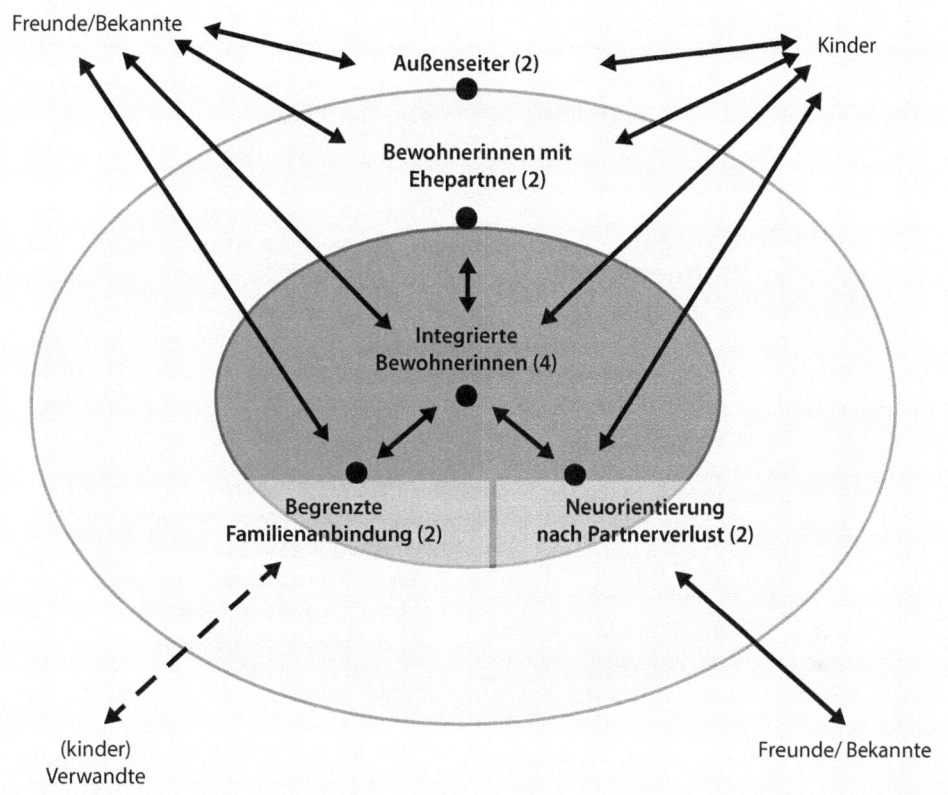

◘ **Abb. 7.1** Soziale Beziehungen im Betreuten Wohnen

nander und zu externen Akteuren grafisch dar. Der innere Kreis symbolisiert den harten Kern, der äußere Kreis die davon distanzierten Bewohner der Wohnanlage. Die Bewohnertypen werden durch Punkte im sozialen Raum repräsentiert. Kinder, Freunde und Verwandte sind als externe Akteure außerhalb des Kreises dargestellt. Die Pfeile markieren die Beziehungen zwischen den Akteuren. Die Zahlen in Klammern geben auch hier die Häufigkeit des jeweiligen Typus in der Stichprobe an.

Integrierte Bewohnerinnen sind dabei im Zentrum der sozialen Struktur zu verorten. Sie sind gut in das Sozialleben der Wohnanlage integriert, unterhalten aber auch guten Kontakt nach außen zur Familie und zu Freunden und Bekannten. Auf Bewohnerinnen mit begrenzter Familienanbindung trifft

im Prinzip das gleiche zu, nur dass ihre Kontakte zur Familie schwach ausgeprägt sind. Bewohnerinnen mit Neuorientierung nach Partnerverlust sind ähnlich situiert, durch die Nachwirkung ihrer Partnerbindung befinden sie sich allerdings noch in einem Ablösungsprozess von der Person, die vormals das Zentrum ihrer Sozialkontakte darstellte. Sie bewegen sich daher von der Peripherie des sozialen Raums auf dessen Zentrum zu. Bewohnerinnen mit Ehepartner sind hingegen eher an der Peripherie zu verorten, da hier der Ehepartner einen großen Teil der sozialen Beziehungen an sich bindet. Die Außenseiter sind in die internen Beziehungen der Wohnanlage kaum integriert und haben den Schwerpunkt ihrer sozialen Beziehungen außerhalb.

> ❯ Der soziale Raum im Betreuten Wohnen hat ein Zentrum mit gut integrierten Personen. An seiner Peripherie gibt es Außenseiter. Eine Reihe von Bewohnern lässt sich mit ihren sozialen Beziehungen dazwischen verorten.

7.1.3 Soziale Kontakte im Betreuten Wohnen und Zuhause: Ein Vergleich

Für das Verständnis der hier vorgestellten Typen sozialen Kontakts ist es zunächst bedeutsam, dass diese keine gleichbleibende innere Einstellung beschreiben und somit keine statische Größe darstellen. Vielmehr ergeben sie sich aus einem Wechselspiel von inneren Einstellungen zu Kontakten und äußeren Umständen. Dies wird dadurch deutlich, dass sich bestimmte Einstellungen zum Kontakt, vor allem ein eingeschränktes Kontaktbedürfnis, nicht einem bestimmten Typus zuordnen lassen, sondern bei allen Typen mehr oder minder häufig anzutreffen sind. Wie sich die sozialen Kontakte gestalten, hängt damit nicht nur vom verspürten Kontaktbedürfnis ab, sondern vom verfügbaren sozialen Netzwerk und seinen Veränderungen. Die hier skizzierten Typen können als Stadien von sozialen Entwicklungen gesehen werden. Bei den Zuhause-Lebenden können so sozial Engagierte bei einem Nachlassen ihrer Kräfte zu sozial Integrierten werden, und diese wiederum beim Verlust das Ehepartners und bei körperlichen Einschränkungen zu Personen mit eingeschränktem Kontakt. Ähnlich werden im Betreuten Wohnen aus „Bewohnerinnen mit Ehepartner" durch den Verlust des Partners Bewohnerinnen vom Typus „Neuorientierung nach Partnerverlust". Wenn das soziale Netzwerk sie auffängt und sie den Verlust überwinden, besteht die Möglichkeit, dass sie sich zu „Integrierten Bewohnerinnen" entwickeln. Dies hängt zum Teil natürlich vom Kontaktbedürfnis der Bewohnerinnen ab, dass sie vor ihrer Verwitwung zeigten. So ist anzunehmen, dass kontaktfreudige „Bewohnerinnen mit Ehepartner", die

Kontakte außerhalb ihrer Partnerschaft pflegen, einen Verlust ihres Ehepartners leichter durch den Ausbau ihrer Kontakte im Betreuten Wohnen bewältigen können als Bewohnerinnen mit eingeschränktem Kontaktbedürfnis. Ein weiterer modifizierender Faktor bei der Entwicklung sozialer Kontakttypen ist das Vorhandensein und Verhalten von Familienangehörigen. Falls den Bewohnern familiäre Anbindung fehlt, besteht die Möglichkeit, dass sie trotz der Kontaktmöglichkeiten im Betreuten Wohnen Typus nur ein beeinträchtigtes soziales Wohlbefinden entwickeln, wie dies bei den Bewohnern vom Typus „Begrenzte Familienanbindung" der Fall war.

> ❯ Eine Veränderung im sozialen Netzwerk kann zu einer Veränderung der Ausprägung sozialer Kontakte führen. Typen von sozialen Kontakten sind nicht statisch, sondern Stadien im Verlauf des Soziallebens einer Person.

Die Abhängigkeit der Ausprägung sozialer Kontakte von äußeren Umständen ist auch beim Vergleich der sozialen Kontakttypen bei Zuhause-Lebenden und Bewohnern im Betreuten Wohnen zu beachten – schließlich stellt der Einzug dort eine bedeutende Veränderung der äußeren Lebensumstände dar. Bei beiden Arten von Teilnehmern ließ sich zunächst übereinstimmend ein Typus sozial integrierter, älterer Menschen feststellen. In beiden Fällen konnte die soziale Integration sowohl über individuelle Freundschaften und Bekanntschaften als auch über die Zugehörigkeit zu einem festen Personenkreis stattfinden. Im Betreuten Wohnen geschah dies im Rahmen von Kleingruppenbildung unter den Bewohnern, bei den Zuhause-Lebenden war der feste Personenkreis auf ein etabliertes Netzwerk von Bekanntschaften zurückzuführen, mit denen man gleiche Interessen teilte und unter Umständen auch gemeinsam Seniorenveranstaltungen besuchte. Lediglich eine soziale Einbindung über die regelmäßige Teilnahme an einer bestimmten Interessensgruppe wurde im Betreuten Wohnen nicht angetroffen. Insgesamt scheint soziale Integration jedoch in beiden Settings ähnlich zu verlaufen – mit dem einzigen Unterschied, dass im Betreuten Wohnen bei der Kontaktbildung auf die Nachbarn im Haus zurückgegriffen werden kann.

> Soziale Integration im Betreuten Wohnen hat ähnliche Muster wie bei Personen, die zu Hause leben. Ihr steht jedoch der soziale Nahraum der unmittelbaren Nachbarschaft zur Kontaktbildung zur Verfügung.

„Sozial Engagierte" fielen hingegen in dieser Studie im Betreuten Wohnen nicht als eigenständiger Typus auf. Nur einige Bewohner halfen zeitweise bei der Betreuung älterer Menschen im benachbarten Seniorenheim oder bei Aktivitäten in der Gemeinde mit. Auch das soziale Engagement in der eigenen Einrichtung blieb – laut den Schilderungen der Studienteilnehmer – auf informelle Gelegenheitshilfe beschränkt. Als Gründe gaben sie an, sich zu alt zu fühlen, um noch größere Verpflichtungen einzugehen. Soziales Engagement verlangte offensichtlich ein größeres Maß an Energie als sich die Bewohner selber zutrauen wollten. Das eingeschränkte soziale Engagement im Betreuten Wohnen wirft daher die Frage auf, ob dieses als Wohnform für den Typus sozial engagierter, älterer Menschen überhaupt attraktiv ist. Betreutes Wohnen ist schließlich ein Umfeld, in dem Betreuung bereits vorhanden ist, so dass ein Engagement für Hilfsbedürftige nicht unbedingt notwendig erscheint. Vielmehr lädt es dazu ein, sich selbst betreuen zu lassen. Dies macht die Wohnform zwar für ältere Menschen, die bereits leichte Einschränkungen verspüren, interessant, es entspricht jedoch nicht dem Aktivitätsbedürfnis, das sozial engagierte Personen aufweisen. Bei den Zuhause-Lebenden lehnten von den Teilnehmern dieses Typus einige das Betreute Wohnen gänzlich ab, während andere zu verstehen gaben, dass sie zumindest momentan noch keinen Bedarf und kein Interesse daran hätten.

> Für Personen mit einem ausgeprägten sozialen Engagement scheint das Betreute Wohnen keinen ansprechenden Aktionsraum zu bieten. Da sich eine Betreuungsperson um die Bewohner kümmert, entfällt der Anlass für sozial Engagierte dies zu tun.

Personen mit eingeschränktem Kontakt wurden in dieser Studie im Betreuten Wohnen ebenfalls nicht gefunden. Sie waren allerdings auch bei den Zuhause-Lebenden kaum vorhanden. Dies berechtigt allerdings nicht zu der Annahme, dass es sie nur selten und im Betreuten Wohnen gar nicht gibt. Vielmehr ist bei einer freiwilligen Teilnahme eine Selbstselektion zu vermuten, da zurückgezogen lebende, ältere Menschen ein eher geringes Bedürfnis haben, sich im Rahmen von Studien mitzuteilen. Auch wenn sie deshalb im Betreuten Wohnen fehlten, ließen sich dort Typen finden, die mit ihnen verwandt waren. Dies waren zum einen die Bewohner mit einer „Neuorientierung nach Partnerverlust". Diese hatten ebenfalls ihre Verwitwung erlebt, nur dass bei ihnen das Betreute Wohnen den Partnerverlust kompensierte und damit als ein Schutz gegen Vereinsamung wirkte. Vereinsamte ähneln zudem den Bewohnern mit begrenzter Familienanbindung, welche die Kontakte im Haus als eher oberflächlich empfanden und über Einsamkeit klagten. Die fehlende familiäre Anbindung konnte bei ihnen anscheinend nicht durch die Kontaktmöglichkeiten in der Einrichtung kompensiert werden. Zwar war die Quantität ihrer Kontakte nicht eingeschränkt, wohl aber deren Qualität, die davon abhängt, in wie weit die verfügbaren Kontaktmöglichkeiten den eignen Wünschen und Erwartungen entsprechen. Es ist daher nicht auszuschließen, dass sich solche Bewohner zu Personen mit eingeschränktem Kontakt entwickeln.

> Eine komplette Vereinsamung im Betreuten Wohnen wurde hier zwar nicht beobachtet, ihre Möglichkeit kann in einzelnen Fällen jedoch nicht ausgeschlossen werden, da einige Kontakttypen eine mögliche Tendenz dazu erkennen lassen.

Personen mit eingeschränktem Kontakt sollten jedoch nicht mit den Außenseitern im

7

Betreuten Wohnen verwechselt werden. Letztere waren durchaus für ihre Bedürfnisse sozial integriert, nur nicht primär innerhalb der Wohneinrichtung. Bei den hier identifizierten Außenseitern handelte es sich zudem nur um männliche Bewohner. Da im Betreuten Wohnen Frauen in der Überzahl sind, dürften dort weibliche Formen der Kontaktpflege wie die erwähnten Kaffeerunden dominieren, die für die männlichen Bewohner weniger ansprechend waren und zu ihrer distanzierten Haltung innerhalb der Einrichtung führten. Es ist allerdings nicht gesagt, dass diese Art von Außenseitertum ein geschlechtsspezifisches Phänomen ist und sich nur auf männliche Bewohner beschränkt. In wie weit es auch bei weiblichen Bewohnerinnen anzutreffen ist, sollte in künftigen Studien untersucht werden.

Dass Außenseiter im Betreuten Wohnen trotz ihrer sozialen Integration als eigener Typus sozialer Kontakte erscheinen, liegt daran, dass ihr Sozialverhalten im Rahmen eines gesonderten Kontextes betrachtet wird, durch den ein Bezugspunkt für soziale Beziehungen gegeben ist, der für Zuhause-Lebende nicht existiert. Nur in Relation zu diesem Bezugssystem lassen sich die betreffenden Personen als Außenseiter beschreiben. Das gleiche gilt für Ehepaare, die sich im Betreuten Wohnen als gesonderte Gruppe abheben. Dort stellen sie ein Mikrosystem mit eigenen Bezugspunkten dar, über welche die übrigen Bewohner nicht verfügen. Daher fallen sie in einem solchen Rahmen gesondert auf.

> ❯❯ **Personen mit eingeschränkten Beziehungen zu Mitbewohnern erscheinen vom Bezugssystem des Betreuten Wohnens aus gesehen als Außenseiter. Sie können jedoch außerhalb der Einrichtung gut integriert sein.**

Als Einschränkung dieser Studie ist die Anzahl von nur 12 Teilnehmern aus dem Betreuten Wohnen zu erwähnen. Diese erwiesen sich zwar als recht heterogen in Bezug auf ihr Sozialverhalten, was einen Selektionsbias unwahrscheinlich sein lässt, die meisten der hier identifizierten Typen sind jedoch nur durch zwei Personen in der Studie vertreten. Dies führt zu einem Mangel an Details, durch den das Bild der einzelnen Typen ein Stück weit unterbelichtet bleibt. Dies betrifft insbesondere den Typus „Außenseiter" der ausschließlich aus Männern bestand. Der geringe Anteil an Männern bei den hier befragten Bewohnern reflektiert zwar ihren prozentualen Anteil im Betreuten Wohnen (s. ❏ Tab. 4.8), er wirft jedoch die Frage auf, ob mit der hier geschehenen Gleichsetzung von Männern und Außenseitern das ganze Spektrum männlichen Sozialverhaltens im Betreuten Wohnen erfasst worden ist.

7.1.4 Fazit

Zusammenfassend lässt sich sagen, dass sich soziale Integration innerhalb und außerhalb des Betreuten Wohnens auf ähnliche Weise zeigt. Die Bewohner betreuter Wohneinrichtungen rekrutieren jedoch ihre individuellen Freundschaften und ihren festen Bekanntenkreis vorwiegend aus den direkten Nachbarn im Haus. Damit bietet diese Wohnform günstige Kontaktbedingungen für ältere Menschen, wenn sich auf Grund von altersbedingten Mobilitätseinschränkungen ihr Aktionsradius verringert und ihr Aktivitätsniveau reduziert. Es überrascht dabei nicht, dass sich solche Bewohner zum Teil als zu alt empfinden, um soziale Verpflichtungen, die mit einem größeren Aufwand an Energie und Zeit verbunden sind, einzugehen. Soziales Engagement, das ein größeres Aktivitätsniveau voraussetzt, ist dementsprechend im Betreuten Wohnen nicht so häufig anzutreffen und nicht so stark ausgeprägt. Es zeigt sich vor allem in unverbindlicher Gelegenheitshilfe. Auf Grund der günstigen Kontaktbedingungen bietet Betreutes Wohnen jedoch einen Schutz gegen Vereinsamung, die vor allem nach einer Verwitwung auftreten kann. Da von dieser zumeist Frauen betroffen sind, können diese in besonderem Maße von dem Wohnangebot profitieren. Auf

Grund ihres zahlenmäßigen Übergewichts bei den Bewohnern, wird das Betreute Wohnen von weiblichen Kontaktgepflogenheiten dominiert. Männliche Bewohner können in einem solchen Umfeld in eine Außenseiterposition geraten – es ist jedoch noch eine offene Frage, in wie weit und unter welchen Umständen ihre Integration gelingen kann. Neben den Kontakten innerhalb der Einrichtung spielen dabei auch die Beziehungen zu Freunden, Bekannten und Angehörigen eine wichtige Rolle für das soziale Wohlbefinden. Bei eingeschränkten Kontakten innerhalb der Einrichtung können sie diese kompensieren. Bei fehlender oder eingeschränkter Beziehung zur Familie kann das Sozialleben innerhalb der Einrichtung nur einen begrenzten Ausgleich bieten.

Das Betreuungspersonal, zu dessen Aufgaben es gehört, die soziale Integration der Bewohner zu fördern und unterstützen, sollte dementsprechend das soziale Netzwerk der Bewohner und ihr Kontaktbedürfnis kennen. Dabei wäre es allerdings verfehlt, eingeschränkten Kontakt stets als Ausdruck einer Vereinsamungsgefahr zu werten. Die Schilderungen der hier befragten älteren Menschen machten vielmehr deutlich, dass eine Einschränkung des sozialen Kontakts mit sozialem Wohlbefinden einhergehen kann. Lediglich dann, wenn eingeschränkter Kontakt zu Vereinsamung führt, dürfte ein behutsames Anregen sozialer Kontakte für das Wohlbefinden der Betreffenden förderlich sein. Wie Betreuungspersonen dabei vorgehen können, wird die Fragestellung des folgenden Abschnitts sein.

7.2 Soziale Kontakte aus der Sicht der Betreuungspersonen

Angesichts der unterschiedlichen Ausprägungen sozialer Kontakte im Betreuten Wohnen stellt sich die Frage, wie Betreuungspersonen diese wahrnehmen, wenn sie versuchen ihrer Aufgabe der Kontaktförderung in der Einrichtung gerecht zu werden. Ein mögliches Problem können dabei Personen sein, die bei

ihren Kontakten zu einer gewissen Einschränkung tendieren. Darüber hinaus lassen die Schilderungen der Bewohner erkennen, dass ihr Zusammenleben durch unterschiedliche Grade von Nähe und Distanz zueinander geprägt ist. Es stellt sich daher die Frage, wie sich ein Ausgleich dieser gegenläufigen Tendenzen bewirken lässt, der notwendig ist, wenn in der Einrichtung eine tragfähige Gemeinschaft der Bewohner entstehen soll.

In den Interviews beschrieben die Betreuungspersonen zunächst die Herkunft und Zusammensetzung der Bewohnerschaft sowie deren dadurch beeinflusstes Sozialverhalten. Dann berichteten Sie von den Rahmenbedingungen der Einrichtung zur Kontaktgestaltung, ihrer eigenen Einstellung zu dieser Frage und den daraus für sie sich ergebenden Wegen der Kontaktgestaltung. ◻ Tab. 7.3 fasst die Ergebnisse in einer Übersicht zusammen.

7.2.1 Herkunft der Bewohner

Den Angaben der Betreuungspersonen zu Folge war der größte Teil der Bewohner ortsansässig und kannte sich daher schon aus der Zeit vor dem Einzug. Teilweise waren auch ortsfremde Personen hinzugekommen, diese bildeten jedoch eine Minderheit. Dies lag zum größten Teil am Wunsch der älteren Menschen, bei einer Aufgabe der alten Wohnung zumindest im vertrauten Umfeld zu bleiben. Ein zusätzlicher Grund war in Österreich die Vergabepraxis der Wohnungen. Da die hiesigen Wohneinrichtungen in der Regel von den lokalen Gemeinden betrieben wurden, war hierfür das Bürgermeisteramt zuständig, welches in erster Linie die eigenen Bürger versorgen wollte. Ortsfremde bekamen daher nur dann eine Wohnung, wenn nahe Verwandte – in der Regel die eigenen Kinder – in der Gemeinde lebten und einen entsprechenden Antrag stellten, oder wenn bei der Eröffnung der Einrichtung auf Grund fehlender Nachfrage im Ort noch Wohnungen frei waren.

7

◘ Tab. 7.3	Gestaltung sozialer Kontakte aus Sicht der Betreuungspersonen	
Herkunft der Bewohner	Alte Bekanntschaften/ Ortsansässige	
	Teilweise neu Zugezogene	
	Teilweise jüngere Bewohner	
	Mehrzahl ortsfremd	
Sozialverhalten der Bewohner	Soziales Klima im Haus	Angenehmes Klima
		Höflich aber distanziert
		Frauendominanz
	Integrationsmuster	Eingewöhnung notwendig
		Kern von gut Integrierten
		Außenseiter
		Individuelle Freundschaften
		Gruppenbildung
	Teilnahme an gemeinschaftlichen Aktivitäten	Positive Resonanz
		Interesse an Teilnahme eingeschränkt/bedingt
		Nachfrageanstieg mit der Zeit
	Mitgestaltung des sozialen Lebens	Vorschläge durch Bewohner
		Freiwillige Beiträge
		Harter Helferkern
		Eingeschränkte Mithilfe
		Keine Mitgestaltung
		Keine Vorschläge
		Anstoß und Leitung notwendig
		Eigendynamik nach Anregung
	Konflikte zwischen Bewohnern	Minimale Konflikte
		Chronische Konflikte
		Konflikte mit Vorgeschichte
		Eskalierte Konflikte
		Bei Konflikt sich wenden an Betreuungsperson
	Verhältnis zum Umfeld	Stigmatisierung durch Ortsbewohner
		Interne Orientierung

◘ Tab. 7.3 (Fortsetzung)

		Öffnung für Externe nicht gewünscht
		Auch externe Kontakte vorhanden
Rahmenbedingungen der Einrichtung für Kontaktgestaltung	Heterogene Zusammensetzung der Bewohner Zwangsläufige Begegnungen im Haus	
	Gemeinschaftsraum	
	Seniorentreff im Haus	
	Kinder im Haus	
	Anzahl der Bewohner	Kleine Anzahl positiv
		Kleine Anzahl problematisch
Einstellung der Betreuungsperson	Gemeinschaft im Haus fördern	
	Kontakte nach außen fördern	
	Eigenheiten der Bewohner akzeptieren	
	Freiwilligkeit der Gemeinschaft	
	Balance zwischen sozialer Integration und Selbstbestimmung	
	Eigeninitiative zulassen	
	Selber organisieren statt Verantwortung zu übertragen	
	Eigeninitiative der Bewohner nicht erwünscht	
Wege der Kontaktgestaltung	Kontaktförderung bei Einzelnen	Integration von Neuen
		Integration von Zurückgezogenen
		Individuelle Kontaktvermittlung
	Gemeinschaftliche Aktivitäten organisieren	Organisation von Bewohnerversammlungen
		Organisation von Freizeitangeboten
	Strategien zur allgemeinen Kontaktförderung	Kennenlernrunden
		Auflösung von Kleingruppen
		Neue Kontakte durch Änderung der Sitzordnung
	Motivation zur Teilnahme an Veranstaltungen	Umsetzung von Wünschen
		Interessen der Bewohner ansprechen
		Interesse Wecken

(Fortsetzung)

◙ Tab. 7.3   (Fortsetzung)

		Breites Angebot
		Persönliche Einladung
		An Teilnahme erinnern
		Angebote am Nachmittag
		Hilfsmittel für Bewohner mit Beeinträchtigung
	Motivation zur Mitgestaltung	Ressourcen nutzen
		Aufgaben zuteilen
		Anstoß zur Eigeninitiative geben
		Anerkennung der Mithilfe
		Auch nutzlose Beiträge akzeptieren
	Konfliktmanagement	Konfliktprävention
		Vermittlerrolle einnehmen
		Nachteile des Konfliktverhaltens verdeutlichen
		Gewähren lassen
	Kontaktförderung nach außen	Nachbarschaftstreffen/-feiern
		Externe Personen/Besucher einladen
		Vermittlung an externe Angebote
		Kontakte zu Nicht-Bewohnern vermitteln
		Außenstehende aufklären

» *Genau, das war am Anfang so, wie die Wohnungen anscheinend vergeben worden sind, wie sie gerade gebaut worden sind, und da haben sie sie mit XXX [Bewohnern aus dem Ort (der. Verf.)] nicht voll bekommen, anscheinend, wir haben ja mit der Vergabe nichts zu tun, hat uns das die Gemeinde erzählt und deswegen haben sie auch Leute, die sich für betreutes Wohnen interessiert haben, genommen, es sind auch Salzburger eingezogen, eine eben ziemlich weit aus dem Pinzgau, weil ihr Sohn eben in Salzburg war, drum hat sie dort Kontakte gehabt.* (EXP03, weiblich)

Diese Vergabepraxis brachte es aber auch mit sich, dass zwecks Belegung des Wohnraums zum Teil jüngere Personen oder Familien mit Kindern eine Wohnung erhielten, die eigentlich nicht zur Zielgruppe des Betreuten Wohnens gehörten. Eine deutsche Einrichtung, deren Betreuungsperson zu Vergleichszwecken befragt worden war, unterschied sich von den übrigen dadurch, dass in ihr fast nur ortsfremde Bewohner lebten. Diese waren aus anderen Regionen hergezogen, da ihre Kinder in der Umgebung einer Arbeit nachgingen und lebten und sie als Eltern in ihrer Nähe wohnen wollten.

> ▶ Bewohner im Betreuten Wohnen in Österreich stammen häufig aus der gleichen Gemeinde, was auch auf die Vergabepraxis der Wohnungen durch das Gemeindeamt zurückzuführen ist.

7.2.2 Sozialverhalten der Bewohner

Das soziale Klima in den Einrichtungen wurde von den meisten Betreuungspersonen im Allgemeinen als angenehm wahrgenommen. Dies bedeutete, dass Bewohner friedlich zusammenlebten, Kontakte miteinander pflegten, untereinander hilfsbereit waren und wechselseitig Anteil an ihren Problemen nahmen.

> ⟫ Weil ich meine, du merkst ja das, wann du nur einmal im Monat in einen Raum hineingehst, na ja, hm, und ich glaube, dass sie auch wirklich eine Freude damit haben, und dass sie auch dieses Miteinander, sie haben auch einfach einen Spaß miteinander, die Leute… Was mir auch sehr gut gefällt, ist bei uns auch prinzipiell die Hausgemeinschaft. Die gibt's nämlich tatsächlich. Also es ist schon so, dass sie schon ein bissel aufeinander aufpassen. (EXP05, weiblich)

Einige beschrieben das Verhältnis der Bewohner untereinander allerdings als nicht ganz so herzlich, sondern eher als höflich, aber distanziert.

> ⟫ Das ist alles … eigentlich ganz freundschaftlich und auch einen sehr engen Kontakt, aber einfach schon, wie soll ich das ausdrücken, mit einer gewissen Distanz, dass jeder für sich eben mit einer gewissen Achtung voreinander. Es entwickeln sich dann auch nicht diese Freundschaften wie in der Jugend, dass man alles zusammen machen will, die machen das zusammen und machen es dann auch wieder nicht (EXP12, weiblich)

Daneben wurde von zwei Betreuungspersonen auch eine Dominanz von Frauen beschrieben, die in den Einrichtungen in der Überzahl waren und daher mit ihren Themen und Bedürfnissen im Gemeinschaftsleben den Ton angaben.

> ⟫ Die Männer sind generell sehr zurückhaltend. Es ist ein großer Frauenüberschuss auch und der eine Herr, wo ich mal versucht habe, setzen sie sich doch mal rein und reden, ne, macht er nicht, also da sind Hemmungen, in den Frauenkreis da einzutreten. (EXP10, weiblich)

Soziale Zurückhaltung war den Betreuungspersonen zu Folge allerdings nicht nur bei Männern anzutreffen, sie war vielmehr ein Merkmal der Anfangsphase nach dem Einzug, in der eine Eingewöhnung in das neue Umfeld notwendig war.

> ⟫ Ich kann nicht gleich sagen, so, das ist der Neue und ab heute ist er da integriert, das geht nicht. Es braucht, ich sage ja immer wieder, ihr braucht ein halbes Jahr, bis dass ihr wirklich euch da wohl fühlt, bis dass ihr wirklich sagt, da bin ich jetzt daheim, das ist meine Wohnung, mir geht es gut. (EXP06, weiblich)

> ▶ Bewohner, die neu ins Betreute Wohnen einziehen, benötigen eine Eingewöhnungsphase, um sich zu integrieren.

Bei den Bewohnern, die sich bereits im Betreuten Wohnen etabliert hatten, wurde von den Betreuungspersonen im Wesentlichen das gleiche Integrationsmuster wahrgenommen, dass diese selbst beschrieben hatten. Sie berichteten von einem Kern gut Integrierter auf der einen Seite, und von Außenseitern auf der anderen.

> ⟫ Es gibt immer einen harten Kern und drum herum gruppiert sich das, und manche fallen ganz raus, die wollen gar nicht, und manche wollen immer. Also am liebsten drei Mal die Woche (EXP15, weiblich)

Für das Außenseitertum wurden dabei mehrere Gründe genannt: zum einen waren dies Persönlichkeitsmerkmale wie ein geringes Kontaktbedürfnis oder Kontakthemmungen.

» *Menschen, die aus mir nicht immer ergründlichen Motiven raus, den Anschluss nicht wollen … die dann zu mir sagen, ne, ich bin gern allein, mir taugt das so … und es gibt Bewohner, die sich schwertun, in die Gemeinschaft reinzufinden. (EXP11, weiblich)*

Zum anderen beobachteten die Betreuungspersonen bei einigen Bewohnern eine externe Orientierung, da sie außerhalb der Einrichtung ein aktives Leben führten und die Wohnung selbst nur als Unterkunft nutzten.

» *Ich habe ganz viele, die knapp über 60 sind, Männer … die ihre Firmen haben … wo die Söhne oder Töchter übernommen haben, aber die noch mitarbeiten, aber die nicht anwesend sind. (EXP09, weiblich)*

» *Man muss ja berücksichtigen, dass im betreuten Wohnen auch sage ich einmal, aktive Senioren sind, die z. B. auch noch zwei Monate Wohnwagenurlaub unterwegs sind. (EXP08, weiblich)*

» *Das sind häufig auch Menschen, die noch sehr intensiv in ihre privaten Kontakte involviert sind, die Familie haben, die häufig abgeholt werden, die jetzt auch auf die Kontakte im Haus gar nicht so sehr angewiesen sind (EXP11, weiblich)*

Bei Bewohnern, die in mehr oder minder großen Umfang am Gemeinschaftsleben im Haus teilnahmen, identifizierten die Betreuungspersonen zwei Formen von engeren Kontakten: individuelle Freundschaften und Gruppenbildungen

» *Es gibt einzelne Paare, die sich intensiv treffen … es gibt dann auch eine Gruppe, höre ich immer wieder, es gibt einen zweiten Stock, der sich zusammen getan hat … Das ist anscheinend eine Gruppe von 10, die sehr häufig und relativ guten, sehr guten Kontakt hat, die sich abwechselnd in Wohnungen treffen, die, weiß ich nicht, was die machen, Geburtstag feiern, Jahresfeier vom Einzug, gemeinsam Essen gehen, und solche Geschichten, also die Gruppe gibt's und dann*

gibt's eine noch größere Gruppe, das ist dann die Gruppe, die gemeinsam zu großen Feiern kommt. (EXP03, weiblich)

Neben diesen von den Bewohnern selbst gestalteten Kontakten wurde das soziale Leben in der Einrichtung durch die Teilnahme an Freizeitangeboten bestimmt, welche die Betreuungspersonen organisierten. Hierbei berichteten diese zum Teil von positiver Resonanz, die sich in reger Teilnahme und auch in der Bereitschaft, für solche Angebote zu zahlen, äußerte. Zum Teil machten sie allerdings auch die Erfahrung, dass das Interesse der Bewohner an solchen Angeboten nur eingeschränkt vorhanden war.

» *Ich schlage das dann vor, das könnten wir machen, und dann gibt's immer ein paar, die ganz begeistert sind und andere, die wollen überhaupt nicht. (EXP15, weiblich)*

» *Natürlich, wir haben Programm sozusagen, aber das halt einfach eingeschränkt ist und immer natürlich eben dieselben sind, diese bestimmte Altersgruppe, das sind halt nicht mehr wie 8 bis 12 Personen. (EXP09,weiblich)*

Bei spezielleren Angeboten wie einem Italienisch-Kurs oder einem Qi-Gong-Kurs hatte das geringe Interesse dazu geführt, dass das Angebot wieder eingestellt wurde. Die Teilnahme an gemeinschaftlichen Aktivitäten hing dabei von mehreren Bedingungen ab. Zunächst musste das Angebot den Interessen der Bewohner entsprechen. Außerdem durfte es nicht zu viel kosten, da ein Teil der Bewohner nur über eingeschränkte finanzielle Mittel verfügte und daher nicht bereit war, diese für jede Art von Angebot auszugeben. Darüber hinaus konnte durch zu viele Angebote eine Überforderung der Bewohner entstehen, so dass sie schließlich die Teilnahme verweigerten.

» *Und das ist auch ein Wunsch von den Bewohnern, nicht zu viel machen, weil dann fühlen sie sich wieder überfordert … Für sie ist eine so eine Aktivität oder ein Angebot, ist ja fast schon eine Verpflichtung. (EXP01, weiblich)*

Auf Ablehnung stießen auch Programmvorgaben durch die Betreuungsperson. Gewünscht wurde vielmehr ein zwangloses Beisammensein.

>> *Ich glaube, … viele wehren sich, muss ich jetzt auch dazu sagen, viele Personen oder Bewohner wehren sich gegen dieses Aufgestülpte. Also die können mit dem gar nichts anfangen. (EXP13, weiblich)*

>> *Gell, am Anfang hätte ich geglaubt, ich muss immer was vororganisieren, wie man es halt so schön lernt, also immer Themen vorgeben, eben, wie gesagt, erster Schultag, könnt ihr euch noch erinnern usw., das ist so sinnlos, da haben sie gleich gesagt, … das ist wie in der Schule, das wollen wir nicht … (EXP04, weiblich)*

Eine anfängliche Zurückhaltung bei der Teilnahme an Angeboten konnte sich allerdings ändern. Die Betreuungspersonen berichteten immer wieder von einem Nachfrageanstieg im Laufe der Zeit.

>> *Also letzte Weihnachten habe ich erst mal mit Erfolg einen vorweihnachtlichen Bastelnachmittag angeboten. Da waren sechs Frauen da und da habe ich mir gedacht, da bleibe ich jetzt dran und habe heuer vor Ostern was angeboten und die, die dann da waren, sind auch wieder gekommen und dann haben sie aber gleichzeitig, durch das, dass sich das andere herumgesprochen hat, noch mal drei andere mitgebracht. (EXP11, weiblich)*

> **Von der Betreuungsperson organisierte Freizeitangebote bieten einen guten Anlass für die Entstehung sozialer Kontakte in der Bewohnerschaft. Sie dürfen jedoch nicht zu speziell sein oder die Bewohner überfordern. In einigen Fällen steigt die Nachfrage nach einem Freizeitangebot im Laufe der Zeit.**

Die aktive Mitgestaltung des sozialen Lebens durch die Bewohner bestand zum Teil aus Vorschlägen für gemeinschaftliche Aktivitäten, die sie der Betreuungsperson unterbreiteten, zum Teil aus freiwilligen Beiträgen, in denen sie selber eine aktive Rolle übernahmen. So leitete eine Bewohnerin einen Yogakurs, eine andere organisierte Ausflüge. Eine ehemalige Wirtin erbot sich, für gemeinschaftliche Feiern zu kochen, andere trugen bei solchen Gelegenheiten etwas vor, während die Mithilfe der meisten im Tischdecken, Aufräumen und Spülen bestand. Daneben führten einzelne Bewohner im Haus kleinere Reparaturarbeiten durch oder sie kümmerten sich um die Pflanzen im Hausflur oder die Dekoration für festliche Anlässe wie Weihnachten. Auch die Betreuung älterer Mitbewohnern in Form von Besuchen wurde vereinzelt von den Betreuungspersonen beobachtet.

Die Bereitschaft zur Mitgestaltung des sozialen Lebens war jedoch nicht gleich verteilt. Vielmehr gab es hierbei einen harten Helferkern, dem die eingeschränkte bis kaum vorhandenen Mithilfe der übrigen Bewohner gegenüberstand.

>> *Natürlich gibt's immer welche, gibt es so einen harten Kern, die Kaffee machen, Geschirr weg räumen, Blumen gießen, verantwortlich für Blumen sind. Andere kleine Tätigkeiten, das sind immer, man kann sagen, auch natürlich dieselben. (EXP14, weiblich)*

> **Bei der Mitgestaltung des sozialen Lebens gibt es einen harten Helferkern, der einer zumeist eingeschränkten und sporadischen Mithilfe gegenüber steht.**

Gründe für die eingeschränkte oder fehlende Mitgestaltung waren nach Meinung der Betreuungspersonen, dass sich die Bewohner unter Umständen überfordert sahen, wenn der Aufwand für eine geplante Veranstaltung zu groß war, oder dass ihr Verhalten von einer Konsumorientierung bestimmt wurde.

>> *Die wollen einfach dann sagen, ja, ich bin ja auch hier, dass ich jetzt hier das so gemacht bekomme und genieße das, dass jetzt einfach umsorgt werden. (EXP12, weiblich)*

Einige Bewohner schienen nach Meinung der Studienteilnehmer schon zu alt oder zu beeinträchtigt zu sein, um noch in großem Umfang aktive Beiträge leisten zu können.

7

» *Wir haben auch Bewohner, die könnten gar nicht mithelfen. Die können es definitiv nicht und die sollen ja dann nicht das Gefühl haben, das andere was für sie mitübernehmen müssten* (EXP11, weiblich)

Bei anderen spielte die Befürchtung, bei der Übernahme von Verantwortung für gemeinschaftliche Aktivitäten sich zu sehr in den Vordergrund zu stellen oder aber sich zu blamieren eine gewisse Rolle. Die fehlende Mitgestaltung des sozialen Lebens ging dabei in einigen Einrichtungen so weit, dass die Bewohner nicht einmal Vorschläge für gemeinschaftliche Aktivitäten machten, was es dann natürlich der Betreuungsperson erschwerte, Angebote zu finden, die alle zufriedenstellten.

» *Das ist zwar nicht so, dass die immer so ganz zufrieden sind, aber die können mir dann auch nicht sagen, was es wäre, was sie gerne hätten* (EXP12, weiblich)

Aber auch da, wo Vorschläge und Mithilfe durch die Bewohner vorhanden waren, sahen es die Betreuungspersonen als notwendig an, dass der Anstoß zu und die Leitung von gemeinschaftlichen Aktivitäten durch sie erfolgte.

» *Eigentlich war ich schon der Motor, einmal, um sozusagen das einfach einmal vorzuschlagen* (EXP08, weiblich)

» *Das Ganze ist so auf meine Person irgendwie gemünzt, wenn ich nicht da bin, so quasi, dann macht auch keiner was. Wie sie sagen, sie alleine dazu zu bewegen, hätte ich schon probiert, wenn ich auf Urlaub wäre oder so, dass ich sage, bitte, ihr wisst ja, tut euch zusammen, geht nicht so gut.* (EXP09, weiblich).

Nur in einzelnen Fällen geschah es, dass Gemeinschaftsaktivitäten, die auf Anregung der Betreuungsperson erfolgten, eine Eigendynamik gewannen und nunmehr von den Bewohnern selbstständig weitergeführt wurden.

▶ **Die Betreuungspersonen nehmen im Wesentlichen sich selbst als Motor sozialer Aktivitäten in den Einrichtungen wahr.**

In dem überwiegend als harmonische geschilderten Miteinander traten gelegentlich auch Konflikte auf. Diese waren zumeist minimal und resultierten aus Verhaltensweisen die von einigen Mitbewohnern als störend empfunden wurden.

» *Reibereien, zum Beispiel: wird die Türe offen gelassen, nicht, lüften, wird Licht eingeschaltet, ausgeschaltet, können die Räder dort stehen oder da stehen, wer darf ins Haus, wer kann ins Haus, wer sollte ins Haus gelassen werden.* (EXP08, weiblich)

» *Also Streit mit Nachbarn auch, also dass die da nicht klargekommen sind miteinander, dass da in dem einen Fall, dass der eine, die wohnen nebeneinander, der ist ein starker Raucher, kann man einem Raucher nicht verbieten, auf seinem Balkon zu rauchen und wenn der halt drunter oder drüber ist, fühlt sich dann sehr gestört …* (EXP10, weiblich)

Daneben wurde ein gewisser Egoismus der Bewohner beschrieben. Diese nähmen vor allem ihre eigenen Bedürfnisse wahr und reagierten eifersüchtig, wenn andere Bewohner mehr Aufmerksamkeit von der Betreuungsperson bekämen.

» *Dieser Egoismus von den Einzelnen, man hat wirklich so oft das Gefühl, wichtig ist, mir geht es gut, ich bin in guten Händen, und was dem anderen passiert, ist nicht so wichtig … oft sind ja da auch ganz große Rivalitäten auch, dass man sagt, wieso braucht die Frau so und so oft die Betreuung und wieso bleibt für mich nichts.* (EXP09, weiblich)

In einzelnen Fällen konnten solche Konflikte chronisch werden und zu einem Abbruch der Beziehungen führen.

» *Es gibt aber auch … und gerade bei Frauen ist das verbreitet, dass da einfach so ein Rückzug in so nen Zustand des Beleidigtseins, auch – glaube ich – von denjenigen gewünscht wird, dass da nix mehr geht und dann muss ich es halt so stehen lassen* (EXP11, weiblich)

Teilweise hatten die Konflikte auch eine langjährige Vorgeschichte, da die Bewohner bereits vor ihrem Einzug einander gekannt und gegenseitige Abneigung verspürt hatten.

» *Bei den kleinen Gemeinden, wenn die sich vorher schon so gut gekannt haben, da sind oft ja Vorurteile da, was vorher schon war oft im Leben. Was sie dadurch schon mit hernehmen.* (EXP07)

> **Konflikte können dadurch entstehen, dass die Bewohner unterschiedliche Bedürfnisse haben und zu sehr auf sich selbst fokussiert sind. Manchmal haben sie eine langjährige Vorgeschichte, wenn die Bewohner sich schon aus der Zeit vor ihrem Einzug kennen.**

Traten Konflikte auf, wandten sich die Bewohner an die Betreuungsperson – teilweise mit dem Wunsch nach einer neutralen Vermittlung, teilweise aber auch, um andere zu denunzieren und eine Verstärkung ihrer eigenen Position zu erhalten.

» *und dann war das so, dass einer gesagt hat, der hat das gemacht und der hat das gemacht, ist er zu mir gekommen und hat gesagt, warum hat der, und der muss jetzt was bezahlen und das geht auf Kosten der Gemeinschaft, und dann habe ich gesagt, ja, sind sie so gekommen, mit der Aufforderung, verbiete es?* (EXP15, weiblich)

Neben den hausinternen Beziehungen beschrieben die Betreuungspersonen auch das Verhältnis der Bewohner zum Umfeld der Wohneinrichtung. Hier berichteten sie – wie bereits im vorherigen Kapitel erwähnt – in einigen Fällen von einer Stigmatisierung durch die Ortsbewohner, die das Betreute Wohnen mit einem Pflegeheim gleichsetzten und die Bewohner wegen ihrer vermeintlichen Pflegebedürftigkeit ins Lächerliche zogen. Aber auch von sich aus verspürten den Betreuungspersonen zufolge nicht alle Bewohner den Wunsch, Kontakte nach außen zu pflegen. Im Gegensatz zu den bereits erwähnten extern Orientierten, welche die Kontakt-

pflege in der Einrichtung vernachlässigten, waren sie intern orientiert und schränkten ihre Kontakte auf die Mitbewohner im Haus ein.

» *Ich habe sehr wohl Menschen, die einfach ganz wenig nach außen hin soziale Kontakte haben, und die schließen sich im Haus ein bissel zusammen.* (EXP13, weiblich)

Eine weitere Einschränkung der Kontakte nach außerhalb entstand dadurch, dass in mehreren Einrichtungen die Bewohner keine Öffnung der Räumlichkeiten und internen Freizeitangebote für Außenstehende wünschten.

» *Die Bewohner sagen, das ist unser Haus, unser Aufenthaltsraum, wir wollen keine fremden Leute im Haus* (EXP09, weiblich)

Gründe für diese Haltung waren Befürchtungen, dass fremde Personen Zugang zur Privatsphäre der Bewohner bekämen oder dass sie auf deren Kosten Nutznießer von Angeboten in Haus würden, ohne diese zu bezahlen. Es gab allerdings auch Einrichtungen, in denen Räumlichkeiten und Angebote für Nicht-Bewohner zugänglich waren. Diese hatten den Bewohnern eine entsprechende Verwendung der Gemeinschaftsräume vor ihrem Einzug verdeutlicht, die Kostenfrage für alle Beteiligten im Voraus geklärt und dafür gesorgt, dass der eigentliche Wohnbereich durch eine verschließbare Zwischentür gesichert war und so für externe Besucher unzugänglich blieb.

> **Bewohner haben nicht unbedingt den Wunsch, die Wohneinrichtung für Begegnungen mit Außenstehenden zu öffnen, da sie ein Eindringen fremder Personen in ihre Privatsphäre fürchten – es sei denn, dass diese gesichert ist.**

Trotz der beschriebenen Einschränkungen gab es natürlich auch Bewohner, für die eine Kontaktpflege im Haus nicht mit einer Tendenz zur Ausgrenzung Außenstehender einherging und die daher auch Kontakte zu Familie, Freunden und Bekannten pflegten, die im Umfeld der Wohneinrichtung ansässig waren.

7.2.3 Rahmenbedingungen der Kontaktgestaltung

Die Rahmenbedingungen für die Kontaktgestaltung in den Wohneinrichtungen ergaben sich zunächst aus der Zusammensetzung der Bewohnerschaft. Da zum Teil Personen in das Betreute Wohnen eingezogen waren, die nicht zur Zielgruppe gehörten, wurde die Bewohnerschaft trotz gleicher regionaler Herkunft zum Teil als recht heterogen wahrgenommen.

» *Dadurch, dass ich so unterschiedliche Altersklassen habe, eben Bewohner von knapp über 20 bis über 90, sehe ich da das Problem drinnen, eben diesen Auftrag von einer Gemeinschaft irgendwie zusammenzubringen und ein gemeinschaftliches Beinandersein zu haben, ist natürlich unter dieser Konstellation sehr schwierig. (EXP09, weiblich)*

Das Zusammenbringen einer Hausgemeinschaft erschien dabei deshalb als schwierig, weil jüngere Bewohner wegen ihrer Berufstätigkeit oder ihres Familienlebens Gewohnheiten und Bedürfnisse hatten, die mit derjenigen der älteren Bewohner nicht kompatibel waren.

» *Nicht, dass die einen noch arbeiten gehen und voll im Berufsleben stehen und eigentlich ja gar nicht an so Sachen [Freizeitangebote für die älteren Bewohner (der Verf.)] teilnehmen können, wollen … (EXP14, weiblich)*

» *Wir haben jetzt eine Familie, die haben einen Sohn, die größten Probleme bis jetzt immer gehabt, immer wieder, weil einfach, ich verstehe beide Parteien, sage ich jetzt einmal, der eine ist ein junger Kerl mit 20 Jahren, der will Radio hören, der will Fernsehen, der will Playstation spielen, der will einfach seine Aktivitäten setzen wie jeder andere Junge auch, und das kann er nicht tun, weil unten bei wohnt einer, der ist sehr, sehr krank, und der will seine Ruhe haben, ab 21.00 Uhr ist Zimmerlautstärke, da darf er da oben niemand einladen, man hört fast alles runter, wann es ein bissel lauter ist (EXP04, weiblich)*

In einigen Einrichtungen wurden zudem auch innerhalb der eigentlichen Zielgruppe soziale Unterschiede in Bezug auf ihre Bildung und ihr Einkommen wahrgenommen, die das Finden eines gemeinsamen Nenners für gemeinschaftliche Aktivitäten erschwerten.

» *Wir haben ja unheimliche Menschenunterschiede in dem Bildungsgrad und auch in dem finanziellen Alterseinkommen. Auch in der sozialen Herkunft, viele Akademiker hier im Haus wohnen, wir haben auch Menschen, wo wir uns sehr einsetzen, die eben Hilfe, Sozialhilfe im Alter bekommen, also da setzen wir uns sehr ein, dass Menschen mit einer geringen Rente auch wohnen können. (EXP12, weiblich)*

❯ **Bewohner, die nicht zur Zielgruppe gehören und nur zwecks Vermeidung von Leerstand eine Wohnung erhielten, sowie Einkommens- und Bildungsunterschiede innerhalb der Zielgruppe des Betreuten Wohnens erschweren den Aufbau einer Gemeinschaft in einer Einrichtung.**

Als förderliche Bedingungen für die Entwicklung sozialer Kontakte sahen es die Betreuungspersonen an, dass sich durch die Begegnungen im Hausflur und in den Gemeinschaftsräumen zwangsläufig Kontakte ergaben. Sofern in der Einrichtung ein Seniorentreffpunkt vorhanden war, der auch für Außenstehende zugänglich war, wurde dies ebenfalls als förderlich wahrgenommen. Auch dem Vorhandensein von Kindern wurde trotz der Vorbehalte gegen den Einzug von Familien eine positive Auswirkung auf die Kontakte im Haus zugeschrieben, boten diese doch einen Anlass, dass sich die Bewohner gemeinschaftlich um sie kümmerten. Was die geeignete Anzahl der Bewohnerschaft anbelangt, so gab es hier geteilte Ansichten. Einigen Betreuungspersonen erschien es leichter, bei einer kleinen Anzahl von Bewohnern soziale Kontakte zu initiieren, andere sahen in der gleichen Anzahl jedoch die Schwierigkeit, dass bei etwaigen Konflikten die Kontaktmöglichkeiten schneller ausgeschöpft seien, da die Bewohner einander nicht so gut ausweichen könnten.

7.2.4 Einstellung der Betreuungspersonen

Dem Sozialverhalten der Bewohner und den Rahmenbedingungen für die Kontaktgestaltung begegneten die Betreuungspersonen mit ihrer inneren Einstellung. Es erschien ihnen dabei als wichtig, ihrem Auftrag gemäß die Gemeinschaft im Haus zu fördern. Das Gleiche galt für die Kontakte der Bewohner nach außen. Wichtig war ihnen allerdings dabei, die Eigenheiten und individuellen Bedürfnisse der Bewohner zu beachten.

>> *Also das muss man halt auch lernen, dass man nicht ... ja, dass jeder Mensch ist individuell und wenn das dem Spaß macht und dem anderen nicht, dann ist das ok. (EXP13, weiblich)*

Kontaktförderung war für sie dabei kein Dogma. Vielmehr verlangte sie eine kritische Reflexion der eigenen Vorannahmen.

>> *Das heißt, Praxisreflexion, eine professionelle ... Also auf dem Hintergrund von Theorien ... Wie sehe ich z. B., was gutes Altern heißt ... Da gibt's ja verschiedene Theorien dazu ... Nur der aktive alte Mensch ist ein guter alter Mensch. Quasi der, der sich einfach daheim vor den Fernseher flaggt und sich quasi ganz ein schönes Leben macht und ist vielleicht nicht einmal engagiert wo, na, der ist vielleicht gar nicht so gut. Also solche Erwartungen muss ich reflektieren. Weil die sind ja gefährlich ... Also aufgrund von Alterstheorien ... muss ich einmal wissen, dass es auch in Ordnung ist, wenn ein alter Mensch hier oder hier im Haus sich hier nicht aktiv beteiligt. Sondern es passt auch, wenn der sagt, du, es ist eh nett, wenn ihr da so viel macht, aber ich bin nicht dabei und das muss auch für uns in Ordnung sein. Und der wird dann jetzt nicht schief angeschaut. Und der muss das auch spüren, dass das in Ordnung ist. (EXP02, männlich)*

> ⊙ **Betreuungspersonen sollten nicht ein einheitliches Kontaktverlangen unter-**

stellen, sondern die jeweils individuellen Bedürfnisse der Bewohner nach Nähe und Distanz wahrnehmen.

Das von allen betonte Grundprinzip der Kontaktgestaltung bestand daher in der Freiwilligkeit der Teilnahme. Dies bedeutete jedoch nicht, dass man die Bewohner einfach sich selbst überlassen konnte. Vielmehr galt es die Balance zu halten zwischen behutsamer Einflussnahme, um einer Vereinsamung vorzubeugen, und dem Beachten der Selbstbestimmung der Bewohner.

>> *Na sicher, sie sagen, die eine macht nicht mit und die andere, die macht nicht mit, nur mir ist das wichtig, die Freiwilligkeit. Dass man sie da auch lässt, aber auch schaut, dass sie nicht in der Vereinsamung dann untergehen, sozusagen (EXP01, weiblich)*

>> *Da braucht es einfach Fingerspitzengefühl, wann passt das, wann ziehe ich jetzt das aus der Schublade heraus, und präsentiere ihnen das oder mache es ihnen schmackhaft. Das ist, weil eben, wie gesagt, das sind selbstständige Menschen, die sind geistig fit, also das darf man alles nicht unterschätzen. Viele haben ja die sozialen Kontakte und wollen da jetzt nicht irgendwie so bemuttert werden und das brauche ich noch nicht und ich bin ja nicht, also das ist eine ganz eine schwierige Gratwanderung. (EXP13, weiblich)*

> ⊙ **Bei der Kontaktförderung sollten Betreuungspersonen eine Balance zwischen einer Einflussnahme und dem Respekt vor der Selbstbestimmung der Bewohner finden.**

Wichtig erschien es einigen Betreuungspersonen in diesem Zusammenhang, die Eigeninitiative der Bewohner zuzulassen, wenn es um die Gestaltung des sozialen Lebens in der Einrichtung ging. Davon erwarteten sie sich auch einen Erhalt der Selbstständigkeit.

>> *Das ist auch absolut meine Anschauung, wenn jemand mit einem Angebot kommt und das auf jeden Fall zu nehmen und gemeinsam oder auch den das alleine machen zu lassen (EXP13, weiblich)*

7

» *Ein ganz wichtiger Punkt ist: so selbstständig wie möglich lassen. Eher mit gekreuzten
Händen zu den Bewohnern gehen und
sagen, ok, kann er das noch machen, kann
er es nicht mehr machen, ja. Weil es ist ja so,
wenn du ihm ein Teil abnimmst ... wird da
der Bewohner ein bissel seniler und sagt, na
ja, du machst das eh, und dann schleicht
sich das so ein, du machst das dann eh alles
für ihn (EXP01, weiblich)*

Angesichts der eingeschränkten Mitgestaltung
gemeinschaftlicher Aktivitäten zogen einige
Betreuungspersonen es jedoch vor, deren Organisation selbst in die Hand zu nehmen, anstatt den Bewohnern die Verantwortung zu
übertragen – wohl in der Annahme, dass sonst
keine Aktivitäten zustande kämen.

» *Aber da bin ich dann wieder zu sehr Macher
oder da fühle ich mich vielleicht einfach auch
zu sehr für das Gelingen persönlich verantwortlich, also dass ich das einfach von dem
so sehr abhängig machen könnte. (EXP11,
weiblich)*

Eine Betreuungsperson fand hingegen, dass
eine Eigeninitiative der Bewohner die Dominanz der Betreffenden mit sich brächte und
folglich zu sozialem Unfrieden führe. Sie zog
es daher vor, die Leitung gemeinschaftlicher
Aktivitäten nicht aus ihren Händen zu geben.

» *Weil das Aktive fordert die Menschen immer
und dann gibt es gleich in der Gruppe
immer einen Rädelsführer sozusagen bei
den Aktiven, der immer gleich der Chef ist
... aber das mögen die anderen nicht, ... die
akzeptieren hier die Leitung, ... die sagt so
ungefähr wirklich, wo es lang geht. Wenn
die eine eigene Gruppe haben, dann gäbe
es wahrscheinlich Mord und Totschlag. Weil
das können sie untereinander nicht akzeptieren. (EXP12, weiblich)*

▶ **Betreuungspersonen legen Wert auf die
Selbstständigkeit der Bewohner. Bei der
Organisation gemeinschaftlicher Aktivitäten ziehen sie es jedoch vor, diese
selbst in die Hand zu nehmen.**

7.2.5 Wege der Kontaktgestaltung

Diese Einstellungen lagen den Wegen der Kontaktgestaltung zu Grunde, welche die Betreuungspersonen angesichts des Sozialverhaltens
der Teilnehmer in ihren Einrichtungen ein-
schlugen. Zum einen richtete sich ihre Aufmerksamkeit auf die gezielte Kontaktförderung
bei einzelnen Personen. Die entsprechenden
Bemühungen galten neuen Bewohnern, die
sich noch in das Leben in der Einrichtung integrieren mussten, und Bewohnern, die von
sich aus eher zurückgezogen waren und nach
Meinung der Betreuungspersonen einer Ermutigung zur Kontaktaufnahme bedurften. In
beiden Fällen versuchten sie, individuelle Kontakte zwischen den Betroffenen und anderen
Bewohnern zu vermitteln.

» *Jetzt kann man auch ein Türchen auf-
machen, indem man jemand, z. B. der neu
eingezogen ist, eben die Leute untereinander
bekannt macht, irgendwelche Gemeinsamkeiten zutage fördert, und die dann merkt,
aha, da haben wir eine Gemeinsamkeit, da
laden wir halt die auch ein (EXP03, weiblich)*

Zum anderen und größten Teil waren die
Betreuungspersonen jedoch mit der Organisation gemeinschaftlicher Aktivitäten beschäftigt, wobei nicht ein einzelner Bewohner
sondern die gesamte Bewohnerschaft im Fokus
ihrer Aufmerksamkeit stand. Diese gemeinschaftlichen Aktivitäten bestanden zum Teil in
Mieterversammlungen, in denen vor allem die
Regeln und die Organisation des Zusammenlebens in der Einrichtung besprochen wurden. Bei der Neueröffnung einer Einrichtung
dienten solche Versammlungen als formelle
Grundlegung für die Hausgemeinschaft und
boten den Beteiligten die Möglichkeit eines
ersten sich Kennenlernens. Das eigentliche
soziale Leben der Einrichtungen wurde dann
jedoch durch die Organisation von Freizeitangeboten stimuliert. Am häufigsten bestanden
diese in einem geselligen Beisammensein zum
Frühstück oder Kaffeetrinken und in Feierlich-
keiten zu bestimmten Anlässen. Daneben gab

es ein breites Spektrum von Aktivitäten, die sich zur gemeinschaftlichen Ausübung anboten. Dies waren vor allem: Gesprächsrunden zu bestimmten Themen, Gesellschaftsspiele, kreatives Gestalten, Singrunden, Ausflüge, Wanderungen oder Gymnastik. Außerdem gab es Veranstaltungen wie informative Vorträge, Diavorträge, kulturelle Darbietungen oder Gedächtnistraining, die durch externe Anbieter im Haus durchgeführt wurden.

Im Rahmen solcher gemeinschaftlichen Aktivitäten wendeten die Betreuungspersonen zum Teil bestimmte Strategien zur allgemeinen Kontaktförderung an. Waren sich die Bewohner noch fremd, führten sie Kennenlernrunden durch, in denen sich die Teilnehmer einander vorstellten. Hatten sich schon soziale Kontakte etabliert, versuchten sie diese aufzulockern, in dem sie bestehende Kleingruppen im Rahmen einer Veranstaltung auflösten und deren Mitglieder neu verteilten oder indem sie die Sitzordnung änderten, so dass die Anwesenden einmal mit anderen Bewohnern ins Gespräch kamen.

Einer eingeschränkten Teilnahme an gemeinschaftlichen Aktivitäten versuchten die Betreuungspersonen mit mehreren Maßnahmen entgegenzuwirken. Zunächst kam es ihnen darauf an, die Wünsche der Bewohner in Erfahrung zu bringen und diese, falls möglich, umzusetzen.

> » *Das ist mir auch immer wichtig, ich sage immer, wenn ich was anbiete, was würdet ihr euch wünschen? Das sind für mich, irgendwo, dass man das einfließt und wenn ich mir denke, gut, das kann ich irgendwo umsetzen, setze ich es auch um, versuche es, umzusetzen* (EXP04, weiblich)

Darüber hinaus versuchten sie die Fähigkeiten und Interessen der Bewohner auch selbst einzuschätzen oder durch Beobachtung in Erfahrung zu bringen, um ein für sie attraktives Freizeitangebot zu schaffen.

> » *… dann habe ich gemerkt, wie sehr er auf Musik anspricht. Also ich werde das irgendwie schauen, mit ihm irgendwas mit Musik und Singen, dass man mit ihm was macht, weil da blüht er total auf. Das sind so Beobachtungen, die man macht, wo man dann einfach irgendwie schaut, dass man was draus macht.* (EXP15, weiblich)

Um möglichst viele Bewohner anzusprechen und ihre bislang nicht geäußerten Interessen identifizieren zu können, erschien es den Betreuungspersonen ratsam, ein breites Angebot an Freizeitaktivitäten zu machen. Darüber hinaus versuchten sie auch gezielt, das Interesse der Bewohner an bestimmten Aktivitäten zu wecken, indem sie ihnen ein Bild von diesen vermittelten und sie einluden, einmal teilzunehmen und etwas bislang Unvertrautes auszuprobieren.

> » *Dann sage ich, weißt was, fangen wir mit einem an, mach' einfach mit und wenn Du sagst, das ist nicht deins, dann schauen wir beim Nächsten* (EXP04, weiblich)

Um die Bewohner zu einer Teilnahme an bestimmten Veranstaltungen zu bewegen, erschien es den Betreuungspersonen als förderlich, sie persönlich einzuladen und gegebenenfalls auch an einen bestimmten Termin zu erinnern. Veranstaltungen auf den Nachmittag zu legen, erwies sich für eine Teilnahme als günstig, da die Bewohner vormittags mit Erledigungen beschäftigt waren und in den Abendstunden das Fernsehprogramm bevorzugten. Für Personen mit körperlichen Beeinträchtigungen war es notwendig, Rollstühle als Hilfsmittel zu organisieren, um ihnen die Teilnahme an Ausflügen zu ermöglichen.

Um Bewohner zu einer Mitgestaltung gemeinschaftlicher Aktivitäten zu motivieren, sahen es die Betreuungspersonen als ratsam an, die ihnen bekannten Ressourcen bestimmter Personen zu nutzen. Hierzu griffen sie Vorschläge wie den der ehemaligen Wirtin, bei Feiern für die übrigen Bewohner zu kochen, auf und ermutigten die Betreffenden zur Durchführung derselben. Zu einer Mithilfe bei gemeinschaftlichen Veranstaltungen oder bei Aufgaben im Haus kam es vor allem dann, wenn die Betreuungspersonen Bewohnern, die sich dazu bereit erklärten, entsprechende Aufgaben zuteilten. Für gewisse Beiträge reichte in einigen Einrichtungen auch ein einfacher Anstoß zur Eigeninitiative aus.

» *Da gibt's auch sehr viel Eigeninitiative, wo man dann nur so ganz einen kleinen An- stoß gibt und sagt, ja vielleicht, wenn ihr es sauberer haben wollt, könnt ihr es selber putzen. (EXP15, weiblich)*

Wichtig war es dabei, die geleistete Mithilfe ausdrücklich anzuerkennen. Um Beiträge nicht zu entmutigen war es auch ratsam, solche zu akzeptieren, die eigentlich nutzlos waren.

» *Manchmal ist es schwierig, wenn dann eine demente Bewohnerin, die dann beim Tisch- decken überhaupt nimmer zurecht kommt, wo ich halt dann, wenn sie dabei ist, mehr Arbeit habe als wenn ich es alleine mache, aber das ist mir dann auch ganz wichtig, dass sie dann da mit dabei ist und auch das Gefühl habe, jetzt habe ich auch geholfen. (EXP11, weiblich)*

▶ **Um Bewohner zur Teilnahme an gemein- schaftlichen Aktivitäten zu motivieren, laden Betreuungspersonen diese auch persönlich ein. Hilfreich ist es zudem, Ressourcen und Vorschläge der Bewoh- ner aufzugreifen und dabei auch Eigen- initiativen zuzulassen.**

Beim Auftreten von Konflikten kam den Be- treuungspersonen die Aufgabe des Konflikt- managements zu. Dabei waren sie zunächst um eine Konfliktprävention bemüht, indem sie versuchten, von Anfang an das Verständnis der Bewohner untereinander zu fördern.

» *Wir haben das in dem Sinn dann gefördert, dass sich die kennen lernen, mir ist auf- gefallen beim ersten Treffen schon, haben Leute gesagt zu einer Nachbarin, … sie sind mein Nachbar, … hören sie eh nicht meinen Fernseher zu laut? Weil ich muss ihn so laut aufdrehen, weil ich höre schlecht. Damit hat man schon gemerkt, die haben sich*

im Vorfeld schon verständigt miteinander und schon erklärt, warum der Fernseher so laut ist und das beugt dagegen vor, dass man nicht später irgendwelche Nachbar- schaftsprobleme, Streitereien hat. (EXP03, weiblich)

Daneben wurde auch Hausmitteilungen, die Bewohner auf störendes Verhalten hinwiesen, eine präventive Wirkung bei möglichen Kon- flikten zugesprochen.

Traten Konflikte auf und wurden sie da- bei von den Bewohnern hinzugezogen, übten die Betreuungspersonen eine Vermittlerrolle aus. Dabei war es ihnen wichtig, neutral zu bleiben, um Versuchen einer Vereinnah- mung durch eine der beiden Konfliktparteien entgegenzuwirken. Zudem machten sie die Be- teiligten darauf aufmerksam, dass es am bes- ten sei, wenn sie ihre Konflikte selber lösten. Bei schwelenden Konflikten, die das soziale Klima im Haus belasteten, erschien es ihnen allerdings ratsam, eine offene Aussprache zu fördern. Teilte ihnen jemand seine Verärge- rung über andere Bewohner mit, ließen sie den Betreffenden seinen Ärger loswerden und ver- suchten dann ihn zu beschwichtigen.

» *Also ich versuche, ich höre es mir an, das Wichtigste ist einfach zuhören, zuhören, dann ist schon mal die Hälfte weg, dann ist der Ärger schon mal weg (EXP10, weiblich)*

» *Ich weiß, worum es geht und kann versu- chen, das ein bissel zu besänftigen, schauen, wo ist eine Lösung (EXP13, weiblich)*

Um eine friedliche Lösung zu finden, forderten sie zudem die Toleranz der verärgerten Person ein. Da wo dies nicht möglich war, versuchten sie den Konfliktparteien Grenzen zu setzen, in- dem sie diese an ein verantwortliches Sozial- verhalten erinnerten und ihnen rieten sich zu- mindest aus dem Weg zu gehen, wenn sie den Konflikt nicht lösen konnten oder wollten.

War ein Bewohner in Folge eines Konflikts beleidigt und mied daher die Gemeinschaft, versuchten sie dem Betreffenden die Nachteile seines Verhaltens für ihn selbst zu verdeutli- chen

» *Speziell eine Dame, da bin ich auch perma-*
nent dran gewesen, weil die Konsequenz für
sie war ja, dass sie gar nicht mehr zum ge-
meinschaftlichen Kaffeetisch gekommen ist,
weil ja die auch da ist und das war natürlich
schade, ich versuche dann immer, klar zu
machen, dass sie damit ja nicht den anderen
strafen, sondern sich selbst was wegnehmen
und sich damit im Grunde genommen selber
Schaden zufügen. (EXP11, weiblich)

Nur wenn ein Bewohner Integrationsversu-
chen nicht zugänglich war und in seiner Verärgerung den Kontakt mit der Gemeinschaft
mied, erschien es das Beste ihn gewähren zu
lassen und nicht auf eine Teilnahme am Gemeinschaftsleben zu insistieren.

> Konflikte versuchen Betreuungsper-
sonen im Vorfeld durch Werbung für
gegenseitiges Verständnis zu verhindern. Brechen diese aus, nehmen sie eine
Vermittlerrolle ein, fördern eine offene
Aussprache, erinnern an die soziale Verantwortung der Beteiligten und zeigen
diesen negative Konsequenzen ihres
Verhaltens auf.

Zur Förderung der Kontakte mit Personen
außerhalb der Einrichtungen organisierten die
Betreuungspersonen Nachbarschaftstreffen und
-feiern, bei denen die Bewohner der Umgebung
eingeladen waren. Zum Kennenlernen der Einrichtung und zur Unterhaltung der Bewohner
wurden ebenfalls Personen aus dem Ort ins
Haus gebeten.

» *Dann haben wir auch versucht, wir haben*
den Bürgermeister einmal eingeladen, wir
haben den Pfarrer eingeladen, wir versu-
chen, zu sämtlichen wichtigen Gruppen in
XXX Kontakt zu halten, und denen auch die
Möglichkeit zu geben, dass sie das einmal
anschauen.
(EXP14, weiblich)

» *… oder in der Adventzeit kommt dann*
vielleicht noch das Enkerl, weil die dann
Querflöte spielen, die spielen uns dann ein
paar Stückerl. (EXP13, weiblich)

Für Bewohner, die nicht mehr so mobil waren,
hatten einige Einrichtungen einen externen
Besuchsdienst organisiert. Die Mobileren hingegen versuchten die Betreuungspersonen an
Freizeitangebote für Senioren außerhalb der
Einrichtung zu vermitteln. Zum Abbau von
im Ort bestehenden Vorurteilen gegen das Betreute Wohnen wurde – wie bereits erwähnt –
ein Aufklärungsbrief im Gemeindeblatt veröf-
fentlicht.

7.2.6 Die Perspektive von Bewohnern und Betreuungspersonen im Vergleich

Vergleicht man, wie Bewohner und Betreuungspersonen die sozialen Kontakte in den
Einrichtungen wahrnehmen, so lässt sich zunächst eine Übereinstimmung bei der Beschreibung der vorhandenen Integrationsmuster feststellen. Beide Seiten schildern eine
Grundstruktur mit einem harten Kern von gut
Integrierten auf der einen Seite und einigen
Außenseitern auf der anderen Seite. Neben der
Teilnahme an den gemeinschaftlichen Aktivitäten werden von Bewohnern und Betreuungspersonen zudem individuelle Freundschaften
und Kleingruppenbildung als Kontaktmuster beschrieben, die sich im Rahmen dieser
Grundstruktur entfalten.

Die Betreuungspersonen machten in ihren
Schilderungen allerdings auch auf den Eingewöhnungsprozess aufmerksam, auf den die
Bewohner in ihren Ausführungen kaum eingingen. Dieser schien für sie – da sie schon
länger in der Einrichtung wohnten – abge-
schlossen zu sein, so dass sie sich bei der Frage
nach ihren sozialen Kontakten auf ihre gegenwärtige Situation beschränkten. Den Betreuungspersonen hingegen oblag es, Neueinzezo-
gene bei ihrer Integration in die Gemeinschaft
zu unterstützen und zu begleiten, so dass sie
diesem Prozess eine entsprechende Aufmerksamkeit schenkten. Dass eine Eingewöhnung
notwendig ist, ist dabei kaum anzuzweifeln.

7

Schließlich müssen nach einem Einzug die im vorherigen Umfeld erworbenen Routinen des Alltags zum Teil aufgegeben und durch neue ersetzt werden. Auch das soziale Netzwerk muss neu ausgerichtet werden. Daher braucht es eine gewisse Zeit, bis dass die älteren Menschen auch innerlich in ihrem neuen Zuhause ankommen. Dass von den befragten Bewohnern niemand über eine Vereinsamung im Betreuten Bewohnen berichtete, kann auch auf die Integrationsbemühungen der Betreuungspersonen zurückzuführen sein. Deren Erfolg stieß lediglich bei den Bewohnern mit eingeschränkter Familienanbindung auf seine Grenzen, da letztere durch die Kontakte in der Einrichtung nicht vollständig kompensiert werden konnten.

Die Teilnahme an gemeinschaftlichen Aktivitäten sah aus der Perspektive der Bewohner und der Betreuungspersonen etwas anders aus. Während Erstere diese als regulären Bestandteil ihrer sozialen Aktivitäten erwähnten, beschrieben die Betreuungspersonen ein teilweise eingeschränktes Interesse, das allerdings manchmal im Laufe der Zeit anstieg. Aus ihrer Sicht waren zur Förderung und Aufrechterhaltung der Teilnahme motivierende Maßnahmen notwendig. Gemeinschaftliche Aktivitäten kamen damit nicht so selbstverständlich zustande, wie dies die Schilderungen der Bewohner vermuten ließen. Die unterschiedlichen Wahrnehmungen erklären sich allerdings aus den anders akzentuierten Bedürfnissen und Handlungsprioritäten der beiden Seiten. So versuchten die Betreuungspersonen zum Teil, das Interesse der Bewohner an neuen Aktivitäten zu wecken. War das Angebot jedoch – wie etwa bei Qi-Gong-Kursen – für die Verhältnisse der Bewohner zu speziell, stieß es auf eine zu geringe Resonanz. Die ausbleibende Teilnahme an solchen Angeboten war für die Bewohner selbst nicht weiter der Rede wert, da sie ja kein Bedürfnis nach dieser Art gemeinschaftlicher Aktivität verspürten. Lediglich der Betreuungsperson, die sich die Mühe gemacht hatte, das Angebot zu organisieren, fiel diese auf. Die unterschiedlichen Prioritäten wirkten sich aber auch auf die Wahrnehmung an der Teilnahme jener Gemeinschaftsaktivitäten aus, die im Interessenbereich der Bewohner lagen. Hier konnte eine unregelmäßige Teilnahme seitens der Bewohner ihrem eingeschränkten Bedürfnis nach Kontakt entsprechen. Da ihnen zufolge „nicht immer etwas los sein musste", war für sie ihr Fehlen bei solchen Anlässen nicht weiter erwähnenswert. Für die Betreuungspersonen hingegen stellte eine rege Teilnahme an den Gemeinschaftsaktivitäten eine erfolgreiche Bewältigung ihrer Betreuungsaufgabe dar. Dementsprechend schenkten sie dem Kommen der Bewohner eine größere Aufmerksamkeit und unternahmen auch Anstrengungen, sie hierzu zu motivieren.

> **❯❯ Da die Betreuungspersonen die gemeinschaftlichen Aktivitäten organisieren, stellt eine Teilnahme der Bewohner für sie einen Handlungserfolg dar. Sie schenken ihr daher mehr Aufmerksamkeit als die Bewohner selbst, die auch gelegentlich auf eine Teilnahme verzichten können.**

Das eingeschränkte Interesse an gemeinschaftliche Aktivitäten, das die Bewohner äußerten, zeigte sich dann auch bei der Mitgestaltung des sozialen Lebens in der Einrichtung. Den Betreuungspersonen zufolge stand einem Kern von Helfern eine eingeschränkte bis kaum vorhandene Mithilfe gegenüber. Dass gemeinschaftliche Aktivitäten auf die Initiative von Bewohner hin zustande kamen, wurde von ihnen ebenfalls kaum beobachtet. Das eingeschränkte Ausmaß ihres Engagement hatten die Bewohnern zwar nicht explizit beschrieben, es fiel jedoch im Vergleich mit den Zuhause-Lebenden auf, bei denen sich einige sehr deutlich durch ihr soziales Engagement von den anderen Typen unterschieden. Wenn die Betreuungspersonen hingegen feststellten, dass die meisten Bewohner lieber ein Programm „gemacht bekommen" wollen und es genössen „jetzt einfach umsorgt werden", so wurde dies durch die Bewohner mit der Aussage bestätigt, dass sie sich „zu alt fühlten", um noch soziale Verpflichtungen über das Maß von informeller Gelegenheitshilfe hinaus einzugehen.

Dieser Befund widerspricht allerdings einem Idealbild, das bei der Beschreibung von Best Practice Projekten zu quartiersbezogenen Wohnkonzepten – einer eingangs erwähnten Variante des Betreuten Wohnens – gezeichnet wurde (Netzwerk: Soziales neu gestalten, 2008). Ihm zufolge sollte das Gemeinschaftsleben in solchen Einrichtungen von den Bewohnern selbstständig organisiert werden. Professionelle Unterstützung diene dabei vor allem dazu, Eigenverantwortlichkeit und Eigeninitiative zu stärken sowie die Nachbarschaftshilfe zu fördern. Obwohl die hier befragten Betreuungspersonen mit dieser Vorstellung prinzipiell übereinstimmten, machten ihre Erfahrungen deutlich, dass ein allzu großes Ausmaß an selbstgestaltetem Sozialleben im Betreuten Wohnen keine realistische Vorstellung war, da dies den Bedürfnissen und Kapazitäten der meisten Bewohner nicht entsprach. Vielmehr hielten es die Betreuungspersonen für notwendig, als „Motor" des sozialen Geschehens zu fungieren. Zwar merkte eine von ihnen selbstkritisch an, dass sie in der Rolle als „Macher" den Bewohnern unter Umständen die Möglichkeit zur Selbstverantwortung und Selbstgestaltung nahm, so dass eine Wechselwirkung zwischen einer solchen Macherrolle und der eingeschränkten Mitgestaltung bei Bewohnern nicht auszuschließen ist, es gibt jedoch keinen Beleg dafür, dass letztere ausschließlich durch eine selbsterfüllende Prophezeiung der Betreuungspersonen zustande kommt. In der hiesigen Studie lehnte nur eine Betreuungsperson eine Mitgestaltung der Bewohner rundheraus ab mit der Begründung, dass ihre Mitsprache zu Unruhe in der Einrichtung führe. Damit mag sie tatsächlich eine passive Haltung bei den Bewohnern ihrer Einrichtung befördert haben. Sie bezog dabei eine extreme Gegenposition zu der Idee des eigenverantwortlich gestalteten Gemeinschaftslebens. Die Mehrzahl der hier befragten Betreuungspersonen würde sich jedoch eher in der Mitte eines Kontinuums von Einstellungen positionieren, das sich durch die beiden genannten Extrempositionen umgrenzen lässt. Ihre Maßnahmen zur Kontaktförderung resultierten dabei aus gemachten Erfahrungen mit der Bewohnerschaft, die nicht allein in Reaktion auf eben diese Maßnahmen entstanden, sondern auch auf Alterserscheinungen und ein gewisses Disengagement bei den Bewohnern zurückzuführen waren.

❯ **Die Vorstellung, durch eine Zurückhaltung bei der Organisation des Gemeinschaftslebens die diesbezügliche Eigeninitiative der Bewohner stärken zu können, lässt sich nicht durch die Erfahrungen der Betreuungspersonen bestätigen.**

Ein Problem bei der Kontaktgestaltung, auf welches die Bewohner in ihren Schilderungen gar nicht eingingen, waren soziale Konflikte. Auch wenn die meisten dieser Konflikte von den Betreuungspersonen als „kleinere Reibereien" wahrgenommen wurden, konnten sie in einzelnen Fällen zu einer Zerrüttung der Beziehung zwischen den Beteiligten und sogar zu einem Kontaktabbruch mit der gesamten Bewohnerschaft des Hauses führen. Dass solche Vorkommnisse von den Bewohnern nicht im Rahmen ihrer sozialen Beziehungen thematisiert wurden, kann auf eine Tendenz sozialer Erwünschtheit zurückzuführen sein, die in den Gesprächen wirksam war. Konflikte stellen ein sozial unerwünschtes Verhalten dar, und ihre Erwähnung kann Anlass zu der Vermutung geben, dass derjenige, der von ihnen berichtet, selber streitsüchtig sei. Betreuungspersonen hingegen fiel bei entsprechenden Vorfällen eine Vermittlerrolle zu, so dass sie als Teil ihres Arbeitsauftrages ihre Aufmerksamkeit beanspruchten.

Auch das Verhältnis der Bewohner zu Freunden und Bekannten außerhalb der Einrichtung stellte sich in den Schilderungen der beiden Seite jeweils etwas anders dar. Bewohner berichteten vor allem von individuellen Kontakten und dem Besuch von externen Seniorenveranstaltungen, sofern dies ihren Bedürfnissen entsprach. Betreuungspersonen hingegen schilderten in einigen Fällen die bereits erwähnte Stigmatisierung von Bewohnern durch Personen aus dem Ort. Derartige Vorfälle schließen allerdings indivi-

7

duelle Beziehungen zu Freunden und Bekannten im Ort nicht aus, da letztere vermutlich nicht zu dem Personenkreis gehören, der die Bewohner mit geringschätzigen Kommentaren stigmatisiert. Dass die hier befragten Bewohner nicht von Stigmatisierung berichteten, berechtigt nicht zu der Annahme, dass sie keine solche erfahren haben. Allerdings standen für sie die positiven Beziehungen zu Personen außerhalb der Einrichtung im Vordergrund.

Abgesehen von einigen Ausnahmen, fiel den Betreuungspersonen zudem auf, dass die Bewohner dazu tendierten, sich innerhalb der Einrichtung zusammenzuschließen. Dies ging mit der Ablehnung einer Öffnung der Einrichtung nach außen einher, da die Bewohner eine Beeinträchtigung ihrer Privatsphäre befürchteten und nicht einsahen, dass Außenstehende die Nutznießer von Angeboten sein sollten, für die allein die Hausbewohner zahlten. Eine Ausnahme waren hier lediglich die Einrichtungen, in denen eine entsprechende Beteiligung von Nicht-Bewohnern von Anfang an im Konzept der Einrichtung vorgesehen war. Da, wo dies nicht der Fall war, bedeutete die ablehnende Haltung der Bewohner für die Betreuungspersonen eine Einengung ihres Handlungsspielraums, da ihnen dadurch eine Möglichkeit der Kontaktförderung nach außen fehlte. Die Bewohner selbst hingegen nahmen ihre Haltung nicht als Einschränkung für ihre Kontaktgestaltung wahr, weil sie die Pflege von individuellen Kontakten zu Personen außerhalb der Einrichtung nicht verhinderte. Gemeinschaftliche Veranstaltungen mit Ortsbewohnern sind nicht notwendig, um einzelne Bekannte im privaten Rahmen zu treffen.

> ❯❯ Bewohner tendieren dazu, sich innerhalb der Wohneinrichtungen zusammenzuschließen, nehmen dies aber nicht als eine Einschränkung ihrer Kontakte zu Außenstehenden wahr, die sie auf individueller Ebene durchaus weiterpflegen.

Einige Aspekte bei der Gestaltung sozialer Beziehungen wurden von Betreuungspersonen und Bewohnern nicht anders dargestellt, sondern gar nicht angesprochen. So gingen nur die Betreuungspersonen auf die Wege der Kontaktgestaltung ein, da hierin eine ihrer zentralen Aufgaben bestand. Die Bewohner als Nutznießer dieser Bemühungen erwähnten diese nur am Rande, da die entsprechenden Anstrengungen der Betreuungspersonen nur den Hintergrund ihrer sozialen Aktivitäten abgaben. Das Sozialmanagement der Betreuungspersonen eröffnete den Bewohnern einen Handlungsspielraum, in dem sie sich als selbstbestimmte soziale Akteure wahrnehmen konnten. Auf der anderen Seite gingen die Betreuungspersonen kaum auf die Beziehungen der Bewohner zu ihren Angehörigen ein. Von diesen berichteten sie nur, wenn es um deren Mitwirken im Falle einer entstehenden Pflegebedürftigkeit ging. Familiäre Beziehungen sind allerdings kaum durch kontaktfördernde Maßnahmen einer Betreuungsperson zu beeinflussen. Sie sind bestenfalls vorhanden und können dann im Bedarfsfall von den Betreuungspersonen als Ressource genutzt werden. Von daher überrascht es nicht, dass letztere auf den Kontakt der Bewohner zu ihren Angehörigen nicht näher eingingen.

7.2.7 Fazit

Aus den Schilderungen der Bewohner und den Erfahrungen der Betreuungspersonen lässt sich für die Gestaltung der sozialen Kontakte im Betreuten Wohnen eine Reihe von praktischen Konsequenzen ableiten. Betreutes Wohnen bietet eine Möglichkeit zur Entfaltung sozialer Kontakte wenn Gemeinschaftsräume vorhanden sind und gemeinschaftliche Aktivitäten durch die Betreuungsperson initiiert werden. Solche Aktivitäten entstehen entgegen bestimmten Idealvorstellungen vom Betreuten Wohnen nicht von selbst. Betreuungspersonen sind als Impulsgeber und Organisator hierzu notwendig. Ihre Rolle als „Motor" des Gemeinschaftslebens in den Einrichtungen kann zwar die Bewohner in ihrer eingeschränkten Mitgestaltung bestärken, sie ist jedoch nicht als der zentrale Auslöser hierfür anzusehen. Wenn es den Betreuungspersonen gelingt, bei ihren kontaktgestalterischen Maßnahmen die Balance von Anregung und Anleitung auf der einen Seite und dem Erlauben und Bestärken von Selbstbestimmung und Eigeninitiative auf der anderen Seite einzuhalten, können sie ein kontaktförderliches Umfeld im Betreuten Wohnen erzeugen, welches es den Bewohnern erlaubt, sich als eigenständig handelnde soziale Akteure wahrzunehmen. Um dem unterschiedlichen Mitgestaltungspotenzial der Bewohner gerecht zu werden, sollten sie sich eines Spektrums von kontaktfördernden Maßnahmen bedienen, welches von der wiederholten Einladung zur Teilnahme an von ihnen organisierten Veranstaltungen bis hin zur Ermutigung einer eigenständigen Umsetzung von Bewohnervorschlägen reicht.

Durch die gemeinschaftlichen Aktivitäten entsteht zudem ein Umfeld, in dem sich individuelle Beziehungen und Kleingruppen bilden können – sofern diese nicht schon bei den Beteiligten in der Zeit vor dem Einzug bestanden haben. Diese soziale Dynamik bringt nicht nur einzelne Bewohner näher zusammen, sie kann auch den Abstand zwischen anderen vergrößern. In einzelnen Fällen können dabei auch Konflikte zwischen Bewohnern oder Bewohnergruppen auftreten, die eine Vermittlerrolle der Betreuungsperson notwendig machen. Diese kann in seltenen Fällen jedoch an ihre Grenzen stoßen, so dass ein dauerhafter Konflikt im Haus als nicht lösbar hingenommen werden muss.

Betreute Wohneinrichtungen werden von den Bewohnern als Privatsphäre gesehen, zu der sie nur nahe ihnen stehenden Personen Zutritt gewähren möchten. Dies erschwert die Nutzung der Einrichtung für öffentliche Veranstaltungen, wie dies bei quartiersbezogenen Wohnprojekten angestrebt wird, um die Verbindung von Bewohnern und Umfeld zu fördern. Die Beispiele der Einrichtungen, in denen dies gelang, machen deutlich, was bei einer solchen Öffnung der Einrichtung zu beachten ist:

- Die Öffnung für Außenstehende sollte von Anfang an im Konzept der Wohneinrichtung verankert sein und Interessenten deutlich kommuniziert werden, so dass diese bei einem Einzug ihre Erwartungen entsprechend einstellen können.
- Bei einer vorhandenen Öffnung nach außen sollten gleichzeitig die baulichen Voraussetzungen dafür gegeben sein, dass die Bewohner über einen nicht öffentlich zugänglichen Wohnbereich verfügen, in dem ihre Privatsphäre geschützt bleibt.
- Nicht-Bewohner sollten an den Kosten, die durch ihre Nutzung der Angebote und Räumlichkeiten der Einrichtung entstehen, beteiligt werden und ihr Anteil sollte für alle Beteiligten transparent gemacht werden.

Einrichtungen, welche diese Voraussetzungen nicht erfüllen, können in begrenztem Maße Kontakte der Bewohner nach außen fördern, indem sie in Absprache mit den Bewohnern gelegentlich Nachbarschaftsfeiern organisieren, externe Personen zu Vorträgen oder Darbietungen einladen und auf externe Angebote und Kontaktmöglichkeiten im Ort hinweisen.

7.3 Betreutes Wohnen und im „Assisted Living" im Vergleich

Eine abschließende Frage in Bezug auf die sozialen Kontakte betrifft deren Gemeinsamkeiten und Unterschiede bei den verwandten Wohnformen des Betreuten Wohnens im deutschsprachigen Raum und des „Assisted Living" in den USA. Bei einem Vergleich müssen jedoch die unterschiedlichen Rahmenbedingungen beachtet werden, die in diesen beiden Typen von Einrichtungen herrschen.

7.3.1 Einflussfaktor Pflegebedürftigkeit

So stellt im Betreuten Wohnen pflegerische Versorgung eher eine Ausnahme dar und wird durch Personal, das nicht zur Einrichtung gehört, erledigt. Im „Assisted Living" hingegen ist pflegerische Unterstützung durch eigenes Personal fest vorgesehen – auch wenn dies nicht von allen Bewohnern in Anspruch genommen wird. Mit der Ausrichtung auf Pflegebedürftigkeit geht in dieser Wohnform auch eine Vollversorgung der Bewohner einher, zu der nicht nur die Reinigung der Zimmer sondern auch die gemeinsamen Mahlzeiten im Speisesaal gehören. Letztere sind ein förderlicher Faktor für das Sozialleben im „Assisted Living", der im Betreuten Wohnen fehlt. Die obligatorische Teilnahme an den Mahlzeiten und eine feste Sitzordnung legen jedoch zugleich den Spielraum für soziale Kontakte weitaus stärker als im Betreuten Wohnen fest.

> **❯** Im Unterschied zum Betreuten Wohnen gibt es im „Assisted Living" gemeinsame Mahlzeiten für alle Bewohner, durch die zwar mehr Kontakte in der Bewohnerschaft entstehen, die aber auch das Sozialleben in vorgegebene Bahnen lenken.

Sieht man sich die Einstellungen der Bewohner zu den sozialen Kontakten an, lassen sich trotz dieser unterschiedlichen Rahmenbedingungen in beiden Arten von Einrichtungen Parallelen feststellen. Neben einer durchaus vorhandenen Kontaktfreudigkeit ist sowohl im „Assisted Living" als auch im Betreuten Wohnen eine Zurückhaltung bei den sozialen Kontakten sowie ein eingeschränktes Engagement bei der Mitgestaltung des sozialen Lebens in der Einrichtung zu erkennen. Im Betreuten Wohnen war der hauptsächliche Grund hierfür ein altersbedingtes Ruhebedürfnis, das die Bewohner zu viel Kontakt als Überbeanspruchung und Verpflichtung empfinden ließ. Einige Bewohner suchten zudem eine gewisse Distanz, da sie das Gerede der Nachbarn fürchteten, und männlichen Bewohnern fehlten zum Teil Gemeinsamkeiten mit der weiblich dominierten Bewohnerschaft. Daneben trug bei einigen Bewohnern auch eine externe Orientierung dazu bei, dass sie in der Einrichtung kaum Kontakte pflegten.

Im „Assisted Living" waren allerdings weitere Gründe für eine Zurückhaltung bei Kontakten vorhanden. Diese hingen mit der erhöhten Pflegebedürftigkeit der Bewohner und ihren Konsequenzen zusammen. Funktionelle Einschränkungen gingen so teilweise

mit Disengagement einher (Shippee 2009; Williams und Warren 2009), und wenn eine Inkontinenz vorhanden war, ließ das damit verbundene Schamgefühl die Betroffenen den Kontakt mit den Mitbewohnern meiden (Perkins et al. 2013). Da ein großer Teil der Bewohner von Pflegebedürftigkeit betroffen war, war allen die Möglichkeit bewusst, dass in der Einrichtung geknüpfte Freundschaften durch den Tod einer Seite verloren gehen können. Die Angst hiervor ließ einige keine intensiveren Beziehungen mehr aufnehmen (Park et al. 2009, 2012). Ein weiterer Grund für die Zurückhaltung bei Kontakten bestand darin, dass geistig rege Bewohner gemeinschaftliche Aktivitäten, die an das durchschnittliche Niveau in der Einrichtung angepasst waren, als kindisch empfanden. Dementsprechend waren solche Aktivitäten für sie ein unliebsames Pflichtprogramm, das sie nur besuchten, um nicht in den Verdacht zu geraten, hierzu nicht mehr in der Lage zu sein und darum in ein Pflegeheim verlegt werden zu müssen (Ball et al. 2000; Dobbs et al. 2008; Sandhu et al. 2013). Auch wenn im Betreuten Wohnen die Betreuungspersonen ähnlich wie im „Assisted Living" die Teilnahme an gemeinschaftlichen Aktivitäten durch Erinnerungen und wiederholte Einladungen zögernder Bewohner zu fördern versuchten, hatten diese Aktivitäten hier keinen unliebsamen Charakter. Dies lag nicht nur an der Bedeutung, welche die Betreuungsperson der freiwilligen Teilnahme beimaßen, sondern auch daran, dass das Niveau gemeinschaftlicher Veranstaltungen nicht an die Kapazitäten einer pflegebedürftigen Mehrheit angepasst werden musste. Das geringe Ausmaß von Pflegebedürftigkeit im Betreuten Wohnen sorgte so dafür, dass eine Reihe von Gründen für eine Zurückhaltung bei sozialen Kontakten entfiel.

> **❯** Im Betreuten Wohnen gibt es auf Grund der größeren Selbstständigkeit der Bewohner mehr Freiraum für die Gestaltung sozialer Kontakte als im „Assisted Living", wo die Teilnahme an gemeinschaftlichen Aktivitäten als Pflichtprogramm empfunden werden kann.

Pflegebedürftigkeit war dabei im „Assisted Living" nicht nur ein Anlass für eine Zurückhaltung bei sozialen Kontakten, sie konnte dort auch zu einer Ablehnung und Stigmatisierung von Mitbewohnern führen (Dobbs et al. 2008; Kuhn 2008; Eckert et al. 2009: Williams und Warren, 2009; Kemp et al. 2012; Perkins et al. 2012). Ähnliches ließ sich in den Schilderungen der Bewohnern und Betreuungspersonen der hier untersuchten Einrichtungen nicht wiederfinden. Zwar berichteten Letztere zum Teil auch, das Pflegebedürftige von den Bewohnern gemieden wurden, dies betraf aber nur Personen, die außerhalb der Einrichtung im Pflegeheim lebten. Die fehlenden Hinweise auf eine Stigmatisierung innerhalb des Betreuten Wohnens, rechtfertigen allerdings nicht die Annahme, dass es eine solche dort nicht gibt. Im „Assisted Living" war sie vor allem durch teilnehmende Beobachtung festgestellt worden, die im Rahmen der hier durchgeführten Studien nicht möglich war. Beobachtetes Verhalten kann dabei von den sozialen Akteuren anders interpretiert werden als von den Beobachtern. So kamen die Bewohner des „Assisted Living" zwar auf ihren begrenzten Umgang mit pflegebedürftigen oder dementen Mitbewohnern zu sprechen, sie lehnten diese jedoch nicht offen ab, sondern beklagten nur die eingeschränkten Kommunikationsmöglichkeiten, die ihnen den Kontakt verwehrten. Aus dem gleichen Grund kann auch hier keine Ablehnung solcher Mitbewohner geäußert worden sein, selbst wenn es ein entsprechendes Meidungsverhalten gab.

7.3.2 Einflussfaktor Freiwilligkeit des Einzugs

Es waren jedoch nicht allein die unterschiedlichen Auswirkungen der Pflegebedürftigkeit, die dafür sorgten, dass sich die Einstellungen der Bewohner und die daraus sich ergebenden Typen sozialer Kontakte im „Assisted Living" und im Betreuten Wohnen voneinander unterschieden. Die unterschiedlichen Grade sozialer

Integration im „Assisted Living" gingen nach Rossen und Knafl (2003) auch auf das Ausmaß der Freiwilligkeit beim Einzug zurück. Vielseitig Integrierte waren ihnen zu Folge auf eigenen Wunsch eingezogen, was sich für den Aufbau von Beziehungen in der Einrichtung als förderlich erwies, minimal Integrierte waren hingegen gegen ihren Willen in die Einrichtung gekommen, was ihnen die Eingewöhnung dort erschwerte. Im Betreuten Wohnen jedoch ließen sich die Bewohner nicht so deutlich anhand der Freiwilligkeit ihres Einzugs unterscheiden und auf dieser Grundlage einem bestimmten Typus sozialen Kontakts zuordnen. Zwar waren einige Bewohner von Personen aus ihrem Umfeld überzeugt worden, dort einzuziehen, und bei anderen war der Einzug entgegen eigenen Wünschen aber aus Einsicht in dessen Notwendigkeit geschehen, in allen diesen Fällen aber war er – wenn auch nicht aus eigenem Antrieb – so doch letztendlich freiwillig erfolgt. Dadurch konnten Eingewöhnungsschwierigkeiten nicht in der gleichen Stärke auftreten wie bei Bewohnern des „Assisted Living". Dass eine fehlende Freiwilligkeit des Einzugs im „Assisted Living" eine größere Rolle spielt, hängt mit dessen Ausrichtung auf pflegerische Versorgung zusammen. Durch diese kommt es für ältere Menschen in Frage, die auf Grund von Selbstversorgungsdefiziten und fehlender familiärer Unterstützung zur Aufgabe ihrer bisherigen Wohnung gezwungen sind. Für das Betreute Wohnen hingegen, wo eine solche Versorgung nur optional vorhanden ist, ist dies kein hinreichender Einzugsgrund, denn im Bedarfsfall können die Bewohner nur auf die häusliche Pflege zurückgreifen, die auch zu ihnen in ihr altes Zuhause käme. Wer mehr Hilfe benötigt, ist in Österreich und Deutschland direkt auf das Pflegeheim angewiesen.

> **Da im Betreuten Wohnen kein Einzug gegen den Willen eines Bewohners erfolgte, wurde die soziale Eingewöhnung anders als im „Assisted Living" auch nicht durch diesen Umstand erschwert.**

7.3.3 Gemeinsamkeiten und Unterschiede des sozialen Raums

Dadurch, dass im Betreuten Wohnen eine höhere Pflegebedürftigkeit kaum und ein unfreiwilliger Einzug gar nicht anzutreffen war, waren die Typen sozialen Kontakts dort zum Teil anders ausgeprägt als im „Assisted Living" – auch wenn sich ihre Positionen im sozialen Raum ähnelten (zu den Typen sozialen Kontakts im Assisted Living s. ◘ Tab. 3.5). So gab es in beiden Wohnformen zunächst ein Zentrum mit gut integrierten Bewohnern, die auch an einer Mitgestaltung des sozialen Lebens beteiligt waren. Etwas entfernt von diesem Zentrum waren im „Assisted Living" die partiell integrierten Bewohner anzutreffen, die sich dort etwas fremd fühlten, aber für die Kontaktaufnahme durch Nachbarn und die Kontaktvermittlungsversuche durch das Personal empfänglich waren (Rossen und Knafl 2003). Sie fanden eine gewisse Entsprechung in den hier identifizierten Bewohnerinnen mit begrenzter Familienanbindung. Bei letzteren war Eingewöhnung ins Betreute Wohnen jedoch nicht dadurch beeinträchtigt, dass sie auf Grund einer Entscheidung ihrer Angehörigen in die Einrichtung kamen, vielmehr hingen ihre Gefühle von Einsamkeit mit einer fehlenden familiären Anbindung zusammen, die durch Kontakte in der Einrichtung nicht vollständig zu kompensieren war.

An der Peripherie des sozialen Raums befanden sich im „Assisted Living" die minimal Integrierten (Rossen und Knafl 2003), die mit ihrer Position den hier identifizierten Außenseitern entsprachen. Letztere verfügten allerdings über auswärtige Kontakte, so dass sie ihre eingeschränkte Anbindung im Haus keine Einsamkeit verspüren ließ. Minimal Integrierte im „Assisted Living" hingegen fehlte diese Ressource, so dass sie unter Einsamkeit litten.

Zwei weitere, hier beschriebene Typen sozialen Kontakts wurden in Bezug auf das „Assisted Living" gar nicht als eigene Typen erfasst. Dies erklärt sich dadurch, dass die in ◘ Tab. 3.5 vorgestellte Typologie des sozialen Kontakts (Rossen und Knafl 2003; Svidén et al. 2009) nur unter Berücksichtigung der Beziehungen zu Mitbewohnern erfolgte. Familiäre Beziehungen fanden dadurch als Unterscheidungsmerkmal bei der Typenbildung keine Beachtung. Folglich wurden Bewohner mit Ehepartner in der Typologie der sozialen Kontakte (s. ◘ Tab. 3.5) nicht gesondert erfasst. Ihnen waren jedoch zwei Studien mit entsprechendem Fokus gewidmet (Kemp 2008; Kemp et al. 2016). Während sie sonst eher pauschal als distanziert zur übrigen Bewohnerschaft beschrieben wurden, zeichneten diese ein differenzierteres Bild. So gab es neben Paaren, die unzertrennlich waren und sich durch ihre enge Bindung von den übrigen Bewohnern abkapselten, auch Paare, die sich Freiräume für ein unabhängiges Sozialverhalten zugestanden, so dass sich beide ihren Bedürfnissen entsprechend in das Sozialgefüge ihrer Einrichtung integrieren konnten. Ein ähnlich differenziertes Bild der Ehepartner deutete sich auch hier an. Von den zwei Bewohnerinnen mit Ehepartner zeigte sich eine eher distanziert zur übrigen Bewohnerschaft, während die andere auf vielfalige Weise am Sozialgeschehen in der Einrichtung mitwirkte. Da der Fokus dieser Untersuchung jedoch nicht auf Paaren im Betreuten Wohnen lag, erlaubte die geringe Anzahl verheirateter Personen unter den Teilnehmer keine detailliertere Betrachtung dieses Bewohnertyps.

Bewohner, die sich nach einem Partnerverlust neu orientierten, tauchten ebenfalls auf Grund der fehlenden Beachtung familiärer Beziehungen nicht als gesonderter Typus sozialen Kontakts im Assisted Living auf. Es ist davon auszugehen, dass solche Bewohner in Abhängigkeit von ihrer sozialen Integration unter die drei anderen, in ◘ Tab. 3.5 genannten Typen subsumiert wurden.

7.3.4 Fazit

Im Fazit lässt sich feststellen, dass die Entstehung sozialer Beziehungen im Betreuten Wohnen im Vergleich zum „Assisted Living" kaum durch das Vorhandensein von Pflege-bedürftigkeit und einen unfreiwilligen Einzug belastet ist. Das Fehlen dieser Faktoren eröff-net den Bewohnern einen größeren Spielraum für die Entfaltung ihrer sozialen Beziehungen. Dies wird besonders bei den Bewohnern an der Peripherie des sozialen Raums deutlich. Außenseiter im Betreuten Wohnen verfügen über externe Kontakte, die es ihnen erlauben, fehlende Beziehungen innerhalb der Einrich-tung zu kompensieren. Im „Assisted Living" hingegen scheint eine derartige Anbindung an die Außenwelt nicht im gleichen Umfang möglich zu sein. Diese setzt schließlich eine gewisse Mobilität der Bewohner voraus, die bei dem höheren Ausmaß von Pflegebedürftigkeit im „Assisted Living" nur noch eingeschränkt vorhanden ist. Den dortigen Bewohnern fehlt es dadurch an Alternativen zu Kontakten in-nerhalb der Einrichtung und sie haben nur die Wahl, sich entweder in das Umfeld einzufügen oder aber sich innerlich zurückzuziehen. Ihr sozialer Aktionsraum wird zudem durch den engeren Versorgungsrahmen eingeschränkt, den die Ausrichtung des Assisted Living auf Pflegebedürftigkeit notwendig macht. Auf die-sen wird bei der Frage nach der Beziehung von Betreuungspersonen und Bewohner noch nä-her einzugehen sein.

> ❯ Im Betreuten Wohnen führen größere Selbstständigkeit und ein freiwilliger Einzug zu einem größeren Spielraum für die Gestaltung sozialer Kontakte als im „Assisted Living"

7.4 Das Ausmaß sozialer Kontakte im Betreuten Wohnen

Die qualitativen Befragungen der Bewohner und der Betreuungspersonen zeigten die mög-lichen Einstellungen und Verhaltensweisen der Bewohner betreuter Wohneinrichtungen bei der Gestaltung ihrer sozialen Kontakte auf. Deren Spektrum der Typen sozialen Kontakts reichte dabei von gut integrierten Personen bis hin zu Außenseitern. Die Daten geben je-doch keinen Aufschluss wie häufig Kontakte zwischen Bewohnern überhaupt sind, wie zu-frieden sie im Durchschnitt mit deren Qualität sind und wie oft welche Typen sozialen Kon-takts in den Einrichtungen anzutreffen sind. Hierzu sind jedoch die Daten der quantitativen Befragung aufschlussreich. Von diesen werden im Folgenden – wenn nicht anders angege-ben – die Antworten der Bewohner ab 60 Jah-ren beschrieben, da es sich bei Ihnen um die eigentliche Zielgruppe des Betreuten Wohnens handelt. Die Ergebnisse der Befragung unter Berücksichtigung der Antworten der untypi-schen Bewohner befinden sich in den Sensiti-vitätsanalysen im Anhang E (Tab. A.17, A.18, A.19 und A.20)

7.4.1 Kontakthäufigkeit

Die Bewohner wurden zunächst gefragt, wie häufig sie Kontakt zu bestimmten, für sie rele-vanten Personengruppen haben. Dies waren – so vorhanden – ihre Kinder und ihre Enkel, sowie die Nachbarn im Betreuten Wohnen, Bekannte außerhalb der Wohneinrichtung und Verwandte. Am häufigsten waren dabei die Kontakte zu Nachbarn im Haus (❏ Abb. 7.2). Diese sahen sie in der Regel mehrmals pro Wo-che (was einem Median von 5 auf der Skala der Kontakthäufigkeit von 1 (=nie) bis 6 (=täglich) entsprach). Bekannte außerhalb der Wohnein-richtung sahen sie weniger als einmal pro Wo-che und Kinder, Enkel und Verwandte nur ein-bis dreimal im Monat. Den häufigsten Kontakt hatten sie damit zu den Hausbewohnern.

> ❯ Der soziale Kontakt im Betreuten Woh-nen ist am häufigsten unter Hausbewoh-nern.

Die Kontakthäufigkeit zu den genannten Per-sonengruppen variierte dabei in Abhängig-keit vom Alter (❏ Abb. 7.3) Der Kontakt zu den Kindern war bei den 80–100jährigen am häufigsten, bei den untypischen Bewohnern unter 60 Jahren am seltensten. Die Zunahme des Kontakts zu den Kindern mit steigendem Alter war statistisch signifikant ($r = 0{,}174$,

7

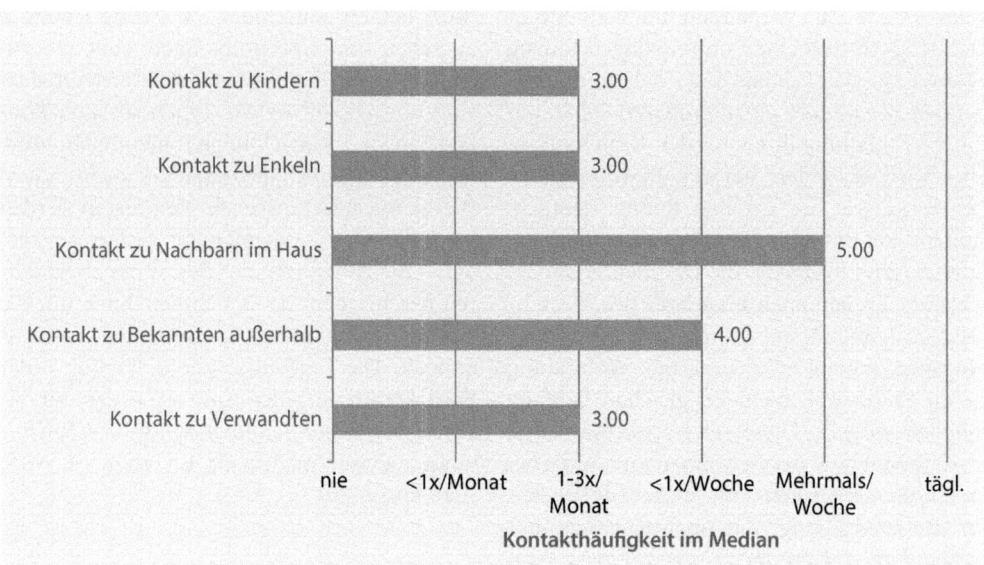

☐ **Abb. 7.2**   Die Häufigkeit sozialer Kontakte bei Bewohnern >59 Jahre (n = 263), Angaben im Median, fehlende Werte mit multipler Imputation geschätzt

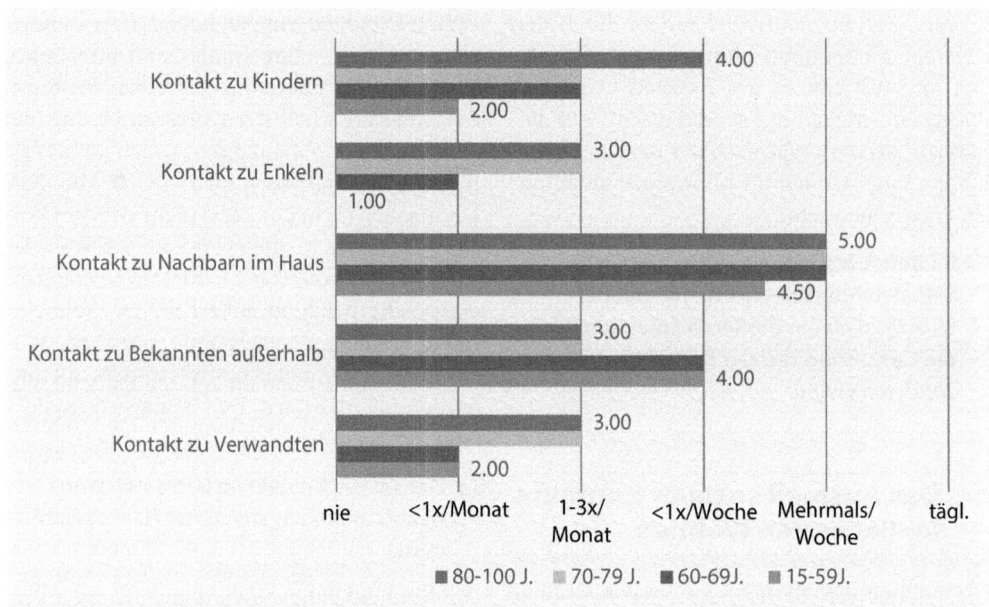

☐ **Abb. 7.3**   Die Häufigkeit sozialer Kontakte nach Altersgruppen (n = 287), Angaben im Median, fehlende Werte mit multipler Imputation geschätzt

p = 0,005). Ältere Bewohner hatten auch häufiger Kontakt zu Enkeln, Nachbarn im Haus und Verwandten, wobei hier allerdings kein statistisch signifikanter Zusammenhang mit dem Alter vorlag. Der in der Regel nicht vorhandene Kontakt zu den Enkeln bei den Be-

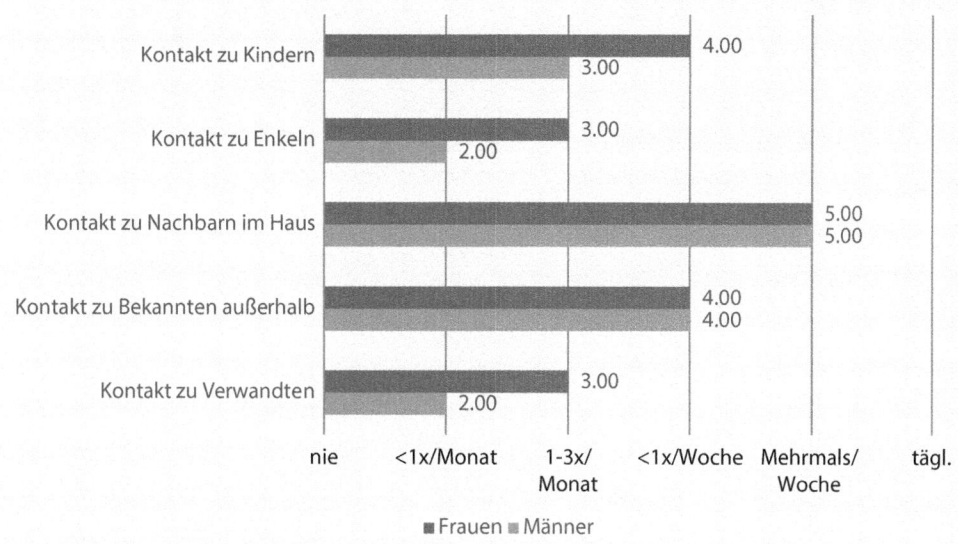

◘ Abb. 7.4 Die Häufigkeit sozialer Kontakte bei Bewohnern >59 Jahre nach Geschlecht (n = 263), Angaben im Median, fehlende Werte mit multipler Imputation geschätzt

wohnern unter 60 Jahren war darauf zurückzuführen, dass sie zumeist noch zu jung waren, um schon Enkel zu haben. Eine umgekehrte Kontakthäufigkeit in Abhängigkeit vom Alter zeigte sich bei den Kontakten zu den Bekannten außerhalb der Einrichtung. Diese waren bei den Bewohnern über 70 Jahren in der Regel etwas seltener als bei den Jüngeren und die Abnahme dieser Kontakte mit steigendem Alter war auch – legte man die Schätzung der fehlenden Werte zu Grunde – statistisch signifikant (r = −0,161, p = −0,009). Die Daten legen nahe, dass die Beziehung zu den Kindern mit steigendem Alter enger wird, während die Kontakte zu Bekannten außerhalb der Wohneinrichtung an Bedeutung verlieren. Für alle Altersgruppen waren jedoch die Kontakte zu den Nachbarn im Haus die häufigsten.

In Bezug auf die beiden Geschlechter ließen sich Unterschiede in der Kontakthäufigkeit zu Kindern, Enkeln und Verwandten erkennen (◘ Abb. 7.4). Frauen hatten hier häufiger Kontakt als Männer. Dieser Unterschied zwischen den Geschlechter war allerdings nur in Bezug auf die Kinder statistisch signifikant. (U = 5406,5; p = 0,005)

> **Der Kontakt der Bewohner zu ihren Kindern wird mit zunehmendem Alter enger und ist bei Frauen stärker ausgeprägt als bei Männern.**

Um die Typen sozialer Kontaktgestaltung bei den Bewohnern zu bestimmen, wurde mit den Daten zur Kontakthäufigkeit eine Two-Step-Cluster-Analyse durchgeführt. Dabei ließen sich drei unterschiedliche Typen erkennen. ◘ Tab. 7.4 schlüsselt diese Typen nach der Häufigkeit ihrer Kontakte zu den relevanten Personengruppen auf. Zur besseren Übersicht wurden die Angaben zur Kontakthäufigkeit in der Darstellung auf drei Stufen reduziert, wobei die Antworten „nicht vorhanden" und „nie" zu „nie", die Antworten „weniger als einmal pro Monat", „ein – bis dreimal pro Monat" und „weniger als einmal pro Woche" zu „selten", und die Antworten „mehrmals pro Woche" und „täglich" zu „oft" zusammengefasst wurden. Zur optischen Verdeutlichung der unterschiedlichen Kontaktausprägungen wurden die Antwortstufen mit den meisten Nennungen je Typ grau unterlegt.

Ein Typus von Bewohnern war dabei durch seltene oder gar keine Kontakte zum (oftmals nicht mehr vorhandenen) Lebenspartner, und

⬛ Tab. 7.4   Typen sozialer Kontaktgestaltung bei Bewohnern >59 Jahre nach Two-Step-Clusteranalyse

		Außerfamiliär Orientierte (n=86)	Sozial Zurückhaltende (n=66)	Vielseitig Integrierte (n=111)
Kontakt zu Lebenspartner	Wohnt in gleicher Wohnung	11,60%	77,30%	11,70%
	Wohnt in anderer Wohnung	27,90%	19,70%	36,90%
	Ist nicht (mehr) vorhanden	60,50%	3,00%	51,40%
Kontakt zu Kindern	Nie	52,30%	7,60%	0,00%
	Selten	47,70%	53,00%	15,30%
	Oft	0,00%	39,40%	84,70%
Kontakt zu Enkeln	Nie	62,80%	13,60%	0,90%
	Selten	36,00%	74,20%	45,90%
	Oft	1,20%	12,10%	53,20%
Kontakt zu Nachbarn im Haus	Nie	5,80%	12,10%	3,60%
	Selten	16,30%	24,20%	11,70%
	Oft	77,90%	63,60%	84,70%
Kontakt zu Bekannten außerhalb	Nie	2,30%	16,70%	3,60%
	Selten	34,90%	69,70%	31,50%
	Oft	62,80%	13,60%	64,90%
Kontakt zu Verwandten	Nie	24,40%	19,70%	5,40%
	Selten	47,70%	74,20%	51,40%
	Oft	27,90%	6,10%	43,20%

n=263, Fehlende Werte mit multipler Imputation geschätzt .Angabe basiert auf Schätzung der fehlenden Altersangabe: 235 Personen laut Angabe >59 & 28 von 31 Personen ohne Angabe laut Schätzung >59 Jahre

zu den Kindern und Enkeln charakterisiert, wies aber häufige Kontakte zu Nachbarn in der Wohneinrichtung und Bekannten außerhalb der Wohneinrichtung auf. Seine Mitglieder wurden daher als außerfamiliär Orientierte bezeichnet. Ein zweiter Typus wohnte zumeist mit dem noch vorhandenen Ehepartner in der gleichen Wohnung, wies aber bei allen Arten von Beziehungen zumeist seltene Kontakte auf. Diese Bewohner wurden daher als sozial zurückhaltend bezeichnet. Ein dritter Typus hatte zwar häufig keinen Lebenspartner mehr, unterhielt aber sowohl zu Kindern und Enkeln als auch zu Nachbarn und Bekannte häufig Kontakte und wurde daher als vielseitig Integriert charakterisiert.

> **⟩⟩ Mit Hilfe einer statistischen Analyse lassen sich drei Typen von Bewohnern feststellen: Außerfamiliär orientierte haben vorrangig Kontakte innerhalb der Wohneinrichtung, vielseitig Integrierte**

sowohl inner- als auch außerhalb und sozial Zurückhaltende haben häufig noch einen Lebenspartner.

7.4.2 Soziale Unterstützung

Mit dem reinen Ausmaß sozialer Kontakt ist noch wenig über deren Qualität gesagt. Häufiger Kontakt zu bestimmten Person muss nicht unbedingt befriedigend sein. Die älteren Menschen können ihre Mitbewohner täglich sehen, ohne sich bei Sorgen und Problemen von ihnen verstanden zu fühlen. Dies jedoch macht eine gute Beziehung aus. Und diese kann auch dann vorhanden sein, wenn man eine bestimmte Person nur selten sieht. Zur Bestimmung der Qualität der sozialen Beziehungen im Betreuten Wohnen wurde daher das Ausmaß der empfundenen sozialen Unterstützung mit Hilfe der

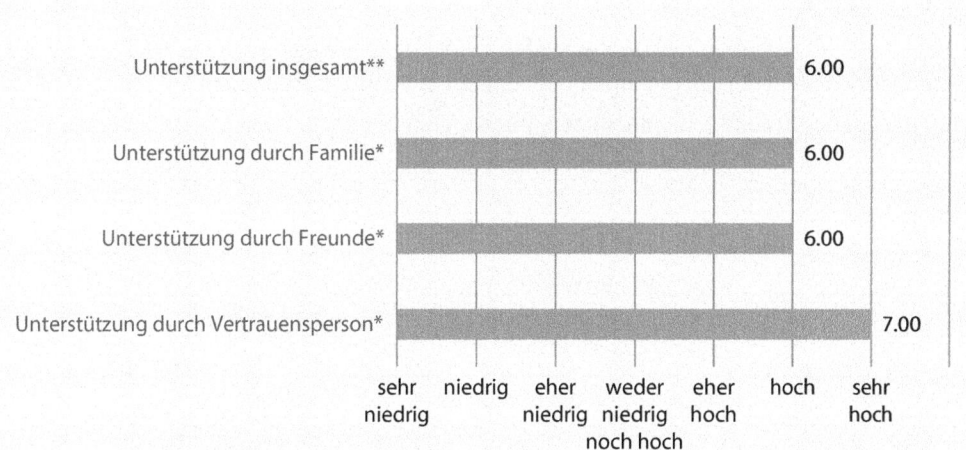

Abb. 7.5   Das Ausmaß sozialer Unterstützung im Median bei Bewohnern >59 Jahre (n = 263), fehlende Werte mit multipler Imputation geschätzt. * Werte der Teilskala von 7–28 auf 7 Stufen reduziert ** Werte der Gesamtskala von 12–84 auf 7 Stufen reduziert

MSPSS (Zimet et al. 1988) bestimmt. Die Bewohner ab 60 Jahren empfanden dabei die soziale Unterstützung insgesamt als hoch. Dies war auch der Fall, wenn man die Antworten nach der Unterstützung durch die Familie, durch Freunde und durch eine Vertrauensperson aufschlüsselt (● Abb. 7.5). Zur besseren Verständlichkeit wurden die aus mehreren Antworten sich ergebenden Werte auf sieben Stufen reduziert. Die gefühlte soziale Unterstützung lag dabei im Median bei sechs, bzw. bei sieben was die Unterstützung durch eine Vertrauensperson anbelangt. Die Sensitivitätsanalysen mit den eigentlichen Messwerten finden sich im Anhang F (Tab. A.21, A.22, A.23 und A.24).

> **Die gefühlte soziale Unterstützung ist bei den Bewohner des Betreuten Wohnens insgesamt hoch.**

In Abhängigkeit vom Alter ließen sich nur geringe Unterschiede im Empfinden sozialer Unterstützung bei den Bewohnern feststellen (● Abb. 7.6). Untypische Bewohner unter 60 Jahren wiesen bei der sozialen Unterstützung insgesamt etwas niedrigere Werte auf als die übrigen Bewohner, aber ein statistisch signifi-

kanter Zusammenhang mit dem Alter war nicht vorhanden. Bei einer Aufschlüsselung der sozialen Unterstützung nach Unterstützung durch Freunde, Familie und Vertrauensperson schien das Gefühl der Unterstützung durch die Familie und die Freunde mit zunehmendem Alter etwas anzusteigen und das Gefühl der Unterstützung durch die Vertrauensperson etwas abzunehmen. Eine Analyse unter Ausschluss der Bewohner unter sechzig ergab auf der Grundlage der geschätzten Werte eine statistisch signifikante Abnahme des Gefühls der Unterstützung durch Freunde ($r = -0{,}165$, $p = 0{,}007$) und durch die Vertrauensperson ($r = -0{,}128$, $p = 0{,}038$) in Abhängigkeit vom Alter.

In Abhängigkeit vom Geschlecht zeigte sich nur in Bezug auf die Unterstützung durch eine Vertrauensperson ein etwas höheres Unterstützungsgefühl bei den Frauen (● Abb. 7.7). Bei einer Analyse auf der Grundlage der geschätzten Werte mit Bewohnern ab 60 war dieser Unterschied zwischen den Geschlechtern jedoch nicht statistisch signifikant, während sich in Bezug auf die Unterstützung durch die Familie ein statistisch signifikanter Unterschied zu Gunsten der Frauen ergab (U = 5741,000, p = 0,029).

7

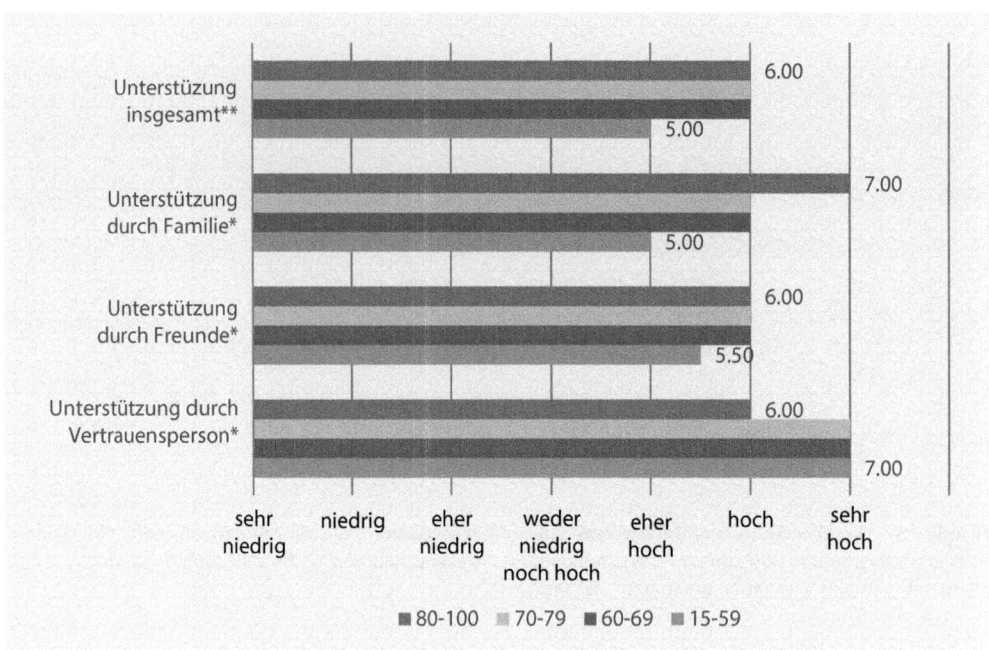

◘ **Abb. 7.6**   Das Ausmaß sozialer Unterstützung im Median nach Altersgruppen (n = 287), fehlende Werte mit multipler Imputation geschätzt. * Werte der Teilskala von 7–28 auf 7 Stufen reduziert ** Werte der Gesamtskala von 12–84 auf 7 Stufen reduziert

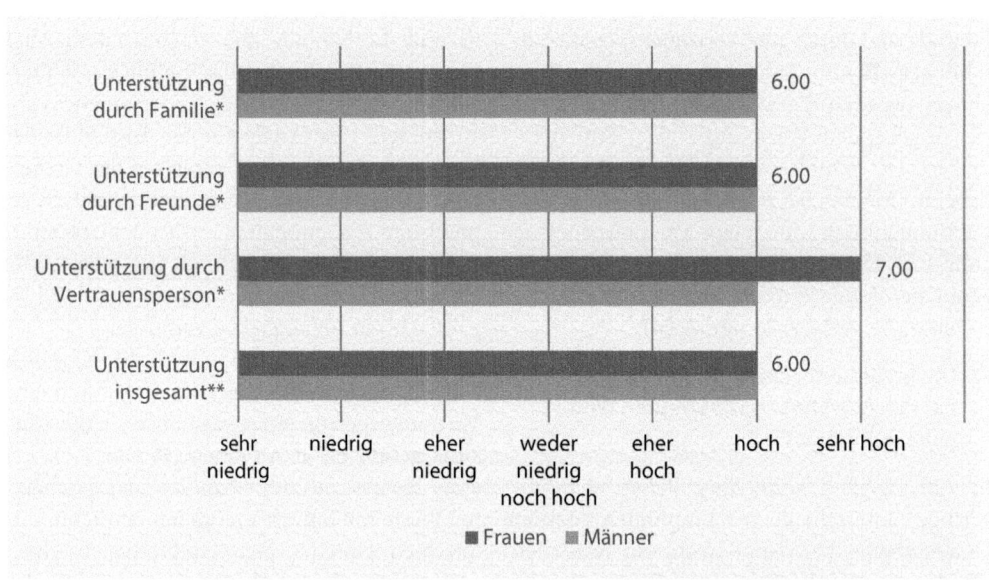

◘ **Abb. 7.7**   Das Ausmaß sozialer Unterstützung im Median nach Geschlecht bei Bewohnern >59 Jahre (n = 263), fehlende Werte mit multipler Imputation geschätzt. * Werte der Teilskala von 7–28 auf 7 Stufen reduziert ** Werte der Gesamtskala von 12–84 auf 7 Stufen reduziert

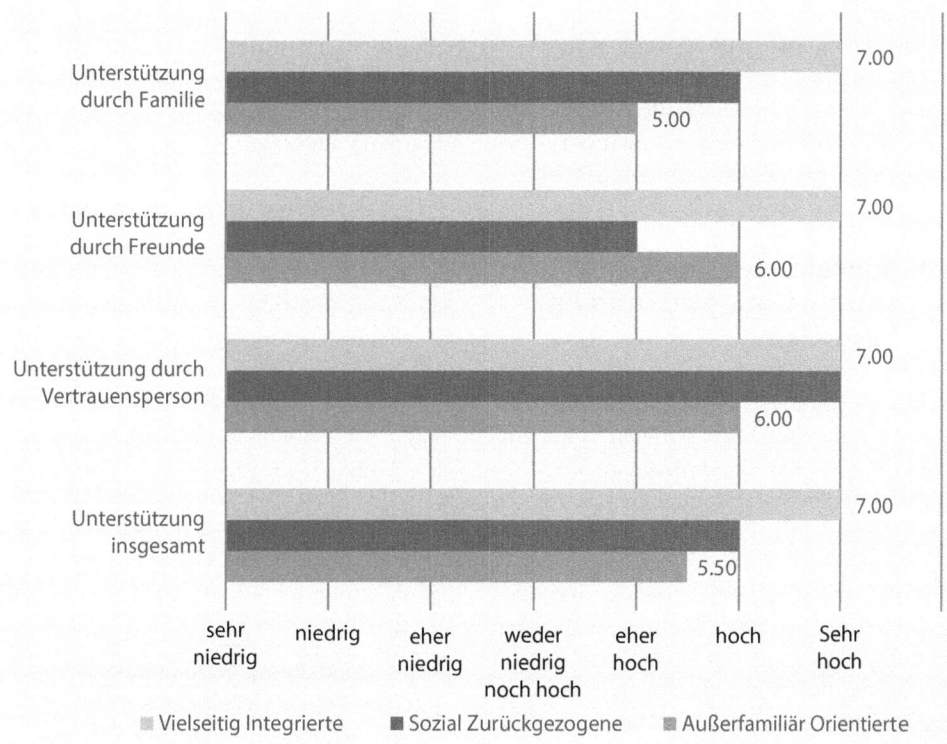

Unterstützung durch Familie: 7.00 / 5.00

Unterstützung durch Freunde: 7.00 / 6.00

Unterstützung durch Vertrauensperson: 7.00 / 6.00

Unterstützung insgesamt: 7.00 / 5.50

X-Achse: sehr niedrig — niedrig — eher niedrig — weder niedrig noch hoch — eher hoch — hoch — Sehr hoch

Legende: Vielseitig Integrierte — Sozial Zurückgezogene — Außerfamiliär Orientierte

◘ Abb. 7.8 Das Ausmaß sozialer Unterstützung nach Typen sozialen Kontakts bei Bewohnern >59 Jahre (n = 263), fehlende Werte mit multipler Imputation geschätzt. * Werte der Teilskala von 7–28 auf 7 Stufen reduziert ** Werte der Gesamtskala von 12–84 auf 7 Stufen reduziert

> **Mit zunehmendem Alter nimmt das Gefühl, durch Freunde und Vertrauenspersonen unterstützt zu werden etwas ab. Frauen fühlen sich von ihren Familienangehörigen etwas besser unterstütz als Männer.**

Angesichts der unterschiedlichen Typen sozialer Kontakte stellt sich zudem die Frage, wie sich diese auf das Unterstützungsgefühl auswirken. Wenig überraschend wiesen dabei Vielseitig integrierte Bewohner bei der sozialen Unterstützung insgesamt als auch in ihren einzelnen Bereichen, das höchste Unterstützungsgefühl auf (◘ Abb. 7.8). Außerfamiliär Orientierte fühlten sich im Gegensatz dazu insgesamt sowie durch die Familie und Vertrauenspersonen am wenigsten unterstützt. Sozial Zurückhaltende lagen insgesamt und in den beiden genannten Teilbe-

reichen an zweiter Stelle, da sie zum größten Teil über einen Lebenspartner verfügten, der die entsprechende Unterstützung bieten konnte. Nur durch ihre Freunde fühlten sie sich weniger unterstützt als die außerfamiliär Orientierten, die ihre eingeschränkten Kontakte zu Familienmitgliedern durch Kontakte zu Nachbarn im Haus und Bekannten außerhalb kompensierten, unter denen sich offensichtlich genug Freunde befanden, die ihnen ein entsprechend hohes Unterstützungsgefühl vermitteln konnten. Die Unterschiede zwischen den Typen sozialer Kontakte waren dabei statistisch signifikant (Unterstützung insgesamt: $\chi^2 = 46,868$, p = 0,000; Unterstützung durch Familie: $\chi^2 = 69,858$, p = 0,000; Unterstützung durch Freunde: $\chi^2 = 21,901$, p = 0,000; Unterstützung durch Vertrauensperson: $\chi^2 = 21,060$, p = 0,000)

7

⟩ **Vielseitig Integrierte haben das größte Gefühl sozialer Unterstützung. Außerfamiliär Orientierte das Geringste. Ihre stärkste Quelle sozialer Unterstützung sind Nachbarn und Bekannte. Sozial Zurückhaltende verfügen über ihren Lebenspartner als Unterstützungsquelle.**

7.4.3 Kontakthäufigkeit und soziale Unterstützung im Vergleich

Die hier gewonnenen Daten zur Kontakthäufigkeit und der gefühlten sozialen Unterstützung lassen mit den Ergebnissen anderer Studien zu sozialen Kontakten älterer Menschen innerhalb und außerhalb des Betreuten Wohnens vergleichen. Was die Kontakthäufigkeit anbelangt, so ist zunächst festzustellen, dass die Bewohner betreuter Wohneinrichtungen den meisten Kontakt mit ihren Nachbarn im Haus haben. Das Ausmaß ihrer sozialen Kontakte lässt sich dabei mit den Daten zur Kontakthäufigkeit bei zu Hause lebenden älteren Menschen in Österreich vergleichen, die in der Studie des Instituts für empirische Sozialforschung (2010) ermittelt wurden. Dort kamen 73 % der Über-65-Jährigen mindestens einmal pro Woche mit Bekannten oder Verwandten zusammen. In der hiesigen Studie ergab sich ein ähnliches Resultat für Kontakte mit Hausnachbarn. Diese lagen in der zentralen Tendenz bei einer Häufigkeit von mehrmals pro Woche. Ausgedrückt in Prozent, waren es 71,8 % der Bewohner, die ihre Mitbewohner mindestens einmal pro Woche sahen. Damit bestätigt sich der bereits eingangs erwähnte Befund, der sich aus dem Vergleich mit der Studie von Geser-Engleitner und Jochum (2008) zum Betreuten Wohnen in Vorarlberg ergab. An die Stelle der Bekannten und Verwandten bei den Zuhause-Lebenden scheinen – was die Kontakthäufigkeit anbelangt – die Nachbarn im Haus zu treten. Ähnlich wie hier, gaben im Betreuten Wohnen in Vorarlberg 73 % der Studienteilnehmer an, einen guten bis sehr guten Kontakt zu ihren Mitbewohnern zu haben. Dagegen waren Kontakte zu Freunden und Bekannten außerhalb der Wohneinrichtung deutlich geringer. Ausgedrückt in Prozent waren sie hier bei 44,9 % der Befragten selten oder gar nicht, in Vorarlberg sogar bei 73 % wenig bis gar nicht vorhanden.

Dass Nachbarn im Betreuten Wohnen zu einem Teil die Rolle von Freunden und Bekannten einnehmen ist auf die räumliche Nähe zurückzuführen. Nachbarn sind die am leichtesten zugängliche Personengruppe und durch die Gemeinschaftsräume ergeben sich Kontakte fast von selbst. Dies muss allerdings nicht bedeuten, dass ältere Menschen bei einem Einzug ins Betreute Wohnen ihren Bekanntenkreis zu einem großen Teil ändern. Da viele Bewohner aus dem näheren Umkreis stammen, treffen sie bei einem Einzug Freunde und Bekannte wieder, die nunmehr zu Nachbarn geworden sind.

⟩ **Auf Grund der räumlichen Nähe ersetzen im Betreuten Wohnen Kontakte zu den Nachbarn zu einem guten Teil die Kontakte zu Freunden und Bekannten. Diese sind aber unter Umständen auch in die Einrichtung eingezogen, so dass alte Kontakte erhalten bleiben.**

Die hier festgestellte Präferenz für Kontakte innerhalb der Einrichtung scheint die von den Betreuungspersonen beschriebene, interne Orientierung bei einer Reihe von Bewohnern zu bestätigen, die mit dem Wunsch, die Einrichtung nicht für externe Nutzer zu öffnen, einhergehen kann. Die Möglichkeit, sich im vertrauten Kreis zusammenzuschließen, wird durch die räumliche Nähe befördert, kann jedoch auch zu einer Abkapselung der Bewohner nach außen führen. Von daher ist es richtig, dass die Betreuungsperson Wert auf die Förderung von Kontakten nach außen legen. Allerdings legt die relativ hohe Häufigkeit von Kontakten zu auswärtigen Personen nahe, dass der Spielraum für soziale Kontakte nicht auf Beziehungen in der Einrichtung beschränkt ist, wie dies im „Assisted Living" der Fall zu sein scheint.

Bei der Kontakthäufigkeit mit bestimmten Personengruppen zeigte sich zudem ein moderater Alterseffekt. Der Kontakt zu Bekannten außerhalb der Einrichtung ließ bei älteren Bewohnern nach. Auch in der Befragung des Instituts für empirische Sozialforschung bei zu Hause lebenden älteren Menschen in Österreich war eine abnehmende Kontakthäufigkeit in Abhängigkeit vom Alter erkennen. Dort sahen 79 % der 65–69-Jährigen mindestens einmal pro Woche einen Bekannten oder Verwandten, im Gegensatz zu 67 % bei den Über-75-Jährigen (Institut für empirische Sozialforschung 2010). Die Abnahme der Kontakte zu Personen außerhalb des eigenen Zuhauses hängt zum Teil mit einer Zunahme körperlicher Einschränkungen zusammen, welche die Kontaktpflege nach außen erschwert. Von den Teilnehmern der hier durchgeführten, qualitativen Studie wurde diese immer wieder als eine Kontakterschwernis genannt. Im Betreuten Wohnen kam die räumliche Nähe der Nachbarn hinzu, durch die es sich zum Teil erübrigt, sein Kontaktbedürfnis außer Haus zu befriedigen. Ein weiterer, von den Teilnehmern der qualitativen Studie genannter Grund war der Verlust alter Freundschaften, der durch deren Krankheit, Einzug ins ein Pflegeheim oder Tod entstand.

Auf der anderen Seite war mit steigendem Alter eine Zunahme des Kontakts zu den Kindern zu verzeichnen. Dieser schien das Nachlassen der Kontakte zu Bekannten außerhalb der Einrichtung zu kompensieren. Dies legen auch die Daten zur gefühlten sozialen Unterstützung nahe. Selbige nahm insgesamt mit zunehmendem Alter der Teilnehmer nicht ab, obwohl in Bezug auf Freunde und Vertrauensperson eine leichte, aber signifikante Reduktion der gefühlten Unterstützung zu verzeichnen war. Dies legt eine kompensierende Rolle der gefühlten Unterstützung durch die Familie nahe.

> ❯ Eine Zunahme des Kontakts zu den eigenen Kindern scheint bei zunehmendem Alter zum Teil den Verlust des Kontakts zu Freunden und Bekannten zu kompensieren.

Die eingangs formulierten Vermutung, dass Frauen auf Grund ihres höheren Risikos der Verwitwung und ihrer vermutet höheren Pflegebedürftigkeit im Vergleich zu Männern insgesamt weniger Kontakte haben und weniger soziale Unterstützung erfahren, ließ nicht bestätigen. Zum einen deshalb nicht, weil es keinen statistisch signifikanten Unterschied zwischen den Geschlechtern in Bezug auf die Pflegeabhängigkeit gab, die zu einer Beeinträchtigung sozialer Kontakte führen kann. Zum anderen nicht, weil sich die Geschlechter bei der Häufigkeit von Kontakten zu Mitbewohnern und Freunden und Bekannten außerhalb der Einrichtung nicht wesentlich unterschieden. Dieses Resultat entspricht auch dem Befund des Instituts für empirische Sozialforschung (2010) bei zu Hause lebenden, älteren Personen in Österreich, der ebenfalls keinen wesentlich Unterschied zwischen den Geschlechtern beim Kontakt mit Verwandten und Bekannten feststellen konnte. Frauen im Betreuten Wohnen hatten zudem etwas häufiger Kontakt zu ihren Kindern als Männer. Dementsprechend fühlten sie sich auch durch ihre Familie etwas besser unterstützt als letztere. Trotz der höheren Verwitwungsrate bei den weiblichen Teilnehmerinnen dieser Studie (Frauen 50 %, Männer 21 %), waren sie damit in Bezug auf Kontakthäufigkeit und soziale Unterstützung nicht benachteiligt. Dabei dürfte nicht nur ihr besserer Kontakt zu Kindern, Enkeln und Verwandten eine protektive Rolle gespielt haben, sondern auch die von den Betreuungspersonen beschriebene, weibliche Dominanz im Betreuten Wohnen, die für eine frauenspezifische Sozialatmosphäre sorgte.

> ❯ Bewohnerinnen im Betreuten Wohnen erfahren nicht weniger soziale Unterstützung als Bewohner.

Was die mit Hilfe der Two-Step-Cluster-Analyse bestimmten Typen sozialer Kontaktgestaltung anbelangt, so liefern diese ein grobes Raster für das Sozialverhalten der Bewohner, in das sich die in der qualitativen Analyse gebildeten Typen (◘ Tab. 7.2) einordnen lassen. In den vielseitig Integrierten sind so die Bewohner wiederzuerkennen, die in der qualitativen Studie als Integrierte bezeichnet wurden, da sie sowohl zu Kindern und Enkeln als auch zu Nachbarn und Bekannte häufig Kontakte unterhielten. Aber auch die Bewohnerinnen, die in der qualitativen Studie eine Neuorientierung nach Partnerverlust suchen, sind den vielseitig Integrierten der quantitativen Analyse zuzurechnen. Dafür spricht der hohe Anteil an Verwitweten in diesem Typus. Gemäß der qualitativen Studie kann sich deren Sozialverhalten im Sinne einer gelingenden Überwindung des Partnerverlustes in Richtung auf das Kontaktmuster der vielseitig Integrierten hin entwickeln. Die außerfamiliär Orientierten der quantitativ gebildeten Typologie scheinen ihre Entsprechung in den Bewohner mit begrenzter Familienanbindung aus der qualitativen Studie zu finden. Einer geringen familiären Anbindung steht bei beiden eine Einbindung in das soziale Umfeld des Betreuten Wohnens gegenüber. Die sozial Zurückhaltenden der quantitativen Typologie finden sich schließlich in zwei Typen der qualitativen Befragung wieder. Sofern sie keinen Lebenspartner (mehr) haben, dürfte es sich bei ihnen um die in der qualitativen Studie als Außenseiter beschrieben Personen handeln. Zumeist lassen sie sich jedoch den Bewohnern mit Ehepartner zuordnen, bei denen der Kontakt zu anderen Personengruppen weniger stark ausgeprägt ist. Die enge Partnerbeziehung scheint bei ihnen zu einer Distanzierung vom sozialen Umfeld führen. Diese Ausrichtung des Sozialverhaltens ist allerdings nicht bei allen Bewohnern, die mit einem Ehepartner zusammenleben, anzutreffen. In geringerem Ausmaß finden sich diese auch bei den beiden anderen, quantitativ bestimmten Typen wieder – ein Befund der naheliegt, Bewohner mit Ehepartner im Betreuten Wohnen nicht einfach als distanziert wahrzunehmen, sondern ihr Sozialverhalten differenzierter zu betrachten.

Die von den Typen des sozialen Kontakts beschriebenen Kontaktmuster der Bewohner hatten dabei – im Gegensatz zum Alter und Geschlecht – einen durchgängigen Einfluss auf die gefühlte soziale Unterstützung. Wenig

überraschend fühlten sich vielseitig integrierte Bewohner sowohl insgesamt als auch von ihrer Familie, ihren Freunden und ihrer Vertrauensperson am meisten unterstützt. Sozial Zurückgezogene nahmen bei der Unterstützung insgesamt, sowie der Unterstützung durch ihre Familie und ihre Vertrauensperson die zweite Stelle ein, da sie in der Regel über einen Lebenspartner verfügten, der ihnen ein entsprechendes Gefühl verschaffte. In Übereinstimmung mit ihren geringeren Kontakten zu Mitbewohnern und Bekannten außerhalb der Einrichtung war bei ihnen zudem die gefühlte Unterstützung durch Freunde am schwächsten ausgeprägt. Außerfamiliär Orientierte hingegen wiesen zwar ein größeres Gefühl der Unterstützung durch Freunde auf, da bei ihnen die Beziehungen zu Nachbarn und Bekannten außerhalb der Einrichtung an die Stelle des Kontakts zur Familie traten, insgesamt war ihr Gefühl der sozialen Unterstützung jedoch am geringsten ausgeprägt. Dies bestätigt den Befund der qualitativen Studie, dass Bewohner mit begrenzter Familienanbindung trotz guter Kontakte im Betreuten Wohnen zeitweilig über Einsamkeit klagen. Beide Resultate weisen damit auf die Bedeutung familiärer Kontakte und familiärer Unterstützung für das soziale Wohlbefinden insgesamt hin, deren Fehlen durch die Kontakte im Betreuten Wohnen nicht vollständig zu kompensieren ist.

> **Die Typen sozialen Kontakts, die in der qualitativen Studie identifiziert wurden, lassen sich im Wesentlichen in einer statistische Typenbildung wiederfinden. Das Gefühl der sozialen Unterstützung hängt am stärksten von diesen Typen ab.**

7.4.4 Fazit

Im Fazit ergeben sich aus der quantitativen Bewohnerbefragung vier zentrale Befunde in Bezug auf die sozialen Kontakte im Betreuten Wohnen.

- Den meisten Kontakt haben Bewohner betreuter Wohneinrichtung zu ihren Mitbewohnern. Diese ersetzten zum Teil die Freunde und Bekanntschaften, die zuhause lebende, ältere Menschen in ihrer Umgebung pflegen – allerdings auch deshalb, weil diese Freunde und Bekannten ebenfalls in die Wohneinrichtung ziehen und so zu Nachbarn werden können.

— Mit zunehmendem Alter werden Kontakte zu Freunden und Bekannten geringer, was teilweise an Mobilitätseinschränkungen der Bewohner, teilweise am Verlust alter Beziehungen liegt. Dafür nimmt die Häufigkeit des Kontakts zu den Kindern zu, was zu einer Kompensation des Kontaktverlusts mit Freunden und Bekannten beitragen kann.

— Frauen haben nicht weniger Kontakte und kein geringeres Ausmaß gefühlter sozialer Unterstützung als Männer, obwohl sie häufiger von Verwitwung betroffen sind. Sie weisen vielmehr signifikant häufiger Kontakte zu ihren Kindern auf und fühlen sich auch von ihrer Familie besser sozial unterstützt. Hinzu kommt eine frauenspezifische Sozialatmosphäre im Betreuten Wohnen, welche die Entfaltung ihres Soziallebens begünstigt.

— Die gefühlte soziale Unterstützung hängt am deutlichsten von den Kontaktmustern ab, nach denen die Bewohner ihre sozialen Beziehungen gestalten. Vielseitig integrierte Bewohner fühlen sich am meisten unterstützt, außerfamiliär Orientierte am wenigsten. Dieser Befund weist daraufhin, dass eine fehlende familiäre Anbindung durch Kontakte im Betreuten Wohnen nur zum Teil ersetzt werden kann.

Literatur

Ball MM, Whittington FJ, Perkins MM, Patterson VL, Hollingsworth C, King SV, Combs BL (2000) Quality of life in assisted living facilities. Viewpoints of residents. J Appl Gerontol 19:304–325

Dobbs D, Eckert JK, Rubinstein R, Keimig L, Clark L, Frankowski AC, Zimmerman S (2008) An ethnographic study of stigma and ageism in residential care or assisted living. Gerontologist 48(4):517–526

Eckert JK, Carder PC, Morgan LA, Frankowski AJ, Roth EG (2009) Inside assisted living. The search for home. The John Hopkins University Press, Baltimore

Geser-Engleitner E, Jochum C (2008) Betreutes Wohnen für ältere Menschen in Vorarlberg. Amt der Vorarlberger Landesregierung, Abteilung Gesellschaft und Soziales, Bregenz. https://www.vorarlberg. gv.at/pdf/betreuteswohnenfueraelter.pdf. Zugegriffen am 11.12.2013

Institut für empirische Sozialforschung (2010) Lebensqualität im Alter. Befragung von Personen ab 60 Jahren. Institut für empirische Sozialforschung, Wien. http://www.sozialministerium.at/cms/site/ attachments/3/7/6/CH2228/CMS1323865896868/ bericht_lebensqualitaet_im_alter._ifes_2010.pdf. Zugegriffen am 30.03.2016

Kemp CL (2008) Negotiating transitions in later life: married couples in assisted living. J Appl Gerontol 27(3):231–251

Kemp CL, Ball MM, Hollingsworth C, Perkins MM (2012) Strangers and friends: residents' social careers in assisted living. J Gerontol Ser B Psychol Sci Soc Sci 67(4):491–502

Kemp CL, Ball MM, Perkins MM (2016) Couples' social careers in assisted living: reconciling individual and shared situations. Gerontologist 56(5):841–854

Kuhn MG (2008) The eye of beauty: creating a place for elite and aging elders. Dissertation, The University of Arizona, Department of Anthropology, Tucson

Mühlbauer H (2008) Betreutes Wohnen für ältere Menschen. Dienstleistungsanforderungen nach DIN 77800. Beuth, Berlin

Park NS, Knapp MA, Shin HJ, Kinslow KM (2009) Mixed methods study of social engagement in assisted living communities: challenges and implications for serving older men. J Gerontol Soc Work 52(8):767–783

Park NS, Zimmerman S, Kinslow K, Shin HJ, Roff LL (2012) Social engagement in assisted living and implications for practice. J Appl Gerontol 31:215–238

Perkins MM, Ball MM, Whittington FJ, Hollingsworth C (2012) Relational autonomy in assisted living: a focus on diverse care settings for older adults. J Aging Stud 26:214–225

Perkins MM, Ball MM, Candance LK, Hollingsworth C (2013) Social relationships and resident health in assisted living: an application of the convoy model. Gerontologist 58(3):495–507

Rossen EK, Knafl KA (2003) Older women's response to residential relocation: description of transition styles. Qual Health Res 13:20–36

Sandhu NK, Kemp CL, Ball MM, Burgess EO, Perkins MM (2013) Coming together and pulling apart: exploring the influence of functional status on co-resident relationships in assisted living. J Aging Stud 27(4):317–329

Shippee TP (2009) „But I am not moving": residents' perspectives on transitions within a continuing care retirement community. Gerontologist 49:418–427

Svidén G, Wikström BM, Hjortsjö-Norberg M (2009) Elderly persons' reflections on relocating to living at sheltered housing. Scand J Occup Ther 9:10–16

Williams KN, Warren CA (2009) Communication in assisted living. J Aging Stud 23:24–36

Zimet GD, Dahlem NW, Zimet SG, Farley GK (1988) The multidimensional scale of perceived social support. J Pers Assess 52:30–41

Die Beziehung zur Betreuungsperson

© Springer-Verlag GmbH Deutschland, ein Teil von Springer Nature 2019
T. Boggatz, *Betreutes Wohnen*, https://doi.org/10.1007/978-3-662-58405-7_8

Ältere Menschen im Betreuten Wohnen nehmen Betreuungspersonen zunächst als Dienstleiter wahr. Einige haben eine kritisch distanzierte Beziehung zu ihnen, andere bauen jedoch eine persönliche Beziehung zu ihnen auf, die es ihnen erlaubt, sich auch im Krisenfall an sie zu wenden. Die Betreuungspersonen selbst bemühen sich darum, durch den Aufbau einer zweckfreien Beziehung zu den Bewohnern, durch aktives auf sie Zugehen und aktives Zuhören, ihr Vertrauen zu gewinnen. Dies ermöglicht es ihnen, im Bedarfsfall auf sie Einfluss zu nehmen. Das grundlegende Prinzip der Betreuungsarbeit besteht darin, eine Balance zwischen der Fürsorge für die Betreuungsempfänger und der Achtung vor ihrer Selbstbestimmung zu finden. Die Bedeutung der Beziehungsarbeit im Betreuten Wohnen spiegelt sich auch darin wieder, dass von den Bewohnern am häufigsten die Angebote zur Gestaltung des Soziallebens in Anspruch genommen werden. Diese sind ein wesentlicher Beitrag zur Förderung ihrer Lebensqualität.

Wenn Betreuungspersonen Bewohner bei ihrer Auseinandersetzung mit Pflegebedürftigkeit begleiten und das soziale Miteinander in der Wohneinrichtung fördern, gehen sie selbst eine Beziehung zu den Bewohnern ein. Sie werden damit zu einem Teil des sozialen Netzwerks der Bewohner. Anders als die Kontakte der Bewohner untereinander und zu Personen außerhalb der Einrichtungen entsteht die Beziehung zur Betreuungsperson jedoch nicht primär auf Grund von Interesse und Sympathie, sondern bedingt durch die Aufgabenstellung der Betreuung, der ihr den funktionellen Charakter einer Dienstleistung verleiht. Die Beziehung der Betreuungspersonen zu den Bewohnern artikuliert sich damit vor allem in der Erfüllung ihrer Aufgabenstellung, also darin wie sie Bewohner bei der Auseinandersetzung mit Pflegedürftigkeit begleiten und die Gestaltung ihrer sozialen Beziehungen fördern, und wie diese Tätigkeiten von den Bewohnern in Anspruch genommen werden. Sie geht jedoch nicht – wie im Folgenden zu zeigen sein wird – einfach im Erfüllen dieser Funktionen auf. Dieser besondere Charakter der Beziehung lässt es als sinnvoll erscheinen, sie separat zu

betrachten. In diesem Kapitel wird daher zunächst beschrieben, wie sich die Beziehung zur Betreuungsperson aus der Sicht der Bewohner darstellt, um dann umgekehrt den Aufbau und die Gestaltung der Beziehung zu den Bewohnern aus der Sicht der Betreuungspersonen zu beleuchten. Hierzu wird auf die Ergebnisse der beiden qualitativen Befragungen zurückgegriffen. Die beiden Perspektiven können so einander gegenübergestellt werden. Das daraus resultierende Gesamtbild der Beziehungen zwischen Bewohnern und Betreuungsperson lässt sich schließlich mit den Beziehungen zwischen Bewohnern und Personal im „Assisted Living" vergleichen. Anhand der dabei feststellbaren Ähnlichkeiten und Unterschiede kann das Grundprinzip einer professionellen Fürsorge herausgestellt werden. Abschließend werden die Ergebnisse der quantitativen Bewohnerbefragung zur Nutzung der Betreuungsleistungen und der Zufriedenheit mit diesen vorgestellt, um so den quantitativen Aspekt der Beziehung zwischen Bewohnen und Betreuungspersonen zu beleuchten.

8.1 Die Perspektive der Bewohner

Was die Bewohner anbelangte, so erwähnten sie die Betreuungsperson kaum, wenn sie nach ihren sozialen Kontakten gefragt wurden. Diese war für sie keine Bezugsperson wie dies Freunde oder Familienangehörige waren, mit denen sie aktiv ihre Beziehungen pflegten. In den Interviews benannten sie jedoch eine Reihe von Aufgaben, für die sie die Betreuungsperson in Anspruch nahmen. Dabei wurde zugleich die Qualität ihrer Beziehung zu der Betreuungsperson deutlich. ◻ Tab. 8.1 fasst die wesentlichen Punkte ihrer Beschreibung zusammen.

8.1.1 Aufgaben der Betreuungsperson

Die Betreuungsperson trat in erster Linie in ihrer Funktion als Organisatorin der gemeinschaftlichen Aktivitäten in Erscheinung, was

▣ Tab. 8.1   Beziehung zur Betreuungsperson aus Sicht der Bewohner

Aufgaben	Organisatorin gemeinschaftlicher Aktivitäten
	Anlaufstelle bei Informationsbedarf
	Trost und Unterstützung im Krisenfall
Qualität der Beziehung	Nähe und Vertrautheit
	Distanz
	Bewertung der Funktion nach Kosten und Nutzen

ihrer Aufgabe, die sozialen Kontakte in der Einrichtung zu gestalten, entsprach.

>> *Wir machen nur einmal die Woche mit der* [Vorname der Betreuungsperson (der Verf.)] *vormittags Freitags einen Kaffee und da kann man alles vortragen oder alles sagen, ich mein, das kann man so auch, weil die* [Vorname der Betreuungsperson (der Verf.)] *ist ... dreimal die Woche da, aber wie gesagt, an dem Freitag, da können alle kommen ... sind immer dieselben, die gehen, aber sie ist sehr nett und sehr hilfsbereit, die* [Vorname der Betreuungsperson (der Verf.)] (TW04, weiblich, 76 Jahre)

Die Nennung des Vornamens der Betreuungsperson in diesem Zitat macht zugleich deutlich, dass diese nicht nur als bloße Veranstalterin gemeinschaftlicher Aktivitäten wahrgenommen wurde, wie dies ihrer Aufgabe entsprach, sondern dass sich für die Bewohnerin die Nutzung solcher Angebote mit einer persönlichen Beziehung zur Betreuungsperson verband. Zugleich wird in deren Charakterisierung als „nett und hilfsbereit" der Grund für diese persönliche Beziehung verdeutlicht. Sie erscheint als eine Helferin, deren freundlicher Charakter es einem erleichtert, sie anzusprechen und mit seinen Belangen zu ihr zu kommen. Sie zu duzen bedeutete in diesem Zusammenhang eine

persönliche Nähe, in der keine Hindernisse für das Bitten um Gefälligkeiten oder Hilfeleistungen gab. Diese Wahrnehmung wurde durch die oftmalige Präsenz der Betreuungsperson verstärkt, die ein Gefühl der Sicherheit vermittelte.

>> *und für den Fall der Fälle doch zu wissen, es ist jemand da.* (TM05, männlich, 60 Jahre)

🕑 **Betreuungspersonen gehören nicht zum unmittelbaren Freundes- und Bekanntenkreis der Bewohner, sondern werden zunächst als Dienstleister wahrgenommen. Dies schließt jedoch nicht aus, dass zwischen beiden eine freundschaftliche Beziehung entsteht.**

Nähe und Präsenz war vor allem dann bedeutsam, wenn die Bewohner Informationen oder Unterstützung benötigten. Die Betreuungsperson wurde hier als primäre „Anlaufstelle" wahrgenommen – zum einen, weil sie eher verfügbar war als die berufstätigen Kinder, die unter Umständen nicht einmal im gleichen Ort wohnten, zum anderen, weil ihr bei Fragen zum Unterstützungsbedarf die größere Kompetenz zugeschrieben wurde.

>> *Also wenn ich was am Herzen habe, gehe ich zur* [Vorname der Betreuungsperson (der Verf.)] *Sie hilft mir sehr, muss ich sagen, ja. Ja, die ist sehr lieb.* (TW06, weiblich, 70 Jahre)

>> *Die ist ja erste die Ansprechpartnerin, oder jetzt auch, so ein gesundheitliches Problem, weil sie ja im Altersheim war, und da ist sie für mich die erste. Oder eben jetzt für Hilfsmittel, zum Beispiel.* (TM05, männlich, 60 Jahre)

Die Belange, mit denen man sich an die Betreuungsperson wandte, konnten dabei sehr vielfältig sein. Zumeist handelte es sich um Hilfestellung bei Anträgen oder um die Vermittlung von Haushaltshilfen. Wies die Betreuungsperson eine pflegerische Qualifikation auf, konnte es auch sein, dass die Bewohner sich diesbezüglich an sie wandten.

» *Nein, Tabletten. Tut die [Vorname der Be-*
treuungsperson (der Verf.)] immer kontrol-
lieren, ich bin sehr schön herunten jetzt, auf
78 bin ich jetzt herunten, also es freut mich
selber, dass ich das durchhalte, weil die [Vor-
name der Betreuungsperson (der Verf.)] tut
mich einmal im Monat messen, Zucker, dann
den Blutdruck, und da bin ich froh, dass die
[Vorname der Betreuungsperson (der Verf.)]
das macht. Brauch ich nicht immer zum
Doktor, warten, weil wann ich herunten bin,
ist das ganz ok. (TW06, weiblich, 70 Jahre)

Die Nähe der Beziehung brachte es auch mit
sich, dass sich die Bewohner im Fall einer
persönlichen Krise an die Betreuungsperson
wandten, wobei die Unterstützung im Spenden
von Trost bestand, der auch durch körperliche
Nähe vermittelt werden konnte.

» *Wenn ich mal wirklich was brauche oder*
was nicht weiß, dann kann man zur [Vor-
name der Betreuungsperson (der Verf.)]
gehen, die ist ja wirklich sehr aufmerksam.
Und sehr nett, muss man ja schon sagen.
Man kann mit allem kommen, sie hat mir
auch geholfen, wie ich herein gekommen
bin und daher, es war ja vor Weihnachten ist
mein Mann gestorben und nach Weihnach-
ten habe ich den Umzug gehabt, das war
schon, ja … das war alles auf einmal, das
war einfach zu viel, aber da hat sie mir schon
viel geholfen. Es langt ja oft schon eine Um-
armung. (TW05, weiblich, 77 Jahre).

◉ **Betreuungspersonen sind im Fall von**
Problemen oder Unterstützungsbedarf
für Bewohner die primären Ansprech-
partner. Ist ein Vertrauensverhältnis
vorhanden, werden sie auch in Krisen-
situationen angesprochen und können
Trost spenden.

8.1.2 Qualität der Beziehung

Die persönliche Beziehung scheint hier die
Voraussetzung dafür zu sein, dass sich ein
Bewohner der Betreuungsperson gegenüber

derart weitgehend öffnet und ihre körperliche
Nähe akzeptiert. Das Duzen der Betreuungspersonen wurde allerdings nicht von allen
Bewohnern praktiziert. Einige redeten von
ihnen unter Nennung des Nachnamens und
brachten damit eine etwas distanziertere Beziehung zu ihnen zum Ausdruck. Dies und
die Tatsache, dass die Betreuungsperson auch
bei einer persönlicheren Beziehung nicht bei
der Frage nach den sozialen Kontakten als Teil
der Freunden oder Bekannten erwähnt wurde,
macht deutlich, dass die Beziehung zu ihr zunächst einen funktionellen Charakter hatte.
Dementsprechend unterlag die Beziehung mit
ihr auch einer Bewertung ihrer Nützlichkeit,
wobei der Bewertungsmaßstab von den Erwartungen abhing, die man in Bezug auf ein
Betreutes Wohnen hegte.

» *Nachmittags haben Sie Veranstaltungen, sie*
machen einige Veranstaltungen, aber das
kann man nicht betreutes Wohnen nennen.
Das ist meine Ansicht, und so viele andere.
Und manche, die jünger sind und gar
niemand brauchen, sagen, für was zahlen
wir 50,-- Euro pro Kopf … das ist von dem
Großteil der Leute, die 50,-- Euro tun sehr
vielen weh … ja, man kann sich nicht viel
erwarten, aber sagen wir, wie so in manchen
Häusern, wo jemand wirklich da ist. Denn
die kommen ein paar Stunden und weg. Sie
sitzt sehr viel am Computer, gut, sie macht
die ganzen Plakate, und diese Sachen … ich
kann über sie nichts Schlechtes sagen, sie ist
sehr nett und … aber sagen wir, es ist nicht,
was man sich unter betreutes Wohnen vor-
stellt. Weil ich glaube nur, dass der Ausdruck
falsch ist. (TW13, weiblich, 90 Jahre)

Auch wenn die Bewohnerin ihre Kritik (vielleicht auch im Sinne einer Anpassung an soziale Erwünschtheit von Urteilen) relativierte,
ist ihr Urteil durch einen Vergleich von Kosten und Nutzen bestimmt. Dass der erwartete
Nutzen nicht eingetreten ist, wird zwar nicht
der Betreuungsperson sondern irreführenden
Informationen zugeschrieben (der Ausdruck
ist falsch), dies färbt jedoch auf die Beziehung
zur Betreuungsperson ab. Diese entwickelt sich

für die Bewohner im Spannungsfeld zwischen einer kritisch-distanzierten Bewertung ihrer Funktion als Dienstleisterin und einer persönlichen Beziehung, die ihnen das Sich-Anvertrauen bei Unterstützungsbedarf und Krisen ermöglicht.

> ❯ Die Beziehung der Bewohner zur Betreuungsperson kann kritisch distanziert sein, aber auch in persönlicher Nähe bestehen und auf Vertrauen basieren.

8.2 Die Perspektive der Betreuungspersonen

Der Sichtweise der Bewohner stehen die Schilderungen der Betreuungspersonen zur Beziehungsgestaltung mit den Bewohnern gegenüber. Sie berichteten dabei von hilfreichen Voraussetzungen, die sie hierfür mitbrachten, von den Rahmenbedingungen der Kontaktgestaltung in der Einrichtung, vom Verhalten der Bewohner ihnen gegenüber, sowie von ihren Einstellungen zu und ihrem Verhalten bei der Beziehungsgestaltung mit den Bewohnern. ◻ Tab. 8.2 bietet eine Übersicht über die wesentlichen, von ihnen genannten Punkte.

8.2.1 Voraussetzungen der Betreuungsperson

Für den Aufbau und die Gestaltung ihrer Beziehungsarbeiten betrachteten die Betreuungspersonen je nach ihrer beruflichen Laufbahn bestimmte Voraussetzungen als hilfreich. Pflegekräfte nannten hier ihre pflegerische Ausbildung und Sozialarbeiter ihr Studium der Sozialarbeit. Eine Teilnehmerin hob diesbezüglich ihre Ausbildung im Konfliktmanagement hervor. Als unabdingbar erschien vielen der Teilnehmer jedoch ein soziales Gespür, das sich ihrer Meinung nach nicht im Rahmen einer formalen Ausbildung erlernen ließ.

❯ *Das ist wieder auch persönlichkeitsimmanent … wir machen das einfach so, wir haben da unseren Weg, die Frau XXX hat eben*

da sehr herzliches Geschick, die ist einfach, die hat die Art dafür und die Art können sie nicht lernen. (EXP12, weiblich)

8.2.2 Rahmenbedingungen der Kontaktgestaltung

Die genannten Fähigkeiten und Voraussetzungen konnten dabei nur unter Rahmenbedingungen zur Geltung kommen, die letztendlich durch den Betreiber der Einrichtung vorgegeben waren. Durch diese war der Aufgabenbereich der Betreuungsperson festgelegt. Er umfasste die Vorgabe einer regelmäßigen Kontaktaufnahme und die bereits beschriebenen, organisatorischen Aufgaben im Rahmen der Betreuung der Bewohner und der Gestaltung ihrer sozialen Kontakte. Hinzu kam gegebenenfalls das Weiterleiten von Beschwerden an den Betreiber der Einrichtung. Das Erbringen von pflegerischen Leistungen durch die Betreuungsperson war durch den Arbeitsauftrag ausgeschlossen, so dass die entsprechenden Bedürfnisbereiche der Bewohner bei der Kontaktgestaltung mit der Betreuungsperson keine Rolle spielten. Eine gewisse Auswirkung auf die Beziehungen zu den Bewohnern hatte die Kommunikation des Einrichtungsbetreibers, die vor dem Einzug erfolgt war. Da diese aus Sicht der Betreuungspersonen bei den Bewohnern falsche Erwartungen geweckt hatten, musste es nach einem Einzug zu einer Enttäuschung kommen. Für die Betreuungspersonen als Repräsentant des Betreibers vor Ort entstand so ein belastender Moment in der Beziehungsgestaltung, da die Bewohner von ihnen eine Erfüllung der geweckten Erwartungen verlangten.

❯ *Das Problem war, also mit dem ich am meisten zu kämpfen hatte, war das Misstrauen gegenüber der Organisation, gegenüber der Betreuung. Eine große Rolle gespielt hat, dass man für die Betreuung im Monat zur Miete dazu bezahlen muss… und ein jeder will eine ganz große Leistung haben …. Ich bin halt der Meinung, dass es von Anfang*

8

◻ **Tab. 8.2**   Beziehung der Bewohner zu den Betreuungspersonen

Voraussetzungen der Betreuungspersonen	Pflegerische Ausbildung	
	Studium der Sozialarbeit	
	Ausbildung im Konfliktmanagement	
	Soziales Gespür	
Rahmenbedingungen der Kontaktgestaltung	Vorschrift zu regelmäßiger Kontaktaufnahme	
	Organisatorische Aufgaben	
	Keine Pflege	
	Fehlkommunikation vor Einzug	
Verhalten der Bewohner zur Betreuungsperson	Betreuung gewünscht	
	Distanz zur Betreuungsperson gewünscht	
	Konflikte mit Anbieter	
Einstellung der Betreuungspersonen	Vertrauensverhältnis aufbauen	
	Empathie & Herzlichkeit	
	Eigenheiten respektieren	
	Autonomie & Privatsphäre achten	
	Individuelle Betreuung	
Verhalten der Betreuungspersonen	Kontaktgestaltung zu einzelnen Bewohnern	Ansprechperson sein
		Gelegenheitsgespräche
		Regelmäßige Kontaktaufnahme
		Zugehen auf Zurückgezogene
		Vertrauensbildende Maßnahmen
		Persönliche Gespräche
		Psychosoziale Betreuung
	Konfliktmanagement bei Verärgerung über Einrichtung	Vertrauen in Einrichtung fördern
		Ärger loswerden lassen
		Vertragliche Vereinbarungen deutlich machen

an, ganz egal, ob das vom Bauträger, von der Organisation war, dass die Informationen diesbezüglich nicht ausreichend waren für die Bewohner, was man sich unter betreutem Wohnen schlichten Endes erwartet. (EXP09, weiblich)

Die Betreuungsperson wurde so in einen Konflikt hineingezogen, der eigentlichen zwischen den Bewohnern und der Anbieterorganisation bestand.

> ❯ Falsche Erwartungen, die vor dem Einzug durch Fehlkommunikation geweckt werden, können nachher die Beziehung der Bewohner zur Betreuungsperson belasten, da von letzteren Tätigkeiten erwartet werden, die über ihren Arbeitsauftrag hinausgehen.

8.2.3 Verhalten der Bewohner zur Betreuungsperson

Das Verhalten der Bewohner gegenüber der Betreuungsperson zeigte sich dabei in unterschiedlichen Graden der Akzeptanz von Betreuung. Zu einem großen Teil ließen die Bewohner die Erwünschtheit des Kontakts mit und der Betreuung durch die Betreuungsperson erkennen.

> ❯ *... es sind auch welche da, die sagen, wann haben sie jetzt endlich mal Zeit bei mir Kaffee zu trinken, ich warte schon so lange, also das wird eigentlich immer total gewünscht.* (EXP11, weiblich)

> ❯ *... die wollen einfach dann sagen, ja, ich bin ja auch hier, dass ich jetzt hier das so gemacht bekomme und genießen das, dass jetzt einfach umsorgt werden.* (EXP12, weiblich)

Diese Einstellung lag auch dem bereits erwähnten Wunsch nach Organisation von gemeinschaftlichen Aktivitäten durch die Betreuungsperson zu Grunde. Daneben gab es aber auch Bewohner, die eine Distanz zur Betreuungsperson wünschten. Neben den bereits

erwähnten Kritikern, die eine unzureichende Betreuungsleistung bemängelten, handelte es sich hierbei vor allem um extern Orientierte, die das Betreute Wohnen als reine Unterkunft aber nicht als Raum für ihre alltägliche Lebensgestaltung nutzten. Diese Bewohner waren unzufrieden, weil sie Kosten für eine Leistung zu tragen hatten, die sie gar nicht in Anspruch nehmen wollten.

> ❯ *Ja da gibt's schon ganz herbe Kritiker. Die gibt's schon, die sagen, ich zahle das dauernd, ich brauche nichts von euch.* (EXP11, weiblich)

In einigen Fällen führte die Unzufriedenheit dazu, dass die Betreffenden wieder auszogen.

8.2.4 Einstellung der Betreuungsperson

Um ihre Beziehung zu den Bewohnern zu gestalten, war es den Betreuungspersonen allerdings wichtig, ein Vertrauensverhältnis zu ihnen aufzubauen.

> ❯ *Da glaube ich, ist die Hauptaufgabe darin, besteht darin, dass man mal vorwiegend Vorarbeit leistet, dieses Vertrauen aufbaut, Kontakt zu den Bewohnern kriegt.* (EXP09, weiblich)

Nur unter dieser Voraussetzung, glaubten sie, werde sich ein Bewohner bei Problemen an sie wenden und ihnen eine Möglichkeit der Einflussnahme geben. Hierzu erschien es ihnen wichtig, mit Empathie und Herzlichkeit auf die Bewohner zuzugehen und sie mit ihren Eigenheiten zu akzeptieren.

> ❯ *Das ist der Schlüssel, dass sie da sein müssen und nicht nur hier sitzen, sondern dass sie den Menschen annehmen, seine Familie annehmen, seine Krankheiten, seine Schwierigkeiten.* (EXP12, weiblich)

> ❯ *Und ich denke mir, bis zu einem gewissen Grad musst du halt die Leute auch so nehmen, wie sie sind. Du kannst sie nicht*

umdrehen, du kannst die Leute nicht mit 70
umdrehen oder so. Das geht einfach nicht.
(EXP15, weiblich)

Zugleich betonten sie die Wichtigkeit, einen
Bewohner nicht durch die Betreuung zu ver-
einnahmen, sondern seine Autonomie und
Privatsphäre zu beachten

» *Aber natürlich muss man das auch im Hin-*
terkopf haben und auch bedenken, dass es
potenziell sein könnte, dass es für jemanden
ein Problem ist, wenn ich jetzt doch hier
und da einmal nachfrage, jetzt habe ich sie
schon zwei Wochen nicht mehr gesehen und
geht's ihnen eh gut und so, könnte ja sein,
dass es für wen eben schon zu viel an Frei-
heitsberaubung ist. (EXP02, männlich)

8 Das Recht auf Selbstbestimmung verlangte von
ihnen ein individuelles Einjustieren ihrer Nähe
und Distanz zu den einzelnen Bewohnern. Sie
musste dabei auf die unterschiedlichen Bedürfnisse eingehen, und dies verlangte die individuelle Betreuung jedes einzelnen.

» *Da braucht man sicher ein halbes Jahr, dass*
man jeden Einzelnen kennen lernt mit sei-
nen Eigenarten, Wünschen, Bedürfnissen, da
braucht man auch Zeit, glaube ich, bis man
wen wirklich gut kennen lernt, wie man da
mit dem umgeht. (EXP14, weiblich)

> **Das Vertrauen der Bewohner zu gewin-**
> **nen und ihre individuellen Eigenschaf-**
> **ten kennenzulernen sind wesentliche**
> **Voraussetzungen dafür, im Bedarfsfall**
> **auf sie Einfluss nehmen zu können.**

8.2.5 Verhalten der Betreuungsperson

Diese Grundeinstellung bestimmte das Verhalten der Betreuungspersonen gegenüber den
Bewohnern. Um ihre Kontakte zu den einzelnen Personen zu gestalten, nutzen sie eine
ganze Reihe von Verhaltensweisen. Zunächst
sorgten sie dafür, während ihrer Anwesenheit in der Einrichtung eine Ansprechperson

für die Bewohner zu sein, in dem sie sich in
Räumlichkeiten aufhielten, die jederzeit für die
Bewohner zugänglich waren.

» *Wenn ich da bin, bin ich in dem Aufenthalts-*
raum. Also ich bin dort jederzeit erreichbar.
(EXP09, weiblich)

» *Und bei mir ist das so, dass im Büro der Ge-*
meinschaftsraum zusammen, also neben-
einander ist,… weil wenn ich da bin, habe
ich die Tür offen und es kommt immer wer
in den Gemeinschaftsraum, und ich rede ein
paar Worte und gehe dann wieder ins Büro.
(EXP14, weiblich)

Dadurch ergaben sich zahlreiche Gelegen-
heitsgespräche, durch die eine nähere Beziehung mit der Betreuungsperson entstehen
konnte. Die Betreuungspersonen warteten jedoch nicht nur ab, dass es zu solchen Begegnungen kam, sie waren aktiv darum bemüht,
mit jedem Bewohner in Kontakt zu treten.

» *Ja, also pro Woche, dass man mal jeden …*
zumindest einmal in der Woche mit jedem
Kontakt irgendwie haben, das machen wir,
ja. (EXP02, männlich)

Das bedeutete, dass sie Personen, die sie länger
nicht gesehen hatten, von sich aus aufsuchten,
um zu erfahren, wie es ihnen ging. Dieses Zugehen auf die Bewohner erschien ihnen besonders bei den Zurückgezogenen notwendig. Als
vertrauensbildende Maßnahmen nannten sie:
Interesse signalisieren, aktives Zuhören und
nach der Befindlichkeit Nachfragen. Dabei war
ihnen bewusst, dass das Vertrauen nicht un-
mittelbar, sondern nur indirekt und im Laufe
der Zeit entstehen konnte.

» *Die Erfahrung zeigt, die Menschen wollen*
am Anfang nicht viel erzählen … sie erzäh-
len schon das, was sie glauben, das wichtig
ist, dass ich es weiß, damit sie eben auch gut
betreut sind, vielleicht auch ein bestimmtes
Medikament, dass sie brauchen, wenn sie
irgendwo liegen, das erzählen sie lieber
wie irgendwelche schwierigen, kritischen
Lebensereignisse, die sie geprägt haben. Das

kommt nicht gleich, in einem Fragebogen, der vielleicht dann irgendwo abgeheftet wird. Das kommt eher in einem persönlichen Gespräch. Also die Vertrautheit und die Vergewisserung, dass mir da wirklich wer zuhört und den das jetzt wirklich interessiert, es ist viel besser dann, wenn ich es in einem persönlichen Gespräch, was sich zufällig so gerade ergibt. (EXP03, weiblich)

❯ **Die Persönlichkeit der Bewohner lässt sich nicht in einem formalen Aufnahmeassessment erfassen, sondern sie zeigt sich im Laufe der Zeit, wenn ihr Vertrauen zur Betreuungsperson entsteht. Auf die Bewohner zugehen und ihnen aktiv zuhören sind Möglichkeiten, dieses Vertrauen zu gewinnen.**

Im persönlichen Gespräch mit einzelnen Bewohnern konnten dabei die in den beiläufigen aber regelmäßigen Begegnungen geknüpften Kontakte vertieft werden, so dass es auch möglich war, über problematische Dinge zu reden. Kam hierbei eine besondere psychische Belastung zur Sprache, leistete die Betreuungsperson psychosoziale Betreuung.

❯ *Oder sie schütten mir einfach ihr Herz aus, das ist einfach eigentlich ganz was Häufiges, dass jemand einfach ganz viel loswerden möchte … Eine Dame hier im Haus, die hat 'nen Mann hier mit Parkinson und Demenz, die ihn aber gerne zuhause versorgen und pflegen möchte und damit einfach fast täglich an die Grenzen ihrer Leistungsfähigkeit und Belastbarkeit kommt. Die kommt oft und muss sich dann einfach ganz viel von der Seele reden und hat dann auch schon mich um Möglichkeiten der Unterstützung gefragt, und da haben wir dann auch schon diverse Dinge geregelt.* (EXP11, weiblich)

In einzelnen Fällen wurde dabei auch von den Betreuungspersonen zum Trösten eine körperliche Berührung als hilfreich wahrgenommen.

❯ *…und da bin ich auch wirklich oft bei ihm und nehme ihn dann auch in den Arm, er*

weint dann auch, der braucht viel Berührung zum Beispiel … der ist sehr lange schon allein, die Frau ist schon lange gestorben, der ist richtig gierig nach Berührung. (EXP15, weiblich)

Eine entsprechende Nähe und Vertrautheit erlaubte es dann auch, unangenehme Dinge anzusprechen.

❯ *Ja, ich sage es durch die Blume… . wir haben zwei Menschen, die ganz sparsam sind und die auch an der Körperpflege sparen, und nach einer gewissen Zeit riecht man das halt einfach. Und ich dann so Sachen sage, wie, weißt du was, vorige Woche, da hast du so ein schönes Kleid angehabt und du bist so fesch, und irgendwie vermisse ich das, … oder ich sage, letzte Woche hast du so gut gerochen, hast du da ein neues Parfum gehabt, kannst du das nicht wieder mal irgendwie …* (EXP15, weiblich)

❯ **Bei vorhandenem Vertrauen können durch die Betreuungsperson auch unangenehme Themen angesprochen und Kritik am Bewohner durch die Blume mitgeteilt werden.**

Um einer Verärgerung über die Einrichtung entgegenzuwirken, versuchten die Betreuungspersonen, das Vertrauen der Bewohner in diese zu stärken, indem sie beim Einzug über die zu erwartenden Leistungen aufklärten und gegebenenfalls transparent machten, wofür die Betreuungspauschale genau verwendet wurde. Wenn sie bei einem Bewohner eine Verärgerung vermuteten, gingen sie auf diesen zu und sprachen ihn darauf an. Um einen aufgestauten Konflikt zu entschärfen, ließen sie die Bewohner ihren Ärger loswerden.

❯ *Wir sind die, die das uns gern anhorchen und gerne mal schauen, was man da machen kann. Weil damit, wenn die Menschen das einmal herausgelassen haben, ist ja das meistens 50 % wieder weg. Weil das Ventil darf aufgehen, ich darf meinen Frust loswerden.* (EXP03, weiblich)

Unter Umständen erschien es jedoch notwendig, einer allgemeinen Verärgerung entgegenzusteuern, indem man die vertraglichen Vereinbarungen verdeutlichte.

» *Ich habe dann einmal eine gemeinsame Jause gemacht, und ich bin mit ihnen einmal einen ganzen Vormittag nur den Mietvertrag und die Betreuungsvereinbarung und die Hausordnung noch einmal durchgegangen, weil dann plötzlich ganz wilde Gerüchte entstanden sind, so von wegen, was nicht alles der Hausmeister zu tun hat, und was nicht alles so und da, ja, und dann sind wir das halt alles noch einmal genau durchgegangen.* (EXP05, weiblich)

8

 Bei Konflikten mit Bewohnern ist es hilfreich, wenn diese sich abreagieren können, indem sie ihren Ärger zum Ausdruck bringen. Bei Unklarheiten und Gerüchten empfiehlt es sich, mit gezielter Aufklärung entgegenzusteuern.

8.3 Die Perspektiven von Bewohnern und Betreuungspersonen im Vergleich

Die Wahrnehmungen der Bewohner und der Betreuungspersonen zu ihrer beiderseitigen Beziehung entsprechen einander. Die Bewohner nahmen die Betreuungspersonen nicht als unmittelbaren Teil ihres sozialen Netzwerkes wahr, welches aus Freundschaften und familiären Beziehungen bestand, sondern zunächst als Dienstleister, der gemeinschaftliche Aktivitäten organisierte und bei Bedarf als Anlaufstelle für Informationen und Unterstützung fungierte. Diese Beziehung ging jedoch bei einer Reihe von Bewohnern so weit, dass sie sich auch bei persönlichen Krisen an die Betreuungsperson wandten, was auf eine entsprechende Vertrauensbasis schließen ließ. Die Qualität der Beziehung reichte damit aus Sicht der Bewohner von einem distanzierten Verhältnis, welches die Leistung der Betreuungsperson in Relation zu ihren Kosten beurteilte, bis hin zu einer fast familiären Nähe, wenn ein unmittelbares Vertrauensverhältnis entstand, in dessen Rahmen ihnen sogar eine Umarmung angebracht erschien, um Trost zu spenden. In gleicher Weise wurde von den Betreuungspersonen bei einem Teil der Bewohner eine kritische Bewertung der Betreuungsleistung in Relation zu ihren Kosten beschrieben, die sogar zu Konflikten führen konnten, wenn vor dem Einzug geweckte Erwartungen nicht erfüllt wurden. Solche Spannungen traten allerdings auch dann auf, wenn die Bewohner keine Betreuung wünschten, vertraglich aber verpflichtet waren, die entsprechende Pauschale zu entrichten. In beiden Fällen sahen die Bewohner ihre Selbstbestimmung durch das Betreuungsangebot beeinträchtigt – entweder weil sie nicht wie erwartet über dieses verfügen konnten, oder weil die obligatorische Betreuung ihnen ein Gefühl des Kontrolliert-Seins vermittelte, für welches sie obendrein auch noch zu bezahlen hatten. Wenn die Betreuung jedoch den Bedürfnissen entsprach, sahen sich die Betreuungspersonen nicht nur als Dienstleister sondern auch als persönlicher Gesprächspartner willkommen.

Die Einstellung der Betreuungspersonen war dabei an das Verhaltensspektrum der Bewohner angepasst. Auf die Möglichkeit, dass die Bewohner keine Betreuung wünschten, reagierten sie mit einem entsprechenden Respekt vor ihrer Selbstbestimmung. Potenzielle Konflikte versuchten sie dabei schon im Vorfeld durch Vertrauensarbeit zu entschärfen. Da wo ihre Betreuung jedoch erwünscht erschien, führten sie persönliche Gespräche und leisteten psychosoziale Betreuung, bei der die Bewohner sich ihren Kummer „von der Seele reden" konnten und auch eine körperliche Berührung als Trost empfanden. Beide Seiten lassen so übereinstimmend ein Spektrum von Distanz bis Fürsorge erkennen, auf dem sich ihre Beziehung bewegt.

 Betreuungspersonen orientieren sich bei der Gestaltung ihrer Beziehung zu den einzelnen Bewohnern an deren Wunsch nach Nähe und Distanz, den sie ihnen entgegenbringen.

8.4 Die Beziehung von Bewohnern und Personal – Betreutes Wohnen und „Assisted Living" im Vergleich

Die hier geschilderten Beziehungen von Bewohnern und Betreuungspersonal heben sich deutlich von denjenigen im „Assisted Living" ab. Von letzteren hatten die qualitativen Studien ein widersprüchliches Bild gezeichnet. So wurde auf der einen Seite von familiären Beziehungen berichtet, auf der anderen Seite jedoch von einem Antagonismus, bei dem eine Bedienhaltung der Bewohner mit zum Teil diskriminierendem Verhalten gegenüber dem Personal (Ball et al. 2009; Williams und Warren 2008, 2009; Kemp et al. 2012) einem Kontrollverhalten der Betreuungspersonen gegenüberstand, mit dem diese wiederum die Selbstbestimmung der Bewohner erheblich einschränkten (Kuhn 2008; Williams und Warren 2008, 2009; Zimmerman et al. 2016). Ein derartiger Antagonismus ließ sich in den hier untersuchten Einrichtungen nicht erkennen.

8.4.1 Ausmaß des Konfliktpotenzials

Es sind allerdings schwache Parallelen vorhanden: So stand auch hier einer vertrauensvollen, quasi-familiären Beziehung zum Teil eine Bedienhaltung von Bewohnern gegenüber, welche die Leistung des Betreuungspersonals mit dem Blick von kritischen Konsumenten wahrnahmen, die sie in Relation zu ihren Kosten setzten. Aufgrund der potenziellen Konflikte ergab sich damit die quasi-familiäre Beziehung im Betreuten Wohnen nicht von selbst, sondern musste durch kontinuierliche Vertrauensarbeit und Konfliktprävention seitens der Betreuungsperson erst hergestellt werden.

Ein Antagonismus von dem Ausmaß, wie er für das „Assisted Living" beschrieben wurde, konnte im Betreuten Wohnen jedoch nicht auftreten, da hier die Möglichkeit, die Bewohner zu kontrollieren, kaum gegeben war. Zwar wurde die wöchentliche Kontaktaufnahme, die seitens

der Betreiber der Einrichtungen vorgeschrieben war, von einigen extern orientierten Bewohnern als Kontrollmechanismus wahrgenommen, sie konnten jedoch auch abgelehnt werden. Der Abstand zwischen zwei Begegnungen, der in dieser routinemäßigen Kontaktaufnahme vorgesehen war, war zudem größer als im „Assisted Living", wo die vom Personal zu erbringenden Pflege- und Versorgungsleistungen weitaus häufiger Kontakte erforderlich machten. Die damit verbundene Kontrolle der Bewohner wurde dort zudem durch die gesellschaftliche Stigmatisierung von Pflegebedürftigkeit begünstigt, die auch innerhalb der Einrichtung wirksam war. So hatte Kuhn (2008) das „Assisted Living" als räumliche Manifestation eines gesellschaftlichen Ausgrenzungsprozesses geschildert, weil es nicht nur eine Separierung der Bewohner von der übrigen Gesellschaft ermöglichte, sondern auch durch die Möglichkeit einer Verlegung ins Pflegeheim selbst über ein weiteres Ausgrenzungs- und damit Stigmatisierungspotenzial verfügte. Zwar wurde von den hier befragten Betreuungspersonen auch eine Stigmatisierung von Pflegebedürftigkeit berichtet, diese wurde jedoch nicht als Kontrollmittel gegen die Bewohner eingesetzt. Vielmehr gab es eine offensive Abwehr gesellschaftlicher Stigmatisierung, wenn sich die Bewohner in einem offenen Brief an die Gemeinde wandten, um den Charakter des Betreuten Wohnens zu erläutern.

> Ein Antagonismus zwischen Bewohnern und Betreuungspersonen, wie er im Assisted Living beobachtet wurde, lässt sich im Betreuten Wohnen nicht feststellen. Da Pflege nicht zur Aufgabe der Betreuungspersonen gehört, können Konflikte nicht durch eine Einschränkung der Selbstbestimmung der Bewohner ausgelöst werden.

8.4.2 Einflussfaktoren für die Beziehungsgestaltung

Es lassen sich dabei zwei Gründe für die unterschiedliche Ausprägung der Beziehung von

Bewohnern und Personal erkennen. Der erste besteht in der Ausrichtung des Assisted Living auf eine Versorgung im Fall von Pflegebedürftigkeit. Die dortigen Betreuungspersonen agieren dadurch bedingt im Rahmen von Versorgungsabläufen, die in Abhängigkeit vom vorhandenem Personal und verfügbarer Zeit mehr oder minder effizient zu gestalten sind. Die Entfaltung einer persönlichen Beziehung zu den Bewohnern wird durch die zu erbringende Versorgung eingeschränkt. Je enger der Zeitrahmen, desto öfter kommt der Kontakt nur deshalb zustande, weil vorgegebene Aufgaben zu erledigen sind. Der Aufbau einer nicht zweckgebundenen Beziehung zu den Bewohnern tritt entsprechend in den Hintergrund. Die Notwendigkeit einer effizienten Versorgung zeigt sich auch bei der Gestaltung der Gemeinschaftsaktivitäten im „Assisted Living". Diese werden an das Durchschnittsniveau der Bewohner angepasst und daher von den anspruchsvolleren unter ihnen als kindisch empfunden. Deren aktivierende Betreuung geht dann im schlimmsten Fall mit einer Zwangsvergemeinschaftung einher. Im Betreuten Wohnen hingegen sind vergleichsweise wenige Versorgungsaufgaben durch die Betreuungspersonen zu erledigen. Es bestehen daher weitaus mehr Spielräume, eine zweckfreie Beziehung zu den Bewohnern einzugehen. Das geringe Ausmaß von deren Pflegebedürftigkeit sorgt zudem dafür, dass sie nicht in gleichem Maße auf gemeinschaftliche Aktivitäten zu ihrer Beschäftigung angewiesen sind wie dies im „Assisted Living" der Fall ist.

> Während der Versorgungsauftrag im Assisted Living eine Aufgabenorientierung des Personals mit sich bringt, gibt es im Betreuten Wohnen weitaus mehr Spielraum für die Entfaltung von zweckfreien Beziehungen.

Der zweite Grund für die unterschiedliche Ausprägung der Beziehungen dürfte in der Qualifikation des Personals zu suchen sein. Auch wenn es beim „Assisted Living" Einrichtungen mit einem gewissen Anteil an qualifiziertem Pflegepersonal gab, so waren doch diejenigen, welche die körperliche Pflege verrichteten und damit den engsten Kontakt zu den Bewohnern hatten, in der Regel nur geringfügig qualifiziert (Hellström und Sarvimäki 2007; Ball et al. 2009; Williams und Warren 2009). Dies machte sie einerseits für Diskriminierungen durch die Bewohner empfänglich, dürfte andererseits aber auch nicht dazu beigetragen haben, dass sie eine Sensibilität für die Selbstbestimmung der Bewohner entwickelten. In den hier untersuchten Einrichtungen war das Qualifikationsniveau der Betreuungspersonen zwar etwas uneinheitlich, aber doch höher als im „Assisted Living". Dies dürfte das ausgeprägte Bewusstsein für die Selbstbestimmung der Bewohner gefördert haben. Der diesbezügliche Unterschied zwischen dem Betreuten Wohnen und dem „Assisted Living" lässt sich vielleicht am besten mit den Worten einer befragten Expertin wiedergeben, die sich allerdings bei ihrem Vergleich auf ihre Erfahrungen in einem Pflegeheim bezog:

> *Das ist total anders wie im Seniorenheim, ich habe da lange genug gearbeitet im Seniorenheim und ich habe mich sehr, sehr schwer getan, wie ich da herübergekommen bin. Da haben mich die Bewohner gleich darauf aufmerksam gemacht, du, ich bin noch mündig. (EXP04, weiblich)*

> Ein Bewusstsein für die Selbstbestimmung von Betreuungsempfängern kann durch eine professionelle Qualifikation gefördert werden.

8.4.3 Betreuung zwischen Fürsorge und Achtung der Selbstbestimmung

Aus diesem Bewusstsein ergab sich das zentrale Thema der Betreuungsarbeit im Betreuten Wohnen, das sich in beiden hier untersuchten Aufgabenbereichen wiederfindet. In Bezug auf eine entstehende Pflegebedürftigkeit bestand es im Wahren der Balance zwischen Fürsorge und Achtung der Selbstbestimmung. In Bezug auf die Förderung sozialer Kontakte besteht es in einer Balance zwischen der Organisation gemeinschaftlicher Aktivitäten und der Beachtung einer freiwilligen Teilnahme. Dass das Halten einer Balance erforderlich ist, macht deutlich, dass die Beziehung der Betreuungsperson zu den Bewohnern zwischen zwei Extrempolen schwanken kann, von denen der eine in einem völligem Zugeständnis der Selbstbestimmung und gleichgültigem Gewährenlassen besteht und der andere in einer vollständigen Übernahme der Fürsorge und letztendlichen Entmündigung.

> Das grundlegende Prinzip jeder Pflege und Betreuung besteht darin, eine Balance zwischen der Fürsorge für die Pflege- oder Betreuungsempfänger und der Achtung vor ihrer Selbstbestimmung zu finden.

Diese möglichen Ausprägungen von zwischenmenschlichen Beziehungen werden von Heideggers Theorie der Fürsorge beschrieben (Heidegger 1979). Heidegger versteht dabei unter Fürsorge ein grundlegendes Merkmal des menschlichen Daseins, das im Mitsein mit anderen besteht und sich in verschiedenen Modi äußern kann. Ein bloßes Gewährenlassen wurde von Heidegger dabei zu den indifferenten Modi des „Miteinanderseins" gezählt und kann sich in einem „Einander-nichtsangehen" und „Aneinandervorbeigehen" äußern (ebd., S. 121). In ihrer positiven Erscheinungsweise kann sich die Fürsorge zum einen als „einspringende Fürsorge" zeigen. Diese „kann dem anderen die Sorge gleichsam abnehmen und im Besorgen sich an seine Stelle setzen… . (sie) übernimmt das, was zu besorgen ist, für den Anderen. Dieser wird dabei aus seiner Stelle geworfen, er tritt zurück, um nachträglich das Besorgte als fertig Verfügbares zu übernehmen, bzw. sich ganz davon zu entlasten. In solcher Fürsorge kann der Andere zum Abhängigen und Beherrschten werden, mag diese Herrschaft auch eine stillschweigende sein und dem Beherrschten verborgen bleiben" (ebd. S. 122).

Die einspringende Fürsorge hat damit einen ambivalenten Charakter, der den Antagonismus zwischen Bewohnern und Betreuungspersonal im „Assisted Living" verständlich macht. Zum einen kann sie von den Bewohnern als Entlastung empfunden und daher erwünscht sein. Wenn sie sich bedienen und versorgen lassen, laufen sie jedoch Gefahr, durch die stellvertretende Aktivität der Betreuungspersonen in deren Abhängigkeit zu geraten und von ihnen im Rahmen der Versorgungsroutinen der Einrichtung entmündigt zu werden. Durch das Einkaufen der Dienstleistung und die symbolische Aneignung der Verfügungsgewalt über die Dienstleister, die sich im diskriminierenden Verhalten diesen gegenüber äußert, versuchen die Bewohner ihre Selbstbestimmung wieder herzustellen und trotz ihrer Abhängigkeit in einer dominanten Position zu verbleiben. Dies kann jedoch nur solange gelingen, wie sie selbst über genügend körperliches Potenzial verfügen, ihre Unabhängigkeit durch eine teilweise selbstständige Sorge um sich selbst zu behaupten. Eine Tendenz zu dieser ambivalenten Fürsorgebeziehung war auch im Betreuten Wohnen zu erkennen, wenn dessen Bewohner in der Beziehung zur Betreuungsperson eine Konsumentenrolle einnahmen, die sich gegebenenfalls in einer „Bedienhaltung" äußerte. Einige Betreuungspersonen sahen sich angesichts der eher passiven Haltung der Bewohner in die Rolle des „Machers" und „Motors" von gemeinschaftlichen Aktivitäten gedrängt, und einer von ihnen wollte eine eigenständige Aktivität und Mitbestimmung der Bewohner auch gar nicht als wünschenswert erscheinen.

Insgesamt war das Selbstversorgungspotenzial der Bewohner im Betreuten Wohnen jedoch so groß, dass sich eine einspringende Fürsorge nur ansatzweise entfalten konnte. Die Betreuungspersonen sahen sich vielmehr veranlasst, die Selbstbestimmung der Bewohner zu respektieren und nicht durch das Ausüben von Kontrolle, sondern durch Vertrauensarbeit mögliche Konflikte zu entschärfen. Die von ihnen erstrebte Balance zwischen der Übernahme von Verantwortung einerseits und dem Zugestehen von Autonomie und Selbstbestimmung andererseits lässt sich dabei im Sinne Heideg-

8

gers als vorausspringende Fürsorge verstehen, die nicht darin besteht, dem Anderen „die Sorge abzunehmen, sondern als solche erst eigentlich zurückzugeben" (ebd., S. 122). Heidegger zu Folge geht es ihr um die „Existenz des Anderen" selbst, denn sie „verhilft dem Anderen dazu, in seiner Sorge sich durchsichtig und für sie frei zu werden." (ebd., S. 122). Der andere wird somit nicht bevormundet, sondern dazu befähigt, sein eigenes Anliegen zu finden und eine Entscheidung nach seinen Bedürfnissen zu treffen. In diesem Sinne wurden Bewohner in ihrer Auseinandersetzung mit entstehender Pflegebedürftigkeit nicht zur Annahme von Hilfsmitteln und Hilfeleistungen gedrängt, sondern es wurde ihnen die Möglichkeit zugestanden, entsprechende Optionen auszuprobieren. Derartige Spielräume ermöglichten es ihnen, ihren inneren Zwiespalt zwischen dem Bedürfnis nach Selbstständigkeit und dem Bedürfnis nach Hilfe und Unterstützung zu überwinden. In gleicher Weise funktionierten Einladungen zu gemeinschaftlichen Aktivitäten und die Vermittlung individueller Kontakte. Mit keinerlei Teilnahmezwang verbunden, ermöglichten sie es den Bewohnern, Beziehungen gemäß ihren Neigungen einzugehen und so ihr Bedürfnis nach Gemeinschaft zu befriedigen. Es gibt jedoch keine Garantie dafür, dass der Balanceakt der vorausspringenden Fürsorge gelingt. Gelingt er nicht, kann die Beziehung bei einer Übergewichtung der Selbstbestimmung des Anderen zu dessen Vernachlässigung, bei einer Übergewichtung der Fürsorge zur einspringenden Sorge werden.

> **Eine einseitige Fürsorge kann dem Anderen die Sorge für sich selbst abnehmen und ihn dabei entmündigen. Eine ausgeglichene Fürsorge gewährt ihm einen Freiraum, der ihn in zu einer Sorge um sich selbst befähigt.**

8.4.4 Professionalität in der Fürsorge

Es stellt sich hierbei jedoch die Frage, ob für die Entstehung einer vorausspringenden Fürsorge

Professionalität vonnöten ist. Fürsorge leisten kann schließlich jeder, und die hier skizzierten Modi der Fürsorge sind jederzeit im alltäglichen Miteinander von Freunden oder Familienmitgliedern anzutreffen. Professionell wird der Aufbau einer vorausspringenden Fürsorgebeziehung jedoch dadurch, dass dies im Rahmen einer funktionell orientierten Beziehung geschehen soll. Die Betreuungsperson ist nämlich kein Teil der natürlichen Mitwelt der Bewohner. Sie gehört nicht zu deren selbst gesuchten, spontanen Beziehungen, sondern wird vor allem als Dienstleister wahrgenommen. Dies bedeutet zunächst, dass kein innerer Antrieb sondern ein externer Anlass die beiden Seiten zusammenbringt. Das Vertrauen, das in Freundschaften und familiären Beziehungen wie von selbst entsteht, kommt jedoch nicht durch das Erledigen eines vorgegebenen Arbeitsauftrags zustande, es muss hier durch Beziehungsarbeit bewusst gestaltet werden. Nur das Gewinnen einer Vertrauensposition erlaubt es der Betreuungsperson, ihre Beziehung zu den Bewohnern im Sinne einer vorausspringenden Fürsorge zu gestalten. Niemand würde sich einer Betreuungsperson bei entstehender Pflegebedürftigkeit oder Konflikten im Haus anvertrauen, wenn er oder sie nicht eine Beziehung zu ihr entwickelt hätte, die ein solches Anvertrauen erlaubt. Und umgekehrt könnte auch keine Betreuungsperson auf einen Bewohner im Falle von Pflegebedürftigkeit oder Konflikten im Haus zugehen, wenn nicht eine Beziehungsgrundlage hierfür vorhanden wäre.

Die Beziehung der Betreuungsperson zu den Bewohnern bleibt dabei jedoch ambivalent. Sie kann sich nicht einfach auf das Entstehen eines wechselseitigen Vertrauens beschränken und damit zu einer Entsprechung von familiären Beziehungen oder Freundschaften werden. Letztere sind nämlich nicht ziel- und zweckgebunden. Sie haben vielmehr einen intrinsischen Wert. Menschen freunden sich miteinander an und halten Kontakte aufrecht, weil sie durch gemeinsame Neigungen und Interessen miteinander verbunden sind. Hat ihre Gemeinsamkeit ein Ziel, so entsteht dieses aus diesen Neigungen heraus und ist ihr nicht extern vorgegeben.

Betreuungsbeziehungen sind hingegen durchaus ziel- und zweckgerichtet. Ihre Struktur ist vom Charakter der einspringenden Fürsorge geprägt. Es soll die physische und psychische Integrität des Bewohners gewährleistet sein, so dass er gegebenenfalls zur Akzeptanz von notwendiger Unterstützung gebracht werden muss. Es soll eine Gemeinschaft in der Einrichtung entstehen, und dies gelingt nur, wenn sich ihr die Bewohner nicht entziehen. Der Arbeitsauftrag der Betreuungsperson kann unter Umständen der Selbstbestimmung der Bewohner zuwiderlaufen. Es gibt somit eine latente Antinomie zwischen einer strukturell vorgegebenen Aufgabenerfüllung und dem hierzu notwendigen, spontanen Entstehen von Vertrauen, auf dessen Grundlage sich allein eine vorausspringende Fürsorge entfalten kann. Antinomien, die in Handlungsfeldern angelegt sind, machen eine reflektierte Auseinandersetzung mit dem eigenen Handeln notwendig, und dies ist es – insofern es erfolgt – was der Betreuungsarbeit einen professionellen Charakter verleiht (Oevermann 1996).

> Professionelle Betreuungsarbeit ist durch die gegensätzlichen Anforderungen einer zielgerichteten Aufgabenbewältigung und dem Aufbau einer zweckfreien Beziehung, die erst spontanes Vertrauen ermöglicht, gekennzeichnet.

8.5 Nutzung und Bewertung von Betreuungsleistungen

Wie dargelegt, umfasst die Aufgabenstellung von Betreuungspersonen im Betreuten Wohnen ein Spektrum an Dienstleistungen. Bei praktischen Alltagsproblemen und der Entstehung von Pflegebedürftigkeit sollen sie Informationen geben, die Bewohner bei organisatorischen Anliegen unterstützen und gegebenenfalls Dienstleistungen vermitteln. Zur Gestaltung der sozialen Kontakte sollen sie gemeinschaftliche Aktivitäten organisieren und Konflikte zwischen den Bewohnern schlichten. Darüber hinaus sollen sie Krisenhilfe leisten –

etwa im Falle des plötzlichen Todes eines Angehörigen. Um diese Funktionen erfüllen zu können, müssen sie – wie oben gezeigt – eine persönliche Beziehung zu den Bewohnern herstellen und aufrechterhalten. Hierzu sind Gespräche notwendig, die selbst keiner konkreten Aufgabenstellung dienen, sondern in erster Linie jene Vertrauensbasis schaffen, die dann im Rahmen der Aufgabenstellung genutzt werden kann, um auf die Bewohner einzuwirken. Damit ist das Tätigkeitsspektrum der Betreuungspersonen beschrieben. Es stellt sich jedoch die Frage, in welchem Ausmaß die einzelnen Tätigkeiten erforderlich sind. Im Folgenden geht es daher zunächst um die Frage, welche der genannten Tätigkeiten am häufigsten von den Betreuungspersonen ausgeübt und von den Bewohnern nachgefragt werden. Im Anschluss daran, kann im Sinne einer Qualitätsbewertung geklärt werden, wie zufrieden die Bewohner mit den einzelnen Tätigkeiten des Betreuungspersonals sind.

8.5.1 Nutzung von Betreuungsleistungen

Um die Nachfrage nach den Tätigkeiten der Betreuungsperson zu bestimmen, wurden in der quantitativen Erhebung die Teilnehmer gefragt, wie oft sie die oben genannten Tätigkeiten nutzen. Die Häufigkeit der Nutzung konnte dabei von nie bis mehr als fünfmal in den letzten sechs Monaten reichen. Zur übersichtlicheren Darstellung der Ergebnisse wurden die Angaben in zwei Kategorien eingeteilt. Die Kategorie „Nicht genutzt" umfasst die Angabe nie, die Kategorie „Genutzt" umfasst alle übrigen Antwortmöglichkeiten. ◘ Abb. 8.1 fasst die Antworten der Bewohner ab 60 Jahren zusammen. Die Ergebnisse der entsprechenden Sensitivitätsanalysen befinden sich im Anhang G (Tab. A.25, A.26, und A.27)

Gespräche mit der Betreuungsperson wurden dabei von 77,6 % der Bewohner zumindest einmal in den letzten sechs Monaten geführt. In Bezug auf den Unterstützungsbedarf bei alltagspraktischen Problemen oder Pflegebedürftig-

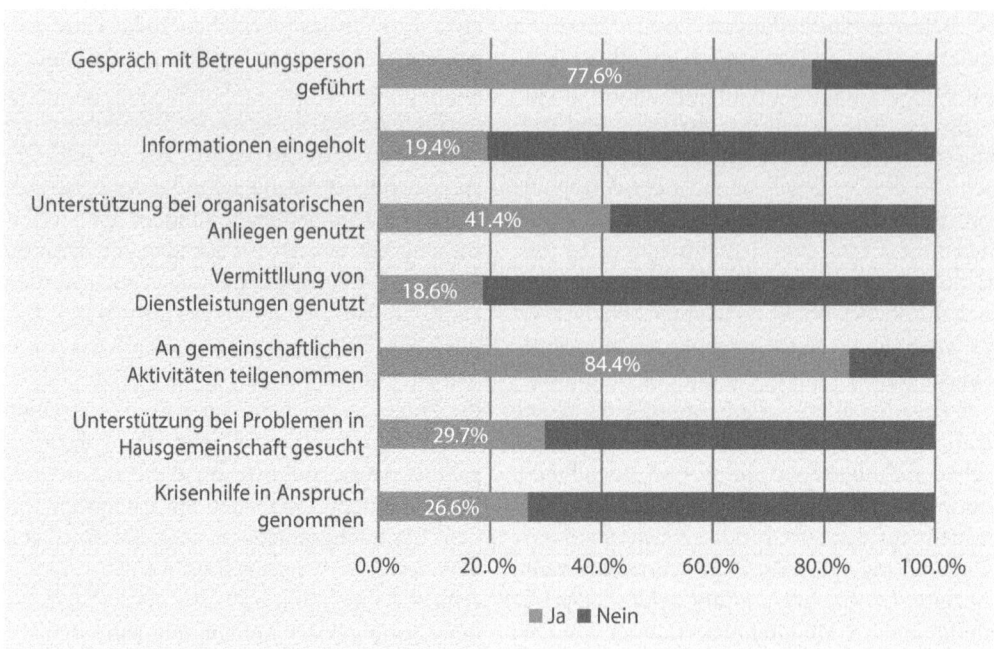

8

⊡ Abb. 8.1   Nutzung von Betreuungsleistungen in% bei Bewohnern >59 Jahre (n = 263) Fehlende Werte mit multipler Imputation geschätzt)

keit wurde mindestens einmal in diesem Zeitraum die Unterstützung bei organisatorischen Anliegen von 41,4 % der Bewohner genutzt. Informationen und Vermittlung von Dienstleistung spielten im Vergleich dazu mit einer mindestens einmaligen Nutzung durch 19,4 % bzw. 18,6 % der Bewohner eine deutlich geringere Rolle. In Bezug auf die Gestaltung sozialer Kontakte waren die gemeinschaftlichen Aktivitäten mit einer Nutzung durch 84,4 % der Bewohner die am häufigsten genutzte Dienstleistung, während Unterstützung bei Problemen in der Hausgemeinschaft nur von 29,7 % der befragten Personen gesucht wurde. Eine Krisenhilfe wurde im besagten Zeitraum nur von 26,6 % der Bewohner in Anspruch genommen.

> **Am häufigsten wird von den Bewohnern die Organisation gemeinschaftlicher Veranstaltungen durch die Betreuungsperson und ein Gespräch mit ihr in Anspruch genommen. Informationen und Vermittlungen von Dienstleistungen werden am wenigsten nachgefragt.**

Beim Vergleich der Altersgruppen ließ sich keine durchgehend höhere Nutzung bei einer bestimmten Altersgruppe erkennen (⊡ Abb. 8.2). Gespräche mit der Betreuungsperson wurden minimal öfter von den 60–69-jährigen geführt. Unterstützung bei alltagspraktischen Problemen und Pflegebedürftigkeit wurden am häufigsten von den über 80-jährigen und den untypischen Bewohnern unter 60 in Anspruch genommen. Die Über-80-jährigen nahmen auch am häufigsten an gemeinschaftlichen Aktivitäten teil, während die Unter-60-jährigen öfter als die anderen Altersgruppen Unterstützung bei Problemen in der Hausgemeinschaft suchten. Krisenhilfe schließlich wurde in geringfügig höherem Ausmaß von den 60–69-jährigen genutzt. Ein statistisch signifikanter Zusammenhang mit dem Alter ließ sich für die Inanspruchnahme von keiner dieser Betreuungsleistung nachweisen.

Ein Vergleich der Geschlechter ließ ebenfalls nur minimale Unterschiede im Nutzungsverhalten erkennen, die statistisch nicht signifikant waren (⊡ Abb. 8.3). Frauen führten

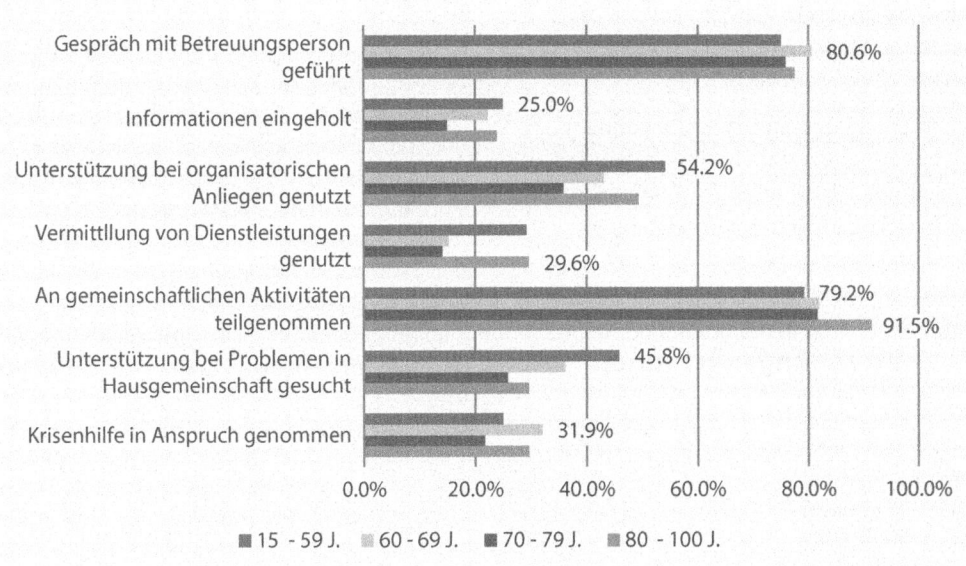

◘ Abb. 8.2 Nutzung von Betreuungsleistungen nach Altersgruppen (n = 287). Angaben in %. Fehlende Werte mit multipler Imputation geschätzt. Altersgruppe mit häufigster Nutzung in Prozent angezeigt

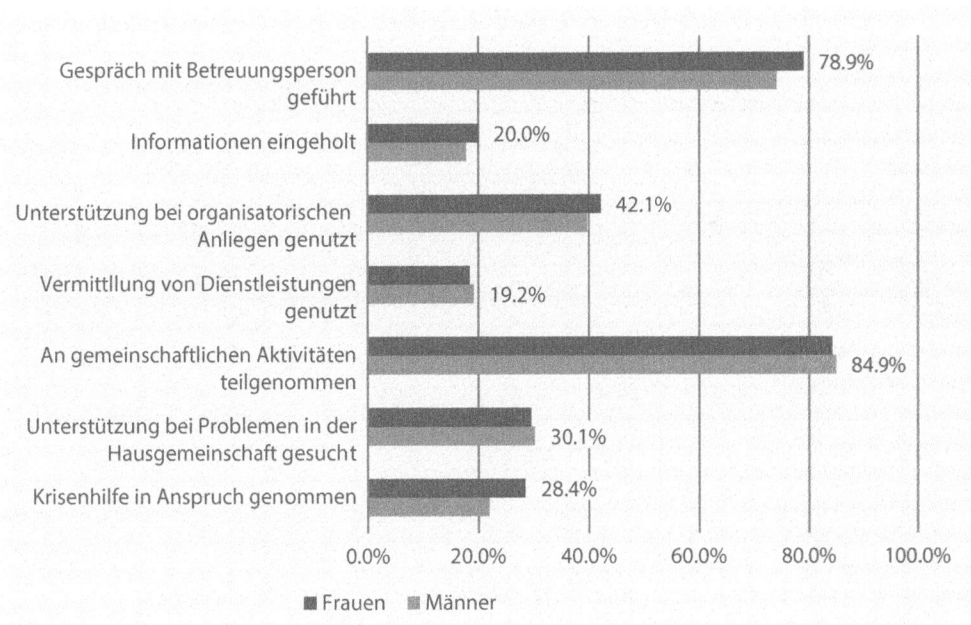

◘ Abb. 8.3 Nutzung von Betreuungsleistungen nach Geschlecht bei Bewohnern >59 Jahre (n = 263) Angaben in %. Fehlende Werte mit multipler Imputation geschätzt. Geschlecht mit häufigster Nutzung in Prozent angezeigt

etwas häufiger als Männer ein Gespräch mit der Betreuungsperson und nahmen etwas öfter Krisenhilfe in Anspruch.

> Alter und Geschlecht der Bewohner haben keinen statistisch signifikanten Einfluss auf die Inanspruchnahme von bestimmten Betreuungsleistungen.

8.5.2 Zufriedenheit mit Betreuungsleistungen

Die für die Nutzer von Dienstleistungen entscheidende Frage ist allerdings, wie zufrieden sie mit der gebotenen Leistung sein können – schließlich müssen die Bewohner für die Betreuungsleistung eine feste monatliche Pauschale zusätzlich zu den Mietkosten entrichten. Hierzu sollten sie die Dienstleistungen der Betreuungsperson mit dem Grad ihrer Zustimmung bzw. Ablehnung zu vorgegeben Aussagen bewerten. Ein Urteil über die Gespräche mit der Betreuungsperson wurde allerdings nicht erbeten, da diese keine direkte Funktion hatten, sondern vorrangig dem Beziehungsaufbau dienten. Stattdessen wurden die Teilnehmer gebeten, das Ausmaß ihrer Zufriedenheit bzw. Unzufriedenheit mit dem Vorhandensein der Betreuungsperson und mit dem zeitlichen Ausmaß ihrer Anwesenheit in der Wohneinrichtung anzugeben. ◘ Abb. 8.4 zeigt die entsprechenden Ergebnisse. Die Sensitivitätsanalysen zur Zufriedenheit befinden sich im Anhang G (Tab. A.28, A.29, A.30 und A.31).

In der Auswertung zeigte sich, dass die Bewohner über 60 Jahre in der Regel sehr zufrieden mit den Dienstleistungen und dem Vorhandensein der Betreuungsperson waren. Etwas geringer fiel die Zufriedenheit mit der Informationsvermittlung, der Vermittlung von Dienstleistungen und dem zeitlichen Umfang der Anwesenheit der Betreuungsperson aus.

Die Altersgruppen unterschieden sich dabei nur minimal im Ausmaß ihrer Zufrie-

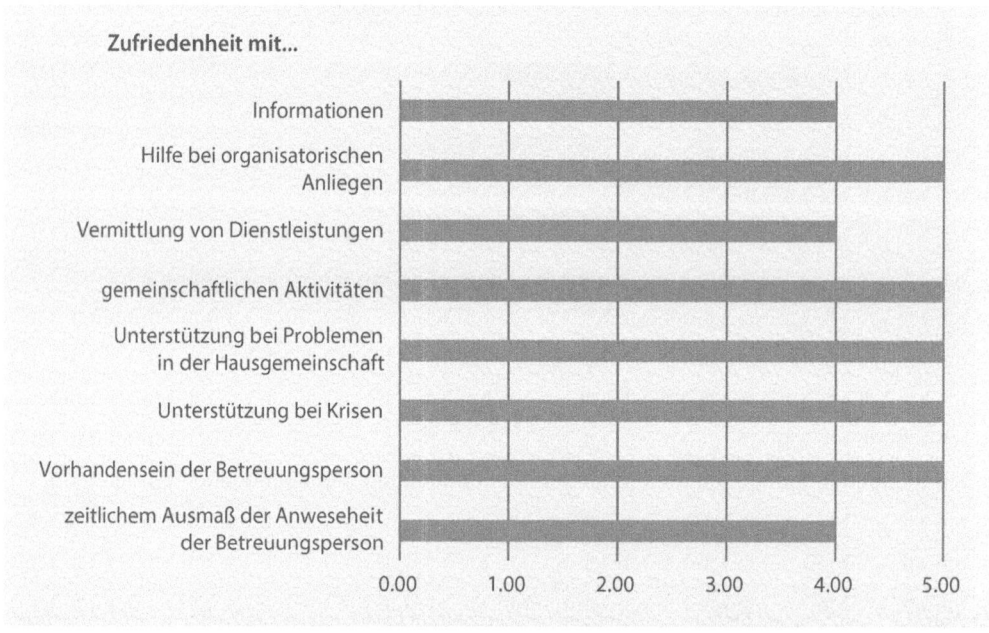

◘ **Abb. 8.4**   Zufriedenheit mit der Betreuungsperson im Median bei Bewohnern >59 Jahre (n = 263) Fehlende Werte mit multipler Imputation geschätzt.

1: sehr unzufrieden; 2: eher unzufrieden; 3: weder zufrieden, noch unzufrieden; 4: eher zufrieden; 5: sehr zufrieden

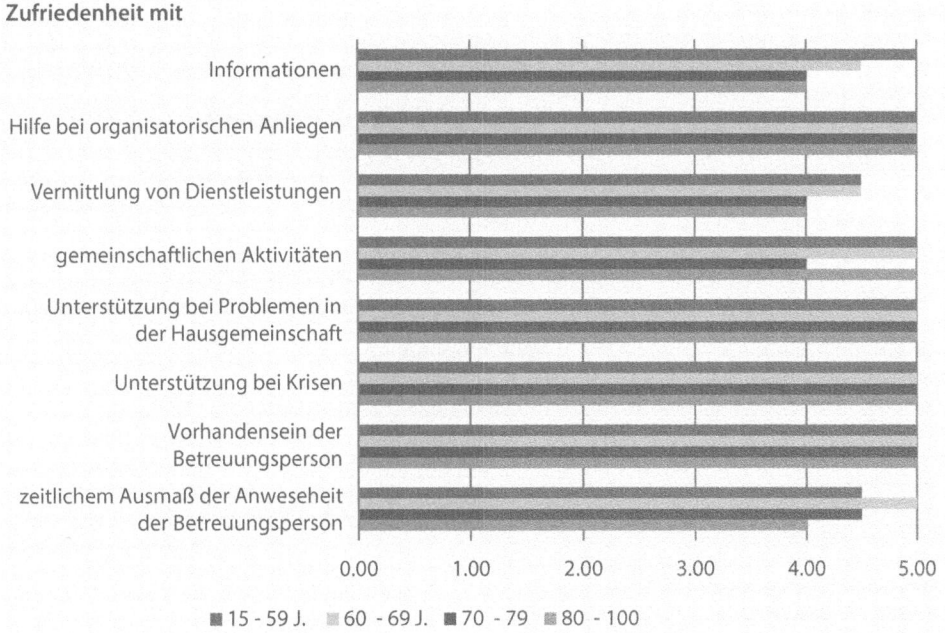

Zufriedenheit mit

◻ Abb. 8.5 Zufriedenheit mit der Betreuungsperson im Median nach Altersgruppen (n = 287) Fehlende Werte mit multipler Imputation geschätzt. 1: sehr unzufrieden; 2: eher unzufrieden; 3: weder zufrieden, noch unzufrieden; 4: eher zufrieden; 5: sehr zufrieden

denheit (◻ Abb. 8.5). Die Unter-60-Jährigen und die 60–69-jährigen waren mit der Informationsvermittlung und der Vermittlung der Dienstleistungen etwas zufriedener als die älteren Bewohner. Die 60–69-jährigen waren zudem am zufriedensten mit dem zeitlichen Ausmaß der Anwesenheit der Betreuungsperson. Ansonsten war die Zufriedenheit in den Altersgruppen fast gleich. Ein statistisch signifikanter Zusammenhang von Alter und Zufriedenheit war nicht vorhanden.

Geschlechtsspezifische Unterschiede waren ebenfalls gering ausgeprägt und statistisch nicht signifikant (◻ Abb. 8.6). Wenn, dann waren Frauen mit einzelnen Dienstleistungen in der Regel etwas zufriedener als Männer.

Einen deutlichen Einfluss auf die Zufriedenheit mit bestimmten Betreuungsleistungen hatte allerdings deren Nutzung. Bis auf die Unterstützung bei Problemen in der Hausgemeinschaft und bei Krisen waren Nutzer

der entsprechenden Leistungen in der Regel zufriedener als Nicht-Nutzer und diese Unterschiede waren auch statistisch signifikant (◻ Tab. 8.3).

> **❯** Insgesamt besteht ein hohes Maß an Zufriedenheit mit den Betreuungspersonen und ihren Betreuungsleistungen. Nutzer von Betreuungsleistungen sind mit diesen signifikant zufriedener als Nicht-Nutzer.

8.5.3 Nutzung von und Zufriedenheit mit Betreuung im Vergleich

Zwei Betreuungsleistungen werden vor allem durch die Bewohner in Anspruch genommen: Das Gespräch mit der Betreuungsperson und die von ihr organisierten, gemeinschaftlichen

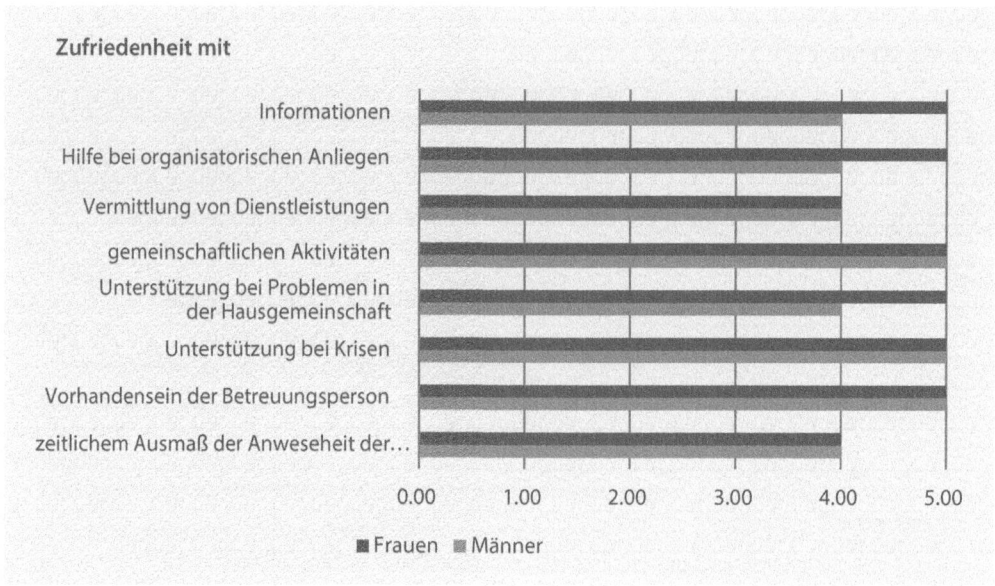

Zufriedenheit mit

8

◨ **Abb. 8.6**   Zufriedenheit mit der Betreuungsperson im Median nach Geschlecht(n = 263) Fehlende Werte mit multipler Imputation geschätzt. 1: sehr unzufrie- den; 2: eher unzufrieden; 3: weder zufrieden, noch unzufrieden; 4: eher zufrieden; 5: sehr zufrieden

◨ **Tab. 8.3**   Zufriedenheit mit Betreuung nach Nutzung bei Bewohnern >59 Jahre

	Median (IQR)			
Zufriedenheit mit	**Betreuungsleis- tung nicht genutzt**	**Betreuungsleis- tung nicht genutzt**	**U**	**P**
Informationen	4 (3–5)	5 (4–5)	4020,000	0,002
Hilfe bei organisatorischen Anliegen	4 (3–5)	5 (4–5)	5643,000	0,000
Vermittlung von Dienstleistungen	4 (3–5)	5 (4–5)	3713,000	0,001
gemeinschaftlichen Aktivitäten	4 (2–5)	5 (4–5)	3046,000	0,000
Unterstützung bei Problemen in der Hausgemeinschaft	5 (4–5)	5 (4–5)	6779,500	0,390
Unterstützung bei Krisen	5 (4–5)	5 (4–5)	6020,000	0,121

1: sehr unzufrieden; 2: eher unzufrieden; 3: weder zufrieden, noch unzufrieden; 4: eher zufrieden; 5: sehr zufrieden
n = 263, Fehlende Werte mit multipler Imputation geschätzt .Angabe basiert auf Schätzung der fehlenden Altersangabe: 235 Personen laut Angabe >59 & 28 von 31 Personen ohne Angabe laut Schätzung >59 Jahre

Aktivitäten. Dies entspricht dem Ergebnis der Studie zu betreuten Wohneinrichtungen aus dem Augsburger Raum (Saup 2001), die als einzige aus dem deutschsprachigen Raum zum Vergleich der Nutzung von Betreuungs- leistungen herangezogen werden kann. Dort gehörte die Nutzung von Freizeitangeboten durch 52 % der Befragten und die wöchentliche Kontaktaufnahme mit dem Betreuungsträger durch 39 % der Befragten zu den am häufigsten in Anspruch genommenen Betreuungsleistungen. Ersteres entspricht dabei der in der hiesigen Studie erfragten Nutzung gemeinschaftlicher Aktivitäten, letzteres der Inanspruchnahme eines Gesprächs mit der Betreuungsperson. Dass der prozentuale Anteil der Nutzer in der Augsburger Studie nicht ganz so hoch lag wie hier, mag dadurch begründet sein, dass die dortige Befragung in neu errichteten Wohnanlagen drei Monate nach dem Einzug der Bewohner erfolgte. Beide Studien machen jedoch deutlich, dass die Bewohner vor allem an Angeboten zur Förderung der sozialen Kontakte interessiert sind und dass die in der Kontaktaufnahme und den Gesprächen geleistete Beziehungsarbeit ein zentraler Bestandteil der Tätigkeit der Betreuungspersonen ist. Letzteres belegt zugleich den in den qualitativen Studien herausgearbeiteten Stellenwert, eines solchen, nicht zweckgebundenen Aufbaus von Beziehungen zu den Bewohnern.

Im Gegensatz dazu war die Inanspruchnahme einer Vermittlung von Dienstleistungen in beiden Studien gering ausgeprägt. Bei Saup (2001) waren es 15 % der Befragten, hier 18,6 %, die eine solche Dienstleistung in Anspruch genommen hatten. Lediglich die Unterstützung bei organisatorischen Angelegenheiten wie das Ausfüllen von Anträgen war in den hier untersuchten Einrichtungen durch 41,4 % der Bewohner stärker nachgefragt als im Augsburger Raum, wo dies nur durch 10 % geschah. Dass einzelne Betreuungsleistungen dabei weniger nachgefragt werden als andere, liegt in der Natur des Bedarfes begründet. Es bedeutet jedoch nicht, dass sie unwichtig wären. Eine Unterstützung bei persönlichen Krisen ist ein Bedarf, der nur in Ausnahmesituationen besteht, und auch Probleme in der Hausgemeinschaft, die nach einer Lösung durch eine Betreuungsperson verlangen, sind nicht als alltäglich anzusehen. Ebenso ist eine Vermittlung von Dienstleistungen nur dann notwendig, wenn jemand gewisse Tätigkeiten nicht mehr oder nur noch mit Mühe durchführen kann. Die Nachfrage hängt dabei mit dem Auftreten der Pflegebedürftigkeit bei den Bewohnern zusammen, die (s. ▶ Kap. 6) eher gering ausgeprägt war. Dabei ist auch in Betracht zu ziehen, dass ein Teil der Bewohner nicht von sich aus Unterstützung in dieser Situation sucht – wie dies in der qualitativen Studie von den Betreuungspersonen berichtet wurde. Die Überzeugungsarbeit, die Betreuungspersonen in diesem Fall leisten müssen, kann dabei gar nicht durch eine Befragung der Bewohner zur Nutzung von Betreuungsleistungen erfasst werden, da hierbei die Bewohner nur jene Angebote benennen, die sie selber einfordern. Zu beachten ist in diesem Zusammenhang auch der Befund, dass ein höheres Alter zwar mit einer höheren Pflegebedürftigkeit zusammenhängt, nicht aber mit einer häufigeren Inanspruchnahme von Vermittlungstätigkeit der Betreuungsperson. Dies mag teilweise auf das Vermeiden einer Auseinandersetzung mit der eigenen Pflegebedürftigkeit zurückzuführen sein, teilweise allerdings auch darauf, dass sich – wie die Betreuungspersonen berichteten – zumindest einige Bewohner die erforderliche Dienstleistung selbst organisieren, bzw. durch ihre Angehörigen organisieren lassen.

> **Dass vor allem Angebote zur Förderung des Soziallebens durch die Bewohner genutzt werden, hängt mit deren Bedeutung für die Lebensqualität zusammen. Die geringere Nutzung der übrigen Dienstleistungen ergibt sich aus dem geringeren Bedarf, der an diesen besteht.**

Zur Zufriedenheit mit den Betreuungsleistungen liegen keine vergleichbaren Daten aus anderen Studien vor. Den Daten der hiesigen Erhebung zufolge scheint diese insgesamt hoch zu sein. Hier ist jedoch als Einschränkung der Validität ein Bias durch sozial erwünschtes Antwortverhalten nicht auszuschließen. Immerhin zeigt die etwas geringere Zufriedenheit mit den Informationen und der Vermittlung von Dienstleistung, dass nicht durchweg ohne Vorbehalt Zufriedenheit geäußert wurde. Interessant ist auch der Befund, dass die Bewohner mit der zeitlichen Anwesenheit der Betreuungsperson nicht ganz so zufrieden waren wie mit ihrem Vorhandensein. Ersteres kann dabei mit letzterem zusammenhängen. Wenn den Bewohnern viel an der Beziehung zur Betreuungsperson liegt, was in der Zufriedenheit mit ihrem Vorhandensein ja zum Ausdruck kommt, kann ihre zeitlich begrenzte Anwesenheit mit einer gewissen Unzufriedenheit einhergehen. In der geringeren Zufriedenheit mit der zeitlichen Anwesenheit der Betreuungsperson kann sich aber auch die in den qualitativen Studien benannte Enttäuschung über das Ausmaß der Betreuung widerspiegeln.

Die Zufriedenheit mit der Betreuung scheint dabei nicht mit dem Alter oder Geschlecht, wohl aber mit der tatsächlichen Nutzung zusammenzuhängen. Bei fast allen Betreuungsleistungen war sie bei den Nutzern statistisch signifikant höher als bei den Nicht-Nutzern. Eingeschränkte Zufriedenheit war damit eher bei Personen anzutreffen, welche diese Leistungen laut eigenen Angaben gar nicht in Anspruch nahmen. Da es sich hier um eine Querschnittsbefragung handelt, kann allerdings nicht festgestellt werden, ob die geringere Zufriedenheit zu einer geringeren Nutzung führt oder ob nicht umgekehrt eine geringere Nutzung zu einem schlechteren Urteil über die Betreuungsleistungen führt. Dass Personen ein Urteil über eine Dienstleistung abgeben, die sie gar nicht aus eigener Erfahrung kennen, mag auf den ersten Blick befremden, entspricht aber durchaus einer Neigung der menschlichen Urteilsbildung, eine Meinung zu etwas zu haben, das man gar nicht selbst erfahren hat, sondern nur vom Hören-Sagen her kennt. Man darf jedoch fragen, wie angemessen die Betreuungsleistung in den Angaben der Nicht-Nutzer bewertet wird. Legt man das Urteil der Nutzer zu Grunde, liegt der Anteil der Personen, die mit einer bestimmten Betreuungsleistung sehr zufrieden sind, nicht unter 80 %.

8.5.4 Fazit

Die Ergebnisse der Bewohnerbefragung zur Nutzung von und Zufriedenheit mit Betreuungsleistungen liefern im Fazit zwei zentrale Befunde. Zum einen werden Aktivitäten, die eine Förderung sozialer Beziehungen (sowohl zur Betreuungsperson als auch unter den Bewohnern) mit sich bringen, weitaus stärker nachgefragt als funktionelle Dienstleistungen. Dies liegt zwar daran, dass der Bedarf an Informationen, Organisations- und Vermittlungtätigkeiten geringer ist, es zeigt jedoch auch, dass der Schwerpunkt des Lebens im Betreuten Wohnen in der Gestaltung des sozialen Miteinanders besteht. Auch wenn bei den Überlegungen zu einem Einzug die Möglichkeit sozialer Kontakte nur eine geringe Rolle spielte, sind es diese, welche die Bewohner nach einem Einzug am meisten in Anspruch nehmen. Der Vorteil, den das Betreute Wohnen älteren Menschen bieten soll, wird von diesen damit erst im Nachhinein erkannt.

Die Zufriedenheit mit den erbrachten Betreuungsleistungen ist insgesamt hoch. Sie hängt allerdings mit der Nutzung dieser Leistungen zusammen. Nutzer äußern dabei eine größere Zufriedenheit als Nichtnutzer, wobei allerdings unklar bleibt, ob die geringere Nutzung die geringere Zufriedenheit bedingt oder umgekehrt. Auch wenn man das Urteil der Nichtnutzer als eingeschränkt beurteilt und bei den Teilnehmer insgesamt einen Bias sozialer Erwünschtheit nicht gänzlich ausschließen kann, dürfte die insgesamt hohe Zufriedenheit nicht nur auf diese Faktoren zurückzuführen sein. Das Betreute Wohnen im Bundesland Salzburg scheint damit zumindest zurzeit seine Zielsetzung weitgehend zu erreichen.

Literatur

Ball MM, Lepore ML, Perkins MM, Hollingsworth C, Sweatman M (2009) „They are the reason I come to work": the meaning of resident-staff relationships in assisted living. J Aging Stud 23:37–47
Heidegger M (1979) Sein und Zeit. Niemeyer, Tübingen

Hellström UW, Sarvimäki A (2007) Experiences of self-determination by older persons living in sheltered housing. Nurs Ethics 14:413–424

Kemp CL, Ball MM, Hollingsworth C, Perkins MM (2012) Strangers and friends: residents' social careers in assisted living. J Gerontol Ser B Psychol Sci Soc Sci 67(4):491–502

Kuhn MG (2008) The eye of beauty: creating a place for elite and aging elders. Dissertation, The University of Arizona, Department of Anthropology, Tucson

Oevermann U (1996) Theoretische Skizze einer revidierten Theorie professionalisierten Handelns. In: Combe A, Helsper W (Hrsg) Pädagogische Professionalität. Untersuchungen zum Typus pädago-gischen Handelns. Suhrkamp, Frankfurt am Main, S 70–182

Saup W (2001) Ältere Menschen im Betreuten Wohnen: Ergebnisse der Augsburger Längsschnittstudie, Bd 1. A. Möckl, Augsburg

Williams KN, Warren CA (2008) Assisted living and the aging trajectory. J Women Aging 20(3–4):309–327

Williams KN, Warren CA (2009) Communication in assisted living. J Aging Stud 23:24–36

Zimmerman S, Dobbs D, Roth EG, Goldman S, Peeples AD, Wallace B (2016) Promoting and protecting against stigma in assisted living and nursing homes. The Gerontologist 56(3):535–547

Betreutes Wohnen im Kontext gerontologischer Theorien

© Springer-Verlag GmbH Deutschland, ein Teil von Springer Nature 2019
T. Boggatz, *Betreutes Wohnen*, https://doi.org/10.1007/978-3-662-58405-7_9

9

Betrachtet man Betreutes Wohnen im Kontext etablierter gerontologischer Theorien, so zeigt sich, dass es diesen nur bedingt entspricht. Es lässt sich weder als eine Institution für aktives Altern noch als eine Institution für Disengagement verstehen. Vielmehr ist es darauf ausgerichtet, dass seine Bewohner ihre individuelle Balance zwischen Aktivität und Disengagement finden können. Dies setzt allerdings voraus, dass sie bei bestehendem Betreuungs- oder Pflegebedarf die Tendenz, sich selbst zu behaupten und Kontrolle über Pflege- oder Betreuungspersonen auszuüben, mit einer Tendenz zur Rücksichtnahme auf deren Bedürfnisse in Übereinklang bringen. Pflege- und Betreuungspersonen auf der anderen Seite müssen für eine ausgewogene Betreuung ihre Tendenz zur Fürsorge mit einer den Betreuungsempfänger gewähren lassenden Nachlässigkeit und ihre Tendenz zur Selbstbehauptung mit einer Tendenz zur Rücksichtnahme auf seine Selbstbestimmung in Übereinklang bringen. Die Einstellungen der Pflege- und Betreuungspersonen und -empfänger bedingen sich gegenseitig und ihre Beziehung hängt von persönlichen Voraussetzung und Umständen sowie von institutionellen Rahmenbedingungen ab.

„Assisted Living" in den USA war ins Leben gerufen worden, um Menschen mit Unterstützungs- oder Pflegebedarf eine Umgebung zu bieten, in der sie versorgt werden und sich zugleich wie zu Hause fühlen können. Anstelle einer medizinischen Versorgung, die sich auf den Erhalt ihres körperlichen Zustands beschränkte, sollten sie dort alle Möglichkeiten zur Entfaltung ihrer Persönlichkeit erhalten, was konkret bedeutete: Privatsphäre, Selbstbestimmung und ein soziales Umfeld nach ihren Bedürfnissen. Einen ähnlichen Anspruch hat das Betreute Wohnen im deutschsprachigen Raum – auch wenn es nicht in gleichem Maße auf die Versorgung von Pflegebedürftigen ausgerichtet ist. Beide Wohn- und Versorgungsformen haben damit eine praktische Philosophie, Sie wollen durch ihr Angebot die Lebensqualität ihrer Bewohner fördern, was natürlich voraussetzt, dass sie eine Vorstellung davon besitzen, was Lebensqualität im Alter sein soll. Es überrascht daher, dass beide bis-

lang nicht explizit im Kontext der etablierten Alterstheorien diskutiert wurden, die ja genau der Frage nachgehen, worin Lebensqualität im Alter eigentlich bestehen kann. Hierzu liefern die gerontologischen Theorien allerdings unterschiedliche Antworten. Dies wirft einerseits die Frage auf, auf welche theoretische Position sich die praktische Philosophie des „Assisted Living" und Betreuten Wohnens berufen kann, und anderseits, welche theoretische Position im Rahmen der gerontologischen Diskussion sich gegebenenfalls durch die in beiden Wohnformen gemachten Erfahrungen stützen lässt. Auch wenn in den hier ausgewerteten Berichten der älteren Menschen und ihrer Betreuungspersonen auf keine explizite gerontologische Theorie Bezug genommen wurde, liegen ihren Erfahrungen und Urteilen doch implizite Theorien zugrunde, an denen sie ihr alltägliches Handeln ausrichten. Es sollen daher im Folgenden zunächst die wichtigsten, expliziten Alterstheorien der Gerontologie kurz vorgestellt und mit den impliziten Theorien der Akteure im „Assisted Living" und Betreuten Wohnen verglichen werden. Auf dieser Grundlage kann dann dargestellt werden, welche Ergänzung zu diesen Theorien durch das hier gewonnene und diskutierte Datenmaterial sinnvoll erscheint.

9.1 Lebensqualität in gerontologischen Theorien

Ausgangspunkt der klassischen gerontologischen Theorien war, dass das Altern seit den fünfziger Jahren in den westlichen Industrieländern als ein Problem wahrgenommen wurde (Göckenjan 2000). Problematisch erschien es deshalb, weil durch den Eintritt ins Rentenalter eine Ausgliederung aus dem Berufsleben erfolgte, die zu einem Funktions- und Rollenverlust führte. Das Alter – so die Annahme – sei dadurch nur „das nackte Dasein ohne Funktion und das heißt: Dasein ohne Sinn" (Groth 1954 zit. n. Göckenjan 2000). Die soziale Ausgliederung gehe zudem mit psychischen Belastungen und körperlichen Beschwerden und Einschränkungen einher. In seinem Essay „Über das Alter" beschrieb der französische Schriftsteller Jean Améry dementsprechend das Problem des Alterns als einen umfassenden, bio-psycho-sozialen Verlust:

„Das Altern, mit dem das Nicht und ‚Un' unserer Existenz sich vorstellt und evident wird, ist eine verödete Lebensregion, bar jeden vernünftigen Trostes; man soll sich nichts vormachen. […] Als Alternde werden wir unserem Körper fremd und seiner trägen Masse zugleich näher als je zuvor. Wenn wir die Lebenshöhe überschritten haben, verbietet uns die Gesellschaft den Selbstentwurf und wird die Kultur zur Lastkultur, die wir nicht mehr verstehen, die vielmehr uns zu verstehen gibt, dass wir als altes Eisen des Geistes auf die Abfallhalden der Epoche gehören." (Améry 1968, S. 149). Derart wurde „Alter als Altersnot stilisiert" (Göckenjan 2000, S. 368) und der alte Mensch wurde zum „Symbol der Verlorenheit in einer beschleunigten Zeit" (ebd., S. 396).

Gerontologische Theorien beschäftigten sich daher mit Lösungen für das solchermaßen identifizierte Problem. Zwei Ansätze wurden hierbei besonders bekannt und werden bis heute in den einschlägigen Lehrbüchern der Gerontologie und Pflege zitiert: Aktives Altern und Disengagement. Beide Positionen gehen auf die fünfziger Jahre zurück. Sie vertreten einander entgegengesetzte Annahmen und bilden damit die Pole, zwischen denen sich das Spektrum möglicher Theoriebildung erstreckt.

9.1.1 Aktives Altern

Die Theorie des aktiven Alterns geht davon aus, dass der ältere Mensch den Verlust seiner beruflichen Funktion am besten dadurch überwinden kann, dass er weiterhin aktiv bleibt (Havighurst 1961). Dies erhalte ihm seine Lebenszufriedenheit. Dass aktives Altern auch dem Fortbestand der körperlichen Gesundheit diene, wurde dann in einem viel beachteten Artikel von Rowe & Kahn in den 80er-Jahren propagiert (Rowe und Kahn 1987). Die Autoren unterschieden hierbei zwischen normalem und gelingendem Altern. Normales Altern sei durch eine Abnahme körperlicher Leistungsfähigkeit und körperlicher Funktionen gekennzeichnet, die auf den physiologischen Alterungsprozess zurückzuführen seien. Gelingendes Altern hingegen zeichne sich durch ein Minimum solcher Verluste aus und sei dabei kein Schicksal sondern durch eine gesundheitsförderliche Lebensweise möglich, die neben der Ernährung auch körperliche und soziale Aktivitäten umfasst. Dementsprechend wird dieser Ansatz auch von der WHO propagiert: „Unter aktiv Altern versteht man den Prozess der Optimierung der Möglichkeiten von Menschen, im zunehmenden Alter ihre Gesundheit zu wahren, am Leben ihrer sozialen Umgebung teilzunehmen und ihre persönliche Sicherheit zu gewährleisten, und derart ihre Lebensqualität zu verbessern" (WHO 2002, S. 12).

Es gibt dabei unterschiedliche Ansichten, wie aktives Altern nach dem Ausscheiden aus dem Berufsleben möglich sei. So schlug Havighurst (1961) vor, dass soziale Kontakte und sinnvolle Beschäftigung, die einen Menschen aktiv halten, anstatt im Berufsleben nunmehr im Rahmen von organisierter Freizeit – wie sie von Vereinen, Kirchen oder Klubs angeboten wird – zu suchen seien. Tartler (1961) hingegen, der das Konzept des aktiven Alterns im deutschsprachigen Raum bekannt machte, bezweifelte, dass eine derart „organisierte Zerstreuung und Anästhesierung der Funktionslosigkeit" des alten Menschen im Ruhestand (ebd., S. 153) den „Totalsinn des Lebensvollzuges tragen könne" (ebd., S. 146). Anstelle solcher „Pseudoaktivitäten" (ebd., S. 153) sei die „selbstverständliche Anforderung durch Alltagsleistungen und alltägliche Lebensführung […] der sicherste Weg zur Sinnerfüllung" (ebd., S. 162). Eine solche Lebensführung bestehe dabei in der Selbstversorgung und der Erledigung des Haushalts, aber auch in einem Nebenerwerb oder in ehrenamtlicher Tätigkeit.

❯ Die Theorie des aktiven Alterns geht davon aus, dass sich Wohlbefinden und Gesundheit bis ins hohe Alter durch kör-

perliche, geistige und soziale Aktivität erhalten lassen. Aktive Freizeitgestaltung, ehrenamtliche Tätigkeit oder Alltagsleistungen können hierzu beitragen.

Gemäß der hier kurz skizzierten Theorie müssten auch „Assisted Living" und Betreutes Wohnen als Angebote verstanden werden, die ein aktives Altern ermöglichen sollen. In der Tat wollen beide die sozialen Kontakte und damit die Aktivität ihrer Bewohner fördern. Durch die Vollversorgung im „Assisted Living" entfällt allerdings die von Tartler (1961) geforderte Möglichkeit der Anforderung durch Alltagsleistungen zu einem guten Teil. Die dort durchgeführten gemeinschaftlichen Aktivitäten entsprechen allerdings der von Havighurst (1961) vorgeschlagenen, organisierten Freizeit, die den Bewohnern ihren Lebenssinn vermitteln soll. Nach Tartler (1961) wäre diese Beschränkung auf funktionslose „Pseudoaktivitäten" im „Assisted Living" zu kritisieren. Das Betreute Wohnen hingegen, dessen Bewohner sich noch selbst versorgen müssen, böte einen Raum für aktives Altern im Sinne Tartlers. Seine Version der Theorie beschäftigt sich allerdings nicht mit der Frage, wie das Alter bei einem allmählichen Beginn von funktionellen Einschränkungen zu gestalten sei. Sie kennt nur die in die Gesellschaft eingebundenen und in ihr aktiven Alten auf der einen, und die isolierte Welt der funktionslosen Alten – am deutlichsten verkörpert im Altenheim – auf der anderen Seite. Zwischenstufen zieht sie nicht in Betracht. Das amerikanische „Assisted Living" hingegen ließe sich als eine solche interpretieren, wenn es aktives Altern bei bestehenden Einschränkungen fördern will.

Der Grundgedanke des aktiven Alterns ist dabei die derzeit dominierende Vorstellung vom gelingenden Altern. Von Rowe und Kahn (1987) wurde dieses mit körperlicher Funktionstüchtigkeit gleichgesetzt. Sie sahen im aktiven Altern die Chance, dass sich alte Menschen dem angeblich unvermeidbaren Abbau ihrer Kräfte entziehen können und stattdessen ihre Potenziale voll entfalten. An dieser Sichtweise gibt es jedoch auch Kritik. So wiesen Reichstadt et al. (2010) auf der Grundlage von Ergebnissen einer qualitativen Studie darauf hin, dass ältere Menschen gelingendes Altern nicht unbedingt im Sinne von körperlicher Fitness interpretieren. Zwar schrieben die von ihnen befragten Teilnehmer einer aktiven Lebensweise und körperlicher Gesundheit eine große Rolle zu, sie machten jedoch auch deutlich, dass man trotz körperlicher Einschränkungen und Erkrankungen gut altern könne. Hierzu sei nur eine positive Grundeinstellung nötig, die eine psychische Bewältigung von erfahrenen Einschränkungen und Verlusten erlaube. Diesem Befund entsprechend stellten auch quantitative Studien fest, dass nur ein geringer Teil der älteren Menschen den Kriterien von Rowe und Kahn (1987) für ein gelingendes Altern entsprach, ein weitaus größerer Teil aber ein subjektives Wohlbefinden aufwies und dementsprechend das eigene Altern als gelingend beschrieb (Strawbridge et al. 2002; Montross et al. 2006). Für ältere Menschen scheint damit eine Verbindung von körperlicher Fitness und Wohlbefinden nicht zwangsläufig zu sein, und da ein aktiver Lebensstil körperliche Fitness voraussetzt, können sie offensichtlich Wohlbefinden auch ohne einen solchen Lebensstil erreichen.

> **Betreutes Wohnen kann nur bedingt als Institution zur Förderung eines aktiven und gelingenden Alterns gesehen werden. Für ältere Menschen fällt gutes Altern nicht mit dem Erhalt von körperlicher Fitness zusammen. Es beinhaltet auch die Akzeptanz von Einschränkungen, für die sie im Betreuten Wohnen Unterstützung suchen.**

Die Kritik an der Theorie des aktiven Alterns reicht jedoch noch weiter. Zunächst ignoriere sie die letztendliche Unvermeidbarkeit altersbedingter Gebrechlichkeit. Sie beschäftige sich nur mit der Frage, wie diese zu vermeiden sei, gebe aber keine Auskunft darüber, wie ältere Menschen mit ihr umgehen sollen, wenn sie schließlich doch auftritt. (Leedham und Hendricks 2006). Stattdessen gehe die Theorie implizit davon aus, dass alte Menschen dieselben psychischen und sozialen Bedürfnisse haben wie Menschen im mittleren Lebensalter (Pichler 2011). Mit dem Modell des aktiven Alterns werde dabei eine Norm erstellt, die auf den Prinzipien der Leistungsgesellschaft und des Individualismus basiere. Anhand dieser Norm ließen sich ältere Menschen dann auf der einen Seite in solche, die ihr entsprechen, und auf der anderen Seite in solche, die dies nicht tun, einteilen (Kuhn 2008). Dabei werde die Verantwortung für das Einhalten der Norm und das Gelingen des Alterungsprozesses auf den Einzelnen übertragen – schließlich sei hierzu vor allem eine entsprechende Lebensweise notwendig, für die man sich nur entscheiden müsse. Krankheit und Gebrechlichkeit würden dadurch als gescheiterter Versuch eines gelingenden Alterns erscheinen und die Schuld daran werde dem Betroffenen selbst zugewiesen (Leedham und Hendricks 2006; Kuhn 2008). Durch diesen moralischen Zwang würden ältere Menschen genötigt, sich an einem Ideal zu orientieren, das ihren Bedürfnissen und Fähigkeiten nicht entspräche. Das Modell des aktiven, gelingenden Alterns überforme den natürlichen Alterungsprozess und verhindere dessen eigentliche Entfaltung.

Dass die Theorie des aktiven Alterns einen derartigen Einfluss auf das Leben der älteren Menschen ausüben könne, führen ihre Kritiker darauf zurück, dass sie Teil eines gesellschaftlichen Dispositivs im Sinne Foucaults sei. Ein Dispositiv ist nach Foucault ein „heterogenes Ensemble, das Diskurse, Institutionen, architekturale Einrichtungen, reglementierende Entscheidungen, Gesetze, administrative Maßnahmen, wissenschaftliche Aussagen, philosophische, moralische oder philanthropische Lehrsätze, kurz: Gesagtes ebenso wohl wie Ungesagtes umfasst" (Foucault 1978, S. 119). Diese Elemente bestehen dabei nicht unabhängig voneinander, vielmehr ist das Dispositiv „das Netz, das zwischen diesen Elementen geknüpft werden kann". Auf diese Weise entsteht „eine Art von Formation, deren Hauptfunktion zu einem gegebenen historischen Zeitpunkt darin besteht, auf einen Notstand zu antworten. Das Dispositiv hat also eine vorwiegend strategische Funktion" (ebd.).

In diesem Sinne sei auch die Theorie des aktiven Alterns nicht einfach nur eine Theorie, sondern Teil eines Ensembles, das aus theoretischen Aussagen und gesellschaftlichen Institutionen und Praktiken besteht. Zu letzteren gehören das Bild, das die Medien von alten Menschen zeichnen, Werbung, die ein aktives Altern propagiert, Programme zur Gesundheitsförderung, Kosmetik und Schönheitschirurgie, die das Sichtbarwerden des Alterns verhindern, aber auch gerontologische und pflegewissenschaftliche Forschung, die es erlaubt, ältere Menschen anhand ihrer funktionellen Kapazitäten zu klassifizieren, sowie Kranken und Pflegeversicherungen, die ihre Leistungen auf der Grundlage solcher Klassifikationen zuteilen. Durch das Zusammenspiel dieser Elemente werde der ältere Mensch einer ihn disziplinierenden Macht unterworfen, die eine Normierung seines individuellen Verhaltens erzeuge. Das Bild des jung gebliebenen, aktiven Alten werde von ihm als regulative Norm verinnerlicht, nach der er sein eigenes Verhalten ausrichte und gemäß derer er sich selbst und seine Altersgenossen beurteile. Das Dispositiv erzeuge damit eine Technologie des Selbst und fungiere im Sinne einer Biopolitik, die angesichts des „Notstands" einer zunehmenden Alterung der Gesellschaft versucht, die gefürchtete Expansion der Morbidität einzudämmen (Leedham und Hendricks 2006).

Kuhn (2008) zufolge sei auch das „Assisted Living" ein Element dieses Dispositivs. Es sei Teil einer Versorgungsindustrie, welche ihre Empfänger nach dem Ausmaß ihrer Aktivität und Selbstständigkeit klassifiziere und in entsprechenden Versorgungseinheiten zusammenfasse. Die gerontologischen Klassifikationen bekämen dadurch eine geografische Manifestation und die älteren Menschen würden anhand ihrer klassifikatorischen Merkmale voneinander unterschieden und separiert. Völlig Selbstständige lebten im eigenen Zuhause, Personen mit leichter Einschränkung zögen ins „Independent Living" oder „Congregate Housing", Pflegebedürftige kämen ins „Assisted Living" und bei schwerer Pflegeabhängigkeit bliebe nur noch das Pflegeheim. In dieser Versorgungskette sei das „Assisted Living" damit schon ein ausgegrenzter Ort, von dem man jedoch noch weiter ausgegrenzt werden könne. In diesem Sinn beschrieb Shippee (2009) in ihrer Studie einer „Continuing Care Retirement Community", dass eine Verlegung von einer Versorgungsstufe in die nächst höhere den Verlust der bisherigen sozialen Kontakte zur Folge hatte und dementsprechend gefürchtet wurde. Obwohl beide Versorgungsstufen Abteilungen der gleichen Einrichtung waren, lebten ihre Bewohner in getrennten Welten. Da die räumliche Separierung den älteren Menschen auferlegt werde, wirke sie wie eine Sanktion für den Fall eines Scheiterns beim gelingenden Altern und habe daher einen disziplinierenden Charakter. Die Erfassung der Pflegedürftigkeit beim Einzug ins „Assisted Living" und deren kontinuierliche Kontrolle durch das Personal seien dabei Mittel zur Erzeugung der Disziplin. Dementsprechend versuchten Bewohner des „Assisted Living" eine beginnende Pflegebedürftigkeit zu kaschieren (Kuhn 2008) und einige nahmen auch dann an gemeinschaftlichen Aktivitäten teil, wenn sie diese als „kindisch" empfanden, um nicht den Eindruck zu erwecken, hierzu nicht mehr in der Lage zu sein (Williams und Warren 2008; Williams und Warren 2009). Die Bewohner unterwarfen jedoch nicht nur sich selbst, sondern auch ihre Mitbewohner der geforderten Disziplin, wenn sie Pflegebedürftige und Demente ausgrenzten und vom Personal deren Verlegung in die nächst höhere Versorgungsstufe forderten (Kuhn 2008; Kemp et al. 2012). Da sie gegenseitig ihre Befindlichkeit beobachteten, waren sie auch aktiv in ein Netzwerk aus Überwachung und Reglementierung eingespannt.

> ⟩ **Aktives Altern kann als ein Dispositiv im Sinne Foucaults gesehen werden, in dem ältere Menschen nach dem Grad ihrer körperlichen Funktionalität klassifiziert und bei eingeschränkter Funktionalität mit Segregation sanktioniert werden, wie dies einigen Autoren zu Folge im „Assisted Living" geschieht.**

Ansätze zu einer solchen Disziplinierung kann man, wenn man will, auch im Betreuten Wohnen erkennen. Eine Verdrängung eigener Pflegebedürftigkeit, die Meidung anderer Pflegebedürftiger und eine Stigmatisierung des Betreuten Wohnens war auch in der hiesigen Studie beschrieben worden. Solche Einstellungen könnten als Belege für das Vorhandensein eines Dispositivs des aktiven, gelingenden Alters im deutschsprachigen Raum gesehen werden. Es besteht jedoch die Gefahr, dass damit ein vorgegebenes Interpretationsmuster auf die Schilderungen der Bewohner und ihrer Betreuungspersonen übertragen wird, welches ein einseitiges Bild der Verhältnisse zeigt. Bereits bei der Diskussion der Studien zum „Assisted Living" waren die unterschiedlichen Sichtweisen dieser Institution aufgefallen und hatten zu der Frage geführt, welche Rolle die theoretischen Vorannahmen bei der Interpretation der Daten spielte. Foucaults Theorie verführt dazu, alles in ihrem Lichte zu sehen. Auf diese Weise kann dann selbst das harmlose Öffnen einer Tür für einen Bewohner durch die Betreuungsperson als Überwachung und versteckte Kontrolle im Rahmen eines disziplinierenden Systems interpretiert werden. Angesichts der Heterogenität der Einrichtungen, die unter der Bezeichnung „Assisted Living" firmieren, lag zudem die Vermutung nahe, dass die jeweiligen Studien tatsächliche Unterschiede im Umgang mit den Bewohnern identifizierten. Die Beobachtungen familiärer Beziehungen zwischen Bewohnern und Betreuungspersonal oder der flexiblen Handhabung von Regeln, um den Bedürfnissen einzelner Bewohner zu entsprechen, fügen sich jedenfalls nicht in das Bild einer disziplinierenden Institution. Und was das Betreute Wohnen anbelangt, so waren bei den Bewohnern keine Anzeichen einer institutionellen Furcht – wie sie einzelne Studien zum „Assisted Living" beschrieben – zu bemerken. Die Betreuungspersonen ließen zudem einen zu großen Respekt vor der Selbstbestimmung der Bewohner erkennen, als dass man ihnen Kontrollpraktiken unterstellen könnte, welche die Bewohner schleichend disziplinierten – es sei denn, man wolle ihr fürsorgliches Interesse an deren Befindlichkeit als solche interpretieren. Auch wenn Stigmatisierung und Verdrängung von Pflegebedürftigkeit bei den Bewohnern und im gesellschaftlichen Umfeld vorhanden waren, gehen die hier beschriebenen Erfahrungen mit dem Betreuten Wohnen kaum in einer Sichtweise auf, in der sich dieses ausschließlich als Element in einem Dispositiv des aktiven Alterns darstellt. Eine Akzeptanz von Pflegebedürftigkeit wurde behutsam angeregt und einer Stigmatisierung der Bewohner durch Personen aus dem Ort offensiv entgegengetreten. Da derart ein Raum für das Auftreten von Pflegebedürftigkeit geschaffen wurde, deckt sich das implizite Ziel des Betreuten Wohnens nur zum Teil mit den Vorstellungen der Theorie des aktiven Alterns. Während Letztere keine Antwort auf die Frage nach dem Umgang mit entstehender Pflegebedürftigkeit weiß, kannten die hier befragten Betreuungspersonen eine solche.

> ❯ Die Wirksamkeit eines Dispositivs des aktiven Alterns lässt sich in Bezug auf das Betreute Wohnen nicht durch die Schilderungen von Bewohnern und Betreuungspersonal belegen.

9.1.2 Disengagement

Eine Antwort auf die Frage nach dem Umgang mit nachlassender Funktionalität und Leistungsfähigkeit wird auch von der Gegentheorie zum Aktiven Altern gegeben. Die Disengagement-Theorie von Cumming und Henry (1961) geht ebenfalls davon aus, dass ältere Menschen von der Gesellschaft aus ihrer aktiven Rolle ausgegliedert werden. Bei Männern sei dies mit dem Austritt aus dem Berufsleben der Fall, bei Frauen durch die Verwitwung, die sie der ehelichen Verpflichtungen entbinde. Durch das Ausscheiden aus der aktiven Rolle werde die Anforderung an sozialer Selbstkontrolle geringer, der ältere Mensch verliere ohne sie die Fähigkeit, sich an gesellschaftliche Erwartungen und Normen anzupassen, was jedoch die Voraussetzung für den Aufbau sozialer Kontakte sei. Letztere nähmen

daher ab, was wiederum das Schwinden der Fähigkeit, sozialen Normen zu entsprechen, verstärke. Derart gerate ein sich selbst erhaltender Prozess sozialer Entkoppelung in Gang. Der Verlust der aktiven Rolle könne zwar zu einer Krise führen, es gebe jedoch temporäre Lösungen, um diese zu bewältigen. So könnten Männer Freizeitaktivitätsgruppen besuchen und Kontakte mit gleichaltrigen Freunden pflegen, gelegentlich einen Nebenjob oder eine ehrenamtliche Tätigkeit ausüben und Zufriedenheit mit dem in ihrem Berufsleben Erreichten gewinnen. Frauen hingegen könnten nach dem Verlust ihres Ehepartners Trost bei Verwandten und neue Kontakte bei ebenfalls verwitweten Frauen finden, von denen auf Grund des in der Regel früher erfolgenden Todes der Ehemänner genügend vorhanden seien. Auch wenn dieser geschlechtsspezifische Rollenverlust und seine temporären Lösungen auf die Rollenverteilung zwischen den Geschlechter in den fünfziger Jahren zurückzuführen sind und sich die Geschlechter heute auf Grund der Beteiligung der Frauen am Berufsleben nicht mehr in dieser Form voneinander unterscheiden, weist ihr Disengagement-Prozess doch grundlegende Gemeinsamkeiten auf. Der soziale Aktionsradius wird geringer, an die Stelle von Beziehungen mit wechselseitigen Verpflichtungen, die für das Berufsleben und die Ehe charakteristisch sind, und die Beziehungen zu Kindern, in denen man Verantwortung für diese übernimmt, treten horizontale Beziehungen mit Freunden, die nur optional sind, da ihnen das Element der Verpflichtung fehlt. Der entscheidende Punkt der Theorie besteht jedoch darin, dass dieser Prozess des Abbaus von sozialen Verpflichtungen und Kontakten zu Zufriedenheit und Wohlbefinden führen soll – vorausgesetzt dass eine entsprechende Bereitschaft zum Disengagement besteht. Unzufriedenheit trete hingegen dann auf, wenn das Verlangen, aktiv zu sein, in Widerspruch zum Vorhandensein der hierzu erforderlichen Ressourcen gerate.

Unter diesen Vorzeichen kommt den sozialen Aktivitäten, die wie in der Theorie des aktiven Alterns das Wohlbefinden fördern sollen, eine andere Bedeutung zu. Während sie im Sinne des aktiven Alterns die unabding-bare Voraussetzung von Wohlbefinden sind und daher so maximal wie möglich sein soll-ten, stellen sie hier nur eine bedingte Lösungs-möglichkeit dar. Sie können in der Anfangs-phase nach dem Rollenverlusts bei dessen Bewältigung hilfreich sein, ihre Aufrechter-haltung ist aber nicht unbedingt erstrebens-wert. Vielmehr schreitet der Disengagement-Prozess voran und anstatt sich an seine soziale Rolle und Verantwortung zu klammern oder einen Ersatz dafür zu suchen, sei es empfeh-lenswert diese aufzugeben und seine Zufrie-denheit in der Betrachtung des vergangenen Lebens zu finden. Da die Bereitschaft zum Disengagement die Voraussetzung von Wohl-befinden im Alter sei, erscheint damit ein Aufgeben und nicht ein Aufrechterhalten von Aktivitäten als letztendlich erstrebenswert.

> **Die Disengagement-Theorie geht davon aus, dass Wohlbefinden im Alter durch ein allmähliches Aufgeben von sozialen Ver-pflichtungen und Aktivitäten entsteht.**

Dass ältere Menschen eine derartige Bereit-schaft zum Disengagement haben, könnte dabei als Erklärung für ihre relativ hohe Zufrieden-heit trotz ungünstiger Lebensumstände – etwa bei funktionellen Einschränkungen – dienen. Letzteres ist eine seit Langem bestehende Beob-achtung der gerontologischen Forschung und als Zufriedenheitsparadox im Alter bekannt (Walker 2005). Auch die Schilderungen der hier befragten älteren Menschen lassen eine ge-wisse Tendenz zum Disengagement erkennen. So war ein eingeschränktes Kontaktbedürfnis sowohl bei den Zuhause-Lebenden als auch im Betreuten Wohnen anzutreffen. Diesen Teil-nehmern zu Folge musste schließlich nicht im-mer „etwas los sein", schließlich konnten sie auch ganz gut alleine sein, sich selber beschäftigen und das Nichtstun als erholsam empfinden. Die sozialen Kontakte, die ihnen das Betreute Wohnen ermöglichte, waren zudem horizontal und entsprachen damit jenen, die ältere Men-schen laut der Disengagement-Theorie pflegen. Betreutes Wohnen könnte damit im Sinne der Theorie eine temporäre Lösung für die Proble-matik des Rollenverlusts im Alter bieten. Vor allem verwitweten Frauen eröffnete es dabei die Möglichkeit, im Kreise Gleichaltriger den Verlust des Ehepartners zu überwinden. Es er-laube somit ein partielles Disengagement und sei eine Zwischenstation beim Ausstieg aus den sozialen Bindungen, auf welches der Disen-gagement-Prozess letztendlich hinauslaufe.

Auch an der Disengagement-Theorie gibt es jedoch Kritik. Zunächst sprechen empirische Belege dafür, dass nicht ein sozialer Rückzug sondern soziale Aktivitäten das Wohlbefinden im Alter fördern (Chang et al. 2014). Disen-gagement hingegen dürfte zu Einsamkeit und Unzufriedenheit führen. Empfehle man eine Reduktion sozialer Beziehungen, sei dies nicht nur kontraproduktiv, vielmehr würde hierdurch das stereotype Bild des inaktiven, zurückgezo-genen Alten befördert, der vor allem seine Ruhe bräuchte. Da die gesellschaftliche Norm jedoch in einem aktiven und produktiven Dasein be-stehe, unterstütze die Disengagement-Theorie die Ausgrenzung älterer Menschen, und spreche ihnen die Fähigkeit zu sozialer Teilhabe und Mit-gestaltung ab. Derart werde ihnen die Möglich-keit einer selbstbestimmten Entfaltung im Alter genommen (Leedham und Hendricks 2006).

Die hier befragten Betreuungspersonen scheinen diese Ansicht zu teilen. Einem Rück-zug einzelner Bewohner versuchten sie mit Einladungen zu gemeinschaftlichen Aktivitäten und individueller Kontaktvermittlung entge-genzuwirken. Auch an einer Mitgestaltung des Soziallebens im Haus durch die Bewohner und an deren Kontakten nach außen war ihnen viel gelegen. Beides war dementsprechend auch bei den Bewohnern anzutreffen. Das Sozialleben im Betreuten Wohnen ausschließlich im Sinne eines Disengagements zu interpretieren, würde damit zu einem zu einseitigen Bild führen. Dies ist allerdings auch das Problem der Theorie des aktiven Alterns. Beiden Ansätze teilen die Ten-denz, eine einseitige Vorgabe für das Altern zu machen. Ihre gegensätzlichen Annahmen schließen zwar einander aus, erlauben es aber nicht, einen Alterungsprozess zu denken, der in einem Sowohl-Als-Auch besteht und Aspekte beider Theorien in sich vereint.

Eine weitere Frage, die sich auf der Grundlage der hiesigen Resultate an die Disengagement-Theorie richten lässt, ist, wie sich eine Bereitschaft zum Disengagement zur Akzeptanz von Pflegebedürftigkeit verhält. Die hiesigen Studienteilnehmer ließen zwar eine gewisse Einschränkung ihrer Aktivität erkennen, dies ging jedoch nicht mit einem Wunsch gepflegt zu werden einher. Im Gegenteil: Es ließ sich eine Verdrängung der Auseinandersetzung mit Pflegebedürftigkeit beobachten, die auf das Autonomiebedürfnis zurückzuführen war, welches die Teilnehmer im Falle von Pflegebedürftigkeit beeinträchtigt sahen. Selbst wenn ihre Einschränkung sozialer Aktivitäten eine Bereitschaft zum Disengagement widerspiegelt, scheint dies bei ihnen nicht zu einer Aufgabe des Autonomieverlangens zu führen. Das Verhalten der älteren Menschen ist damit nicht allein auf ein mehr oder minder großes Aktivitätsbedürfnis zurückzuführen, sondern auch auf ihr Streben nach Autonomie, welches auch bei einer Aufgabe von Aktivitäten noch vorhanden sein kann.

> Obwohl das Sozialverhalten der Bewohner Disengagement erkennen lässt, kann Betreutes Wohnen nur bedingt als eine Institution hierfür angesehen werden. Die Betreuungspersonen versuchen dem Disengagement entgegen zu wirken, und die Bewohner sind nicht bereit, bei entstehender Pflegebedürftigkeit ihre Selbstbestimmung aufzugeben.

9.1.3 Selektion, Kompensation und Optimierung

Greifen die klassischen gerontologischen Theorien zu kurz, um die Bedürfnisse älterer Menschen in ihrer Gegensätzlichkeit zu erfassen und damit Vorgaben für ihre Betreuungen geben zu können, stellt sich die Frage nach theoretischen Alternativen, die diesem Anspruch gerecht werden. Ein Ansatz, der dieses Potenzial hat, ist die Theorie der selbstregulierten Abhängigkeit nach Margaret Baltes (1996), die eine Anwendung der Theorie der Selektion,

Optimierung und Kompensation, welche die Autorin mit ihrem Mann bereits 1990 entwickelte, auf den pflegerischen Bereich darstellt. Baltes zu Folge haben ältere Menschen, die funktionelle Einschränkungen erleiden, drei einander ergänzende Möglichkeiten, darauf zu reagieren. Zum einen können sie aus ihren bisherigen Aktivitäten jene selektieren, die für sie von höchster Priorität sind. Diese Auswahl erlaubt es ihnen, Kräfte sparen, die sie dann für die ihnen wichtigen Aufgaben gewinnen. Wenn so ältere Menschen im Betreuten Wohnen ihr soziales Engagement reduzieren und keine großen Verpflichtungen eingehen wollen, kann dies dementsprechend als eine Strategie gesehen werden, die ihnen Freiräume für die ihnen wichtigen Aktivitäten verschafft. Ein derartiges „Disengagement" erfolgt zeitgleich mit einem Engagement. Worin dieses besteht, wird dabei nicht durch gesellschaftliche Erwartungen sondern durch die älteren Menschen selbst bestimmt. Auch wenn ihre Aktivität nicht sozial nützlich erscheint – wie dies zum Beispiel der Fall wäre, wenn sie pflegebedürftige Personen besuchten – ist dies noch kein Grund, ihnen ein Aktivitätsbedürfnis abzusprechen. Man könnte vielmehr sagen, sie sind sowohl aktiv als auch disengagiert. Durch die Selektion wird eine Balance zwischen beiden Möglichkeiten des Verhaltens hergestellt, die durch den Verlust von körperlichen Fähigkeiten und Ressourcen aus dem Gleichgewicht geraten war. Schreitet der körperliche Abbau voran, kann eine erneute Selektion erforderlich werden, um ein erneutes Gleichgewicht zwischen Aktivität und Disengagement herzustellen.

> Durch eine Selektion von relevanten Aktivitäten und den Verzicht auf weniger relevante können ältere Menschen ein Gleichgewicht zwischen Aktivität und Disengagement herstellen, welches ihren Fähigkeiten entspricht.

Die zweite Möglichkeit der Reaktion besteht nach Baltes darin, dass ältere Menschen erlittene Einschränkungen kompensieren, um die bisherige Tätigkeit weiter ausüben zu können. Dies ist in der Regel durch die Verwendung von

Hilfsmitteln möglich, von der auch die Teilnehmer dieser Studie berichteten. Hierzu gehört aber auch die Reduktion von Erwartungen und Anforderungen an sich selbst. Dementsprechend berichteten Teilnehmer der hiesigen Studie davon, wie sie ihre Aufgaben im Haushalt nun langsamer erledigten oder wie sie von einer Sportart auf eine weniger belastende „umsattelten", um die gewünschte Aktivität ihren Fähigkeiten entsprechend weiter fortsetzen zu können. Zur Kompensation gehört nach Baltes (1996) jedoch auch die Inanspruchnahme von Unterstützung und Pflege. Sie schildert das Beispiel eines Heimbewohners, der sich morgens trotz seiner Fähigkeit zur Selbstversorgung vom Pflegepersonal waschen ließ, damit er anschließend über genügend Energie verfügte, um das soziale Geschehen im Eingangsbereich des Heims als Zuschauer genießen zu können (ebd., S. 148). Die Kompensation der notwendigen Körperpflege erlaubte ihm die Selektion jener Beschäftigung, die für ihn am bedeutsamsten war. In ähnlicher Weise delegierten auch die hier befragten älteren Menschen Versorgungsaufgaben an Haushaltshilfen. Selektion und Kompensation zusammen sind nach Baltes dann die Grundlage für die dritte Möglichkeit älterer Menschen für ein gelingendes Altern: die Optimierung. Hierunter versteht Baltes die persönliche Weiterentwicklung. Diese kann einerseits im Verfolgen schon vorhandener oder auch neuer Lebensziele bestehen, andererseits aber auch in einer wachsenden Akzeptanz der eigenen Gebrechlich- und Sterblichkeit. Sie kann sich mit anderen Worten, sowohl mit der Aneignung von neuem Wissen nach außen als auch mit der Bewältigung von Verlusten nach innen richten. Lebensqualität im Alter entsteht in diesem Sinne nicht einseitig aus Aktivität oder Disengagement sondern aus einem Gleichgewicht von beidem, welches den Fähigkeiten der älteren Menschen entspricht.

> ❯ Eingeschränkte Fähigkeiten können durch Hilfsmittel oder Unterstützung durch andere kompensiert werden. Eine Akzeptanz des Verlusts von Fähigkeiten kann eine persönliche Weiterentwicklung bedeuten.

9.2 Lebensqualität bei Unterstützungsbedürftigkeit

Eine Voraussetzung für ein derartiges Gleichgewicht, nämlich die Kompensation eingeschränkter Selbstversorgungsfähigkeit durch eine Delegation entsprechender Aktivitäten an das Pflegepersonal ist allerdings nicht so selbstverständlich, wie es in dem von Baltes geschilderten Fallbeispiel erscheint. Für einen Teil der hier untersuchten älteren Menschen war sie durchaus problematisch, ging sie doch mit der Möglichkeit eines Verlusts ihrer Selbstbestimmung einher. Versorgt zu werden bedeutete für sie nicht nur, gewisse Aktivitäten des täglichen Lebens nicht mehr selbstständig erledigen zu können, es hieß auch, die Kontrolle über das eigene Leben zu verlieren, einer Fremdbestimmung ausgeliefert zu sein, und auf Grund von Abhängigkeit auf seine Selbstbehauptung verzichten zu müssen. Schon die Verwendung von Hilfsmitteln konnte einige ältere Menschen diese Möglichkeit als bedrohlich nah empfinden lassen, wie die Schilderung einer Betreuungsperson von der zögerlichen Akzeptanz eines Rollators durch eine Bewohnerin verdeutlicht. Erst recht war dies bei der Aussicht auf den Erhalt von Pflege der Fall. Eine Bereitschaft zur selbstregulierten Abhängigkeit, wie sie das Fallbeispiel von Baltes schildert, ließen die hier befragten Personen nicht erkennen. Damit eine solche auftritt, scheint mehr notwendig zu sein, als nur das Bedürfnis nach Selbstständigkeit und das Bedürfnis nach Versorgung und Unterstützung durch andere Personen in Übereinklang zu bringen. Es muss auch eine Balance zwischen dem Wunsch nach Selbstbehauptung in einer Beziehung, in der man von anderen abhängig ist, und einer Bereitschaft zur Rücksichtnahme auf die Bedürfnisse der Unterstützungspersonen gefunden werden. Dass ältere Menschen hierbei zu gegensätzlichen Verhaltensweisen tendieren können, machten bereits die unterschiedlichen Einstellungen zur Pflege deutlich, die von Backman und Hentinen (1999) identifiziert wurden. Ältere Menschen, die zu einer unabhängigen Selbstpflege tendierten, hatten offensichtlich ein stärkeres Verlangen nach Selbstbehauptung als ältere Menschen, die sich widerspruchslos den Pflegenden fügten. Diese Einstellungen waren auch in den in ▶ Kap. 2 zitierten Studien zur Auseinandersetzung mit Pflegebedürftigkeit wiederzufinden und sie lassen sich durch die Resultate der hiesigen Studien um weitere Einstellungen ergänzen. Bringt man die hier gewonnenen Resultate in Verbindung zu den Resultaten der Studien zum „Assisted Living", kann ein theoretischer Ansatz zum Verständnis der Auseinandersetzung mit Pflege- und Unterstützungsbedürftigkeit (im Folgenden kurz Unterstützungsbedürftigkeit) bei älteren Menschen in Betreuungs- und Pflegeeinrichtungen entwickelt werden, der in Ergänzung zur Theorie von Baltes als sinnvoll erscheint. Dieser Ansatz beschreibt die Entstehung der unterschiedlichen Einstellungen zu Pflege und Unterstützung bei älteren Menschen, die sich im Wesentlichen aus zwei Paaren von gegenläufigen Bestrebungen ergeben. Zum einen stehen sich dabei der Wunsch nach Selbstständigkeit und der Wunsch nach Versorgung entgegen, zum anderen läuft das Verlangen nach Selbstbehauptung in Form von Kontrolle über andere der Tendenz zur Rücksichtnahme zuwider. Darüber hinaus spielen auch die gegenläufigen Bestrebungen nach Nähe versus Distanz sowie nach Normanpassung versus Zwanglosigkeit bei der Entstehung einer Einstellung zu Pflege und Unterstützung eine gewisse Rolle. Im günstigen Fall kann es zu einem Gleichgewicht dieser gegensätzlichen Handlungsbestrebungen kommen, im ungünstigen Fall resultiert daraus eine einseitige Einstellung, bei der eine Handlungsbestrebung über die ihr Entgegengesetzte dominiert. Die Entstehung dieser Einstellungen wird dabei durch die Interaktion mit den Unterstützungspersonen beeinflusst, die selbst wiederum zwischen gegenläufigen Bestrebungen ein Gleichgewicht finden müssen. Dabei geht es ihnen darum, eine Balance zwischen Fürsorge und Sorglosigkeit, zwischen Selbstbehauptung und Anpassung, sowie zwischen Nähe und Distanz zu finden. Die wechselseitige bedingte Entstehung dieser Einstellungen wird durch Voraussetzungen, die Unterstützungs-

empfänger und Unterstützungsperson für ihre Interaktion mitbringen sowie die institutionellen Rahmenbedingungen geprägt.

9.2.1 Entwicklung einer ausgewogenen Inanspruchnahme von Pflege und Betreuung

Im ersten Schritt soll nun die Entwicklung der Einstellungen zu Pflege und Unterstützung bei den älteren Menschen beschrieben werden. Auslöser dieser Entwicklung ist dabei eine empfundene Unterstützungsbedürftigkeit. Diese entsteht dann, wenn jemand seine körperlichen Grundbedürfnisse und/oder sein Bedürfnis nach Sicherheit nicht mehr selbstständig befriedigen kann. Die empfundene Unterstützungsbedürftigkeit kann dabei unterschiedlich stark ausgeprägt sein. Prinzipiell lassen sich drei Stufen unterscheiden. Zunächst kann es eine Unterstützungsbedürftigkeit bei der Orientierung in ungewohnten Lebenssituationen geben. Dies ist zum Beispiel der Fall, wenn ein älterer Mensch ins Betreute Wohnen zieht und sich in der neuen Umgebung und in der Hausgemeinschaft zurechtfinden muss. Auch das Auftreten von körperlichen Einschränkungen löst Unsicherheit aus. In diesen Fällen kann eine Beratung und psychosoziale Betreuung, wie sie im Betreuten Wohnen erfolgt, hilfreich sein. Bei größeren Einschränkungen und einem Nachlassen der Kräfte kann alltagspraktische Hilfe durch hauswirtschaftliche Versorgung sinnvoll werden. Bei Erkrankungen und/oder starken funktionellen Einbußen ist schließlich Pflege angebracht, um eine Therapie und/oder die Befriedigung körperlicher Grundbedürfnisse sicherzustellen.

Die Übergänge beim Nachlassen der Selbstversorgungsfähigkeit können dabei fließend sein. Vor der Inanspruchnahme einer bestimmten Dienstleistung ist jedoch jeweils eine diesbezügliche Entscheidung zu treffen. Dabei geht es nicht einfach darum, Unterstützung zu erhalten und versorgt zu werden. Sobald jemand Unterstützung in Form von Betreuung, hauswirtschaftlicher Versorgung oder Pflege in Anspruch nimmt, muss er in eine Beziehung zu Personen treten, welche diese Unterstützung leisten. Die Delegation von Selbstversorgungsaktivitäten bringt nicht nur einen Verlust von Selbstständigkeit mit sich. Um ihr Bedürfnis, versorgt zu werden, zu befriedigen, müssen ältere Menschen ein gewisses Maß an Abhängigkeit tolerieren. Dies schränkt jedoch die Kontrolle über ihr Leben ein. Dadurch entsteht für sie eine Veränderung ihrer Lebenssituation, an die sie sich erst gewöhnen müssen. Die gewohnte Balance zwischen Selbstständigkeit und Versorgt-Werden, zwischen Selbstbehauptung und Rücksichtnahme geht verloren, und ein neues inneres Gleichgewicht muss erst gefunden werden. Da Unterstützungsbedürftigkeit in der Regel schrittweise entsteht, läuft auch dieser Prozess des Verlusts und Wiedergewinnens eines inneren Gleichgewichts zumeist in mehreren Schritten ab.

Körperliche Einschränkungen machen es notwendig, sowohl das Bedürfnis nach Versorgung mit dem Bedürfnis nach Selbstständigkeit und die Tendenz zur Selbstbehauptung und Kontrolle über die Pflege- oder Betreuungspersonen mit der Tendenz zur Rücksichtnahme auf deren Bedürfnisse in Übereinklang zu bringen.

Die Reaktion auf eine empfundene Unterstützungs- oder Pflegebedürftigkeit kann in Abhängigkeit von den dominierenden Handlungsbestrebungen unterschiedlich ausfallen. So gibt es eher auf Selbstständigkeit bedachte, eher auf Versorgung bedachte, eher dominante und eher sich unterordnende Persönlichkeiten. Mit Hilfe dieser gegensätzlichen Handlungsbestrebungen lässt sich dabei ein Spektrum markieren, auf dem sich die unterschiedlichen Einstellungen älterer Menschen zu Unterstützung und Pflege anordnen lassen, die in Reaktion auf eine entsprechende Bedürftigkeit entstehen können. Dieses Spektrum der Einstellungen wird in ◘ Abb. 9.1 dargestellt. Die Handlungsbestrebungen und die aus ihnen sich ergebenden Ein-

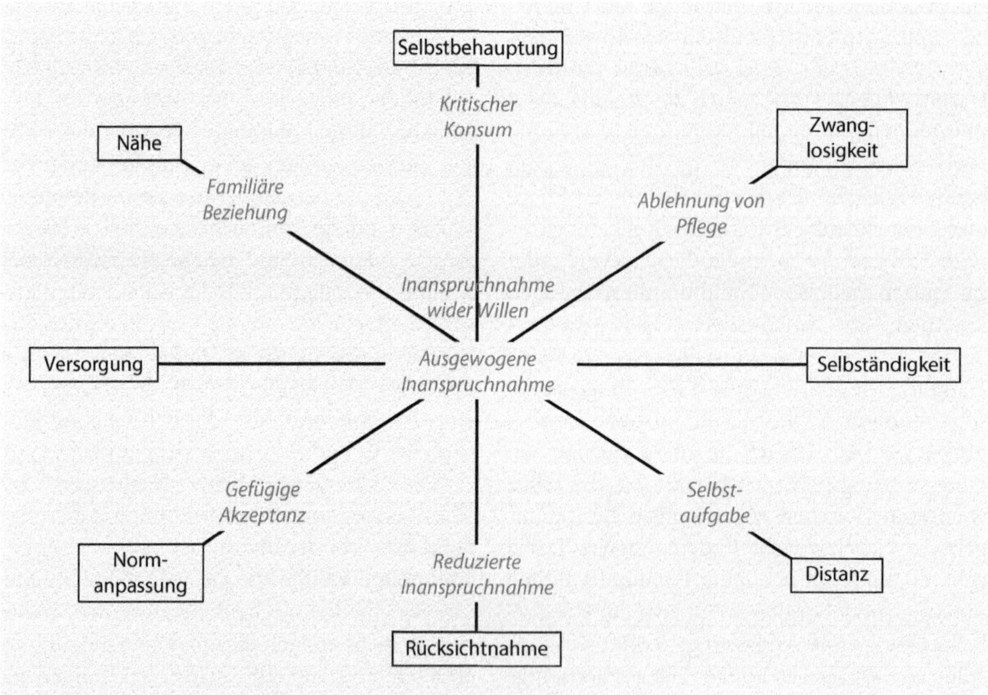

◘ **Abb. 9.1** Einstellungen zur Unterstützung bei Unterstützungsempfängern

stellungen sollten dabei nicht als statische Persönlichkeitseigenschaften verstanden werden. Vielmehr können sie sich im Laufe der Zeit und in Abhängigkeit von der Situation ändern.

Auf der einen Seite gibt es zunächst ältere Menschen mit einer starken Tendenz zur Selbstständigkeit. Diese kann mit einem Wunsch nach Zwanglosigkeit einhergehen, der zu einer **Ablehnung von Pflege** führt. Die Notwendigkeit, sich an die Routinen der Versorgung und Unterstützung anpassen zu müssen, wird von ihnen als Einschränkung ihres persönlichen Freiraums empfunden. Folglich versuchen ältere Menschen ihre Selbstständigkeit zu erhalten, so dass sie gar keine Unterstützungsbeziehung eingehen müssen. Eine derartige Tendenz zur Ablehnung von Pflege fand sich in der hier durchgeführten Befragung bei jenen älteren Menschen wieder, die einen Verlust ihrer Selbstständigkeit mit ihrem Selbstbild nicht vereinbaren konnten und Pflege – wenn überhaupt – nur dann akzeptieren wollten, wenn sie einmal hilflos sein sollten. Sie lag aber auch der eingeschränkten Auseinandersetzung mit einer zukünftigen Pflegebedürftigkeit zu Grunde, die bei jenen Teilnehmern anzutreffen war, die es im Grunde vermieden an eine mögliche Pflegebedürftigkeit zu denken. Im Betreuten Wohnen bezog sie sich die Ablehnung nicht auf die Pflege, sondern auf die regelmäßige Kontaktaufnahme durch das Personal, die bei einigen extern orientierten Bewohnern anzutreffen war. Diese ablehnende Haltung wurde in allen Fällen dadurch ermöglicht, dass die betreffenden Personen noch in der Lage waren, sich selbst zu versorgen. Sie waren nicht auf fremde Hilfe angewiesen, die eine Rücksichtnahme und damit Einschränkung ihrer Selbstbestimmung erforderlich gemacht hätte.

> ❯ **Ein einseitiges Bedürfnis nach Selbstständigkeit kann zu einer Ablehnung von Pflege und Betreuung führen. Diese Einstellung ist allerdings nur ohne größere Einschränkungen realistisch.**

Bei einer entstehenden Unterstützungsbedürftigkeit lässt sich der Widerspruch zwischen dem Wunsch nach Versorgung und dem Wunsch nach Selbstständigkeit zum Teil dadurch lösen, dass die Betreffenden in der notwendigen Beziehung zum Pflege- oder Unterstützungspersonal nach Selbstbehauptung streben. Sie tendieren dann zu einem **kritischen Konsum**. Dabei versuchen sie, zu dominieren und ihre Vorstellungen und Erwartungen durchzusetzen. Diese Haltung erlaubt es ihnen, Dienstleistungen in Anspruch zu nehmen, ohne das Gefühl zu haben, in Anhängigkeit zu geraten und kontrolliert zu werden. Sie ließ sich im Betreuten Wohnen bei jenen Bewohnern beobachten, die ein eher distanziertes Verhältnis zur Betreuungsperson hatten und deren Leistung im Rahmen eines Kosten-Nutzen-Kalküls bewerteten. Die kritische Distanz gewährte ihnen das Gefühl, mit ihrer Kaufkraft über die Unterstützung des Personals in einem gewissen Ausmaß verfügen zu können. Von einigen Betreuungspersonen wurde diese Einstellung als „Bedienhaltung" wahrgenommen. Eine derartige Konsumentenrolle war ebenfalls in der Idee des „Assisted Living" angelegt (Carder 2002). Auch wenn die Realität dieser Wohnform nicht immer ihrer Idee entsprach, wurden in den qualitativen Studien Nutzer beschrieben, denen es gelang, eine entsprechende Konsumentenrolle einzunehmen (Kennedy et al. 2005; Chen et al. 2008; Sergeant und Ekerdt 2008; Ball et al. 2009b; Koenig et al. 2013). Ihre Haltung zeigte sich im bestimmenden Auftreten gegenüber dem Personal (Ball et al. 2009a; Williams und Warren 2009), und machte deutlich, dass zwischen ihnen als Dienstleistungsempfängern und den Pflegenden ein hierarchisches Gefälle bestand. In extremen Fällen konnte diese Tendenz zur Dominanz mit einer Diskriminierung des Personals einhergehen (Ball et al. 2009a; Williams und Warren 2008; Williams und Warren 2009; Kemp et al. 2012). Es ist allerdings fraglich, wie lange sich eine derartige Haltung dem Personal gegenüber durchhalten lässt. Sie setzt neben einer gewissen Kaufkraft, die sich entsprechende Dienstleistungen aneignen kann, auch ein gewisses Maß an Selbstständigkeit voraus. Zudem kann ein dominantes Verhalten zu entsprechenden Gegenreaktionen des Personals führen, von denen einige der qualitativen Studien zum

„Assisted Living" berichten (Hellström und Sarvimäki 2007; Dobbs et al. 2008; Williams und Warren 2008; Williams und Warren 2009; Zimmerman et al. 2016)

> ❯❯ Bei einem durch Einschränkungen ausgelösten Unterstützungswunsch können ältere Menschen zur Selbstbehauptung in ihrer Beziehung zu den Pflege- oder Betreuungspersonen tendieren, was sich in einem kritischen Konsum von deren Leistungen äußert.

Tritt durch den Verlust von Fähigkeiten bei älteren Menschen mit einem hohen Bedürfnis nach Selbstständigkeit und Zwanglosigkeit ein größerer Unterstützungsbedarf auf, kann dies zu einem Konflikt zwischen dem Streben nach Selbstständigkeit und dem Bedürfnis versorgt zu werden führen, der nicht mehr durch Selbstbehauptung und Dominanz gelöst werden kann. Die Betreffenden sind gewissermaßen innerlich hin- und hergerissen, denn einerseits suchen sie nach Unterstützung, andererseits wollen sie nicht die dabei erforderlichen Einschränkungen ihres Freiraums in Kauf nehmen. Da sie ihre ablehnende Haltung zur Unterstützung beibehalten, bleibt ihnen nur deren **Inanspruchnahme wider Willen**. Häufig sind es in diesem Fall die Angehörigen, die eine entsprechende Versorgung veranlassen, die dann zu einem Einzug wider Willen ins „Assisted Living" (Kennedy et al. 2005; Ball et al. 2009b; Saunders und Heliker 2008) oder ins Pflegeheim führt (Cheek und Ballantyne 2001; Lee 1997; Boggatz et al. 2009b). Die widersprüchliche Einstellung trat aber auch bei Personen auf, die von sich aus Pflege in Anspruch nahmen, da sie in ihr das geringere Übel sahen (Boggatz et al. 2009b). Hier war es die fehlende soziale Unterstützung, die eine Inanspruchnahme fremder Hilfe erzwang. Eine Einstellung die zwischen einer Inanspruchnahme wider Willen und einer völligen Ablehnung von Pflege lag, wurde von Backman und Hentinen (1999) beschrieben und als unabhängige Selbstpflege bezeichnet. Die Betreffenden versuchten, trotz Pflegebedürftigkeit fremde Hilfe möglichst zu meiden, auch wenn dies zu einer Einschränkung bei der Befriedi-

gung ihrer Grundbedürfnisse führte. Ähnlich ist das Verhalten jener Bewohner des „Assisted Living" zu werten, die sich bemühten ihre Pflegebedürftigkeit zu kaschieren, um nicht vom Personal in ein Pflegeheim verlegt zu werden (Kuhn 2008). Auch hier ist es allerdings fraglich, wie lange eine derartige Haltung zur eigenen Versorgung aufrechterhalten werden kann.

> ❯❯ Das Bedürfnis nach Unterstützung kann mit dem Bedürfnis nach Selbstständigkeit in Konflikt geraten und zu einer Inanspruchnahme von Pflege oder Betreuung wider Willen führen.

Sofern die Betreffenden keine positivere Einstellung zur Pflege entwickeln, bleibt ihnen nur zu resignieren. Eine derartig resignierte Einstellung wurde von Backman und Hentinen (1999) beschrieben. Die Betreffenden litten dabei zwar unter funktionellen Einschränkungen, hatten jedoch das Interesse an der Befriedigung ihrer Versorgungsbedürfnisse verloren und ließen die pflegerische Versorgung nur passiv über sich ergehen. Ihre Haltung war dabei durch eine Distanz zu den Pflegepersonen und letztendlich durch eine **Selbstaufgabe** charakterisiert. Backman und Hentinen (1999) bezeichneten diese Einstellung als Aufgabe der Selbstpflege. Auf ähnliche Weise wurde in einer Studie zum „Assisted Living" von der Resignation einzelner Bewohner berichtet, die letztendlich zum Verlust von Selbstpflegefähigkeiten und Selbstständigkeit führte (Hellström und Sarvimäki 2007). Im Rahmen dieser Studie wurde diese Einstellung nicht angetroffen, da die Teilnehmer noch keine Pflege erhielten. Für den Fall, dass sie einmal pflegebedürftig sein sollten, gingen einige von ihnen jedoch von einer derartigen Entwicklung bei sich aus.

> ❯❯ Lässt sich das Bedürfnis nach Selbstständigkeit nicht befriedigen, kann dies zu Resignation und Selbstaufgabe führen, bei der ein Pflegeempfänger die Pflege nur passiv über sich ergehen lässt.

Nicht alle älteren Menschen haben allerdings eine starke Tendenz zur Selbstständigkeit. Es kann auch der Wunsch, versorgt zu werden, bei ihnen überwiegen. Eine Möglichkeit, die mit der Unterstützung verbundenen Einschränkungen des persönlichen Freiraums zu kompensieren, besteht darin, eine emotionale Nähe zu Betreuungs- oder Pflegepersonen aufzubauen. Ältere Menschen mit dieser Einstellung suchen eine **familiäre Beziehung**. Dies wurde im „Assisted Living" beobachtet (Al-Omari et al. 2005; Ball et al. 2009a; Svidén et al. 2009), wenn Bewohner bei einzelnen Betreuungspersonen eine eltern- oder großelternähnliche Rolle einnahmen, die ihnen nicht nur emotionale Zuwendung einbrachte, sondern auch eine sanfte Kontrolle und Einflussnahme auf ihre Versorgung ermöglichte. In den hiesigen Untersuchungen zeigte sich diese Einstellung, wenn Bewohner die Betreuungsperson duzten und in Krisensituationen ihren Beistand suchten. Die quasi familiäre Beziehung erlaubte es ihnen, sich der Betreuungsperson anzuvertrauen, ohne sich ihr ausgeliefert zu fühlen.

> Ältere Menschen mit einem ausgeprägten Bedürfnis nach Nähe tendieren beim Erhalt von Pflege oder Unterstützung zum Aufbau einer familiären Beziehung, die ihnen eine sanfte Kontrolle über die Pflege- oder Betreuungsperson ermöglicht.

Andere ältere Menschen, die einen relativ großen Wunsch nach Versorgung verspüren, tendieren eher zu einer Anpassung an soziale Normen und zeigen eine **gefügige Akzeptanz** von Unterstützung. Diese Einstellung wurde bei Personen angetroffen, die sich von ihren Angehörigen ohne Widerspruch ins „Assisted Living" (Kennedy et al. 2005; Svidén et al. 2009; Sergeant und Ekerdt 2008; Kemp 2008; Ball et al. 2009b; Koenig et al. 2013) oder in ein Pflegeheim (Cheek und Ballantyne 2001) einweisen ließen. Backman und Hentinen (1999) hatten diese Einstellung bei Pflegeempfängern beobachtet und sie als geführte Selbstpflege bezeichnet, da sie willig die Anweisungen des Pflegepersonals befolgten. In der hiesigen Studie, wurde diese Einstellung nicht angetroffen, da keine direkten Pflegeempfänger befragt wurden. Es liegt jedoch nahe, dass ältere Menschen, die eine Pflege als notwendig ansehen, wenn sie selber hilflos sind, und ältere Men-

schen, die Pflege in bestimmten Einrichtungen als akzeptabel empfinden, eine solche Einstellung entwickeln, wenn sie der Pflege bedürfen.

> Ältere Menschen, die zu einer Anpassung an soziale Normen tendieren, fügen sich bei einem Bedürfnis nach Versorgung den Anweisungen des Pflege- oder Betreuungspersonals.

Eine starke Tendenz zur Rücksichtnahme auf andere kann allerdings auch mit der Furcht einhergehen, diese mit den eigenen Belangen zu sehr zu belasten. Ältere Menschen mit dieser Einstellung sind durch eine **reduzierte Inanspruchnahme** von Pflege gekennzeichnet. In der hiesigen Befragung zeigte sich diese Einstellung vor allem in Bezug auf die eigenen Angehörigen, denen eine Übernahme von Pflege oder Unterstützung in größerem Ausmaß nicht zugemutet weden sollte. Sie wurde auch von einer Reihe der qualitativen Studien zur Auseinandersetzung mit Pflegebedürftigkeit berichtet (Russell 1996; Krothe 1997; Tse 2007; King und Farmer 2009; Boggatz et al. 2009a, b). Die Inanspruchnahme bezahlter Pflege wird in diesen Fällen als ein Ausweg wahrgenommen. Eine entsprechende Befürchtung kann jedoch auch beim Erhalt von bezahlter Pflege auftreten und die Pflegeempfänger dazu veranlassen, ihre Wünsche nicht in vollem Umfang zu äußern (Russell 1996; Roe et al. 2001).

> Ältere Menschen, die befürchten andere zu sehr mit ihren Bedürfnissen zu belasten, tendieren dazu, sich zurückzuhalten und ihre Wünsche gegenüber Pflege- oder Betreuungspersonen nicht zu äußern.

Es gibt allerdings auch ältere Menschen, denen es gelingt, einen Ausgleich zwischen ihren Bedürfnissen nach Versorgung und nach Selbstständigkeit herzustellen, ohne dass sie deren potenziellen Widerspruch durch eine Dominanz über das Betreuungs- oder Pflegepersonal zu lösen versuchen. Sie tendieren zu einer partnerschaftlichen Beziehung mit den Unterstützungspersonen, nehmen deren Hilfe bei Bedarf in Anspruch ohne jedoch zu dominieren, und zeigen damit insgesamt eine **ausgewogene Inanspruchnahme**. Backman und Hentinen (1999) bezeichneten die Einstellung solcher Pflegeempfänger als verantwortliche Selbstpflege, da ihnen die Integration von Selbstbestimmung, Rücksichtnahme und Verantwortung für sich selbst gelang. Sie sahen in der erhaltenen Pflege eine Förderung ihrer Selbstbestimmung – erlaubte diese doch, dass sie ganz im Sinne von Baltes ihre Einschränkungen kompensieren und die ihnen wichtigen Aktivitäten fortführen konnten. In den qualitativen Studien zur Auseinandersetzung mit Pflegebedürftigkeit wurde sie teilweise angetroffen (Boggatz et al. 2009a, b; Lee 1997). Im Rahmen der hiesigen Untersuchung konnte sie bei den proaktiven Nutzern des Betreuten Wohnens beobachtet werden. Auch in Bezug auf einen Aufenthalt im Pflegeheim wurde sie bei einem Teilnehmer festgestellt. Dabei handelte es sich um jenen älteren Mann, der im Pflegeheim lebte und dessen Dienstleistungen wie ein Hotelbewohner in Anspruch nahm, verschaffte ihm dies doch die Möglichkeit den für ihn wichtigen Kontakt zu seiner Frau aufrecht zu erhalten, die getrennt von ihm im Betreuten Wohnen lebte. Da sein Versorgungsbedürfnis noch relativ gering war, musste er allerdings seine Selbstbestimmung nicht allzu sehr einschränken. Er hatte für seine momentane Situation eine innere Balance zwischen Versorgungs- und Autonomiebedürfnis gefunden, der eine so lange Dauer beschieden war, wie seine Pflegebedürftigkeit nicht zunahm. Eine Zunahme der Letzteren dürfte allerdings eine Neuadjustierung des inneren Gleichgewichts erforderlich machen. Weitere Stufen in diesem Entwicklungsprozess wurden von den Betreuungspersonen beobachtet. Dies war der Fall jener Bewohnerin, die nach einigem Zögern den Rollator akzeptierte oder von Bewohnern, die eine Unterstützung durch häusliche Pflege ausprobierten, nachdem ihn dieses nahegelegt worden war. In allen diesen Fällen fand eine positive Entwicklung hin zu einer verantwortungsvollen Selbstpflege und Akzeptanz von Unterstützung statt, da den Betroffenen eine Integration ihrer gegensätz-

lichen Bedürfnisse gelang. Das Resultat lässt sich dabei als Lebensqualität im Fall von Pflegebedürftigkeit bezeichnen. Die Entwicklung einer derartigen Lebensqualität kann jedoch auch misslingen und zu einer anderen der hier skizzierten Einstellungen zur Pflege führen.

❯❯ Neben einer einseitigen Einstellung zu Unterstützung und Pflege können ältere Menschen auch eine ausgewogene Inanspruchnahme entwickeln, bei der sich die Bedürfnisse nach Versorgung und Selbstständigkeit, sowie nach Selbstbehauptung und Rücksichtnahme in Übereinklang befinden.

9.2.2 Entwicklung einer ausgewogenen Betreuung

Ob diese Entwicklung gelingt, hängt dabei vom Umfeld ab. Hier ist an erster Stelle das Verhalten der Betreuungs- und Pflegepersonen von Bedeutung. Auch bei diesen ließen die hiesige Untersuchung und die qualitativen Studien zum „Assisted Living" unterschiedliche Einstellungen zur Unterstützung erkennen, die sie zu leisten hatten. Ähnlich wie die älteren Menschen hatten sie dabei gegensätzliche Bestrebungen. Diese zeigten sich in ihrer Einstellung zur Beziehung mit den Unterstützungsempfängern. Genau wie diese konnten sie dabei zu Selbstbehauptung oder zu Anpassung und Unterordnung tendieren. Zugleich mussten sie ihre Neigungen zu Nähe und Distanz ausbalancieren. Als drittes spielte ihre Einstellung zur Fürsorge eine wichtige Rolle. Unter Fürsorge ist dabei die Hinwendung zu einem anderen als einer selbstbestimmten Person verstehen, wobei sich die Sorge auf das Wohlergehen des Betreffenden richtet, welches sich aus der Befriedigung körperlicher und psychosozialer Bedürfnisse ergibt. Da eine übertriebene Fürsorge bei Pflegenden und Betreuungspersonen zu Burn-Out und Selbstaufgabe und bei Pflege- und Betreuungsempfängern zu einem Verlust von Selbstständigkeit führen kann, muss sie auf der anderen Seite durch eine gewisse Sorglosigkeit ausgeglichen werden, die den Betreuungsempfängern die Fähigkeit, sich um sich selbst zu kümmern, zugesteht. Um die Zuwendung zu Betreuungsempfängern aufrechterhalten zu können, ist eine zeitweilige Abwendung von ihnen notwendig, die im Übermaß allerdings in Desinteresse entarten kann. Die unterschiedlichen Einstellungen zur Unterstützung ergeben sich dabei daraus, welche der hier skizzierten Verhaltenstendenzen bei einer Unterstützungsperson dominiert. Das Spektrum dieser Verhaltenstendenzen lässt sich wie in ◘ Abb. 9.2 gezeigt darstellen.

> **Pflege- und Betreuungspersonen müssen bei ihrer Arbeit ihre Tendenzen Selbstbehauptung und Anpassung, zu Nähe und Distanz, sowie zu Fürsorge und Sorglosigkeit in Übereinklang bringen.**

Geht bei einer Unterstützungsperson eine Tendenz zur Selbstbehauptung mit einer Tendenz zur Fürsorge einher, versuchen sie, die Versor-

gung der Unterstützungsempfänger dadurch sicherzustellen, dass sie ihnen Aktivitäten der Selbstversorgung abnehmen. Zwar sind sie um das Wohlergehen des Pflege- oder Betreuungsempfängers besorgt, sie setzen jedoch mit ihrem Verhalten eine Pflege und Betreuung nach ihren eigenen Vorstellungen durch. Dies spart zwar Zeit und ist effizienter als wenn die Betreffenden selbstständig Entscheidungen treffen und agieren, es schränkt jedoch deren Selbstständigkeit und Selbstbestimmung ein. Eine solche Einstellung ließ eine der hier befragten Betreuungspersonen erkennen, die eine Mitgestaltung der Bewohner bei den gemeinschaftlichen Aktivitäten ablehnte, weil dies zu viel Unruhe in die Einrichtung bringe. Stattdessen sah sie sich selbst als notwendiger Motor dieses Geschehens. Im „Assisted Living" wurde diese Einstellung bei Betreuungspersonen angetroffen, welche die Selbstbestimmung der Bewohner mit der Begründung einschränkten, dass

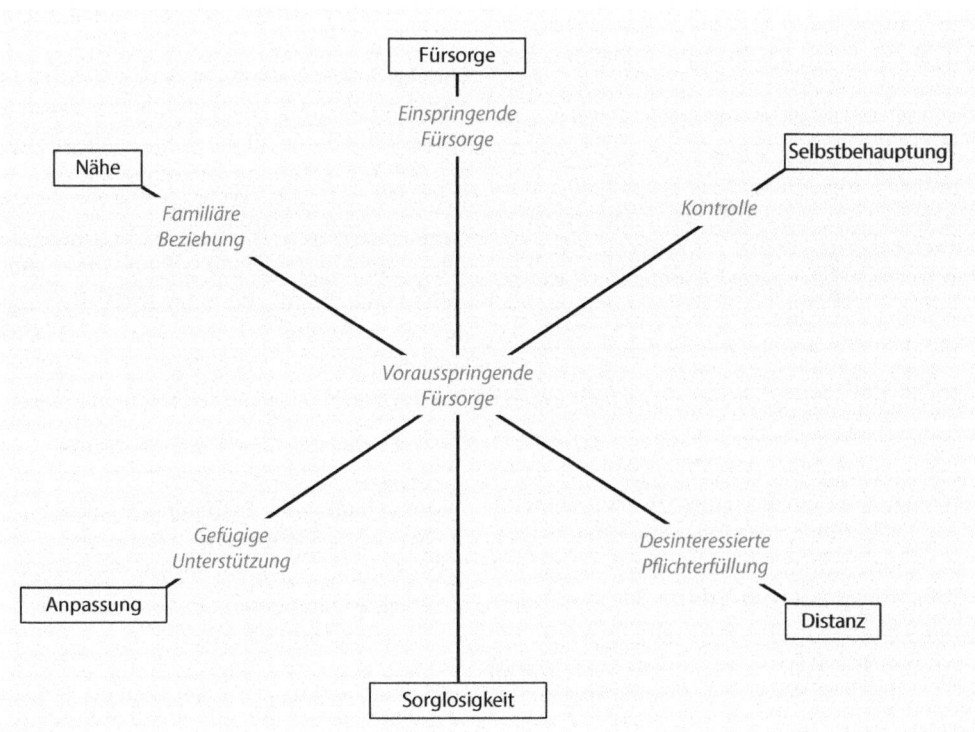

◘ **Abb. 9.2** Einstellungen zur Unterstützung bei Unterstützungspersonen

dies ihrer Sicherheit und ihrem Wohlbefinden diene (Al-Omari et al. 2005). Diese Einstellung lässt sich als überprotektionistisch oder in Anlehnung an Heidegger (1979) als **einspringende Fürsorge** bezeichnen.

> ❯ Die Tendenz zur Selbstbehauptung kann bei fürsorglichen Pflege- oder Betreuungspersonen dazu führen, dass sie in ihrer Sorge um die Pflege- oder Betreuungsempfänger deren Selbstständigkeit und Selbstbestimmung einschränken.

Wenn bei einer Unterstützungsperson die Tendenz zur Selbstbehauptung stark und die Tendenz zur Fürsorge nur schwach ausgeprägt ist, neigt sie zur **Kontrolle** über den Bewohner. Ihr geht es dann nicht mehr um das Wohlbefinden der Betreuungsempfänger, sondern nur noch darum, eine vorgegebene Versorgungsaufgabe zu erledigen und die Zu-Betreuenden den Erfordernissen dieser Aufgabe anzupassen. Eine derartige Tendenz zur Kontrolle wurde in der hiesigen Studie nicht angetroffen. Die qualitativen Studien zum „Assisted Living" berichteten von Ansätzen zu einer solchen Kontrolle – etwa wenn Bewohner durch das Personal öffentlich gemaßregelt wurden und die Verlegung ins Pflegeheim als Sanktion angedroht wurde (Kuhn 2008; Williams und Warren 2008; Williams und Warren 2009; Zimmerman et al. 2016). Extreme Fälle bis hin zur Anwendung von Gewalt gegen Bewohner und Pflegeempfänger stellen eine denkbare Fortsetzung dieser Einstellung dar. Sie wurden im Rahmen von Under-Cover-Recherchen in Pflegeheimen festgestellt (Breitscheidel 2005). Weil die Pflegepersonen bei diesen Recherchen nicht wussten, dass sie beobachtet wurden, legten sie ein Verhalten an den Tag, das sie in Beobachtungssituationen normalerweise kaschieren. Da Under-Cover-Recherchen allerdings nicht mit dem Prinzip der informierten Zustimmung vereinbar sind, können sie im Rahmen von wissenschaftlicher Forschung nicht angewendet werden. Dementsprechend liefern die qualitativen Studien zum „Assisted Living" auch keine Evidenz für solche Extremformen der Kontrolle.

> ❯ Eine schwache Tendenz zur Fürsorge gepaart mit einer starken Tendenz zur Selbstbehauptung können bei Pflege- oder Betreuungspersonen zu einem Kontrollverhalten gegenüber den Pflege- oder Betreuungsempfängern führen, welches diese entmündigt.

Eine schwache Tendenz zur Fürsorge kann auch mit einer distanzierten Haltung gegenüber Unterstützungsempfängern einhergehen und sich in Form von Gleichgültigkeit zeigen. In diesem Fall würde eine Unterstützungsperson noch nicht einmal versuchen, einen Unterstützungsempfänger zu kontrollieren. Dieser kann dann tun, was er will, da er und die Unterstützungsperson – um mit Heidegger zu sprechen – „einander nichts angehen" (Heidegger 1979, S. 122). In Reinform ist diese Einstellung allerdings in keinem Versorgungssetting anzutreffen, da das Personal durch seinen Dienstvertrag verpflichtet ist, ein gewisses Maß an Unterstützung zu leisten – es sei denn, es gibt das Arbeitsverhältnis auf. Vor einem solchen Schritt findet jedoch ein innerlicher Abschied von der Arbeit statt, bei dem das Personal die Unterstützung nur noch gleichgültig erbringt. Diese Einstellung ließe sich als **desinteressierte Pflichterfüllung** bezeichnen. Zwar wird in den Studien zum „Assisted Living" von keinem solchen inneren Abschied berichtet, einzelne Autoren (Williams und Warren 2009) weisen jedoch auf die hohe Fluktuationsrate des Personals hin, die das Vorhandensein einer solchen Einstellung bei Unterstützungspersonen zumindest als plausibel erscheinen lässt.

> ❯ Eine schwache Tendenz zur Fürsorge gepaart mit einer inneren Distanz zu den Pflege- oder Betreuungsempfängern äußert sich bei den Pflege- und Betreuungspersonen in desinteressierter Pflichterfüllung und führt am Ende zur Aufgabe ihrer Tätigkeit.

Bei Unterstützungspersonen kann die Tendenz zur Fürsorge jedoch auch sehr stark ausgeprägt sein. Geht sie mit einer Tendenz zur Anpassung und Unterordnung einher, ergibt sich daraus eine Einstellung, die sich als **gefügige Unterstützung** bezeichnen lässt. Sie wurde in den Studien zum „Assisted Living" beobachtet, wenn Betreuungspersonen die geringe Anerkennung ihrer Arbeit akzeptierten, dabei sogar ein diskriminierendes Verhalten einzelner Bewohner hinnahmen, und ihre Selbstachtung durch die Betonung des moralischen Wertes ihrer Tätigkeit aufrecht erhielten (Kuhn 2008; Williams und Warren 2008; Williams und Warren 2009; Ball et al. 2009a).

> ❯ Eine Tendenz zur Fürsorge gepaart mit einer Tendenz zur Unterordnung kann sich bei Pflege- oder Betreuungspersonen in einer gefügigen Unterstützung äußern, bei der sie ihr Selbstwertgefühl unterdrücken.

Geht die Tendenz zur Fürsorge mit einer Tendenz zur emotionalen Nähe einher, kann sie sich in der Entwicklung einer **familiären Beziehung** zum Unterstützungs- oder Pflegeempfänger äußern. Die Pflege- oder Betreuungsperson lässt sich von Pflege- oder Betreuungsempfängern quasi adoptieren und entwickelt eine starke Bindung zu ihnen. Diese Einstellung wurde ebenfalls bei Betreuungspersonen im „Assisted Living" beobachtet, die mit einzelnen Bewohnern eine persönliche Beziehung eingingen, die sie bei deren Tod echte Trauer empfinden ließ (Ball et al. 2009a).

> ❯ Eine Tendenz zur Fürsorge gepaart mit einer Tendenz zur Nähe äußert sich bei Pflege- oder Betreuungspersonen in einer familiären Beziehung zu Pflege- oder Betreuungsempfängern.

Von den hier befragten Betreuungspersonen wurde eine derartige Einstellung jedoch nicht berichtet. Trotz ihrer Bereitschaft, mit Empathie und Herzlichkeit auf die Bewohner zuzugehen, war ihre Haltung durch eine gewisse Distanz charakterisiert. Sie mussten gegebenenfalls unangenehme Dinge ansprechen oder bei Konflikten vermitteln. Dies hinderte sie daran, eine allzu große Nähe zu den Bewohnern aufzubauen. Gleichzeitig brachten sie ihren Respekt vor deren Autonomie zum Ausdruck, der einer Kontrolle

und Vereinnahmung durch Fürsorge und Betreuung entgegenstand. Die Haltung der meisten Betreuungspersonen lag damit zwischen den extremen Erscheinungsformen von Fürsorge und Sorglosigkeit, Selbstbehauptung und Anpassung sowie von Nähe und Distanz. In Anlehnung an Heidegger (1979) lässt sie sich als **vorausspringende Fürsorge** bezeichnen. Es kam ihnen darauf an, eine Balance zwischen ihrer Fürsorge für die Bewohner und der Achtung vor ihrer Selbstbestimmung zu finden. Dementsprechend versuchten sie nicht, eine Inanspruchnahme von Betreuung und Pflege zu erzwingen, vielmehr waren sie darum bemüht, auf der Grundlage einer Vertrauensbeziehung für die Bewohner Freiräume zu schaffen, in denen sie selbst zu einer Akzeptanz der benötigten Unterstützung finden konnten. Die Entstehung einer derart verantwortlichen Selbstpflege war für sie nicht ein durch ihr Verhalten programmierbares Resultat, sondern sie ergab sich aus einem ergebnisoffenen Prozess, der – wie ihnen bewusst war – nicht immer das gewünschte Ziel erreichen konnte.

> ❯ Bei einer gelingenden Pflege oder Betreuung ermöglicht eine vorausspringende Fürsorge Selbstbestimmung und Selbstständigkeit und die Pflege- oder Betreuungsperson versucht weder die Pflege- oder Betreuungsempfänger zu dominieren noch sich ihnen unterzuordnen.

9.2.3 Einflussfaktoren und Rahmenbedingungen

Die Einstellungen bei Bewohnern und Unterstützungspersonen bedingen sich dabei zum Teil wechselseitig. So wie sich eine vorausspringende Fürsorge begünstigend auf das Entstehen einer verantwortlichen Selbstpflege auswirken kann, tragen einspringende Fürsorge und Kontrolle zur Entstehung von gefügiger Akzeptanz, Ablehnung und Aufgabe der Selbstpflege auf Seiten der Bewohner bei. Umgekehrt kann ein kritischer Konsum von Unterstützung mit einem dominanten Verhalten auf Seiten der Bewohner bei den Unterstützungspersonen zu einer gefügigen oder desinteressierten Pflichterfüllung führen. Auch in ihrem Streben nach familiären Beziehungen können sich beide Seiten wechselseitig verstärken. Allerdings entsteht eine solche Wechselwirkung nicht zwangsläufig. Das Streben nach einer familiären Beziehung bei der einen Seite kann zum Beispiel von der anderen als Versuch der Vereinnahmung und Kontrolle erlebt werden, und zu entsprechenden Abwehrreaktionen führen. Das Personal im „Assisted Living" berichtete davon, dass es „Klick" machen musste, damit es zu einer persönlichen Beziehung kam (Ball et al. 2009a), und verdeutlichte auf diese Weise, dass das Entstehen einer positiven Beziehung kein gänzlich voraussehbarer Prozess war. Durch die Interaktion üben beide Seiten zwar aufeinander Einfluss aus, sie werden jedoch auch durch die Aktionen und Reaktionen in ihrem Verhalten bestimmt. Je nachdem, welche Einstellungen dabei in einer Beziehung aufeinandertreffen, kann sich diese dann als distanziert, konflikthaft, einseitig dominiert, familiär oder partnerschaftlich gestalten.

> ❯ Die Einstellungen der Pflege- und Betreuungspersonen und der Pflege- und Betreuungsempfänger bedingen sich in ihrer Entwicklung gegenseitig und geben ihrer Beziehung einen spezifischen Charakter.

Die Wechselwirkung der Einstellungen ereignet sich dabei nicht in einem Raum, der frei von externen Einflüssen ist. Vielmehr hängt ihre Entwicklung von Voraussetzungen ab, die beide Seiten hierzu mitbringen. Ihr Spielraum wird zudem begrenzt von institutionellen Rahmenbedingungen. ◻ Abb. 9.3 zeigt eine schematische Darstellung von diesem Entwicklungsprozess.

Ob es den Bewohnern gelingt, Unterstützungsbedürftigkeit und ihr Bedürfnis nach Selbstbestimmung in Übereinklang zu bringen, hängt zunächst – wie bereits gesagt – vom Ausmaß ihrer Selbstversorgungsfähigkeiten ab. Je mehr diese eingeschränkt sind, desto mehr sind die Bewohner auf die Unterstützung angewiesen und desto stärker ist ihre Möglichkeit, eine reziproke Beziehung zu gestalten, reduziert. Sie müssen mehr Hilfe in Anspruch nehmen, als sie direkt zurückgeben

können. Dadurch geht ein bislang vorhandenes Gleichgewicht zwischen Versorgungsbedürftigkeit und Selbstbestimmung verloren und muss durch ein neues ersetzt werden, welches ihren nun noch vorhandenen Fähigkeiten entspricht. Ob dies gelingt, hängt aber auch von den Angehörigen ab, welche einen beträchtlichen Einfluss auf die Versorgungssituation der älteren Menschen ausüben können. Erzwingen sie einen Einzug in „Assisted Living" oder in ein Pflegeheim, können ältere Menschen mit einem letztendlich zwecklosen Widerstand darauf reagieren, der zu einer fehlenden Integration in die Einrichtung, sowie zu Resignation und Aufgabe der Selbstpflege führt. Ist den älteren Menschen jedoch eine Mitsprache erlaubt, fällt ihnen die Anpassung und Entwicklung einer ausgewogenen Inanspruchnahme von Pflege leichter (Lee 1997; Cheek und Ballantyne 2001; Kennedy et al. 2005; Sergeant und Ekerdt 2008; Kemp 2008; Ball et al. 2009b; Boggatz et al. 2009b; Svidén et al. 2009; Koenig et al. 2013). Ob Bewohner im „Assisted Living" oder im Betreuten Wohnen zur Haltung von kritischen Konsumenten tendieren, wird zudem von ihrem sozio-ökonomischen Status beeinflusst. Da die meisten Einrichtungen in den USA privat zu bezahlen sind, hängt ihre Inanspruchnahme vom Einkommen der Bewohner ab (Ball et al. 2009b). Um mehrere Einkommensgruppen anzusprechen, wird zudem die Servicequalität entsprechend gestaffelt. Dabei sind es natürlich die höheren Einkommensgruppen, die sich die Rolle eines Servicekonsumenten leisten können und auch dementsprechend in Anspruch nehmen (Kuhn 2008). Was den deutschsprachigen Raum anbelangt, so hat sich neben gemeinnützigen Wohneinrichtungen auch ein Betreutes Wohnen in Form von Seniorenresidenzen etabliert, das sich ebenfalls an höhere Einkommensschichten richtet und entsprechende Serviceerwartungen bedient.

Ob es auf der anderen Seite den Betreuungspersonen gelingt, eine vorausspringende Fürsorge zu entwickeln, ist zum Teil durch die fachliche Kompetenz bedingt, die sie für ihre Aufgabe mitbringen. Ausgebildete Pflegekräfte

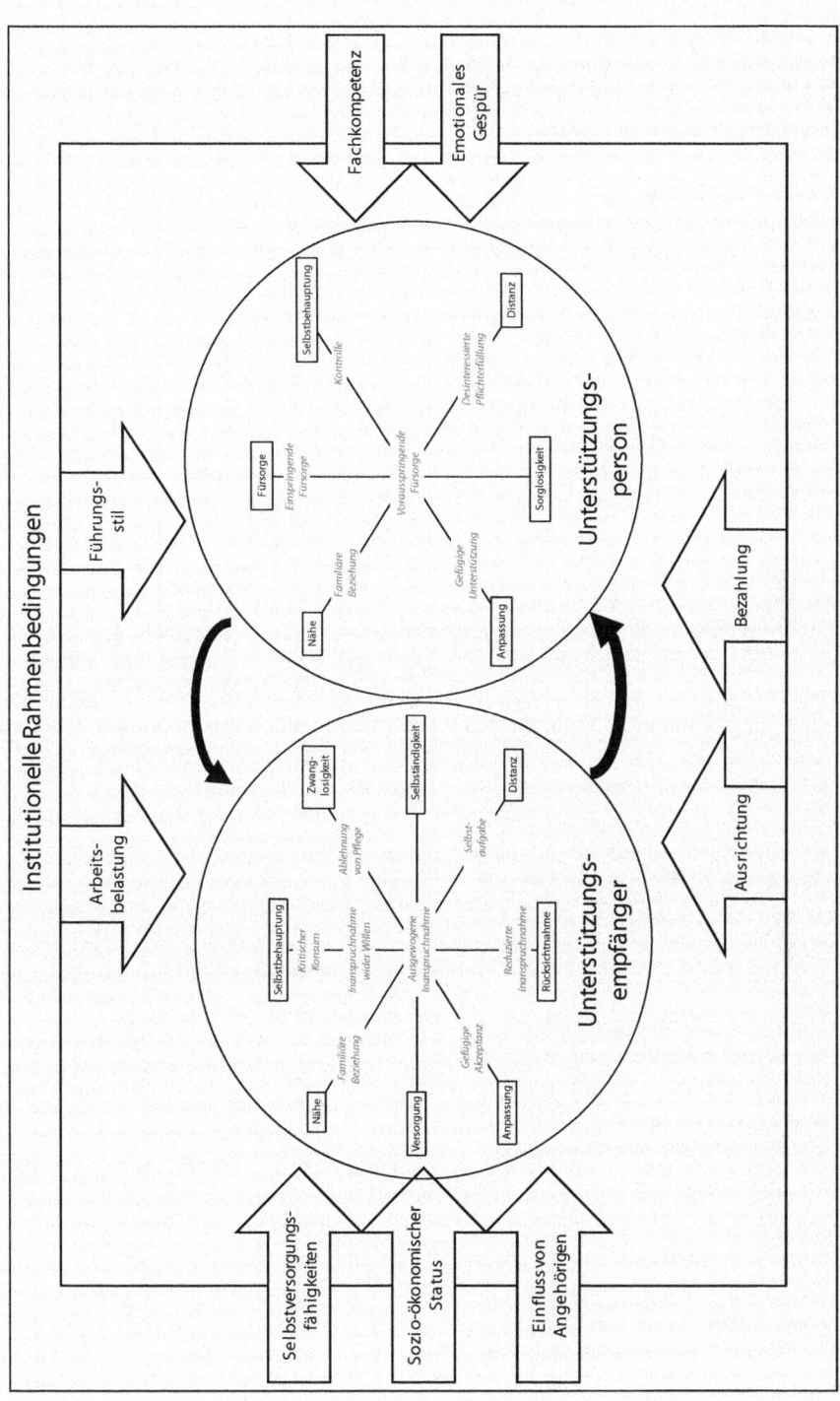

Abb. 9.3   Die Entwicklung der Einstellungen von älteren Menschen und Unterstützungspersonen

9

und Sozialarbeiter haben hierzu bessere Voraussetzungen als vormalige Servicekräfte eines Fast-Food-Restaurants, die nur ein On-the-job-Training erhalten. Allerdings wurden auch beim eher niedrigen Qualifikationsniveau des Personals im „Assisted Living" familiäre und partnerschaftliche Beziehungen zwischen Betreuungspersonen und Bewohnern beschrieben. Diese waren auf das emotionale Gespür zurückzuführen, welches die Betreuungspersonen mitbrachten (Ball et al. 2009a). Dieses ist daher als zweiter Einflussfaktor bei der Entstehung der Einstellungen des Unterstützungspersonals in Betracht zu ziehen.

Die institutionellen Rahmenbedingungen schließlich geben den Spielraum vor, in dem die genannten Einflussfaktoren bei der Interaktion von Bewohnern und Betreuungspersonen zur Geltung kommen können. Hier sind vier Aspekte relevant. Als erstes spielt die Ausrichtung der Versorgungseinrichtung eine Rolle. Diese gibt vor, wie viele Personen bis zu einem bestimmten Grad von Pflegebedürftigkeit versorgt werden sollen. Während die dazu erforderliche Versorgungskapazität im „Assisted Living" relativ groß ist, ist sie im Betreuten Wohnen eher gering – zumal die pflegerische Versorgung dort nicht durch die Betreuungspersonen selbst zu erbringen ist. Eine höhere Versorgungskapazität bringt eine größere Aufgaben- und Verrichtungsorientierung für das Personal mit sich, und schränkt den Spielraum ein, um neben der pflegerischen Funktion auch eine zweckfreie Beziehung mit den Bewohnern einzugehen.

> ❯❯ Die Entwicklung der Beziehung zwischen Pflege- und Betreuungspersonen und Pflege- und Betreuungsempfängern wird von den persönlichen Voraussetzungen und Lebensumständen beider Seiten beeinflusst.

Der zweite Aspekt ist die aus der personellen Ausstattung resultierende Arbeitsbelastung. Wie die Studien zum „Assisted Living" zeigen, kann diese bei gleicher Pflegekapazität der Einrichtung unterschiedlich stark ausgeprägt sein. Je größer die Anzahl der pflegebedürftigen Bewohner, die in einer Schicht pro Betreuungsperson zu versorgen sind, desto größer ist die Arbeitsbelastung und desto geringer ist der zeit-

liche Spielraum für zweckfreie Kommunikation, durch die eine partnerschaftliche Beziehung entstehen kann. (Hellström und Sarvimäki 2007; Warren und Williams 2008; Williams und Warren 2008). Für die Bewohner wirkt sich die Arbeitsbelastung des Personals dahingehend aus, dass sie in ein Heim verlegt werden müssen, wenn ihre Pflegebedürftigkeit die Grenzen der Belastbarkeit des Personals übersteigt.

Eine weitere Rolle spielt der Führungsstil in der Einrichtung. Dieser kann in einer mehr oder minder großen Kontrolle des Personals bestehen, die sich dann auf dessen Gestaltung Beziehung zu den Bewohnern auswirkt. So berichtet Kuhn (2008), wie das Personal eines „Assisted Living" für höhere Einkommensgruppen durch Reglementierungen und Überwachung zu einer Servicehaltung, die den Erwartungen der Bewohner entsprach, angehalten wurde. Einer Kontrolle waren aber zum Teil auch die Bewohner des „Assisted Living" ausgesetzt, wenn sie durch das Personal überwacht wurden und sich gezwungen sahen, entstehende Pflegebedürftigkeit zu kaschieren oder an Gemeinschaftsaktivitäten teilzunehmen, zu denen sie eigentlich keine Lust verspürten (Kuhn 2008; Williams und Warren 2009; Zimmerman et al. 2016).

Als letzter Faktor ist schließlich die Bezahlung des Personals zu nennen, deren geringe Höhe zusammen mit belastenden Arbeitsbedingungen zu einer hohen Personalfluktuation im „Assisted Living" und damit zum Abbruch dort entstandener Beziehungen führte (Williams und Warren 2009).

Belastende Arbeitsbedingungen, die sich aus diesen vier Faktoren ergeben, lassen die Betreuungspersonen dabei zu Einstellungen tendieren, welche die Selbstbestimmung der Bewohner nicht respektieren. Die Bewohner können darauf in Abhängigkeit in Form von gefügiger Nutzung oder von Aufgabe der Selbstpflege reagieren, oder aber sie versuchen ihre Selbstbestimmung zu verteidigen, indem eine kritische Konsumhaltung einnehmen.

Vergleicht man das amerikanische „Assisted Living" mit den hier untersuchten Einrichtungen des Betreuten Wohnens in Österreich, so sind in letzteren Arbeitsbelastung des Personals und Kontrolle der Bewohner weitaus schwächer ausgeprägt und bieten daher mehr Spielraum für die Entfaltung zweckfreier, persönlicher Beziehungen zwischen Bewohnern und Betreuungspersonen, welche die Entstehung einer selbstbestimmten Inanspruchnahme von Unterstützung und vorausspringender Fürsorge begünstigen. Dies hängt allerdings auch mit ihrer geringeren Ausrichtung auf eine Versorgung von Pflegebedürftigen zusammen. Daraus ergibt sich natürlich die Frage, ob und wie sich in reinen Pflegeeinrichtungen eine ausgewogene Inanspruchnahme von Unterstützung bei den Bewohnern und eine vorausspringende Fürsorge beim Personal fördern lassen. Diese Frage gilt es, in zukünftigen Untersuchungen zu beantworten.

> ❯ Die Unterstützungskapazität einer Einrichtung, die Arbeitsbelastung, der Führungsstil und die Bezahlung des Personals wirken sich als hinderliche oder förderliche Rahmenbedingung auf die Beziehungsgestaltung zwischen Pflege- und Betreuungsempfängern und Pflege- und Betreuungspersonen aus.

9.3 Fazit

Was die hier untersuchten Einrichtungen des Betreuten Wohnens anbelangt, so kann folgendes Fazit gezogen werden: Betreutes Wohnen sollte als ein Wohn- und Versorgungsangebot verstanden werden, das nicht einseitig aktives Altern oder Disengagement fördert, sondern es älteren Menschen erlaubt, eine Balance zwischen Aktivität und Disengagement, Selbstständigkeit und Versorgung, sowie zwischen Selbstbehauptung und Rücksichtnahme zu finden, die ihren jeweiligen Fähigkeiten entspricht. Die Entwicklung einer ausgewogenen Inanspruchnahme von Unterstützung kann durch eine vorausspringende Fürsorge des Betreuungspersonals gefördert werden. Dies setzt voraus, dass eine Vertrauensbeziehung zwischen Bewohnern und Personal besteht. Das Betreuungspersonal muss hierzu in seiner Beziehung zu den Betreuungsempfängern

eine Balance zwischen Selbstbehauptung und Anpassung, Nähe und Distanz, sowie Fürsorge und Sorglosigkeit finden. Die Einstellungen von Bewohnern und Betreuungspersonen bedingen sich dabei in ihrer Entwicklung gegenseitig. Sie hängen zudem von institutionellen Rahmenbedingungen und den persönlichen Voraussetzungen, die beide Seiten mitbringen ab. Die Entstehung einer ausgewogenen Beziehung wird dabei seitens der Bewohner durch einen freiwilligen Einzug und ein gewisses Maß an Selbstständigkeit und seitens der Betreuungspersonen durch Fachkompetenz und emotionales Gespür begünstigt. Eine solche Beziehung ist jedoch kein stabiler Dauerzustand. Ihr Gleichgewicht muss vielmehr stets aufs Neue gewonnen werden.

Literatur

Al-Omari H, Kramer K, Hronek C, Rempusheski VF (2005) The Wheat Valley assisted living culture: rituals and rules. J Gerontol Nurs 31:9–16

Améry J (1968) Über das Altern. Ernst Klett, Stuttgart

Backman K, Hentinen M (1999) Model for the self-care of home-dwelling elderly. J Adv Nurs 30(3):564–572

Ball MM, Lepore ML, Perkins MM, Hollingsworth C, Sweatman M (2009a) „They are the reason I come to work": the meaning of resident-staff relationships in assisted living. J Aging Stud 23:37–47

Ball MM, Perkins MM, Hollingsworth C, Whittington FJ, King SV (2009b) Pathways to assisted living: the influence of race and class. J Appl Gerontol 28:81–108

Baltes MM (1996) The many faces of dependency in old age. Cambridge University Press, Cambridge

Boggatz T, Farid T, Mohammedin A, Dassen T (2009a) Attitudes of older Egyptians towards nursing care at home: a qualitative study. J Cross Cult Gerontol 24:33–47

Boggatz T, Farid T, Mohammedin A, Dassen T (2009b) Attitudes of Egyptian nursing home residents towards staying in a nursing home: a qualitative study. Int J Older People Nursing 4:242–253

Breitscheidel M (2005) Abgezockt und Totgepflegt. Alltag in deutschen Pflegeheimen. ECON, Berlin

Carder PC (2002) The social world of assisted living. J Aging Stud 16:1–18

Chang PJ, Wray L, Lin Y (2014) Social relationships, leisure activity, and health in older adults. Health Psychol 33(6):516–523

Cheek J, Ballantyne A (2001) Moving them on and in: the process of searching for and selecting an aged care facility. Qual Health Res 11:221–237

Chen S, Brown JW, Mefford LC, de La Roche A, McLain AM, Haun MW, Persell DJ (2008) Elders' decisions to enter assisted living facilities: a grounded theory study. J Hous Elder 22(1–2):86–103

Cumming E, Henry WE (1961) Growing old. The process of disengagement. Basic Books, New York

Dobbs D, Eckert JK, Rubinstein B, Keimig L, Clark L, Frankowski AC, Zimmerman S (2008) An ethnographic study of stigma and ageism in residential care or assisted living. Gerontologist 48(4):517–526

Foucault M (1978) Dispositive der Macht. Über Sexualität, Wissen und Wahrheit. Merve, Berlin

Göckenjan G (2000) Das Alter würdigen. Suhrkamp, Frankfurt am Main

Havighurst RJ (1961) Successful aging. Gerontologist 1(1):8–13

Heidegger M (1979) Sein und Zeit. Niemeyer, Tübingen

Hellström UW, Sarvimäki A (2007) Experiences of self-determination by older persons living in sheltered housing. Nurs Ethics 14:413–424

Kemp CL (2008) Negotiating transitions in later life: married couples in assisted living. J Appl Gerontol 27(3):231–251

Kemp CL, Ball MM, Hollingsworth C, Perkins MM (2012) Strangers and friends: residents' social careers in assisted living. J Gerontol Ser B Psychol Sci Soc Sci 67(4):491–502

Kennedy D, Sylvia E, Bani-Issa W, Khater W, Forbes-Thompson S (2005) Beyond the rhythm and routine: adjusting to life in assisted living. J Gerontol Nurs 31:17–23

King G, Farmer J (2009) What older people want: evidence from a study of remote Scottish communities. Rural Remote Health 9(2):1166. http://www.rrh.org.au. Zugegriffen am 01.10.2018

Koenig TL, Lee JH, Macmillan KR (2013) Older adult and family member perspectives of the decision-making process involved in moving to assisted living. Qual Soc Work 13(3):335–350

Krothe JS (1997) Giving voice to elderly people: community-based long-term care. Public Health Nurs 14(4):217–226

Kuhn MG (2008) The eye of beauty: creating a place for elite and aging elders. Dissertation, The University of Arizona, Department of Anthropology, Tucson

Lee DT (1997) Residential care placement: perceptions among elderly Chinese people in Hong Kong. J Adv Nurs 26(3):602–607

Leedham CA, Hendricks J (2006) Foucault and successful aging as discourse: Explorations in biopower and the practice of freedom. In: Powell JL, Wahidin A (Hrsg) Foucault and aging. Nova Science Publishers, New York, S 31–46

Montross LP, Depp C, Daly J, Reichstadt J, Golshan S, Moore D, Sitzer D, Jeste DV (2006) Correlates of self-rated successful aging among community dwelling older adults. Am J Geriatr Psychiatr 14(1):43–51

Pichler B (2011) Revoltierendes Anerkennen des Alter(n)s. Für eine unzeitgemäße Sicht auf das Alter. Magazin erwachsenenbildung.at, 13. http://www.erwachsenenbildung.at/magazin/11-13/meb 11-13.pdf. Zugegriffen am 04.09.2016

Reichstadt J, Sengupta G, Depp CA, LaPalinkas LA, Jeste DV (2010) Older adults' perspective on successful aging: qualitative interviews. Am J Geriatr Psychiatr 18(7):567–575

Roe B, Whattam M, Young H, Dimond M (2001) Elders' perceptions of formal and informal care: aspects of getting and receiving help for their activities of daily living. J Clin Nurs 10(3):398–405

Rowe JW, Kahn RL (1987) Human aging: usual and successful. Science 237(4811):143–149

Russell CK (1996) Elder care recipients' care-seeking process. West J Nurs Res 18(1):43–62

Saunders JC, Heliker D (2008) Lessons learned from 5 women as they transition into assisted living. Geriatr Nurs 29:369–375

Sergeant JF, Ekerdt DJ (2008) Motives for residential mobility in later life: post-move perspectives of elders and family members. Int J Aging Hum Dev 66:131–154

Shippee T.P. (2009). „But I am not moving": residents' perspectives on transitions in a continuing care retirement community. The Gerontologist 49, 418–427.

Strawbridge WJ, Wallhagen M, Cohen RD (2002) Successful aging and well-being: self-rated compared with Rowe and Kahn. Gerontologist 42(6):727–733

Svidén G, Wikström BM, Hjortsjö-Norberg M (2009) Elderly persons' reflections on relocating to living at sheltered housing. Scand J Occup Ther 9:10–16

Tartler R (1961) Das Alter in der modernen Gesellschaft. Ferdinand Enke, Stuttgart

Tse MM (2007) Nursing home placement: perspectives of community-dwelling older persons. J Clin Nurs 16(5):911–917

Walker A (2005) A European perspective on quality of life in old age. Eur J Ageing 2:2–12

Warren C.A. & Williams K.N. (2008). Interviewing Elderly Residents in Assisted Living. Qualitative Sociology 31, 407–424.

WHO (2002) Aktiv Altern: Rahmenbedingungen und Vorschläge für politisches Handeln. WHO, Genf. Abteilung für Vorbeugung von nichtübertragbaren Krankheiten und Förderung der geistigen Gesundheit, Altern und Lebenslauf. http://apps.who.int/iris/bitstream/10665/67215/2/WHO_NMH_NPH_02.8_ger.pdf. Zugegriffen am 04.09.2016

Williams KN, Warren CA (2008) Assisted living and the aging trajectory. J Women Aging 20(3–4):309–327

Williams KN, Warren CA (2009) Communication in assisted living. J Aging Stud 23:24–36

Zimmerman S, Dobbs D, Roth EG, Goldman S, Peeples AD, Wallace B (2016) Promoting and protecting against stigma in assisted living and nursing homes. Gerontologist 56(3):535–547

9

Zusammenfassung

© Springer-Verlag GmbH Deutschland, ein Teil von Springer Nature 2019
T. Boggatz, *Betreutes Wohnen*, https://doi.org/10.1007/978-3-662-58405-7_10

In diesem Buch ging es um die Frage nach den Möglichkeiten der Lebensgestaltung im Alter bei einem Einzug ins Betreute Wohnen. Betreutes Wohnen ist eine Wohn- und Versorgungsform für ältere Menschen, die ein selbstständiges Leben bei einer gleichzeitigen Versorgungssicherheit im Fall von Unterstützungs- oder Pflegebedarf ermöglichen soll. Darüber hinaus soll es die soziale Einbindung und Teilhabe seiner Bewohner fördern. Vorläufer dieser Wohn- und Versorgungsform finden sich im englischsprachigen Raum – vor allem in den USA, wo das sogenannte „Assisted Living" zu einer umfangreichen Versorgungsindustrie für ältere Menschen geworden ist. Bei diesen Einrichtungen ist eine pflegerische Versorgung durch rund um die Uhr anwesendes Assistenzpersonal fest in das Konzept integriert, während sich beim Betreuten Wohnen im deutschsprachigen Raum die Versorgung auf eine zeitlich begrenzte Anwesenheit einer Betreuungsperson beschränkt und Pflegeleistungen in der Regel von externen Anbietern hinzugekauft werden müssen.

Während aus dem amerikanischen Raum ein umfangreicher Bestand an Studien zum „Assisted Living" vorliegt, wurde das Betreute Wohnen im deutschsprachigen Raum bislang kaum beforscht. Qualitative Studien, die einen tiefergehenden Einblick in das Erleben der Bewohner und des Betreuungspersonals ermöglichen, liegen bislang gar nicht vor.

Im Rahmen von zwei qualitativen und einer quantitativen Studie im Bundesland Salzburg wurde hier erstmals der Frage nachgegangen, wie ältere Menschen mit Unterstützung des Betreuungspersonals ihr Leben im Betreuten Wohnen gestalten. Ausgehend vom Versorgungsauftrag dieser Wohn- und Versorgungsform, ging es dabei um folgende Aspekte der Lebensgestaltung:

- Welche Einstellungen und welches Interesse haben ältere Menschen überhaupt am Betreuten Wohnen?
- Wie setzen sie sich mit der im Alter entstehenden Pflegebedürftigkeit auseinander?
- Wie gestalten sich ihre sozialen Beziehungen im Betreuten Wohnen?
- Wie gestaltet sich ihre Beziehung zur Betreuungsperson?

10.1 Einstellungen zum Betreuten Wohnen

Als Versorgungsangebot wird das Betreute Wohnen von einem Teil der Zielgruppe als wenig attraktiv empfunden. Dies ist der Fall, wenn ältere Menschen eine starke Bindung an ihre alte Wohnung und Lebensweise haben, für deren Verlust sie bei einem Einzug keinen ausgleichenden Vorteil wahrnehmen. Verspüren ältere Menschen jedoch einen Wunsch nach Versorgungssicherheit im Bedarfsfall, erscheint ihnen das Betreute Wohnen mit seinen Möglichkeiten, selbstbestimmt zu leben und soziale Kontakte zu knüpfen, durchaus als attraktiv. Es gibt auch Personen, die angesichts des Für und Wider bezüglich eines Einzugs unschlüssig sind.

Aus der Sicht der Betreuungspersonen ist auch nicht jeder für einen Einzug geeignet. Dies ist der Fall, wenn zu viele Einschränkungen vorhanden sind oder wenn eine Betreuung und das Leben in einer Gemeinschaft nicht mit den eigenen Lebensgewohnheiten vereinbar sind.

Eine Beratung, welche die Vorteile des Betreuten Wohnens verdeutlicht, ohne dessen Nachteile zu verschweigen, kann dabei helfen, dass ältere Menschen die für sie angemessene Entscheidung bezüglich eines Einzugs treffen.

10.2 Auseinandersetzung mit entstehender Pflegebedürftigkeit

Vor oder nach einem Einzug ins Betreute Wohnen kann Pflegebedürftigkeit auftreten. Die Daten der hier durchgeführten quantitativen Erhebung lagen nahe, dass diese bislang im Betreuten Wohnen im Bundesland Salzburg noch gering ausgeprägt ist. Der positive Zusammenhang von Pflegebedürftigkeit und Alter lässt jedoch erwarten, dass mit einem Anstieg der Pflegebedürftigkeit zu rechnen ist. Die Einrichtungen stehen damit vor der Frage, in welchem Ausmaß Pflegebedürftigkeit im Betreuten Wohnen tolerabel ist und in welchem Umfang sie ihr Versorgungsangebot an deren etwaige Zunahme anpassen sollten. Ein Ausschluss pflegebedürftiger Menschen vom Betreuten Wohnen würde dazu führen, dass die Wohnform für ältere Menschen unattraktiv wird, da beim Auftreten von Pflegebedarf ein Umzug in ein Pflegeheim erforderlich wäre. Sollte andererseits ein zu hohes Ausmaß an Pflegebedürftigkeit toleriert werden, kann dies zu ihrem Überhandnehmen führen, und die Umwandlung der Einrichtung in ein Pflegeheim erforderlich machen. Es erscheint daher sinnvoll, dass Einrichtungen eine Toleranzgrenze für das Ausmaß von Pflegebedürftigkeit festlegen und die Entwicklung der Pflegebedürftigkeit durch ein regelmäßiges Monitoring feststellen.

Für die Bewohner ist eine Entstehung von Pflegebedürftigkeit mit der Vorstellung verbunden, dass ein Einzug in ein Pflegeheim notwendig ist. Pflegeheime haben ein negatives Image, da ältere Menschen befürchten, bei einer dortigen Unterbringung geistig und körperlich zu degenerieren, ihre Selbstständigkeit und Autonomie zu verlieren, unter Sinnverlust zu leiden und dahinzuvegetieren. Diese Befürchtungen zusammen mit der Aussicht, dass ein Einzug in ein Pflegeheim unvermeidlich werden könnte, veranlassen viele ältere Menschen dazu, dass sie eine Auseinandersetzung mit ihrer möglichen Pflegebedürftigkeit vermeiden. Beim Auftreten von Pflegebedürftigkeit kann dieses Meidungsverhalten zu einem zögernden bis ablehnenden Verhalten bezüglich der Inanspruchnahme von Pflege führen. Daraus können sich unbefriedigte Bedürfnisse bei der Selbstversorgung mit negativen Folgen für die Gesundheit und das Wohlbefinden ergeben.

Betreuungspersonen sind durch ihren relativ engen Kontakt zu den Bewohner in der Lage, eine beginnende Pflegebedürftigkeit, die ein Bewohner nicht wahrhaben will, zu bemerken, Durch eine nicht-direktive Beratung, welche die Selbstbestimmung der älteren Menschen respektiert, können sie den Betreffenden behutsam Handlungsmöglichkeiten aufzeigen, sie diese unverbindlich ausprobieren lassen, und so eine Einbeziehung von Pflegeleistungen in das eigene Selbstmanagement anregen. Dies setzt allerdings den Aufbau eines Vertrauensverhältnisses zu den Bewohnern voraus, welches es den Betreuungspersonen ermöglicht, auch Themen anzusprechen, die von den Bewohnern gemieden werden.

10.3 Soziale Kontakte

Betreutes Wohnen bietet günstige Kontaktbedingungen für ältere Menschen, wenn sich auf Grund von altersbedingten Mobilitätseinschränkungen ihr Aktionsradius verringert. Die Bewohner rekrutieren ihre individuellen Freundschaften und ihren festen Bekanntenkreis vorwiegend aus den direkten Nachbarn im Haus – dies allerdings auch deshalb, weil ehemalige Freunde und Bekannten gleichfalls in die Wohneinrichtung ziehen und so zu direkten Nachbarn werden.

Es lassen sich dabei mehrere Typen von Kontaktgestaltung erkennen. Gut Integrierte haben rege Beziehungen zu Bewohnern innerhalb der Einrichtung und zu Freunden und Familienmitgliedern außerhalb. Bewohner mit begrenzter Familienanbindung versuchen diese durch Kontakte innerhalb der Einrichtung zu kompensieren. Das gleiche geschieht bei einer Neuorientierung nach Partnerverlust. Betreutes Wohnen bietet damit einen Schutz gegen Vereinsamung, der bei einer Verwitwung auftreten kann.

Bewohnerinnen mit einem Ehepartner nehmen zum Teil eine distanzierte Sonderstellung ein, wenn sie ihre Kontakte auf ihre Partnerschaft fokussieren. Daneben gibt es vereinzelt Außenseiter, die keinen Anschluss an die Hausgemeinschaft finden. Auf Grund des zahlenmäßigen Übergewichts von Frauen, wird das Betreute Wohnen von weiblichen Kontaktgepflogenheiten dominiert, so dass männliche Bewohner in eine Außenseiterposition geraten können. Eingeschränkter Kontakt ist jedoch nicht in jedem Fall als Zeichen einer Vereinsamungsgefahr zu werten. Außenseiter können eingeschränkten Kontakt innerhalb der Einrichtung mit Kontakten außerhalb kompensieren. Auch Rückzugsverhalten kann mit sozialem Wohlbefinden einhergehen, da ein Übermaß an Kontakt zum Teil als Überforderung empfunden und soziale Distanz daher als erholsam erlebt wird.

Damit soziale Kontakte in der Einrichtung entstehen können, sind nicht nur Gemeinschaftsräume notwendig. Gemeinschaftliche Aktivitäten müssen zudem durch gezieltes Sozialmanagement von der Betreuungsperson initiiert werden. Solche Aktivitäten entstehen entgegen bestimmten Idealvorstellungen nicht von selbst. Eine Mitgestaltung des sozialen Lebens ist in einem eher geringen Maß gegeben, da hierzu ein höheres Aktivitätsniveau erforderlich ist, als es bei den meisten Bewohnern vorhanden ist. Betreuungspersonen sind daher als Impulsgeber und Organisator des Soziallebens notwendig. Wenn es ihnen dabei gelingt, eine Balance von Anregung und Anleitung auf der einen Seite und ein Bestärken von Selbstbestimmung und Eigeninitiative auf der anderen Seite einzuhalten, können sie ein kontaktförderliches Milieu erzeugen, in dem sich die Bewohner nicht bevormundet und dirigiert fühlen, sondern als eigenständig mitgestaltende Sozialakteure erleben.

In einzelnen Fällen können dabei Konflikte zwischen Bewohnern oder Bewohnergruppen auftreten. Zum Sozialmanagement in einer Einrichtung gehört es daher auch, dass Betreuungspersonen eine Vermittlerrolle einnehmen, um Konflikte zu entschärfen und ein Zusammenleben aller Beteiligten zu ermöglichen.

Was eine Öffnung von Wohneinrichtungen für das soziale Umfeld anbelangt, so lassen die Bewohner hierbei Vorbehalte erkennen. Die Einrichtung wird von ihnen als Privatsphäre angesehen, zu der sie nicht jedermann Zutritt gewähren möchten. Wenn quartiersbezogene Wohnprojekte versuchen, durch Veranstaltungen, die auch für Anwohner in der näheren Umgebung offen sind, die Verbindung von Bewohnern und Umfeld zu fördern, sollten sie daher folgende Punkte beachten:

- Eine Öffnung für Außenstehende sollte von Anfang an im Konzept der Wohneinrichtung verankert sein und Bewohnern vor ihrem Einzug deutlich kommuniziert werden.

- Es sollten baulichen Voraussetzungen dafür gegeben sein, dass der eigentliche Wohnbereich für Außenstehende nicht frei zugänglich ist, um die Privatsphäre der Bewohner zu schützen

- Nicht-Bewohner sollten an den Kosten, die durch ihre Nutzung der Angebote und Räumlichkeiten entstehen, beteiligt werden, damit sie nicht als Gäste erscheinen, die sich auf Kosten der Bewohner amüsieren.

10.4 Beziehungen zu Betreuungsperson

Für die Bewohner stellen die Betreuungspersonen nicht einen unmittelbaren Teil ihres sozialen Netzwerkes dar, welches aus Freundschaften und familiären Beziehungen besteht. Sie werden zunächst als Dienstleister wahrgenommen, die für die Organisation gemeinschaftlicher Aktivitäten zuständig sind und als Anlaufstelle für Informationen und Unterstützung fungieren. Dementsprechend gibt es Bewohner, welche die Leistung der Betreuungsperson in Relation zu ihren Kosten beurteilen.

Diese Einstellung wird auch von den Betreuungspersonen wahrgenommen. Ihnen zufolge kann sie sogar zu Konflikten führen, wenn vor dem Einzug geweckte Erwartungen an den Umfang der Betreuung nicht erfüllt werden oder wenn Bewohner keine Betreuung wünschen, vertraglich aber verpflichtet sind, die entsprechende Pauschale zu entrichten.

Wie die Ergebnisse der quantitativen Erhebung zeigen, ist die Zufriedenheit mit den erbrachten Betreuungsleistungen jedoch trotzt der gelegentlich berichteten Konflikte insgesamt hoch. Nutzer äußern dabei eine größere Zufriedenheit als Nichtnutzer, wobei allerdings unklar bleibt, ob die geringere Nutzung die geringere Zufriedenheit bedingt oder umgekehrt.

Von den Tätigkeiten, welche die Betreuungspersonen im Rahmen ihrer Arbeit erbringen mussten, sind solche am meisten nachgefragt, die eine Förderung sozialer Beziehungen (sowohl zur Betreuungsperson als auch unter den Bewohnern) mit sich bringen. Dies liegt zum Teil daran, dass der Bedarf an Informationen, Organisations- und Vermittlungstätigkeiten geringer ist, es zeigt jedoch auch, dass der Schwerpunkt des Lebens im Betreuten Wohnen in der Gestaltung des sozialen Miteinanders besteht.

Für eine Reihe von Bewohnern werden daher Betreuungspersonen im Laufe der Zeit zu einer Vertrauensperson, zu der sie ein familiäres Verhältnis pflegen und an die sie sich auch bei persönlichen Krisen wenden.

Die Betreuungspersonen versuchen dabei, sich an die unterschiedlichen Erwartungen der Bewohner anzupassen. Wenn diese keine Betreuung wünschen, reagieren sie mit einem entsprechenden Respekt vor ihrer Selbstbestimmung. Potentielle Konflikte versuchen sie schon im Vorfeld durch Vertrauensarbeit zu entschärfen. Da wo ihre Betreuung jedoch erwünscht erscheint, führen sie persönliche Gespräche und leisten psychosoziale Betreuung, bei der die Bewohner sich ihren Kummer „von der Seele reden" können.

Die Beziehung zwischen Bewohnern und Betreuungspersonen bewegt sich damit auf einem Spektrum zwischen Nähe und Distanz und zwischen Respekt vor ihrer Selbstständigkeit und Fürsorge. Die richtige Balance zwischen diesen beiden Polen zu finden und zu behalten ist das grundlegende Prinzip der Betreuungsarbeit. Betreuungspersonen müssen sich dabei auf eine Beziehung zu den Bewohnern einlassen, die sie zwar durch ihre Impulse beeinflussen nicht aber mit festen Zielvorgaben bestimmen können. Wollten sie letzteres versuchen, sähen sich die Bewohner einer unangebrachten Kontrolle ausgesetzt und entzögen der Betreuungsperson ihr Vertrauen. Verzichteten sie darauf, Impulse in Form von Ratschlägen und Gesprächen zu geben, würden sie dem Betreuungsbedarf der Bewohner nicht gerecht und diese blieben sich selbst mit ihren Problemen überlassen. Die richtige Balance zwischen diesen beiden Extremen lässt sich in Anlehnung an Heidegger als vorausspringende Fürsorge bezeichnen, die darin besteht, dem Anderen dazu zu verhelfen, „in seiner Sorge sich durchsichtig und für sie frei zu werden" (Heidegger 1979, S. 122).

Betreuung im Betreuten Wohnen ist damit nicht einseitig durch die Vorstellungen der Betreuungsperson bestimmt, sondern ein Weg, den Betreuungspersonen und Bewohner gemeinsam gehen. Dieser Weg besitzt kein vorgegebenes Ziel, er verfolgt jedoch eine Richtung, die sich aus der Verständigung der beteiligten Seiten ergibt, und der so lange fortgesetzt wird, bis dass sich beide auf seine Beendigung verständigen.

Literatur

Heidegger M. (1979). Sein und Zeit. Tübingen: Niemeyer.

Serviceteil

Anhang – 278

Anhang

Recherchepfade & Ausgewertete Studien

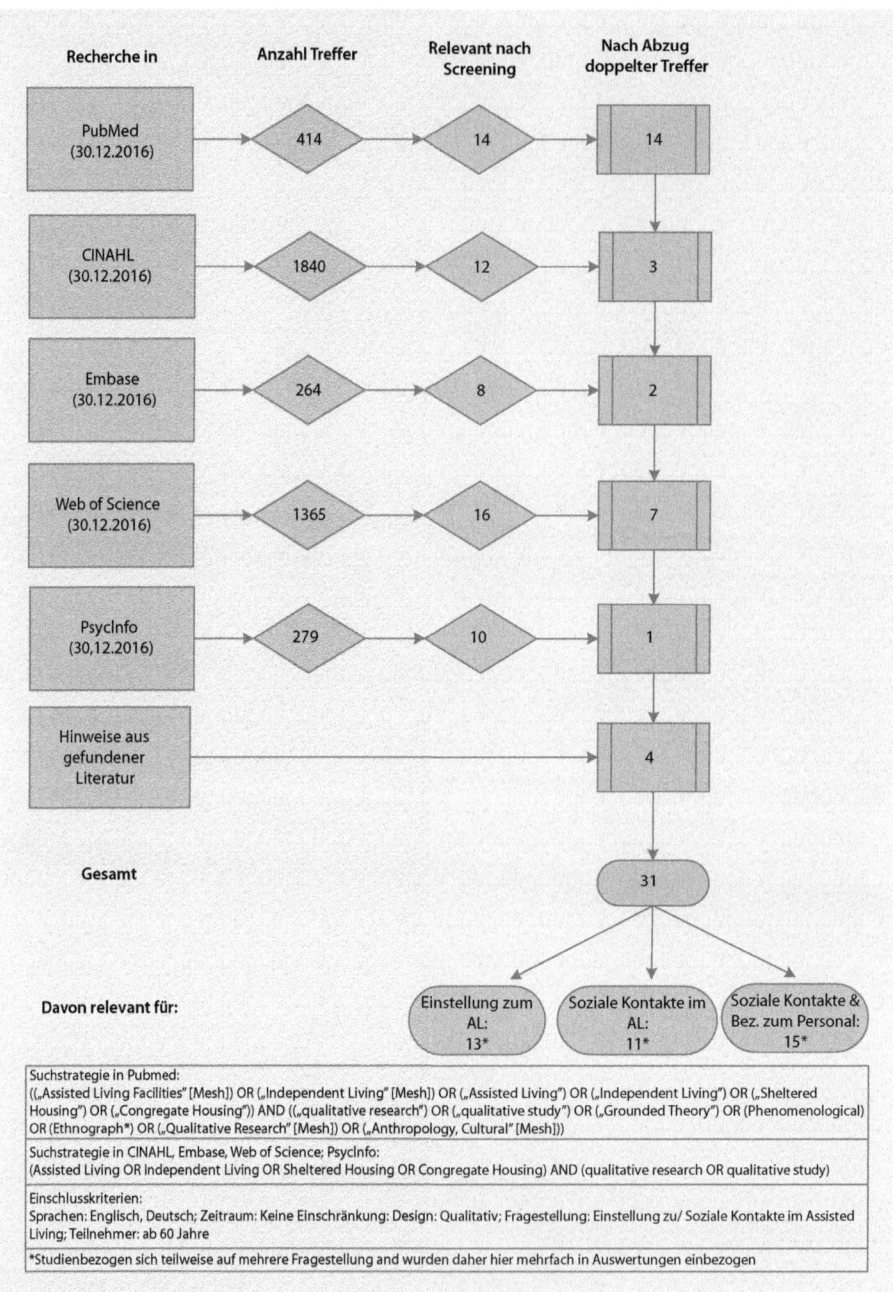

Recherche in	Anzahl Treffer	Relevant nach Screening	Nach Abzug doppelter Treffer
PubMed (30.12.2016)	414	14	14
CINAHL (30.12.2016)	1840	12	3
Embase (30.12.2016)	264	8	2
Web of Science (30.12.2016)	1365	16	7
PsycInfo (30,12.2016)	279	10	1
Hinweise aus gefundener Literatur			4

Gesamt: 31

Davon relevant für:
- Einstellung zum AL: 13*
- Soziale Kontakte im AL: 11*
- Soziale Kontakte & Bez. zum Personal: 15*

Suchstrategie in Pubmed:
((„Assisted Living Facilities" [Mesh]) OR („Independent Living" [Mesh]) OR („Assisted Living") OR („Independent Living") OR („Sheltered Housing") OR („Congregate Housing")) AND (("qualitative research") OR („qualitative study") OR („Grounded Theory") OR (Phenomenological) OR (Ethnograph*) OR („Qualitative Research" [Mesh]) OR („Anthropology, Cultural" [Mesh]))

Suchstrategie in CINAHL, Embase, Web of Science; PsycInfo:
(Assisted Living OR Independent Living OR Sheltered Housing OR Congregate Housing) AND (qualitative research OR qualitative study)

Einschlusskriterien:
Sprachen: Englisch, Deutsch; Zeitraum: Keine Einschränkung: Design: Qualitativ; Fragestellung: Einstellung zu/ Soziale Kontakte im Assisted Living; Teilnehmer: ab 60 Jahre

*Studienbezogen sich teilweise auf mehrere Fragestellung und wurden daher hier mehrfach in Auswertungen einbezogen

◘ **Abb. A.1**   Recherchepfad für Studien zum „Assisted Living". (Studien in ◘ Tab. A.1 und A.3)

Psychometrische Eigenschaften der Pflegeabhängigkeitsskala (PAS)

Auf der Grundlage der Angaben der 287 Studienteilnehmer wurden die Kriteriums- und Konstruktvalidität sowie die interne Konsistenz als Anhaltspunkt für die Reliabilität der Selbsteinschätzungsversion der Pflegeabhängigkeitsskala (PAS) bestimmt. Vereinzelt fehlende Werte wurden hierzu durch multiple Imputation geschätzt.

Zur Bestimmung der Konstruktvalidität wurde zunächst eine explorative Faktoranalyse durchgeführt – einmal auf der Grundlage der Daten aller Bewohner, und einmal zu Kontrollzwecken unter Ausschluss der Daten der Bewohner unter 60 Jahren, da diese untypische Nutzer betreuter Wohneinrichtungen waren. In beiden Fällen wurde das Verfahren einer Hauptkomponentenanalyse mit Varimax Rotation angewendet (Field 2013). Mit den Daten von allen Bewohnern betrug das Kaiser-Meyer-Olkin Kriterium als Maß für die Eignung des gesamten Datensatzes zur Faktoranalyse 0,934 und für die einzelnen Variablen war es stets >0,87, so dass von einer guten Eignung der Daten auszugehen war. Die durchschnittliche Kommunalität war >6, deshalb wurde Kaisers Kriterium von Eigenwerten >1 zur Bestimmung der Anzahl der zu extrahierenden Faktoren verwendet. Dies ergab drei Faktoren mit einem Eigenwert >1, die 71,3 % der Varianz erklärten. ◨ Tab. A.4 (Variante A) zeigt die Faktoren mit den dazugehörigen Items und ihren Ladungen, die bei der Analyse der Daten von allen Bewohnern der Einrichtungen ermittelt wurden. Der erste Faktor bezog sich auf Abhängigkeit von fremder Hilfe bei der Befriedigung der physiologischen Grundbedürfnisse, der zweite auf Unterstützungsbedarf bei der Kommunikation und Orientierung und der dritte auf entsprechenden Bedarf bei komplexeren Aktivitäten wie Aufgaben in der eigenen Wohnung erledigen oder sich in seiner Freizeit zu beschäftigen. Dieses Ergebnis unterschied sich von den

Ergebnissen explorativer Faktoranalysen für die Fremdeinschätzungsversionen der PAS, die von Pflegekräften durchgeführt wurden, und bei denen sich jeweils nur ein Faktor ergab (Dijkstra et al. 2006). Dies legt nahe, dass die betroffenen Personen ihren Unterstützungsbedarf differenzierter wahrnehmen als die Pflegekräfte, wobei ihre Differenzierung unterschiedliche Aufgabenbereiche erkennen lässt. Der Faktor Grundbedürfnisse scheint sich dabei auf das Tätigkeitsfeld der Grundpflege zu beziehen, für welches die häusliche Krankenpflege zuständig ist, der Faktor Kommunikation & Orientierung auf Aufgaben der sozialen Betreuung, wie sie von der im Haus vorhandenen Betreuungsperson übernommen werden können, und der Faktor komplexe Aktivitäten auf Aufgaben, für die externe Helfer und Anbieter in Anspruch genommen werden müssen. Vergleichen Sie dazu ◨ Tab. A.4.

Bei der Kontrollanalyse unter Ausschluss der Bewohner unter 60 Jahren betrug das Kaiser-Meyer-Olkin Kriterium für den gesamten Datensatz der 263 Teilnehmern ebenfalls 0,937 und für die einzelnen Items war es stets >0,87. Mit durchschnittlichen Kommunalitäten >0,6 ließ sich anhand von Kaisers Kriterium die gleiche Anzahl und Art von Faktoren extrahieren, wobei allerdings das Item zur Unterstützungsbedürftigkeit beim Sich-Fortbewegen nicht mehr auf den Faktor Unterstützung bei komplexen Aktivitäten, sondern auf den Faktor Hilfe bei der Befriedigung von Grundbedürfnissen lud. ◨ Tab. A.4 (Variante B) zeigt die entsprechenden Resultate, Das fragliche Item zeigte dabei in beiden Analysen eine ähnlich große Ladung auf die beiden Faktoren (s. bei Variante A und B die jeweiligen Werte in Klammern). Da Faktoren den Sinnzusammenhang widerspiegeln, den die Befragten in den einzelnen Items erkennen, ist anzunehmen, dass das fragliche Item auf zweierlei Weise interpretiert wurde, so dass es auf die unterschiedlichen Faktoren laden konnte. Sich-Fortbewegen wurde so einmal im Sinne eines Grundbedürfnisses als die Fähigkeit zu gehen aufgefasst, einmal im Sinne einer komplexen Aktivität zur Überwin-

▣ Tab. A.1 Qualitative Studien zur Einstellung zum „Assisted Living"

Studie	Forschungsfrage	Forschungstradition	Land/Region	Zielgruppe/Setting	Stichprobenziehung	Methode der Datensammlung	Teilnehmer	Dauer der Datensammlung	Datenauswertung
Tracy und DeYoung 2004	Was bedeutet der Umzug ins „Assisted Living" für ältere Menschen	Hermeneutische Phänomenologie	USA, Nordosten	Bewohner im „Assisted Living"	Gelegenheitsstichprobe aus 3 Einrichtungen	Fokusgruppen, retrospektiv* 1,5–14 Monate nach Einzug	n = 28, davon ♀ = 19 Alter: 68–93 J.	k. A.	Hermeneutische Phänomenologie nach van Manen (1990)
Kennedy et al. 2005	Welche Erfahrungen machen ältere Menschen bei der Entscheidungsfindung in ihrem vorherigen und jetzigen Leben (im Assisted Living)?	Case Study	USA, mittlerer Westen	Bewohner im „Assisted Living"	Gelegenheitsstichprobe aus 1 Einrichtung	Einzelinterviews, retrospektiv* (Zeitraum k. A.) Teilnehmende Beobachtung	n = 4, davon ♀ = 3 Alter Ø: k. A.	Interviews: k. A. Beobachtung: 3 Mon.	nicht näher spezifiziert; Kodieren und Kategorisieren
Chen et al 2008	Entscheidungsprozess beim Einzug ins „Assisted Living"	Grounded Theory	USA, Südwesten	Bewohner im „Assisted Living"	Theoretical Sampling aus 2 Einrichtungen	Einzelinterviews, retrospektiv* (Zeitraum k. A.)	n = 28, davon ♀ = 22 Alter Ø: 87 J.	30–60 Min.	Grounded Theory nach Strauss und Corbin (1998)
Kuhn 2008	Identitätsbildung von Bewohnern im Assisted Living in Abhängigkeit von gesellschaftlichen, ideologischen und räumlichen Bedingungen	Ethnografie	USA, Südwesten	Bewohner und Personal im „Assisted Living"	Gelegenheitsstichprobe aus 1 Einrichtung. Auswahl nach längerer Bekanntschaft mit Forscherin	Teilnehmende Beobachtung, Interviews, retrospektiv* (Zeitraum k. A.)	Bewohner und Personal insgesamt Bewohner: n = 22, davon♀: k. A. Alter Ø: k. A. Personal: n = 17, davon ♀: k. A. Alter Ø: k. A.	Beobachtung: 2 Jahre Interviews: k. A.	k. A.

	Forschungsfrage	Methode	Land	Setting	Stichprobe	Erhebung	Stichprobengröße	Dauer	Analyse
Kemp 2008	Welche Entscheidungswege führen Paare zu einem Einzug ins „Assisted Living"?***	qualitativ, nicht näher spezifiziert	USA, Südosten	Ehepaare im „Assisted Living"	Gelegenheitsstichprobe aus 11 Einrichtungen, Kontaktvermittlung durch Heimleitung	Interviews paarweise, retrospektiv* (0,25–72 Monate nach Einzug)***	n = 20 davon ♀ = 10 Alter: 66–94J.	30–240 Min.	Grounded Theory nach Strauss und Corbin (1998)/ Charmaz (2006)
Sergeant und Ekerdt 2008	Welche Motive haben ältere Menschen für einen Umzug?	qualitativ, nicht näher spezifiziert	USA, mittlerer Westen	Bewohner im „Assisted Living", „Congregate Housing", Seniorenappartments & Angehörige	Gelegenheitsstichprobe aus 1 Einrichtung	halbstrukturierte Interviews, retrospektiv* maximal nach 1 Jahr nach Umzug	Bewohner: n = 38, davon ♀ = 25 Alter: 60–87 Jahre Angehörige: n = 14, davon ♀ = 9 Alter Ø: k. A.	k. A.	Analyse nach Maxwell (1998)
Saunders und Heliker 2008	Erwartungen ans und Erfahrungen im „Assisted Living"	qualitativ, nicht näher spezifiziert Längsschnitt	USA, Südwesten	Neuzugänge vom „Independent Living" im „Assisted Living"	Gelegenheitsstichprobe aus 1 CCRC	Einzelinterviews, retrospektiv* (24h nach Einzug) oder direkt vor Einzug****	n = 5, davon ♀= k. A. Alter Ø: 79,8	30–60 Min.	nicht näher spezifiziert: thematische Analyse
Williams und Warren 2008	Erfahrungen älterer Menschen mit dem Assisted Living vor und nach dem Einzug	Grounded Theory	USA, mittlerer Westen	Bewohner im „Assisted Living"	Gelegenheitsstichprobe aus 4 Einrichtungen	Einzelinterviews, retrospektiv* (Zeitraum k. A.) Feldnotizen	n = 21, davon ♀ = 21 Alter Ø: k. A.	k. A.	Grounded Theory nach Charmaz (2006)
Svidén et al. 2009	Wie erleben ältere Menschen den Umzug ins „Sheltered Housing"***	Phänomenologie	Schweden*	Bewohner im „Sheltered Housing"	Zufallsstichprobe mit je 2 Bewohnern aus allen Einrichtungen eines Landkreises	halbstrukturierte Interviews, retrospektiv* mind. 1 Jahr nach Einzug	n = 59, davon ♀ = 41 Alter Ø: k. A.	60 Min.	Phänomenologie nach Karlson (1995)

(Fortsetzung)

◼ Tab. A.1 (Fortsetzung)

Studie	Forschungs-frage	For-schungs-tradition	Land/Region	Zielgruppe/Setting	Stichproben-ziehung	Methode der Datensamm-lung	Teilnehmer	Dauer der Daten-sammlung	Datenaus-wertung
Shippee 2009	Wie erleben Bewohner einer CCRC den Umzug zu einer Abteilung mit höherer Versorgungsstufe?	Ethnografie	USA, mittlerer Westen	Bewohner einer CCRC mit „Independent Living", „Assisted Living" & Pflegeheim	Gezielte Stichprobe mit maximaler Variation aus 1 CCRC	Teilnehmende Beobachtung; halbstrukturierte Leitfadeninterviews prospektiv* bei Bewohnern im Independent Living retrospektiv* bei übrigen Bewohner	Bewohner insgesamt n = 35, davon ♀ = 25, Alter: 76-99	Beobachtung: 23 Monate Interviews: 40-90 Min	Grounded Theory nach Charmaz (2006)
Ball et al. 2009b	Welchen Einfluss haben soziale Klasse und ethnische Zugehörigkeit auf die Entscheidung zum Einzug ins Assisted Living	Grounded Theory	USA, Süd-osten	Bewohner im „Assisted Living", Angehörige & Einrichtungs-leiter	Gezielte Stichprobe mit maximaler Variation aus 10 Einrichtungen	Teilnehmende Beobachtung; Halbstrukturierte Leitfadeninterviews retrospektiv* (Zeitraum k. A.):	Bewohner & Personal insgesamt Bewohner: n = 60, davon ♀ = k. A, Alter Ø: k. A. Angehörige: n = 43, davon ♀ = k, A, Alter Ø: k. A Einrichtungs-leiter: n = 12, davon ♀ = k. A. Alter Ø: k. A	Beobachtung: 12-17 Monate Interviews: k. A.	Grounded Theory nach Corbin und Strauss (1998)

	Fragestellung	Methode	Land	Stichprobe	Stichprobenziehung	Datenerhebung	Bewohner & Personal	Dauer	Auswertung
Eckert et al. 2009	Arten und Gründe für Übergänge im Leben von Bewohnern im „Assisted Living"	Ethnografie	USA, Nordosten	Bewohner im „Assisted Living", Angehörige & Personal	Gelegenheitsstichprobe aus 6 Einrichtungen	Teilnehmende Beobachtung: offene Interviews retrospektiv* (Zeitraum k. A.)	Bewohner & Personal insgesamt Bewohner: n = 150, davon ♀= k. A. Alter Ø:: k. A. Angehörige & Personal: k. A.	Beobachtung: 5 Jahre Interviews: k. A.	Grounded Theory nach Corbin und Strauss (1998)
Koenig et al. 2014	Entscheidungsfindungsprozess beim Einzug ins Assisted Living	qualitativ, nicht näher spezifiziert	USA, Nordosten	Bewohner im „Assisted Living" & Angehörige	Gelegenheitsstichprobe aus 13 Einrichtungen, Auswahl durch Personal der Einrichtungen	Einzelinterviews, retrospektiv* (3 Mon. nach Einzug)	Bewohner: n = 22, davon ♀ = 17 Alter Ø:: 83,2 Angehörige: n = 22 davon ♀ = 18 Alter Ø:: k.A.	k.A.	Konstanter Vergleich nach Lincoln und Guba (1985)

CCRC: Continuing Care Retirement Community k. A.: keine Angabe

*bezüglich der Einstellung und Entscheidung vor dem Einzug

** Studie wurde eingeschlossen, da Sheltered Housing in Schweden dem US-amerikanischen Assisted Living entspricht

*** Weitere Fragestellungen der Studie nicht genannt, da für hiesige Auswertung nicht relevant. Angaben zur Datensammlung beziehen sich auf genannte Fragestellung.

**** Angaben zur Datensammlung beziehen sich auf 1. Datenerhebung bei Längsschnittstudie

Alle Literaturangaben s. ▶ Kap. 2

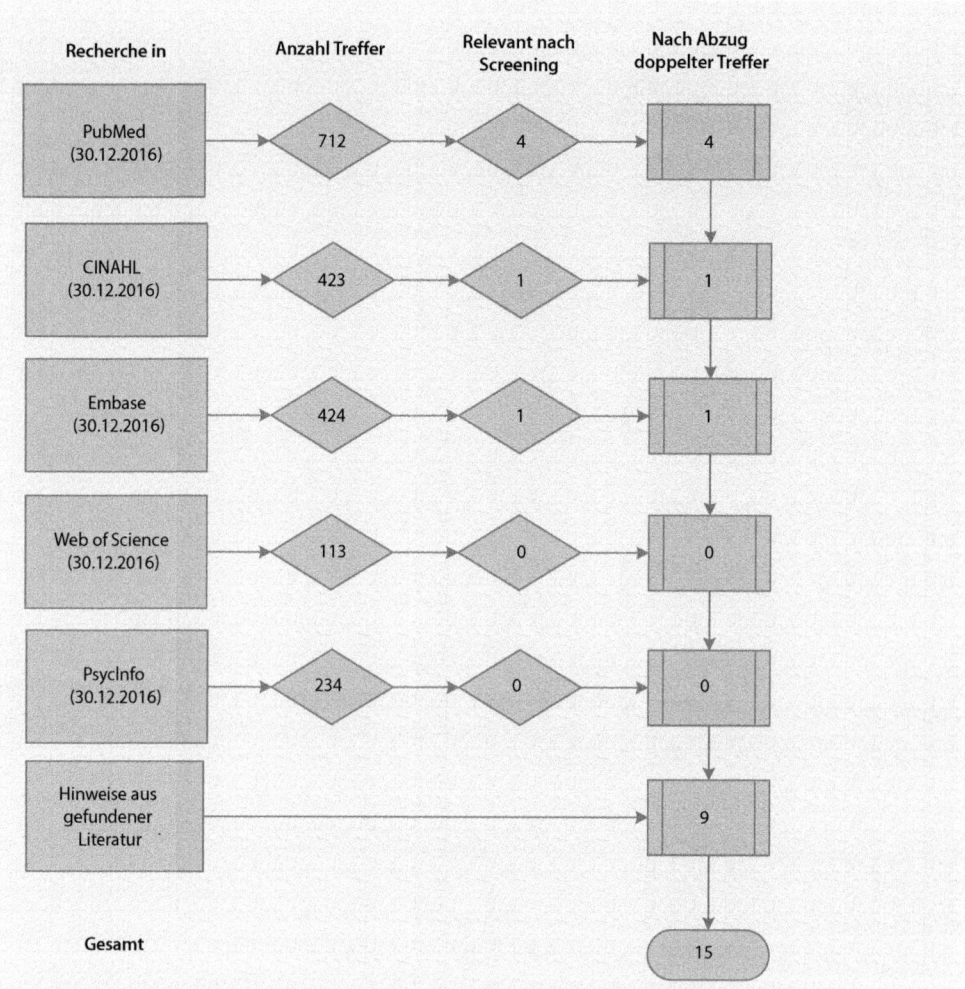

Recherche in	Anzahl Treffer	Relevant nach Screening	Nach Abzug doppelter Treffer
PubMed (30.12.2016)	712	4	4
CINAHL (30.12.2016)	423	1	1
Embase (30.12.2016)	424	1	1
Web of Science (30.12.2016)	113	0	0
PsycInfo (30.12.2016)	234	0	0
Hinweise aus gefundener Literatur			9
Gesamt			15

Suchstrategie in Pubmed:
(("Patient Acceptance of Health Care" [Mesh]) OR ("care seeking")) AND (("Nursing" [Mesh]) OR ("Long-Term Care" [Mesh]) OR ("Home Care Services" [Mesh]) OR ("Nursing Homes" [Mesh]) OR ("Homes for the Aged" [Mesh])) AND (("Aged" [Mesh]) OR (elderly) OR ("older adult") OR ("older person")) AND (("qualitative research") OR ("qualitative study") OR ("Grounded Theory") OR (Phenomenological) OR (Ethnograph*) OR ("Qualitative Research" [Mesh]) OR ("Anthropology, Cultural" [Mesh]))

Suchstrategie in CINAHL, Embase, Web of Science; PsycInfo:
((Care seeking behavior or Care seeking attitude) and (Nursing or "Long-Term Care" or "home care" or "nursing home") and (elderly or "older adult" or "older person") and ("qualitative research" or "qualitative study" or "Grounded Theory" or Phenomenological)).

Einschlusskriterien:
Sprachen: Englisch, Deutsch; Zeitraum: Keine Einschränkung: Design: Qualitativ; Fragestellung: Einstellung zur/ Erwartungen an Pflege; Teilnehmer: ab 60 Jahre

◘ **Abb. A.2**   Recherchepfad für Studien zur Einstellung zur Pflege (Studien in ◘ Tab. A.2)

◼ Tab. A.2 Qualitative Studien zur Auseinandersetzung mit Pflegebedürftigkeit und Einstellung zur Pflege

Studie	Forschungsfrage	Forschungstradition	Land/Region	Zielgruppe/Setting	Stichprobenziehung	Methode der Datensammlung	Teilnehmer	Dauer der Datensammlung	Datenauswertung
Russell 1996	Prozess der Inanspruchnahme von Pflegeleistungen durch Pflegekräfte	Symbolischer Interaktionismus	USA, Südwesten	Bewohner einer CCRC	Gelegenheitsstichprobe	halbstrukturierte Interviews, prospektiv/retrospektiv Fokusgruppe teilnehmende Beobachtung	Interviews: n = 12; davon ♀ = 9 Fokusgruppe: n = 4, davon ♀ = 3 Teilnehmende Beobachtung: n = 34, davon ♀ = 28 Für alle: Alter Ø: 81	Interviews: 130 Min. Fokusgruppe: 120 Min. Teilnehmende Beobachtung: 61 Std.	zeitgleich mit Datensammlung, keine Bezugnahme auf bestimmte Methode
Krothe 1997	Was befähigt ältere Menschen, in ihrem bisherigen Umfeld zu bleiben?	Konstruktivismus	USA, mittlerer Westen	Ältere Menschen im eigenen Zuhause	Gelegenheitsstichprobe, Auswahl durch Personal einer Betreuungsagentur	halbstrukturierte Interviews, prospektiv	n = 9 davon ♀ = 7 Alter Ø: 81,4 Jahre	60–90 Min.	im Wechsel mit Datensammlung, keine Bezugnahme auf bestimmte Methode
Forbes et al. 1997	Faktoren, die Entscheidung zum Einzug in ein Pflegeheim beeinflussen	qualitativ, nicht näher spezifiziert	USA, mittlerer Westen	Pflegeempfänger im Pflegeheim	Gezielte Stichprobe, nur TN mit geringen Einschränkungen	halbstrukturierte Interviews, retrospektiv	n = 12 davon ♀ = 7 Alter: 60–85 Jahre	30–120 Min.	Inhaltsanalyse nach Miles und Huberman (1994)
Mavundla 1997	Faktoren, die zum Einzug in ein Pflegeheim führen	qualitativ, nicht näher spezifiziert	Südafrika	Pflegeempfänger im Pflegeheim	Gelegenheitsstichprobe	unstrukturierte Interviews, retrospektiv & ergänzende Feldnotizen	n = 12 davon ♀ = 8 Alter: 65–90 Jahre	k. A.	Inhaltsanalyse nach Van Kaam (1966)

(Fortsetzung)

■ Tab. A.2   (Fortsetzung)

Studie	Forschungsfrage	Forschungstradition	Land/Region	Zielgruppe/Setting	Stichprobenziehung	Methode der Datensammlung	Teilnehmer	Dauer der Datensammlung	Datenauswertung
Lee 1997	Gefühle bezüglich Einzug in Pflegeeinrichtung und Vorstellungen über diese	qualitativ, nicht näher spezifiziert	China, Hongkong	Ältere Menschen im eigenen Zuhause	Zufallsstichprobe aus Namensliste einer Tagesstätte	halbstrukturierte Interviews, prospektiv	n = 20 davon ♀ = 14 Alter Ø: 72,4 Jahre	k. A.	Inhaltsanalyse, nicht näher spezifiziert
Cheek und Ballantyne 2001	Prozess des Suchens und Auswählens einer Pflegeeinrichtung	qualitativ, nicht näher spezifiziert	Australien	Paar aus Pflegeempfänger & Angehörigem im Pflegeheim	Gelegenheitsstichprobe, Auswahl durch Pflegepersonal	halbstrukturierte Interviews, retrospektiv	n = 25 Paare**, davon mit Pflegeempfänger ♀ = 16 Alter Ø: 83 Jahre	k. A.	nicht näher spezifiziert: Kodieren & Kategorisieren
Roe et al. 2001	Erfahrungen mit Erhalt von formeller & informeller Pflege und des Übergangs von Unabhängigkeit zu Abhängigkeit	qualitativ, nicht näher spezifiziert	USA, Washington	Pflegeempfänger im: eigenen Zuhause; Assisted Living; Pflegeheim	Gelegenheitsstichprobe	halbstrukturierte Interviews, retrospektiv & ergänzende Feldnotizen	n = 20 davon ♀ = 16 Alter Ø: 79 Jahre	k. A.	nicht näher spezifiziert: Kodieren & Kategorisieren mit konstantem Vergleich
Boisaubin et al. 2007	Ansichten und Wahrnehmungen von Langzeit-Pflegeempfängern, deren Angehörigen und Pflegekräften	qualitativ, nicht näher spezifiziert	USA, Texas	Pflegeempfänger im: eigenen Zuhause; Assisted Living	Gelegenheitsstichprobe	halbstrukturierte Interviews, retrospektiv	n = 4* davon ♀=k. A. Alter Ø: k. A.	k. A.	Inhaltsanalyse, nicht näher spezifiziert
Zhai und Qiu 2007	Ansichten und Wahrnehmungen von Langzeit-Pflegeempfängern, deren Angehörigen und Pflegekräften	qualitativ, nicht näher spezifiziert	China, Peking	Pflegeempfänger in Pflegeeinrichtungen	Gelegenheitsstichprobe	halbstrukturierte Interviews, retrospektiv	n = 6* davon ♀=k. A. Alter Ø: k. A.	k. A.	Inhaltsanalyse, nicht näher spezifiziert

Autor/Jahr	Thema	Ansatz	Land	Population	Stichprobe	Interviewform	n	Dauer	Analyse
Chan und Pang 2007	Ansichten und Wahrnehmungen von Langzeit-Pflegeempfängern, deren Angehörigen und Pflegekräften	qualitativ, nicht näher spezifiziert	China, Hongkong	Pflegeempfänger im eigenen Zuhause; Pflegeeinrichtungen	Gelegenheitsstichprobe	halbstrukturierte Interviews, retrospektiv	n = 6* davon ♀=k. A. Alter Ø: k. A.	k. A.	Inhaltsanalyse, nicht näher spezifiziert
Tse 2007	Vorstellungen über Pflegeeinrichtungen	qualitativ, nicht näher spezifiziert	China, Hongkong	Ältere Menschen im eigenen Zuhause	Gelegenheitsstichprobe	halbstrukturierte Interviews, prospektiv	n = 118 davon ♀ = 61 Alter: 60–89 Jahre	20–30 Min.	Inhaltsanalyse, nicht näher spezifiziert
Warren und Williams 2008	Erfahrungen im „Assisted Living" und Wahrnehmung der dortigen Probleme***	Grounded Theory	USA, mittlerer Westen	Ältere Menschen im „Assisted Living"	Gelegenheitsstichprobe	halbstrukturierte Interviews, prospektiv	n = 21; davon ♀= k. A. Alter Ø: k. A.	k. A.	Grounded Theory nach Charmaz (2006)
King und Farmer 2009	Ansichten zur gegenwärtigen und zukünftigen Gesundheits- und Sozialversorgung bei Bewohnern ländlicher Gegenden***	qualitativ, nicht näher spezifiziert	Großbritannien, Schottland	Ältere Menschen im eigenen Zuhause	Gezielte Stichprobe, heterogene Zusammensetzung nach Geschlecht, sozialem Status, Wohndauer in der Gemeinde	halbstrukturierte Interviews, prospektiv & Fokusgruppen, prospektiv	Interviews: n = 23; davon ♀= k. A. Alter Ø: 55–87 Jahre 4 Fokusgruppen mit 4,5,6,18 TN, davon ♀= k. A., Alter Ø: k. A.	60 Min.	Framework Analyse nach Ritchie und Spencer (1994)
Bogatz et al. 2009a	Einstellung zum Erhalt von Hauskrankenpflege	Hermeneutik	Ägypten	Pflegeempfänger und Nicht-Pflegeempfänger im eigenen Zuhause	Gezielte Stichprobe, heterogene Zusammensetzung nach Pflegebedürftigkeit, sozialem Status, Religionszugehörigkeit	halbstrukturierte Interviews, Empfänger: retrospektiv, Nicht-Empfänger: prospektiv & ergänzende Feldnotizen	n = 33 davon ♀ = 21 Alter Ø: 70,5 Jahre	30–50 Min.	Inhaltsanalyse nach Mayring (2003) & Typenbildung

(Fortsetzung)

□ Tab. A.2 (Fortsetzung)

Studie	Forschungsfrage	Forschungstradition	Land/Region	Zielgruppe/Setting	Stichprobenziehung	Methode der Datensammlung	Teilnehmer	Dauer der Datensammlung	Datenauswertung
Bogatz et al. 2009b	Einstellung zum Erhalt von Pflege im Pflegeheim	Hermeneutik	Ägypten	Pflegeempfänger in Pflegeeinrichtungen	Gezielte Stichprobe, heterogene Zusammensetzung nach Pflegebedürftigkeit, sozialem Status, Religionszugehörigkeit	halbstrukturierte Interviews, retrospektiv & ergänzende Feldnotizen	n = 21 davon ♀ = 15 Alter ∅: 71,9 Jahre	30–50 Min.	Inhaltsanalyse nach Mayring (2003) & Typenbildung

CCRC: Continuing Care Retirement Community k. A.: keine Angabe
Alle Literaturangaben s. ▶ Kap. 2

● Tab. A.3 Qualitative Studien zu sozialen Kontakten und zu Beziehungen zum Personal im „Assisted Living"

a) Studien nur zu sozialen Kontakten

Studie	Forschungsfrage	Forschungs-tradition	Land	Ziel-gruppe/ Setting	Stichproben-ziehung	Methode der Datensamm-lung	Teilnehmer	Dauer der Daten-sammlung	Datenaus-wertung
Rossen und Knafl 2003	Das Erleben des Um-zugs vom eigenen Zuhause ins „Cong-regate Housing" und das Identifizie-ren von Faktoren, die zu ungesunden Outcomes eines Um-zugs führen	Qualitativ, nicht näher spezifiziert (Längs-schnitt)	USA. Mitt-lerer Wes-ten	Bewohner im „Cong-regate Housing" vor und nach dem Einzug	Gezielte Stich-probe aus War-teliste von 12 Einrichtungen	halbstruktu-rierte Leitfa-den-interviews zum aktuellen Erleben vor & nach Einzug	n = 31, davon ♀ = 31 Alter Ø: 78 J.	Interviews: 90–120 Min.	Inhaltsana-lyse nach Miles und Huberman (1994)
Kennedy et al. 2005	Welche Erfahrun-gen machen ältere Menschen bei der Entscheidungs-findung in ihrem vor-herigen und jetzigen Leben (im Assisted Living)?	Case Study	USA, Mittlerer Westen	Bewohner im „Assis-ted Living"	Gelegenheits-stichprobe aus 1 Einrichtung	Teilnehmende Beobachtung Einzelinter-views, zum aktuellen Er-leben	n = k. A, n = 4, davon ♀ = 3 Alter Ø: k. A..	Beobach-tung: 3 Mon. Interviews: k. A.	nicht näher spezifiziert: Kodieren & Kategorisie-ren
Kemp 2008	Wie beeinflusst das Eheleben den Alltag im „Assisted Living"?**	qualitativ, nicht näher spezifiziert	USA, Süd-osten	Ehepaare im „Assis-ted Living"	Gelegenheits-stichprobe aus 11 Einrichtun-gen, Kontakt-vermittlung durch Heim-leitung	Interviews paarweise, zum aktuellen Erleben**	n = 20 davon ♀ = 10 Alter: 66–94 J.	30–240 Min.	Grounded Theory nach Strauss und Corbin (1998) Char-maz (2006)

(Fortsetzung)

● Tab. A.3 (Fortsetzung)

a) Studien nur zu sozialen Kontakten

Studie	Forschungsfrage	Forschungstradition	Land	Zielgruppe/Setting	Stichprobenziehung	Methode der Datensammlung	Teilnehmer	Dauer der Datensammlung	Datenauswertung
Eckert et al. 2009	Arten und Gründe für Übergänge im Leben von Bewohnern im „Assisted Living"	Ethnografie	USA, Nordosten	Bewohner im „Assisted Living", Angehörige & Personal	Gelegenheitsstichprobe aus 6 Einrichtungen	Teilnehmende Beobachtung: offene Interviews zum aktuellen Erleben	Bewohner & Personal insgesamt Bewohner: n > 150, davon ♀= k. A. Alter Ø: k. A.. Angehörige & Personal: k. A..	Beobachtung: 5 Jahre Interviews: k. A.	Grounded Theory nach Strauss und Corbin (1998)
Shippee 2009	Wie erleben Bewohner einer CCRC den Umzug zu einer Abteilung mit höherer Versorgungsstufe?	Ethnografie	USA, mittlerer Westen	Bewohner einer CCRC mit „Independent Living", „Assisted Living" & Pflegeheim	Gezielte Stichprobe mit maximaler Variation aus 1 Einrichtung	Teilnehmende Beobachtung; halbstrukturierte Leitfadeninterviews prospektiv im Independent Living retrospektiv bei übrigen Bewohner	Bewohner & Personal insgesamt n = 35, davon ♀ = 25, Alter: 76-99	Beobachtung: 23 Monate Interviews: 40-90 Min.	nicht näher spezifiziert; Kodieren & Kategorisieren
Tompkins et al. 2012	Wahrnehmung der sozialen Unterstützung durch Familie und Freunde beim Umzug ins Assisted Living	qualitativ, nicht näher spezifiziert	USA, Südosten	Bewohner im „Assisted Living"	Gezielte Stichprobe mit maximaler Variation aus 4 Einrichtungen	halbstrukturierte Leitfadeninterviews retrospektiv & zum aktuellen Erleben	n = 29, davon ♀ = 20 Alter Ø: 85 J.	Interviews: 40-75 Min.	Thematische Analyse nach Boyatzis (1998)

Perkins et al. 2012	Die Bedeutung von Autonomie im „Assisted Living" zu verstehen	Qualitative Sekundäranalyse & Synthese aus drei vorausgegangenen Studien	USA, Südosten	Bewohner, Personal & Angehörige im „Assisted Living"	k. A.	Teilnehmende Beobachtung, informelle & halbstrukturierte Leitfaden-interviews	Bewohner: n = 266, davon ♀= k. A. Alter Ø: k. A.. Personal: n = 80, davon ♀= k. A. Alter Ø: k. A. Angehörige: 43, davon ♀= k. A. Alter Ø: k. A.	k. A..	Grounded Theory nach Strauss und Corbin (1998)
Perkins et al. 2013	Die Bedeutung der Beziehungen zu Mitbewohnern im „Assisted Living"	Mixed Method* (Qualitativer Teil: Grounded Theory)	USA, Südosten	Bewohner im „Assisted Living"	Gezielte Stichprobe mit maximaler Variation aus 9 Einrichtungen	Interviews mit Nachfragen zu einem Social Network Mapping	n = 192, davon ♀= k. A. Alter Ø: k. A..	k. A..	Grounded Theory nach Strauss und Corbin (1998)
Sandhu et al. 2013	Wie beeinflusst der funktionelle Status soziale Beziehungen im „Assisted Living"? Welche Faktoren formen diesen Einfluss?	Qualitativ. Nicht näher spezifiziert (Teil einer Mixed Method Studie)	USA, Südosten	Bewohner & Personal im „Assisted Living"	Gezielte, stratifizierte Stichprobe aus 2 Einrichtungen	Teilnehmende Beobachtung halbstrukturierte Leitfaden-interviews	Bewohner & Personal insgesamt Bewohner: n = 12 Personal: n = 8 bei allen davon ♀= k. A. Alter Ø: k. A.	Beobachtung: 225 h Interviews: Ø 1,5 h	Grounded Theory nach Strauss und Corbin (1998)

(Fortsetzung)

◘ Tab. A.3 (Fortsetzung)

a) Studien nur zu sozialen Kontakten

Studie	Forschungsfrage	Forschungstradition	Land	Zielgruppe/Setting	Stichprobenziehung	Methode der Datensammlung	Teilnehmer	Dauer der Datensammlung	Datenauswertung
Bennett et al. 2015	Die Ausprägung von Autonomie im „Assisted Living" und der Einfluss von Besuchern auf sie	Ethnografie	USA, Nordosten	Bewohner, Personal & Angehörige im „Assisted Living"	Gezielte Stichprobe aus 3 Einrichtungen	Teilnehmende Beobachtung halbstrukturierte Leitfaden-interviews	Bewohner & Personal insgesamt Bewohner: n = 68, davon ♀= k. A.. Alter ⌀: k. A.. Personal: n = 83, davon ♀= k. A. Alter ⌀: k. A.. Angehörige: n = 47, davon ♀= k. A. Alter ⌀: k. A..	Beobachtung: 4 Jahre Interviews: 20–120 Min.	nicht näher spezifiziert: Kodieren & Kategorisieren
Kemp et al. 2016	Wie sehen die Beziehungen von verheirateten und unverheirateten Paaren im Assisted Living aus	Grounded Theory	USA, Südosten	Bewohner & Personal im „Assisted Living"	Gelegenheitsstichprobe aus 11 Einrichtungen, Kontaktvermittlung durch Heimleitung	Teilnehmende Beobachtung Interviews paarweise, zum aktuellen Erleben**	Bewohner & Personal insgesamt (zu Daten über 29 Paare) Bewohner: n = 51 Personal: n = 32 bei allen davon ♀= k.A. Alter: k.A.	Beobachtung: 3590 h Interviews: ⌀ 75 Min.	Grounded Theory nach Strauss und Corbin (1998)

CCRC: Continuing Care Retirement Community k. A.: keine Angabe
* im Rahmen dieser Auswertung wurden nur die qualitativen Daten verwendet
** Weitere Fragestellungen der Studie nicht genannt, da für hiesige Auswertung nicht relevant. Angaben zur Datensammlung beziehen sich auf genannte Fragestellung.
Alle Literaturangaben s. ► Kap. 2

b) Studien zu sozialen Kontakten und zu Beziehungen zum Personal

Studie	Forschungsfrage	Forschungsansatz	Land	Zielgruppe/ Setting	Stichprobenziehung	Methode der Datensammlung	Teilnehmer	Dauer der Datensammlung	Datenauswertung
Ball et al. 2000	Was bedeutet Lebensqualität für Bewohner im „Assisted Living"	Grounded Theory	USA, Südosten	Bewohner & Personal im „Assisted Living"	Zufallsstichprobe aus 17 zufällig gezogenen Einrichtungen eines Bundeslands	Teilnehmende Beobachtung halbstrukturierte Interviews zum aktuelles Erleben	Bewohner & Personal insgesamt Bewohner: n = 55, davon ♀ = 50 Alter Ø: k. A. Personal: n = 17, davon ♀= k. A. Alter Ø: k. A.	k. A.	Grounded Theory nach Strauss und Corbin (1998)
Carder 2002	Wie beeinflussen die Werte des „Assisted Living" (Autonomie, Privatsphäre) das alltägliche Handeln (des Personals)?	Ethnografie	USA, Nordwesten	Manager & Personal im „Assisted Living"	Gelegenheits-auswahl von 3 Einrichtungen	Teilnehmende Beobachtung	Bewohner & Personal insgesamt n= k. A., davon ♀= k. A.. Alter Ø: k. A..	Beobachtung: 22 Mon.	k. A.
Al-Omari et al. 2005	Die Kultur einer „Assisted Living" Einrichtung beschreiben und die Vorstellungen der Bewohner über ihr alltägliches Handeln in dieser Kultur verstehen	Ethnografie	USA. Mittlerer Westen	Bewohner & Personal im „Assisted Living"	Gelegenheitsstichprobe aus 1 Einrichtung	Teilnehmende Beobachtung Einzelinterviews, zum aktuellen Erleben	n = 82, davon ♀= k. A. Alter Ø: k. A.. n = 10, davon ♀= K. A., Alter Ø: k. A..	Interviews: k. A.. Beobachtung: 3 Mon.	Kodieren & Kategorisieren nach Spradley (1979)
Hellström und Sarvimäki 2007	Wie erleben Bewohner im „Sheltered Housing" ihre Selbstbestimmung und Wertschätzung?	qualitativ, nicht näher spezifiziert	Schweden*	Bewohner im „Sheltered Housing"	Gelegenheitsstichprobe aus 1 Einrichtung	Halbstrukturierte Leitfadeninterviews zum aktuellen Erleben	n = 11 davon ♀ = 6 Alter: 73–93 J.	1–2 h	Qualitative Inhaltsanalyse nach Graneheim und Lundmann (2004)

(Fortsetzung)

◻ **Tab. A.3** (Fortsetzung)

b) Studien zu sozialen Kontakten und zu Beziehungen zum Personal

Studie	Forschungsfrage	Forschungsansatz	Land	Zielgruppe/Setting	Stichprobenziehung	Methode der Datensammlung	Teilnehmer	Dauer der Datensammlung	Datenauswertung
Dobbs et al. 2008	Stigmatisierung älterer Menschen im Assisted Living	Ethnografie	USA. Nordosten	Bewohner, Angehörige & Personal im Assisted Living und Pflegeheim	Gezielte Auswahl der 6 Einrichtungen und der Teilnehmer	Teilnehmende Beobachtung, halbstrukturierte Leitfadeninterviews zum aktuellen Erleben	Bewohner: n = 153, Angehörige: n = 76 Personal: n = 80 bei allen davon ♀= kA. Alter Ø: k. A.***	Beobachtung: 2,7 Jahre Interviews: 20–180 Min.	nicht näher spezifiziert: Kodieren & Kategorisieren
Kuhn 2008	Identitätsbildung von Bewohnern im Assisted Living in Abhängigkeit von gesellschaftlichen, ideologischen und räumlichen Bedingungen	Ethnografie	USA, Südwesten	Bewohner & Personal im "Assisted Living"	Gelegenheitsstichprobe aus 1 Einrichtung. Auswahl nach längerer Bekanntschaft mit Forscherin	Teilnehmende Beobachtung: Interviews zum aktuellen Erleben	Bewohner & Personal insgesamt Bewohner: n = 22.davon ♀= k. A. Alter Ø: k. A. Personal: n = 17. davon ♀= k. A. Alter Ø: k. A.	Beobachtung: 2 Jahre Interviews: k. A.	k. A.
Saunders und Heliker 2008	Erwartungen ans und Erfahrungen im "Assisted Living"	qualitativ, nicht näher spezifiziert Längsschnitt	USA, Südwesten	Neuzugänge vom "Independent Living" im "Assisted Living"	Gelegenheitsstichprobe aus 1 CCRC	5 Einzelinterviews im Abstand von 1 Monat zum aktuellen Erleben****	n = 5, davon ♀= k. A. Alter Ø:: 79,8	30–60 Min.	nicht näher spezifiziert: thematische Analyse

	Fragestellung	Methodologie	Land	Stichprobe	Samplingstrategie	Datenerhebung	Stichprobe (n)	Dauer	Analyse
Williams und Warren 2008	Erfahrungen älterer Menschen mit dem Assisted Living vor und nach dem Einzug	Grounded Theory	USA, mittlerer Westen	Bewohner im „Assisted Living"	Gelegenheitsstichprobe aus 4 Einrichtungen	Einzelinterviews, zum aktuellen Erleben Feldnotizen	n = 21, davon ♀ = 21 Alter Ø: k. A.	Interviews: k. A..	Grounded Theory nach Charmaz (2006)
Ball et al. 2009a	Wie nehmen Pflegende ihre Beziehung zu den Bewohnern im „Assisted Living" wahr?	Grounded Theory	USA, Südosten	Pflegende im „Assisted Living"	Gezielte Stichprobe mit maximaler Variation aus 2 Einrichtungen	Teilnehmende Beobachtung Interviews zum aktuellen Erleben	Personal insgesamt n = 38 davon, ♀= k. A. Alter: 18–74 J.	Beobachtung: 243 h Interviews: k. A.	Grounded Theory nach Strauss und Corbin (1998)
Park et al. 2009	Wie interagieren männliche Bewohner mit anderen Bewohnern und dem Personal? Wie können die Kontakte verbessert werden?	Mixed Method* (Qualitativer Teil nicht näher spezifiziert)	USA, Südosten	Bewohner im „Assisted Living"	Gezielte Stichprobe mit maximaler Variation aus 8 Einrichtungen	Halbstrukturierte Leitfadeninterviews & Follow-up zum aktuellen Erleben	n = 9 davon, ♀ = 20 Alter Ø: k. A.	40–75 Min.	nicht näher spezifiziert: Kodieren & Kategorisieren
Williams und Warren 2009	Kommunikation im „Assisted Living" mit dem Fokus auf Interpretationsrahmen & situative Strategien des Personals im Umgang mit Bewohnern.	Ethnografie	USA, mittlerer Westen	Bewohner & Personal im „Assisted Living"	Gelegenheitsstichprobe aus 1 Einrichtung	Fokusgruppe (Personal) halbstrukturierte Leitfadeninterviews (Bewohner)	n = 8, davon ♀= k. A. Alter Ø: k. A.. n = 8, davon ♀= k. A. Alter Ø: k. A.	Interviews: k. A..	nicht näher spezifiziert: Kodieren & Kategorisieren
Svidén et al. 2009	Wie erleben ältere Menschen den Umzug ins „Sheltered Housing"?	Phänomenologie	Schweden**	Bewohner im „Sheltered Housing"	Zufallsstichprobe mit je 2 Bewohnern aus allen Einrichtungen eines Landkreises	halbstrukturierte Interviews zum aktuellen Erleben	n = 59, davon ♀ = 41 Alter Ø: k. A..	Interviews: 60 Min.	Phänomenologie nach Karlson (1995)

(Fortsetzung)

☐ Tab. A.3   (Fortsetzung)

b) Studien zu sozialen Kontakten und zu Beziehungen zum Personal

Studie	Forschungsfrage	Forschungs-ansatz	Land	Ziel-gruppe/Setting	Stichproben-ziehung	Methode der Datensamm-lung	Teilnehmer	Dauer der Daten-sammlung	Datenaus-wertung
Park et al. 2012	Wie erleben Bewohner ihre sozialen Beziehungen im „Assisted Living"? Wie können diese gefördert werden?*****	qualitativ, nicht näher spezifiziert	USA. Südosten	Bewohner im „Assisted Living"	Gezielte Stichprobe mit maximaler Variation aus 8 Einrichtungen	Halbstrukturierte Leitfadeninterviews & Follow-up zum aktuellen Erleben	n = 9 davon, ♀ = 20 Alter Ø: k. A.	40– 75 Min.	nicht näher spezifiziert: Kodieren & Kategorisieren
Kemp et al 2012	Beziehungen zwischen Bewohnern des „Assisted Living" und Faktoren, die sie beeinflussen.	Grounded Theory	USA, Südosten	Bewohner & Personal im „Assisted Living"	Gelegenheits-auswahl von 3 Einrichtungen (Teilstichprobe aus Studie mit 8 Einrichtungen) Theoretical Sampling der Bewohner	Teilnehmende Beobachtung Interviews (nicht näher spezifiziert)	Bewohner & Personal insgesamt Bewohner: n = 27, Personal: n = 16, bei allen davon ♀= k. A.. Alter Ø: k. A..	Beobachtung: 1 Jahr Interviews: k.A..	Grounded Theory nach Strauss und Corbin (1998)

| Zimmerman et al. 2016 | Welche Strukturen und Prozesse im „Assisted Living" fördern und schützen gegen Stigmatisierung von Bewohnern? ▶ Kap. 2 | Ethnografie | USA, Nordosten | Bewohner & Personal in gemischten Einrichtungen („Independent Livin", „Assisted Living", Pflegeheim), Angehörige & Personal | Gezielte Stichprobe aus 5 Einrichtungen | Ethnographische Interviews | Bewohner: n = 113 davon ♀= 86 Alter: 39–100 J. Angehörige: n = 40 davon ♀= 28 Alter: 24–84 J Personal: n = 101 davon ♀= 91 Alter: 16–69 J. | Ø 1h | nicht näher spezifiziert: Kodieren & Kategorisieren |

CCRC: Continuing Care Retirement Community k. A.: keine Angabe

* im Rahmen dieser Auswertung wurden nur die qualitativen Daten verwendet

** Studie wurde eingeschlossen, da Sheltered Housing in Schweden dem US-amerikanischen Assisted Living entspricht

*** keine getrennte Angabe für Teilnehmer bei Beobachtung u. bei Interviews

**** Angaben zur Datensammlung beziehen sich auf Datenerhebungen nach Einzug ins „Assisted Living"

***** Auswertung mit gesonderter Fragestellung von Daten aus Studie von Park et al. 2009

Alle Literaturangaben s. ▶ Kap. 2

dung größerer Distanzen mit Hilfe von Transportmitteln. Wurde die Faktorenanalyse nur mit den Bewohnern ab 60 Jahren durchgeführt, stand das einfache Gehen beim Verständnis der Frage im Vordergrund. Unter Einschluss der Jüngeren hingegen gewann das Sich-Fortbewegen im Sinne einer komplexeren Aktivität an Bedeutung, was nahelegt, dass diese Auffassung der Frage die größere Relevanz widerspiegelt, den dieser Aspekt für die jüngeren Bewohner besitzt. Die Doppeldeutigkeit dieses Items legt dabei nahe, es bei Befragungen mit Selbsteinschätzung deutlicher zu formulieren.

Um zu entscheiden, welche der in der explorativen Faktoranalyse identifizierten Faktorenlösung letztendlich angemessener ist, wurde auf der Grundlage von linearen Strukturgleichungsmodellen mit Hilfe der Statistiksoftware Mplus eine konfirmatorische Faktoranalyse durchgeführt. Untersucht wurden ein Ein-Faktor-Modell, ein Drei-Faktormodell gemäß Variante A, bei dem das Item Sich-Fortbewegen auf den Faktor Komplexe Aktivitäten lud, und ein Drei-Faktormodell gemäß Variante B, bei dem das Item Sich-Fortbewegen auf den Faktor Grundbedürfnisse lud. Außerdem wurde bei den Drei-Faktoren-Modellen eine weitere Lösung mit einem zusätzlichen Faktor 2. Ordnung getestet.

Als Schätzverfahren wurde Weighted Least Square Mean- and Variance Adjusted (WLSMV) verwendet. Dieses ist das einzige, das nicht an die Multinormalverteilungsvoraussetzung gebunden ist und auch bei Ordinalskalenniveau angewendet werden kann (Muthén und Muthén 2007). Zur Beurteilung der Modellpassung lassen sich dabei verschiedene Prüfgrößen (Fitindizes) bestimmen. ◘ Tab. A.5 zeigt die ermittelten Indizes für alle untersuchten Modelle. Da diese bei den Drei-Faktoren-Modellen ohne und mit Faktor 2. Ordnung gleich waren, werden sie nur für die letztere Variante explizit angeführt.

Von Mplus wird zunächst ein Chi-Quadrat-Test zur Überprüfung der Nullhypothese, dass die vom Modell implizierte Kovarianzmatrix der Kovarianzmatrix der Population entspricht, durchgeführt. Ein signifikanter Chi-Quadrat-Wert führt zur Ablehnung der Nullhypothese, dass das Modell in der untersuchten Population passt. Ein entscheidender Nachteil des Chi-Quadrat-Wertes ist allerdings, dass er auch dann hohe Werte annimmt, wenn Modelle nur in Teilen von der empirischen Kovarianz-Matrix abweichen. Dadurch können selbst gute Modelle abgelehnt werden (Cook et al 2009). Deshalb wurde bei der Beurteilung des Modellfits auf den Chi-Quadrat-Wert verzichtet.

Empfohlen wird hingegen die Bestimmung des Root Mean Square Error of Approximation (RMSEA) (Cook et al. 2009). Wie der Chi-Quadrat-Test ist er ein Maß für die Diskrepanz von Modell und Daten. Ein RMSEA mit einem Wert von $\leq .05$ weist dabei auf einen guten Modellfit hin, ein RMSEA von $\leq .08$ ist als akzeptabel zu werten, während ein Wert von $\geq .10$ für eine inakzeptable Modellpassung spricht (Browne und Cudeck 1993). Legt man diese Cut-Off-Werte zu Grunde, wiesen die Drei-Faktoren-Modelle im Vergleich zum Ein-Faktor-Modell sowohl bei den Daten von allen Bewohnern als auch bei den Daten der Bewohner >59 Jahre eine akzeptable Passung auf, wobei die Passungswerte für die Modelle der Variante 2 in beiden Fällen die besten waren.

Der Tucker Lewis Index (TLI) und der Comparative Fit Index (CFI) sind hingegen relative Fit-Indizes, die analog zum R^2 mit ansteigenden Werten auf einen größeren Unterschied zu einem hypothetischen Nullmodell und damit auf eine bessere Passung hinweisen (Cook et al. 2009). Richtwert für eine gute Passung ist in beiden Fällen >0,95. Auch bei diesen Kriterien hatte die 3-Faktoren-Modelle der Variante 2 die beste Passung (vgl. ◘ Abb. A.3).

Als angemessenes Maß für die Beurteilung des Fits bei ordinalskalierten Daten wurde von Muthén und Muthén (2007) zudem der Weighted Root Mean Square Residual (WRMR) entwickelt. Werte <1,0 gelten bei diesem Kriterium als adäquater Modellfit. Auch danach erwiesen sich die 3-Faktoren-Modelle der Variante 2 als am besten geeignet, weshalb diese Faktorlösung allen Berechnungen von Zusammenhängen mit anderen Variablen zu Grunde gelegt wurde. ◘ Abb. A.3 zeigt das entsprechende Modell mit der Verteilung der einzelnen Items auf die Faktoren und ihren jeweiligen

● Tab. A.4 Faktoren mit Items und Ladungen der PAS

	Variante A Bei allen Bewohnern (n = 287)			Variante B Bei Bewohner >59 Jahre (n = 263)		
	Grundbedürfnisse	Kommunikation & Orientierung	Komplexe Aktivitäten	Grundbedürfnisse	Kommunikation & Orientierung	Komplexe Aktivitäten
Ausscheidung kontrollieren	,726			,752		
Sich An- und auszukleiden	,715			,672		
Sich vor Kälte & Wärme zu schützen	,677			,668		
Körperhaltung Bewahren	,667			,666		
Sich waschen und pflegen	,615			,660		(,501)
Tag- und Nachtrhythmus einhalten	,590			,657		
Essen und zu trinken	,570			,642		
Regeln und Werte einhalten		,787		,513		
Kommunizieren		,739			,785	
Soziale Kontakte pflegen		,693			,780	
Neues Lernen		,578			,674	
Gefahren erkennen		,574			,586	
Gesundheitseinschränkung bewältigen			,836		,571	
Tägliche Aufgaben in der Wohnung erledigen			,716			,850
Sich Fortbewegen	(,585)		,591			,697
Freizeitbeschäftigung			,585			,626

◻ **Tab. A.5**   Modellfit-Indizes für getestete Faktorenlösung der PAS

	Bei allen Bewohnern			Bei Bewohnern >59 Jahre			Standard-mäßige Cut-Off-Werte
	1 Faktor	3 Faktoren & Faktor 2. Ordnung (Variante 1)	3 Faktoren & Faktor 2. Ordnung (Variante 2)	1 Faktor	3 Faktoren & Faktor 2. Ordnung (Variante 1)	3 Faktoren & Faktor 2. Ordnung (Variante 2)	
RMSEA	0,096	0,081	0,074	0,093	0,078	0,073	<0.05* <0.08**
CFI	0,975	0,983	0,986	0,978	0,985	0,987	>0.95
TLI	0,972	0,980	0,983	0,975	0,982	0,985	>0.95
WRMR	1,258	0,948	0,870	1,220	0,904	0,835	<1.0

* für guten Fit
**für akzeptablen Fit

Ladung, die allesamt – bis auf die ersten, von Mplus standardmäßig auf 1 fixierten Ladungen des jeweiligen Faktors – signifikant waren (p < 0,000).

Zur Ermittlung der Kriteriumsvalidität wurde die Korrelation der PAS mit den Pflegestufen der Bewohner berechnet, die als vergleichbares Maß für Pflegebedürftigkeit gelten können. Dabei wurden mit und ohne Einschluss der Bewohner unter 60 Jahren signifikante Rangwertkorrelationen nach Spearman für die gesamte Skala und die einzelnen Faktoren des letztendlich gewählten Faktormodells ermittelt. ◻ Tab. A.6 zeigt die entsprechenden Ergebnisse.

Zur Bestimmung der Reliabilität der Skala wurde die interne Konsistenz mittels Cronbachs Alpha berechnet. Dieser betrug auf der Grundlage der Daten aller Bewohner für die gesamte Skala 0,96 und für die einzelnen Faktoren der letztendlich gewählten Variante B lag er zwischen 0,88 und 0,93 (s. ◻ Tab. A.7). Die Item-Total-Korrelationen für die gesamte Skala lagen dabei zwischen 0,58 und 0,84 und für die einzelnen Faktoren in den in ◻ Tab. A.7 angegebenen Bereichen. Unter Ausschluss der Bewohner, die jünger als 60 Jahre waren, betrug Cronbachs Alpha für die gesamte Skala ebenfalls 0,96 und für die einzelnen Faktoren lag er zwischen 0,88 und 0,94. Die Item-Total-Korrelationen lagen in

diesem Fall für die gesamte Skala zwischen 0,59 und 0,85 und für die einzelnen Faktoren in den in ◻ Tab. A.7 ersichtlichen Bereichen.

Psychometrische Eigenschaften der MSPSS

Auch für die Selbsteinschätzungsversion der Multidimensionalen Skala für Wahrgenommene Soziale Unterstützung (MSPSS) wurde die Konstruktvalidität sowie die interne Konsistenz und die Stabilität der Messwerte bei einer Testwiederholung als Kenngrößen der Reliabilität bestimmt. Vereinzelt fehlende Werte wurden hierzu durch multiple Imputation geschätzt.

Im ersten Schritt wurde wiederum eine explorative Faktoranalyse zur Bestimmung der Konstruktvalidität durchgeführt – einmal auf der Grundlage der Daten aller Teilnehmer, und einmal zu Kontrollzwecken unter Ausschluss der Unter-60-Jährigen. In beiden Fällen wurde das Verfahren einer Hauptkomponentenanalyse mit Varimax Rotation angewendet. Das Kaiser-Meyer-Olkin Kriterium betrug beim Datensatz mit allen Teilnehmer 0,862 und beim Datensatz mit den Teilnehmern ab 60 Jahren 0,870. Für die einzelnen Variablen war es bei allen Teilnehmer stets >0,774 und bei den Teilnehmern ab 60 > 0,79. In beiden Fällen war also von einer guten Eignung

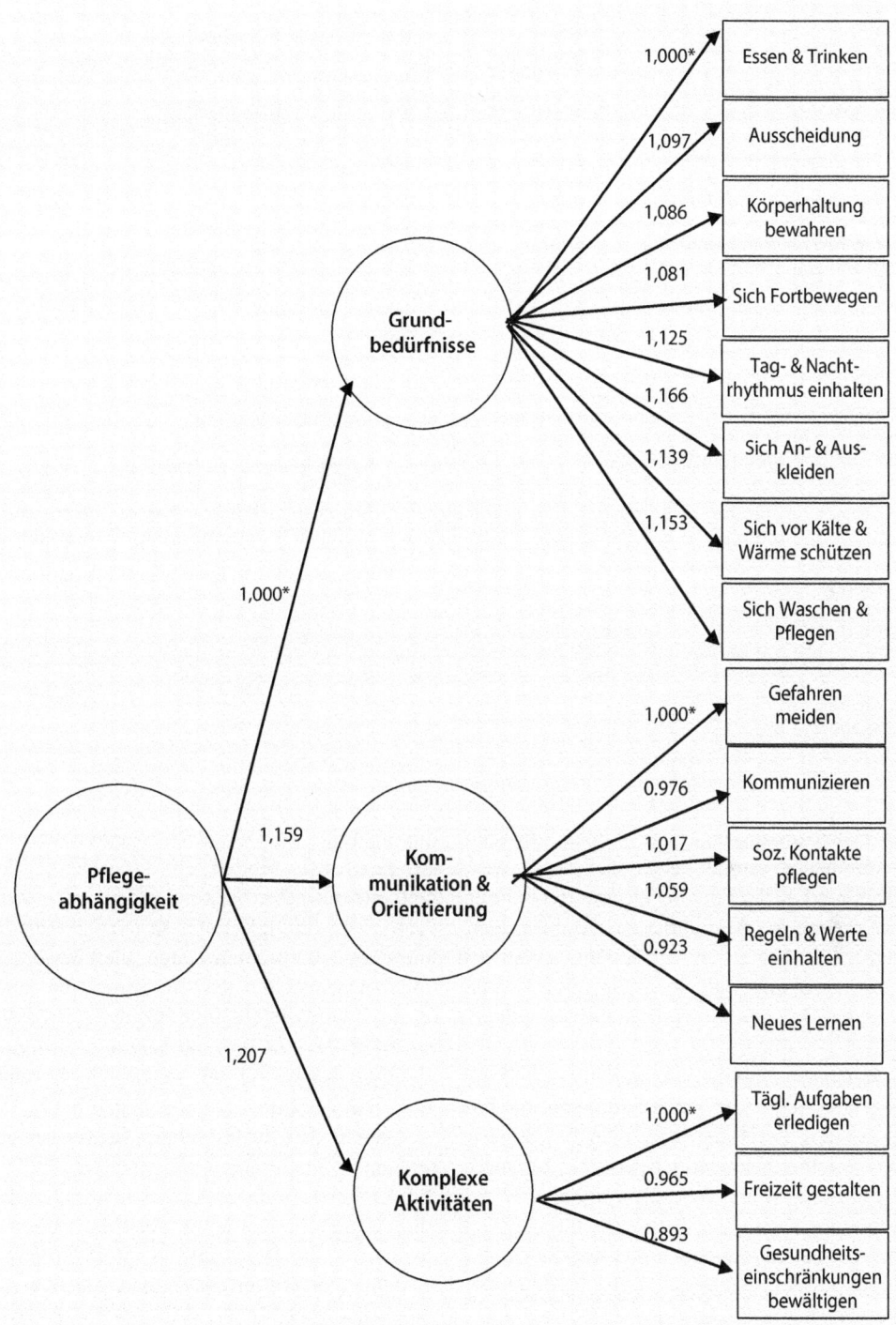

◘ **Abb. A.3** Pfaddiagramm mit Faktorenladungen bei der PAS für das Drei-Faktoren-Modell mit einem Faktor 2. Ordnung bei Personen >60 Jahre. Ladungen mit * von Mplus automatisch auf 1 fixiert

◨ Tab. A.6   Korrelationen der PAS mit den Pflegestufen

	Bei allen Bewohnern		Bei Bewohnern >59 Jahre	
	Spearman's ρ	p	Spearman's ρ	P
PAS Gesamt	0,624	0,000	0,609	0,000
PAS Faktor Grundbedürfnisse	0,584	0,000	0,572	0,000
PAS Faktor Kommunikation & Orientierung	0,467	0,000	0,450	0,000
PAS Faktor Komplexe Aktivitäten	0,634	0,000	0,620	0,000

◨ Tab. A.7   Interne Konsistenz und Item-Total-Korrelation der drei Faktoren der PAS

	Bei allen Bewohnern			Bei Bewohnern >59 Jahre		
	Grundbe-dürfnisse	Kommunikation & Orientierung	Komplexe Aktivitäten	Grundbe-dürfnisse	Kommunikation & Orientierung	Komplexe Aktivitäten
Cronbachs Alpha	0,929	0,921	0,880	0,937	0,929	0,879
Item-Total-Korrelation	0,603–0,870	0,707–0,899	0,740–0,789	0,608–0,872	0,772–0,910	0,771–0,792

der Daten auszugehen. Die durchschnittliche Kommunalität war in beiden Fällen >6, weshalb Kaisers Kriterium von Eigenwerten >1 zur Bestimmung der Anzahl der zu extrahierenden Faktoren herangezogen wurde. Dies ergab jeweils drei Faktoren mit einem Eigenwert >1, die in beiden Datensätzen 81,67 % der Varianz erklärten.

◨ Tab. A.8 zeigt die Faktoren mit den dazugehörigen Items und ihren Ladungen, die bei der Analyse der Daten von allen Bewohnern der Einrichtungen ermittelt wurden. In Übereinstimmung mit den Analyseergebnissen zu anderssprachigen Versionen der MSPSS bezogen sich die Faktoren auch hier auf die Unterstützung durch die Freunde, die Familie und eine Vertrauensperson.

Auch hier wurde eine konfirmatorische Faktoranalyse zur Bestätigung des in der explorativen Faktoranalyse ermittelten Modells durchgeführt. Zu Vergleichszwecken wurden ein Ein-Faktor-Modell, ein Drei-Faktor-Modell und ein Drei-Faktor-Modell mit einem Faktor 2. Ordnung getestet. ◨ Tab. A.9 zeigt die Fitindizes, die bei den Daten aller Bewohner und bei den Daten der Bewohner >59 Jahre ermittelt wurden. Da diese für die Drei-Faktoren-Modelle ohne und mit Faktor 2. Ordnung identisch waren, werden sie nur für letzteres Modell in der Tabelle explizit angeführt.

Gemäß dem RMSEA hatte keines der getesteten Modelle einen akzeptablen Fit. Der Tucker Lewis Index (TLI), der Comparative Fit Index (CFI) sowie der WRMR legen jedoch für die Drei-Faktoren-Modelle einen solchen nahe. Die entsprechende Faktorlösung wurde daher bei der Berechnung von Zusammenhängen mit der MSPSS zu Grunde gelegt. ◨ Abb. A.4 zeigt das entsprechende Modell mit der Verteilung der einzelnen Items auf die Fak-

◻ Tab. A.8 Faktoren mit Items und Ladungen der MSPSS

	Bei allen Bewohnern (n = 287)			Bei Bewohnern >59 Jahre (n = 263)		
	Unterstützung durch Freunde	Unterstützung durch Familie	Unterstützung durch Vertrauensperson	Unterstützung durch Freunde	Unterstützung durch Familie	Unterstützung durch Vertrauensperson
Ich habe Freunde, mit denen ich meine Freuden und Sorgen teilen kann.	0,911			0,916		
Meine Freunde versuchen mir wirklich zu helfen.	0,909			0,915		
Ich kann mich auf meine Freunde verlassen, wenn ich Probleme habe.	0,904			0,907		
Ich kann mit meinen Freunden über meine Probleme reden.	0,893			0,900		
Ich erhalte die seelische Hilfe, die ich benötige, durch meine Familie.		0,918			0,907	
Meine Familie versucht wirklich, mir zu helfen.		0,916			0,903	
Ich kann mit meiner Familie über meine Probleme reden.		0,898			0,889	
Meine Familie hilft mir dabei, Entscheidungen zu treffen.		0,826			0,822	
Es gibt eine bestimmte Person, mit der ich meine Sorgen und Freuden teilen kann.			0,878			0,875
Es gibt eine bestimmte Person, die da ist, wenn ich sie brauche.			0,878			0,872
Es gibt eine Person in meinem Leben, die sich darum sorgt, wie es mir geht.			0,707			0,653
Ich habe eine bestimmte Person, die mich tröstet.			0,606			0,586
Cronbachs Alpha	0,96	0,93	0,85	0,96	0,93	0,85
Item-Total-Korrelation	0,855–0,915	0,779–0,897	0,623–0,766	0,867–0,922	0,780–0,887	0,638–0,768

toren und ihren jeweiligen Ladung, die wiederum – bis auf die ersten, von Mplus standardmäßig auf 1 fixierten Ladungen des jeweiligen
Faktors – signifikant waren ($p < 0,000$).

In einem weiteren Schritt wurde im Rahmen der Validierung die theoretische Annahme eines Zusammenhangs von sozialer Unterstützung und der Häufigkeit von Kontakten
mit bestimmten Personengruppen überprüft.
Dabei wurde von folgenden Hypothesen ausgegangen:

- Die subjektiv empfundene Unterstützung durch die Familie zeigt statistisch
  signifikante Korrelationen mit der
  Kontakthäufigkeit zu Kindern, Enkeln
  und Verwandten, und keine solchen zur
  Kontakthäufigkeit mit Bekannten und
  Verwandten.
- Die subjektiv empfundene Unterstützung
  durch Freunde zeigt statistisch signifikante
  Korrelationen mit der Kontakthäufigkeit
  mit Nachbarn und Bekannten und keine
  solchen zur Kontakthäufigkeit mit Kindern, Enkeln und Verwandten.
- Die subjektive empfundene Unterstützung durch eine Vertrauensperson und
  die subjektiv empfundene Unterstützung
  insgesamt zeigen statistisch signifikante
  Korrelationen zur Kontakthäufigkeit mit
  allen Personengruppen

Der Zusammenhang der einzelnen Dimensionen der MSPSS und der Skala insgesamt mit
der Häufigkeit der Kontakte zu Kindern, Enkeln, Nachbarn, Bekannten und Verwandten
wurde mit Spearmans Rangkorrelationskoeffizient bestimmt. ◻ Tab. A.10 zeigt die entsprechenden Ergebnisse für die Datensätze mit und
ohne die Teilnehmer unter 60 Jahren.

Die erste und die letzte Hypothese konnten
dabei vollständig bestätigt werden. Die subjektiv empfundene Unterstützung durch Freunde
korrelierte zwar gemäß der zweiten Hypothese
statistisch signifikant mit der Kontakthäufigkeit
mit Nachbarn und Bekannten (unter denen die
Freunde zu vermuten waren), allerdings waren
auch die Korrelationen mit der Kontakthäufigkeit mit Enkelkindern und Verwandten signifikant. Dies kann daran liegen, dass sich der
Begriff Freunde in einem weiteren Sinn auch
auf Enkel und Verwandte beziehen kann. Da
die Korrelationen mit der Kontakthäufigkeit
zu diesen beiden Personengruppen schwächer
waren als zu der Kontakthäufigkeit mit Nachbarn und Bekannten, unter denen die Freunde
eigentlich vermutet wurden, entsprach die
Messung der sozialen Unterstützung mit Hilfe
der MSPSS mit leichten Einschränkungen den
an sie gerichteten theoretischen Erwartungen.

Zur Bestimmung der internen Konsistenz
wurde für jeden ermittelten Faktor der Skala
Cronbachs Alpha berechnet (◻ Tab. A.11).
Sowohl auf der Grundlage der Daten al-

◻ **Tab. A.9** Modellfit-Indizes für getestete Faktorenlösung der MSPSS

	Bei allen Bewohnern (n = 287)		Bei Bewohnern >59 Jahre (n = 263)		Standardmäßige Cut-Off-Werte
	1 Faktor	3 Faktoren & Faktor 2.Ordnung	1 Faktor	3 Faktoren & Faktor 2.Ordnung	
RMSEA	0,323	0,111	0,303	0,105	<0.05* <0.08**
CFI	0,903	0,989	0,916	0,991	>0.95
TLI	0,881	0,986	0,897	0,988	>0.95
WRMR	4,324	0,992	3,942	0,867	<1.0

* für guten Fit
**für akzeptablen Fit

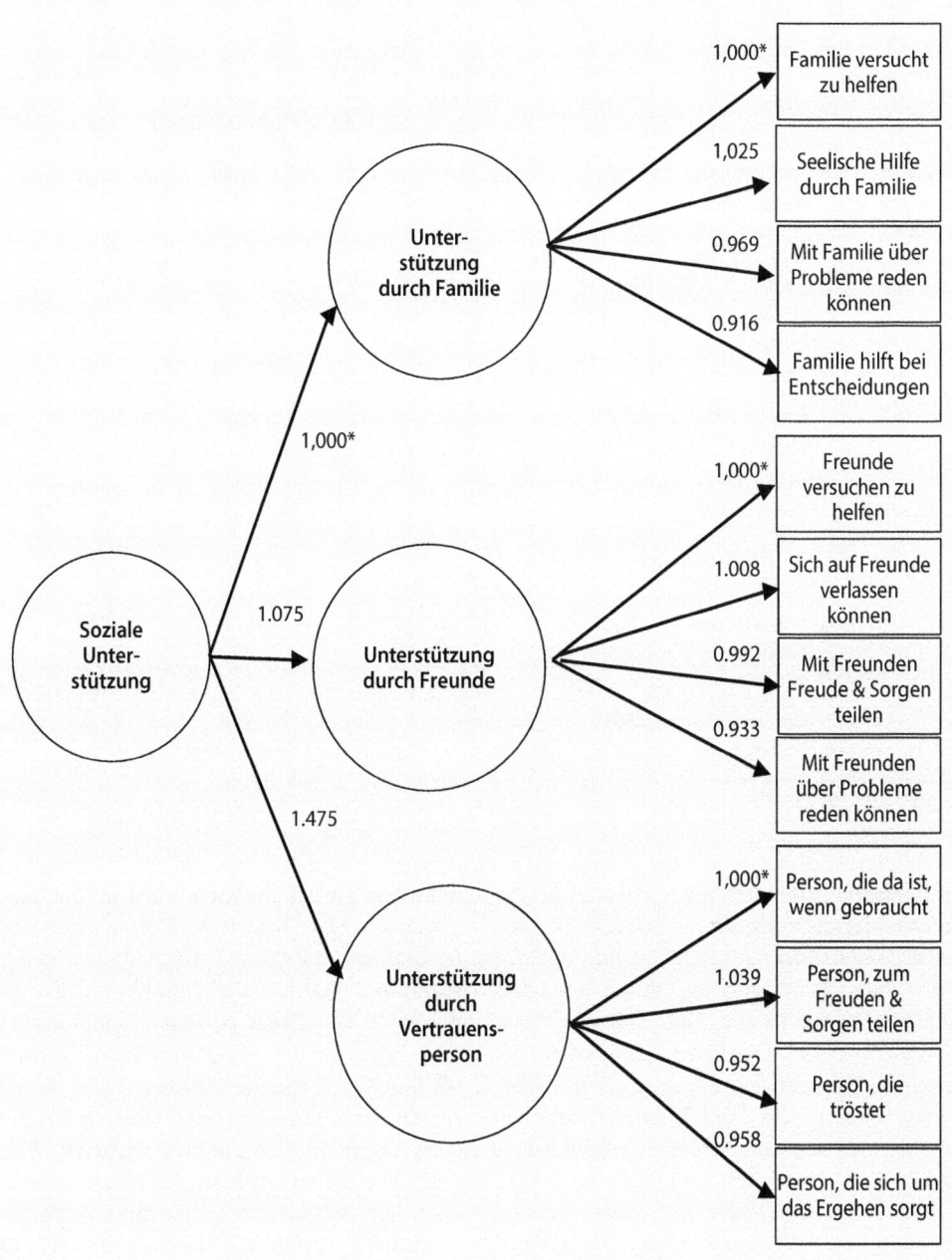

◘ Abb. A.4 Pfaddiagramm mit Faktorenladungen bei der MSPSS für das Drei-Faktoren-Modell mit einem Faktor 2. Ordnung bei Personen >60 Jahre. Ladungen mit * von Mplus automatisch auf 1 fixiert

◘ Tab. A.10   Korrelation von sozialer Unterstützung und Kontakthäufigkeit

		Kontakt zu Kindern	Kontakt zu Enkeln	Kontakt zu Nachbarn	Kontakt zu Bekannten außerhalb	Kontakt zu Verwandten
Bei allen Bewohnern (n = 287)	Unterstützung durch Familie	,536**	,457**	0,107	0,036	,341**
	Unterstützung durch Freunde	0,104	,132*	,270**	,376**	,217**
	Unterstützung durch Vertrauensperson	,279**	,288**	,131*	,134*	,225**
	Unterstützung insgesamt	,386**	,377**	,210**	,250**	,365**
Bei Bewohnern >59 (n = 263)	Unterstützung durch Familie	,557**	,487**	0,100	0,050	,321**
	Unterstützung durch Freunde	0,109	,153*	,275**	,375**	,227**
	Unterstützung durch Vertrauensperson	,309**	,320**	,136*	,134*	,228**
	Unterstützung insgesamt	,393**	,396**	,209**	,259**	,352**

*p < 0,05 **p < 0,001

ler Bewohner als auch unter Ausschluss der Unter-60-Jährigen lag dieser bei 0,96 für den Faktor „Unterstützung durch Familie", 0,93 für den Faktor „Unterstützung durch Freunde" und 0,84 für den Faktor „Unterstützung durch Vertrauensperson". Die interne Konsistenz der einzelnen Faktoren kann damit als hoch bewertet werden. Die Item-Total-Korrelationen der einzelnen Items mit ihrem jeweiligen Faktor (◘ Tab. A.11) lagen zwischen 0,623 und 0,915 auf der Datengrundlage aller Teilnehmer, und bei 0,638 und 0,922 unter Ausschluss der Unter-60-Jährigen.

Für die Bestimmung der Stabilität bei Messwiederholung konnte auf die Daten von 26 Teilnehmern zurückgegriffen werden, die bereit waren, die MSPSS nach zwei Wochen ein zweites Mal zu beantworten. Als Maß der Übereinstimmung wurden die Intraklassen-Korrelationen (ICC 3,2) der einzelnen Items und der drei Faktoren der Skala insgesamt bestimmt (◘ Tab. A.12). Für die Faktoren lagen die entsprechenden Korrelationen zwischen 0,77 und 0,86, für die einzelnen Items zwischen 0,38 und 0,82. Nur bei einem Item gab es dabei keinen statistisch signifikanten Zusammenhang zwischen der ersten und der zweiten Einschätzung der sozialen Unterstützung, was als geringe Beeinträchtigung der Messwiederholungsstabilität gewertet werden kann.

◼ Tab. A.11 Interne Konsistenz und Item-Total-Korrelation der drei Faktoren der MSPSS

	Bei allen Bewohnern			Bei Bewohnern >59 Jahre		
	Unterstützung durch Freunde	Unterstützung durch Familie	Unterstützung durch Vertrauensperson	Unterstützung durch Freunde	Unterstützung durch Familie	Unterstützung durch Vertrauensperson
Cronbachs Alpha	0,96	0,93	0,85	0,96	0,93	0,85
Item-Total-Korrelation	0,855–0,915	0,779–0,897	0,623–0,766	0,867–0,922	0,780–0,887	0,638–0,768

◼ Tab A.12 Intraklassenkorrelationen (ICC 3,2) für Messwiederholung mit der MSPSS

	ICC (3,2)	P
Meine Familie versucht wirklich, mir zu helfen.	0,61	0,01
Ich erhalte die seelische Hilfe, die ich benötige, durch meine Familie.	0,51	0,04
Ich kann mit meiner Familie über meine Probleme reden.	0,79	0,00
Meine Familie hilft mir dabei, Entscheidungen zu treffen.	0,82	0,00
Unterstützung durch Familie	**0,86**	**0,00**
Meine Freunde versuchen mir wirklich zu helfen.	0,75	0,00
Ich kann mich auf meine Freunde verlassen, wenn ich Probleme habe.	0,76	0,00
Ich habe Freunde, mit denen ich meine Freuden und Sorgen teilen kann	0,71	0,00
Ich kann mit meinen Freunden über meine Probleme reden	0,49	0,05
Unterstützung durch Freunde	**0,77**	**0,00**
Es gibt eine bestimmte Person, die da ist, wenn ich sie brauche.	0,38	0,12
Es gibt eine bestimmte Person, mit der ich meine Sorgen und Freuden teilen kann.	0,67	0,00
Ich habe eine bestimmte Person, die mich tröstet.	0,75	0,00
Es gibt eine Person in meinem Leben, die sich darum sorgt, wie ich mich fühle	0,69	0,00
Unterstützung durch Vertrauensperson	**0,78**	**0,00**

Sensitivitätsanalysen: Pflegeabhängigkeit

◘ Tab. A.13   Ausmaß der Pflegeabhängigkeit

	Bei fehlenden Werten		Fehlende Werte geschätzt*
Alle Bewohner (n = 287)	Anzahl fehlender Werte	Median (IQR)	Median (IQR)
PAS Gesamt (Skala von 16–80)	33	16 (16–21)	17 (16–23)
PAS Faktor Grundbedürfnisse (Skala von 8–40)	20	8 (8–9)	8 (8–10)
PAS Faktor Kommunikation & Orientierung (Skala von 5–25)	25	5 (5–6)	5 (5–6)
PAS Faktor Komplexe Aktivitäten (Skala von 3–15)	18	3 (3–5)	3 (3–5)
Bewohner >59 J. (n = 263)**			
PAS Gesamt (Skala von 16–80)	53	16 (16–20)	16 (16–22)
PAS Faktor Grundbedürfnisse (Skala von 8–40)	43	8 (8–9)	8 (8–10)
PAS Faktor Kommunikation & Orientierung (Skala von 5–25)	45	5 (5–6)	5 (5–6)
PAS Faktor Komplexe Aktivitäten (Skala von 3–15)	39	3 (3–5)	3 (3–5)

*Schätzung ergänzt fehlende Angaben zum Alter und zur Pflegeabhängigkeit
**Angabe basiert auf Schätzung der fehlenden Altersangabe: 235 Personen laut Angabe >59 & 28 von 31 Personen ohne Angabe laut Schätzung >59 Jahre

◘ Tab A.14   Pflegeabhängigkeit Einzelitems

	Bei fehlenden Werten			Fehlende Werte geschätzt*	
Alle Bewohner (n = 287)	Fehlende Werte	Unabhängig	Abhängig	Unabhängig	Abhängig
Essen &Trinken	5	94,7 %	5,3 %	94,8 %	5,2 %
Ausscheidung	12	94,9 %	5,1 %	94,8 %	5,2 %
Körperhaltung bewahren	11	95,7 %	4,3 %	95,1 %	4,9 %
Sich Fortbewegen	7	91,4 %	8,6 %	91,3 %	8,7 %
Tag- und Nachtrhythmus einhalten	11	91,3 %	8,7 %	91,3 %	8,7 %
Sich An- und Auskleiden	6	93,6 %	6,4 %	93,4 %	6,6 %

◻ Tab. A.14 (Fortsetzung)

	Bei fehlenden Werten			Fehlende Werte geschätzt*	
Sich vor Kälte & Wärme schützen	10	97,1 %	2,9 %	97,2 %	2,8 %
Sich Waschen & Pflegen	7	91,8 %	8,2 %	91,6 %	8,4 %
Gefahren Vermeiden	10	93,9 %	6,1 %	93,4 %	6,6 %
Kommunizieren	14	94,9 %	5,1 %	94,8 %	5,2 %
Soziale Kontakte pflegen	11	93,5 %	6,5 %	93,0 %	7,0 %
Regeln & Werte einhalten	12	95,6 %	4,4 %	95,5 %	4,5 %
Tägliche Aufgaben in der Wohnung erledigen	6	86,1 %	13,9 %	85,4 %	14,6 %
Freizeitbeschäftigung	10	89,2 %	10,8 %	88,5 %	11,5 %
Neues Lernen	14	94,1 %	5,6 %	91,6 %	8,4 %
Gesundheitseinschränkung bewältigen	13	83,2 %	16,8 %	81,5 %	18,5 %
Nur Bewohner >59 (n = 263)**					
Essen &Trinken	29	94,9 %	5,1 %	94,7 %	5,3 %
Ausscheidung	36	93,8 %	6,2 %	94,3 %	5,7 %
Körperhaltung bewahren	35	94,7 %	5,3 %	94,7 %	5,3 %
Sich Fortbewegen	32	91,8 %	8,2 %	91,6 %	8,4 %
Tag- und Nachtrhythmus einhalten	36	91,2 %	8,8 %	91,6 %	8,4 %
Sich An- und Auskleiden	30	92,7 %	7,3 %	93,2 %	6,8 %
Sich vor Kälte & Wärme schützen	34	96,5 %	3,5 %	97,0 %	3,0 %
Sich Waschen & Pflegen	31	91,8 %	8,2 %	92,4 %	7,6 %
Gefahren Vermeiden	33	95,2 %	4,8 %	94,7 %	5,3 %
Kommunizieren	35	95,6 %	4,4 %	95,8 %	4,2 %
Soziale Kontakte pflegen	34	93,4 %	6,6 %	93,5 %	6,5 %
Regeln & Werte einhalten	36	95,6 %	4,4 %	95,8 %	4,2 %
Tägliche Aufgaben in der Wohnung erledigen	31	87,5 %	12,5 %	87,1 %	12,9 %
Freizeitbeschäftigung	35	88,6 %	11,4 %	89,0 %	11,0 %
Neues Lernen	39	94,2 %	5,8 %	92,0 %	8,0 %
Gesundheitseinschränkung bewältigen	37	85,0 %	15,0 %	84,0 %	16,0 %

*Schätzung ergänzt fehlende Angaben zum Alter und zur Pflegebedürftigkeit
**Angabe basiert auf Schätzung der fehlenden Altersangabe: 235 Personen laut Angabe >59 & 28 von 31 Personen ohne Angabe laut Schätzung >59 Jahre

Tab A.15 Zusammenhang von Alter und Pflegeabhängigkeit

	Median (IQR)				Anzahl fehlender Werte	Spearman's rho	P
Alle Bewohner (n = 287)	15–59 J.	60–69 J.	70–79 J.	80–100 J.			
Bei fehlenden Werten							
PAS Gesamt (Skala von 16–80)	20 (17–30)	16 (16–17)	16 (16–19)	17,5 (16–24)	56	0,095	0,152
PAS Faktor Grundbedürfnisse (Skala von 8–40)	9 (8–12)	8 (8–8)	8 (8–8)	8 (8–12)	46	0,071	0,273
PAS Faktor Kommunikation & Orientierung (Skala von 5–25)	5 (5–8)	5 (5–5)	5 (5–6)	5,5 (5–6)	48	0,093	0,151
PAS Faktor Komplexe Aktivitäten (Skala von 3–15)	6 (4–8)	3 (3–4)	3 (3–5)	4 (3–6)	42	0,057	0,373
Fehlende Werte geschätzt*							
PAS Gesamt (Skala von 16–80)	21 (16,5–30)	16 (16–21,5)	16 (16–20,5)	18 (16–25)	0	0,087	0,151
PAS Faktor Grundbedürfnisse (Skala von 8–40)	7,5 (7–10)	7 (7–8,5)	7 (7–7)	7 (7–11)	0	0,062	0,310
PAS Faktor Kommunikation & Orientierung (Skala von 5–25)	5 (5–10)	5 (5–6)	5 (5–6)	6 (5–6)	0	0,095	0,140
PAS Faktor Komplexe Aktivitäten (Skala von 3–15)	7,5 (4,5–10)	4 (4–6,5)	4 (4–6)	5 (4–7)	0	0,053	0,397
Bewohner >59 (n = 263)**							
Bei fehlenden Werten							
PAS Gesamt (Skala von 16–80)		16 (16–17)	16 (16–19)	17,5 (16–24)	53	0,247	0,000
PAS Faktor Grundbedürfnisse (Skala von 8–40)		8 (8–8)	8 (8–8)	8 (8–12)	43	0,185	0,006
PAS Faktor Kommunikation & Orientierung (Skala von 5–25)		5 (5–5)	5 (5–6)	5,5 (5–6)	45	0,176	0,009
PAS Faktor Komplexe Aktivitäten (Skala von 3–15)		3 (3–4)	3 (3–5)	4 (3–6)	39	0,196	0,003

Fehlende Werte geschätzt*

PAS Gesamt (Skala von 16–80)	16 (16–21,5)	16 (16–20,5)	18 (16–25)	0	0,197	0,002
PAS Faktor Grundbedürfnisse (Skala von 8–40)	8 (8–10,5)	8 (8–9)	8 (8–12)	0	0,150	0,024
PAS Faktor Kommunikation & Orientierung (Skala von 5–25)	5 (5–6)	5 (5–6)	6 (5–6)	0	0,165	0,012
PAS Faktor Komplexe Aktivitäten (Skala von 3–15)	3 (3–5)	3 (3–5)	4 (3–6)	0	0,172	0,011

*Schätzung ergänzt fehlende Angaben zum Alter und zur Pflegebedürftigkeit
**Angabe basiert auf Schätzung der fehlenden Altersangabe: 235 Personen laut Angabe >59 & 28 von 31 Personen ohne Angabe laut Schätzung >59 Jahre

◘ Tab. A.16   Unterschied zwischen Männern und Frauen bei Pflegeabhängigkeit

		Bei fehlenden Werten				Fehlende Werte geschätzt*			
		Median (IQR)				Median (IQR)			
Alle Bewohner (n = 287)	Anzahl fehlender Werte	Männer	Frauen	Mann-Whitney U	p	Männer	Frauen	Mann-Whitney U	p
PAS Gesamt (Skala von 16–80)	51	16,5 (16–21)	16 (16–20)	5252	0,201	18 (16–24)	16 (16–22)	7670	0,154
PAS Faktor Grundbedürfnisse (Skala von 8–40)	39	8 (8–11)	8 (8–9)	5606	0,050	8 (8–12)	8 (8–10)	7478	0,055
PAS Faktor Kommunikation & Orientierung (Skala von 5–25)	43	5 (5–6)	5 (5–6)	5801	0,411	5 (5–7)	5 (5–6)	7789	0,184
PAS Faktor Komplexe Aktivitäten (Skala von 3–15)	37	3 (3–6)	3 (3–5)	5956	0,218	3,5 (3–6)	3 (3–5)	7618	0,117
Bewohner >59 J. (n = 263)**									
PAS Gesamt (Skala von 16–80)	67	16 (16–20)	16 (16–20)	3612	0,453	17 (16–24)	16 (16–22)	6505	0,403
PAS Faktor Grundbedürfnisse (Skala von 8–40)	58	8 (8–10)	8 (8–8)	3842	0,078	8 (8–12)	8 (8–9)	6312	0,179
PAS Faktor Kommunikation & Orientierung (Skala von 5–25)	59	5 (5–6)	5 (5–6)	4014	0,741	5 (5–6)	5 (5–6)	6544	0,411
PAS Faktor Komplexe Aktivitäten (Skala von 3–15)	54	3 (3–5)	3 (3–5)	4149	0.501	3 (3–5)	3 (3–5)	6467	0,341

*Schätzung ergänzt fehlende Angaben zum Alter/Geschlecht und zu sozialen Kontakten
**Angabe basiert auf Schätzung der fehlenden Altersangabe: 235 Personen laut Angabe >59 & 28 von 31 Personen ohne Angabe laut Schätzung >59 Jahre

Sensitivitätsanalysen: Häufigkeit sozialer Kontakte

◨ Tab. A.17 Häufigkeit sozialer Kontakte

	Bei fehlenden Werten		Fehlende Werte geschätzt*
Alle Bewohner (n = 287)	Anzahl fehlender Werte	Median (IQR)	Median (IQR)
Kontakt zu Kindern	25	3 (2–5)	3 (2–5)
Kontakt zu Enkeln	35	2 (1–3)	2 (1–3)
Kontakt zu Nachbarn im Haus	22	5 (4–5)	5 (4–5)
Kontakt zu Bekannten außerhalb	22	4 (3–5)	4 (3–5)
Kontakt zu Verwandten	31	3 (2–4)	3 (2–4)
Nur Bewohner >59 (n = 263)**			
Kontakt zu Kindern	43	3 (2–5)	3 (2–5)
Kontakt zu Enkeln	52	2 (1–3)	3 (2–4)
Kontakt zu Nachbarn im Haus	42	5 (4–6)	5 (4–5)
Kontakt zu Bekannten außerhalb	50	4 (3–5)	4 (3–5)
Kontakt zu Verwandten	59	3 (2–4)	3 (2–4)

1: nie; 2: <1x/Monat; 3: 1–3x Monat; 4: <1x/Woche; 5: mehrmals/Woche; 6: täglich
*Schätzung ergänzt fehlende Angaben zum Alter und zu sozialen Kontakten
**Angabe basiert auf Schätzung der fehlenden Altersangabe: 235 Personen laut Angabe >59 & 28 von 31 Personen ohne Angabe laut Schätzung >59 Jahre

◻ Tab. A.18 Kontakthäufigkeit in Abhängigkeit vom Alter

Bei Fehlenden Werten	Median (IQR)				Zusammenhang Alter/Kontakt für alle TN (n = 287)			Zusammenhang Alter/Kontakt für TN >59 J. (n = 263)**		
	15–59 J.	60–69 J.	70–79 J.	80–100 J.	Fehlende Werte	Spearman's rho	p	Fehlende Werte	Spearman's rho	p
Kontakt zu Kindern	2 (1–3)	3 (1–4)	3 (2–5)	4 (3–5)	49	**0,256**	0,000	43	**0,201**	0,003
Kontakt zu Enkeln	1 (1–2)	2 (1–4)	2 (2–4)	3 (2–3)	59	**0,135**	0,042	52	0,032	0,645
Kontakt zu Nachbarn im Haus	4 (3–5)	5 (3–6)	5 (4–5)	5 (4–6)	45	0,083	0,198	42	0,052	0,446
Kontakt zu Bekannten außerhalb	4 (3–5)	4 (3–5)	3 (3–5)	4 (3–5)	47	−0,135	0,037	44	−0,123	0,069
Kontakt zu Verwandten	3 (1,5–5)	2 (2–4)	3 (2–4)	3 (2–4)	56	0,038	0,564	52	0,069	0,319
Fehlende Werte Geschätzt*										
Kontakt zu Kindern	2 (1–3)	3 (1–4)	3 (2–5)	4 (3–5)	0	**0,239**	0,000	0	**0,174**	0,005
Kontakt zu Enkeln	1 (1–2,5)	2 (1–4)	3 (2–4)	3 (2–3)	0	0,040	0,499	0	0,013	0,833
Kontakt zu Nachbarn im Haus	4,5 (3,5–5)	5 (3,5–6)	5 (4–5)	5 (4–6)	0	0,066	0,324	0	0,010	0,869
Kontakt zu Bekannten außerhalb	4 (3–5)	4 (3–5)	3 (3–5)	3 (2–5)	0	−0,163	0,006	0	−0,161	0,009
Kontakt zu Verwandten	2 (1,5–4,5)	2 (2–4)	3 (2–4)	3 (2–4)	0	0,001	0,990	0	−0,004	0,946

1: nie; 2: <1x/Monat; 3: 1–3x Monat; 4: <1x/Woche; 5: mehrmals/Woche; 6: täglich

*Schätzung ergänzt fehlende Angaben zum Alter und zu sozialen Kontakten

**Angabe basiert auf Schätzung der fehlenden Altersangabe: 235 Personen laut Angabe >59 & 28 von 31 Personen ohne Angabe laut Schätzung >59 Jahre

◾ Tab. A.19 Unterschied der Kontakthäufigkeit bei Männern & Frauen

	Bei fehlenden Werten					Fehlende Werte geschätzt*			
	Anzahl fehlender Werte	Median (IQR)				Median (IQR)			
		Männer	Frauen	U	p	Männer	Frauen	U	p
Alle Bewohner (n = 287)									
Kontakt zu Kindern	43	3 (1–3)	4 (2–5)	4594,500	**0,002**	3 (2–3)	4 (2–5)	3242,000	**0,004**
Kontakt zu Enkeln	57	2 (1–3)	2 (1–4)	4922,500	0,140	2 (1–3)	3 (1–4)	3481,000	0,254
Kontakt zu Nachbarn im Haus	40	5 (3–5)	5 (4–6)	5142,000	**0,023**	5 (3–5)	5 (4–5)	3611,500	0,072
Kontakt zu Bekannten außerhalb	41	4 (2–5)	4 (3–5)	5878,000	0,639	4 (2–5)	4 (3–5)	4014,000	0,921
Kontakt zu Verwandten	48	2 (2–3)	3 (2–4)	5440,500	0,367	2 (2–3)	3 (2–4)	3272,500	0,069
Bewohner >59 J. (n = 263)**									
Kontakt zu Kindern	57	3 (2–3)	4 (2–5)	6422,500	0,001	3 (2–3)	4 (2–5)	5406,500	**0,005**
Kontakt zu Enkeln	67	2 (2–3)	2 (1–4)	7622,000	0,147	2 (2–3)	3 (2–4)	6431,500	0,350
Kontakt zu Nachbarn im Haus	56	5 (3–5)	5 (4–6)	7117,000	**0,022**	5 (3–5)	5 (4–6)	5912,500	0,054
Kontakt zu Bekannten außerhalb	59	4 (2–5)	4 (3–5)	8189,000	0,588	4 (2–5)	4 (3–5)	6904,000	0,954
Kontakt zu Verwandten	66	2 (2–3)	3 (2–4)	7855,000	0,281	2 (2–3)	3 (2–4)	6045,000	0,098

1: nie; 2: <1x/Monat; 3: 1–3x Monat; 4: <1x/Woche; 5: mehrmals/Woche; 6: täglich

*Schätzung ergänzt fehlende Angaben zum Alter/Geschlecht und zu sozialen Kontakten

**Angabe basiert auf Schätzung der fehlenden Altersangabe: 235 Personen laut Angabe >59 & 28 von 31 Personen ohne Angabe laut Schätzung >59 Jahre

● A.20 Typen sozialer Kontaktgestaltung bei Bewohnern >59 Jahre nach Two-Step-Clusteranalyse (n = 263)**

		Bei fehlenden Werten*			Fehlende Werte geschätzt	
		Außerfamiliär Orientierte (n=37)	Sozial Zurückhaltende (n=59)	Vielseitig Integrierte (n=71)	Außerfamiliär Orientierte (n=86)	Sozial Zurückhaltende (n=66)	Vielseitig Integrierte (n=111)
Kontakt zu Lebenspartner	Wohnt in gleicher Wohnung	0,00%	57,60%	19,70%	11,60%	77,30%	11,70%
	Wohnt in anderer Wohnung	21,60%	32,20%	26,80%	27,90%	19,70%	36,90%
	Ist nicht (mehr) vorhanden	78,40%	10,20%	53,50%	60,50%	3,00%	51,40%
Kontakt zu Kindern	Nie	70,30%	16,90%	0,00%	52,30%	7,60%	0,00%
	Selten	29,70%	62,70%	14,10%	47,70%	53,00%	15,30%
	Oft	0,00%	20,30%	85,90%	0,00%	39,40%	84,70%
Kontakt zu Enkeln	Nie	78,40%	23,70%	1,40%	62,80%	13,60%	0,90%
	Selten	21,60%	72,90%	46,50%	36,00%	74,20%	45,90%
	Oft	0,00%	3,40%	52,10%	1,20%	12,10%	53,20%
Kontakt zu Nachbarn im Haus	Nie	2,70%	11,90%	2,80%	5,80%	12,10%	3,60%
	Selten	5,40%	20,30%	15,50%	16,30%	24,20%	11,70%
	Oft	91,90%	67,80%	80,30%	77,90%	63,60%	84,70%
Kontakt zu Bekannten außerhalb	Nie	0,00%	13,60%	4,20%	2,30%	16,70%	3,60%
	Selten	21,60%	59,30%	31,00%	34,90%	69,70%	31,50%
	Oft	78,40%	27,10%	64,80%	62,80%	13,60%	64,90%
Kontakt zu Verwandten	Nie	13,50%	22,00%	7,00%	24,40%	19,70%	5,40%
	Selten	43,20%	76,30%	46,50%	47,70%	74,20%	51,40%
	Oft	43,20%	1,70%	46,50%	27,90%	6,10%	43,20%

*96 fehlende Werte

**Angabe basiert auf Schätzung der fehlenden Altersangabe: 235 Personen laut Angabe >59 & 28 von 31 Personen ohne Angabe laut Schätzung >59 Jahre

Sensitivitätsanalysen: Soziale Unterstützung

◾ **Tab. A.21** Ausmaß sozialer Unterstützung

	Bei fehlenden Werten		Fehlende Werte geschätzt*
Alle Bewohner (n = 287)	Anzahl fehlender Werte	Median (IQR)	Median (IQR)
Unterstützung durch Familie (MSPSS Faktor Familie, Skala von 4–28)	44	24 (19–28)	24 (19–27)
Unterstützung durch Freunde (MSPSS Faktor Freunde, Skala von 4–28)	38	24 (20–27)	24 (20–27)
Unterstützung durch Vertrauensperson (MSPSS Faktor Vertrauensperson, Skala von 4–28)	56	26 (23–28)	25 (22–28)
Unterstützung insgesamt (MSPSS Gesamt, Skala von 12–84)	73	72 (60–78)	71 (60–78)
Nur Bewohner >59 (n = 263)**			
Unterstützung durch Familie (MSPSS Faktor Familie, Skala von 4–28)	32	24 (20–27)	24 (20–27)
Unterstützung durch Freunde (MSPSS Faktor Freunde, Skala von 4–28)	25	24 (20–27)	24 (19–27)
Unterstützung durch Vertrauensperson (MSPSS Faktor Vertrauensperson, Skala von 4–28)	43	26 (23–28)	25 (22–28)
Unterstützung insgesamt (MSPSS Gesamt, Skala von 12–84)	57	72 (60–78)	72 (60–78)

*Schätzung ergänzt fehlende Angaben zum Alter und zur sozialen Unterstützung
**Angabe basiert auf Schätzung der fehlenden Altersangabe: 235 Personen laut Angabe >59 & 28 von 31 Personen ohne Angabe laut Schätzung >59 Jahre

Tab. A.22 Soziale Unterstützung in Abhängigkeit vom Alter

Bei fehlenden Werten	Median (IQR)				Zusammenhang Alter/Soziale Unterstützung bei allen Bewohnern (n = 287)			Zusammenhang Alter/Soziale Unterstützung bei Bewohnern >59 Jahre (n = 263)**		
	15–59 J.	60–69 J.	70–79 J.	80–100 J.	Fehlende Werte	Spearman's rho	p	Fehlende Werte	Spearman's rho	p
Unterstützung durch Familie (MSPSS Faktor Familie, Skala von 4–28)	18 (11–27)	24 (18–27)	24 (20–27)	25 (22–28)	63	**0,133**	0,047	60	0,087	0,217
Unterstützung durch Freunde (MSPSS Faktor Freunde, Skala von 4–28)	22,5 (16,5–28)	24,5 (20–28)	24 (20,5–27)	23 (16–25)	57	**−0,146**	0,027	53	**−0,197**	0,004
Unterstützung durch Vertrauensperson (MSPSS Faktor Vertrauensperson, Skala von 4–28)	28 (23,5–28)	26 (22–28)	27 (23–28)	24,5 (21,5–27,5)	75	**−0,136**	0,049	71	−0,119	0,100
Unterstützung insgesamt (MSPSS Gesamt, Skala von 12–84)	60 (53–80)	73 (60–78,5)	73,5 (63–78,5)	71 (60–77)	90	−0,029	0,690	85	−0,089	0,236
Fehlende Werte geschätzt*										
Unterstützung durch Familie (MSPSS Faktor Familie, Skala von 4–28)	18,5 (13,5–27)	23,5 (18,5–27)	24 (20–27)	25 (21–28)	0	0,110	0,064	0	0,069	0,267
Unterstützung durch Freunde (MSPSS Faktor Freunde, Skala von 4–28)	22,5 (17,5–26,5)	24 (20–27,5)	24 (20–27)	23 (16–25)	0	**−0,126**	0,033	0	**−0,165**	0,007
Unterstützung durch Vertrauensperson (MSPSS Faktor Vertrauensperson, Skala von 4–28)	27 (22,5–28)	25 (21,5–28)	26 (23–28)	24 (20–26)	0	**−0,147**	0,013	0	**−0,128**	0,038
Unterstützung insgesamt (MSPSS Gesamt, Skala von 12–84)	61 (56,5–78,5)	72 (60–79)	72 (63–79)	70 (56–77)	0	−0,046	0,440	0	−0,097	0,115

*Schätzung ergänzt fehlende Angaben zum Alter und zu sozialen Kontakten
**Angabe basiert auf Schätzung der fehlenden Altersangabe: 235 Personen laut Angabe >59 & 28 von 31 Personen ohne Angabe laut Schätzung >59 Jahre
IQR: Interquartile Range

◼ Tab. A.23 Soziale Unterstützung in Abhängigkeit vom Geschlecht

Alle Bewohner (n = 287)	Bei fehlenden Werten					Fehlende Werte geschätzt*			
	Anzahl fehlender Werte	Median (IQR)		U	p	Median (IQR)		U	p
		Männer	Frauen			Männer	Frauen		
Unterstützung durch Familie (MSPSS Faktor Familie, Skala von 4–28)	60	23 (17–26)	25 (20–28)	**4337,000**	0,022	23 (19–26)	24 (20–28)	**6975,500**	0,015
Unterstützung durch Freunde (MSPSS Faktor Freunde, Skala von 4–28)	53	23 (17,5–25)	24 (20–27)	**4465,000**	0,011	23 (17–25)	24 (20–27)	**7133,000**	0,028
Unterstützung durch Vertrauensperson (MSPSS Faktor Vertrauensperson, Skala von 4–28)	70	24 (22–28)	26 (24–28)	4330,500	0,138	24,5 (22–28)	26 (23,5–28)	7748,000	0,215
Unterstützung insgesamt (MSPSS Gesamt, Skala von 12–84)	85	69 (58–78)	73 (62–79)	3844,500	0,165	70 (60–78)	73,5 (62,5–78,5)	**7275,500**	0,050
Bewohner >59 J. (n = 263)**									
Unterstützung durch Familie (MSPSS Faktor Familie, Skala von 4–28)	74	23 (18–25)	24 (20–28)	2982,000	0,063	23 (20–25)	24 (20–28)	**5741,000**	0,029
Unterstützung durch Freunde (MSPSS Faktor Freunde, Skala von 4–28)	67	23 (16,5–25)	24 (20–27)	3206,000	0,058	23 (17–25)	24 (20–27)	5878,500	0,054
Unterstützung durch Vertrauensperson (MSPSS Faktor Vertrauensperson, Skala von 4–28)	83	24 (22–28)	26 (22–28)	3058,500	0,381	24 (22–28)	25 (22–28)	6524,000	0,449
Unterstützung insgesamt (MSPSS Gesamt, Skala von 12–84)	96	68,5 (58–77)	72 (60–79)	2667,500	0,312	69 (60–77)	72,5 (61–79)	5986,000	0,086

*Schätzung ergänzt fehlende Angaben zum Alter/Geschlecht und zu sozialen Kontakten
**Angabe basiert auf Schätzung der fehlenden Altersangabe: 235 Personen laut Angabe >59 & 28 von 31 Personen ohne Angabe laut Schätzung >59 Jahre

● **Tab. A.24** Soziale Unterstützung in Abhängigkeit von Typen sozialer Kontakte

| | **Bei fehlenden Werten** | | | | | | **Fehlende Werte geschätzt** | | | | |
| | Anzahl fehlender Werte | Median (IQR) | | | χ^2 | p | Median (IQR) | | | χ^2 | p |
		Außerfamiliär Orientierte	Vielseitig Integrierte	Sozial Zurückgezogene			Außerfamiliär Orientierte	Vielseitig Integrierte	Sozial Zurückgezogene		
Alle Bewohner (n = 287)											
Unterstützung durch Familie	101	23 (16–25)	22 (16–25)	28 (25,5–28)	50,319	0,000	21 (16–25)	26 (24–28)	22 (16–25)	65,028	0,000
Unterstützung durch Freunde	100	24 (20–28)	21 (16–25)	24 (20–27)	11,756	0,000	24 (19,5–27)	24 (21–27)	21 (16–24)	21,000	0,000
Unterstützung durch Vertrauensperson	112	25 (22–28)	24,5 (21–28)	28 (26–28)	17,347	0,000	24 (20–28)	27 (24–28)	24 (20–28)	17,505	0,000
Unterstützung insgesamt	120	71 (60–78)	64 (54–74)	77 (71–80)	27,821	0,000	65,5 (59–75,5)	77 (71–81)	64 (54–73)	48,851	0,000
Bewohner >59 J. (n = 263)											
Unterstützung durch Familie	108	21 (12–24)	27 (24–28)	22 (17–25)	37,717	0,000	20 (14–23)	27 (24–28)	24 (21–26)	69,858	0,000
Unterstützung durch Freunde	105	24 (22–28)	24 (21–27)	21,5 (16–25)	13,575	0,001	23,5 (18–27)	25 (22–28)	21 (16–24)	21,901	0,000
Unterstützung durch Vertrauensperson	118	24 (20–27)	27 (24–28)	25 (22–28)	9,788	0,007	23,5 (20–27)	27 (24–28)	25 (22–28)	21,060	0,000
Unterstützung insgesamt	124	65 (60–72)	76 (70–81)	64 (54–70)	18,858	0,000	63,5 (54–72)	77 (71–81)	68 (58–76)	46,868	0,000

*Schätzung ergänzt fehlende Angaben zum Alter/Geschlecht und zu sozialen Kontakten
**Angabe basiert auf Schätzung der fehlenden Altersangabe: 235 Personen laut Angabe >59 & 28 von 31 Personen ohne Angabe laut Schätzung >59 Jahre

Sensitivitätsanalysen: Nutzung von/Zufriedenheit mit Betreuungsleistungen

◘ **Tab. A.25** Nutzung von Betreuungsleistungen durch Bewohner in Prozent

	Bei fehlenden Werten		Fehlende Werte geschätzt*
Alle Bewohner (n = 287)	Anzahl fehlender Werte	Nutzung in %	Nutzung in %
Gespräch mit Betreuungsperson geführt	14	76,6 %	77,4 %
Informationen über Einkaufmöglichkeiten/Verkehrsverbindungen bei Betreuungsperson eingeholt	10	17,7 %	19,9 %
Unterstützung bei organisatorischen Anliegen genutzt	7	42,5 %	42,5 %
Teilnahme an gemeinschaftlichen Aktivitäten, die von Betreuungsperson organisiert wurden	10	83,8 %	84,0 %
Vermittlung von Dienstleistungen durch Betreuungsperson genutzt	11	17,8 %	19,5 %
Unterstützung bei Problemen in der Hausgemeinschaft gesucht	11	29,3 %	31,0 %
Krisenhilfe in Anspruch genommen	11	24,3 %	26,5 %
Bewohner >59 Jahre (n = 263)**			
Gespräch mit Betreuungsperson geführt	40	78,9 %	77,6 %
Informationen über Einkaufmöglichkeiten/Verkehrsverbindungen bei Betreuungsperson eingeholt	35	16,7 %	19,4 %
Unterstützung bei organisatorischen Anliegen genutzt	32	41,6 %	41,4 %
Teilnahme an gemeinschaftlichen Aktivitäten, die von Betreuungsperson organisiert wurden	36	86,3 %	84,4 %
Vermittlung von Dienstleistungen durch Betreuungsperson genutzt	37	16,4 %	18,6 %
Unterstützung bei Problemen in der Hausgemeinschaft gesucht	36	29,5 %	29,7 %
Krisenhilfe in Anspruch genommen	36	24,7 %	26,6 %

*Schätzung ergänzt fehlende Angaben zum Alter zur Nutzung von Betreuungsleistungen
**Angabe basiert auf Schätzung der fehlenden Altersangabe: 235 Personen laut Angabe >59 & 28 von 31 Personen ohne Angabe laut Schätzung >59 Jahre

◻ Tab. A.26   Nutzung von Betreuungsleistungen in Prozent nach Altersgruppen

Bei fehlenden Werten	Anzahl fehlender Werte	15–59 J.	60–69 J.	70–79 J.	80–100 J.
Gespräch mit Betreuungsperson geführt	43	71,40 %	82,00 %	76,70 %	79,70 %
Informationen eingeholt	39	25,00 %	18,80 %	12,40 %	22,00 %
Unterstützung bei organisatorischen Anliegen genutzt	35	52,40 %	41,50 %	36,20 %	50,80 %
An gemeinschaftlichen Aktivitäten teilgenommen	39	81,00 %	83,10 %	84,30 %	93,30 %
Vermittlung von Dienstleistungen genutzt	40	28,60 %	10,90 %	13,50 %	27,60 %
Unterstützung bei Problemen in der Hausgemeinschaft gesucht	39	42,90 %	34,40 %	26,40 %	29,80 %
Krisenhilfe in Anspruch genommen	39	28,60 %	28,10 %	20,80 %	28,10 %
Fehlende Werte geschätzt*					
Gespräch mit Betreuungsperson geführt	0	75,0 %	80,6 %	75,8 %	77,5 %
Informationen eingeholt	0	25,0 %	22,2 %	15,0 %	23,9 %
Unterstützung bei organisatorischen Anliegen genutzt	0	54,2 %	43,1 %	35,8 %	49,3 %
An gemeinschaftlichen Aktivitäten teilgenommen	0	79,2 %	81,9 %	81,7 %	91,5 %
Vermittlung von Dienstleistungen genutzt	0	29,2 %	15,3 %	14,2 %	29,6 %
Unterstützung bei Problemen in der Hausgemeinschaft gesucht	0	45,8 %	36,1 %	25,8 %	29,6 %
Krisenhilfe in Anspruch genommen	0	25,0 %	31,9 %	21,7 %	29,6 %

*Schätzung ergänzt fehlende Angaben zum Alter und zu Nutzung von Betreuungsleistung

■ Tab. A.27 Nutzung von Betreuungsleistungen in Prozent nach Geschlecht

	Bei fehlenden Werten			Fehlende Werte geschätzt*	
Alle Bewohner (n = 287)	Anzahl fehlender Werte	Männer	Frauen	Männer	Frauen
Gespräch mit Betreuungsperson geführt	33	70,50 %	77,30 %	72,6 %	79,3 %
Informationen eingeholt	29	19,50 %	17,70 %	21,4 %	19,2 %
Unterstützung bei organisatorischen Anliegen genutzt	26	41,60 %	44,00 %	41,7 %	42,9 %
An gemeinschaftlichen Aktivitäten teilgenommen	29	81,80 %	85,10 %	83,3 %	84,2 %
Vermittlung von Dienstleistungen genutzt	30	21,10 %	16,60 %	22,6 %	18,2 %
Unterstützung bei Problemen in der Hausgemeinschaft gesucht	29	32,10 %	29,40 %	32,1 %	30,5 %
Krisenhilfe in Anspruch genommen	29	19,50 %	27,60 %	21,4 %	28,6 %
Bewohner >59 Jahre (n = 263)**					
Gespräch mit Betreuungsperson geführt	56	75,80 %	77,90 %	74,0 %	78,9 %
Informationen eingeholt	50	17,70 %	16,60 %	17,8 %	20,0 %
Unterstützung bei organisatorischen Anliegen genutzt	48	41,90 %	42,50 %	39,7 %	42,1 %
An gemeinschaftlichen Aktivitäten teilgenommen	52	85,20 %	87,30 %	84,9 %	84,2 %
Vermittlung von Dienstleistungen genutzt	52	16,70 %	15,90 %	19,2 %	18,4 %
Unterstützung bei Problemen in der Hausgemeinschaft gesucht	51	32,30 %	29,30 %	30,1 %	29,5 %
Krisenhilfe in Anspruch genommen	51	21,30 %	27,20 %	21,9 %	28,4 %

*Schätzung ergänzt fehlende Angaben zum Alter/Geschlecht und zur Nutzung von Betreuungsleistungen
**Angabe basiert auf Schätzung der fehlenden Altersangabe: 235 Personen laut Angabe >59 & 28 von 31 Personen ohne Angabe laut Schätzung >59 Jahre

◘ **Tab. A.28**   Zufriedenheit mit Betreuungsleistungen

	Bei fehlenden Werten		Fehlende Werte geschätzt*
Alle Bewohner (n = 287)	Anzahl fehlender Werte	Median (IQR)	Median (IQR)
Zufriedenheit mit…			
Informationen	55	5 (4–5)	4 (3–5)
Hilfe bei organisatorischen Anliegen	52	5 (4–5)	5 (4–5)
gemeinschaftlichen Aktivitäten	35	5 (4–5)	5 (4–5)
Vermittlung von Dienstleistungen	71	5 (3–5)	4 (3–5)
Unterstützung bei Problemen in der Hausgemeinschaft	53	5 (4–5)	5 (4–5)
Unterstützung bei Krisen	35	5 (4–5)	5 (4–5)
Vorhandensein der Betreuungsperson	37	5 (4–5)	5 (4–5)
zeitlichem Ausmaß der Anwesenheit der Betreuungsperson	38	5 (4–5)	4 (4–5)
Bewohner >59 Jahre (n = 263)			
Zufriedenheit mit…			
Informationen	42	5 (4–5)	4 (3–5)
Hilfe bei organisatorischen Anliegen	39	5 (4–5)	5 (4–5)
gemeinschaftlichen Aktivitäten	22	5 (4–5)	5 (4–5)
Vermittlung von Dienstleistungen	55	4,5 (3–5)	4 (3–5)
Unterstützung bei Problemen in der Hausgemeinschaft	39	5 (4–5)	5 (4–5)
Unterstützung bei Krisen	23	5 (4–5)	5 (4–5)
Vorhandensein der Betreuungsperson	26	5 (4–5)	5 (4–5)
zeitlichem Ausmaß der Anwesenheit der Betreuungsperson	28	5 (4–5)	4 (4–5)

1: sehr unzufrieden 2: eher unzufrieden; 3: weder zufrieden, noch unzufrieden; 4: eher zufrieden 5: sehr zufrieden

*Schätzung ergänzt fehlende Angaben zum Alter und zur Zufriedenheit mit Betreuung

**Angabe basiert auf Schätzung der fehlenden Altersangabe: 235 Personen laut Angabe >59 & 28 von 31 Personen ohne Angabe laut Schätzung >59 Jahre

□ Tab. A.29 Zufriedenheit mit Betreuungsleistungen in Abhängigkeit vom Alter

		Median (IQR)			
Bei fehlenden Werten	Anzahl fehlen- der Werte	15–59 J.	60–69 J.	70–79 J.	80–100 J.
Zufriedenheit mit					
Informationen	74	5 (4–5)	5 (4–5)	4 (3–5)	5 (4–5)
Hilfe bei organisatorischen Anliegen	72	5 (4–5)	5 (4–5)	5 (3–5)	5 (4–5)
gemeinschaftlichen Aktivi- täten	55	5 (3–5)	5 (4–5)	5 (4–5)	5 (4–5)
Vermittlung von Dienstleis- tungen	88	5 (3–5)	5 (4–5)	4 (3–5)	4 (4–5)
Unterstützung bei Problemen in der Hausgemeinschaft	72	5 (4–5)	5 (4–5)	5 (4–5)	5 (4–5)
Unterstützung bei Krisen	56	5 (4–5)	5 (5–5)	5 (4–5)	5 (4–5)
Vorhandensein der Betreu- ungsperson	59	5 (4–5)	5 (5–5)	5 (4–5)	5 (4–5)
zeitlichem Ausmaß der An- wesenheit der Betreuungs- person	60	5 (3–5)	5 (4–5)	5 (4–5)	4 (3–5)
Fehlende Werte geschätzt*					
Zufriedenheit mit					
Informationen	0	5 (4–5)	4,5 (4–5)	4 (3–5)	4 (3–5)
Hilfe bei organisatorischen Anliegen	0	5 (3,,5–5)	5 (3,5–5)	5 (3–5)	5 (4–5)
gemeinschaftlichen Aktivi- täten	0	5 (3–5)	5 (4–5)	4 (4–5)	5 (4–5)
Vermittlung von Dienstleis- tungen	0	4,5 (3–5)	4,5 (3–5)	4 (3–5)	4 (4–5)
Unterstützung bei Problemen in der Hausgemeinschaft	0	5 (4–5)	5 (4–5)	5 (4–5)	5 (4–5)
Unterstützung bei Krisen	0	5 (4–5)	5 (4–5)	5 (4–5)	5 (4–5)
Vorhandensein der Betreu- ungsperson	0	5 (4–5)	5 (4–5)	5 (4–5)	5 (4–5)
zeitlichem Ausmaß der An- wesenheit der Betreuungs- person	0	4,5 (2,5–5)	5 (4–5)	4,5 (4–5)	4 (3–5)

1: sehr unzufrieden 2: eher unzufrieden; 3: weder zufrieden, noch unzufrieden; 4: eher zufrieden 5: sehr zufrieden
*Schätzung ergänzt fehlende Angaben zum Alter und zur Zufriedenheit mit Betreuung

◘ **Tab. A.30**   Zufriedenheit mit Betreuungsleistungen nach Geschlecht

		Bei fehlenden Werten		Fehlende Werte geschätzt*	
Alle Bewohner (n = 287) Zufriedenheit mit	Anzahl fehlende Werte	Median (IQR) Männer	Frauen	Median (IQR) Männer	Frauen
Informationen	70	4 (3,5–5)	5 (4–5)	4 (3–5)	5 (3–5)
Hilfe bei organisatorischen Anliegen	67	5 (4–5)	5 (4–5)	5 (3,5–5)	5 (4–5)
gemeinschaftlichen Aktivitäten	53	5 (4–5)	5 (4–5)	5 (4–5)	5 (4–5)
Vermittlung von Dienstleistungen	86	4 (3–5)	5 (4–5)	4 (3–5)	4 (3–5)
Unterstützung bei Problemen in der Hausgemeinschaft	70	5 (4–5)	5 (4–5)	4,5 (4–5)	5 (4–5)
Unterstützung bei Krisen	52	5 (4–5)	5 (4–5)	5 (4–5)	5 (4–5)
Vorhandensein der Betreuungsperson	53	5 (4–5)	5 (4–5)	5 (4–5)	5 (4–5)
zeitlichem Ausmaß der Anwesenheit der Betreuungsperson	55	4 (4–5)	5 (4–5)	4 (4–5)	4 (4–5)
Bei Bewohner >59 J. (n = 263)** Zufriedenheit mit					
Informationen	55	4 (4–5)	5 (4–5)	4 (3–5)	5 (3–5)
Hilfe bei organisatorischen Anliegen	52	5 (4–5)	5 (4–5)	4 (3–5)	5 (4–5)
gemeinschaftlichen Aktivitäten	38	5 (4–5)	5 (4–5)	5 (4–5)	5 (4–5)
Vermittlung von Dienstleistungen	68	4 (3,5–5)	5 (4–5)	4 (3–5)	4 (3–5)
Unterstützung bei Problemen in der Hausgemeinschaft	54	5 (4–5)	5 (4–5)	4 (4–5)	5 (4–5)
Unterstützung bei Krisen	38	5 (4–5)	5 (4–5)	5 (4–5)	5 (4–5)
Vorhandensein der Betreuungsperson	40	5 (5–5)	5 (4–5)	5 (4–5)	5 (4–5)
zeitlichem Ausmaß der Anwesenheit der Betreuungsperson	43	4 (4–5)	5 (4–5)	4 (4–5)	4 (4–5)

1: sehr unzufrieden 2: eher unzufrieden; 3: weder zufrieden, noch unzufrieden; 4: eher zufrieden 5: sehr zufrieden
*Schätzung ergänzt fehlende Angaben zum Alter und zur Zufriedenheit mit Betreuung
**Angabe basiert auf Schätzung der fehlenden Altersangabe: 235 Personen laut Angabe >59 & 28 von 31 Personen ohne Angabe laut Schätzung >59 Jahre

⬛ Tab. A.31 Zufriedenheit mit Betreuungsleistungen nach Nutzung

Alle Bewohner (n = 287)	Anzahl fehlender Werte	Bei fehlenden Werten Median (IQR)		U	p	Fehlende Werte geschätzt* Median (IQR)		U	p
Zufriedenheit mit		Betreuungsleistung nicht genutzt	Betreuungsleistung genutzt			Betreuungsleistung Nicht Genutzt	Betreuungsleistung Genutzt		
Informationen	61	4 (3–5)	5 (5–5)	2650,000	0,000	4 (3–5)	5 (4–5)	4672,000	0,000
Hilfe bei organisatorischen Anliegen	55	4 (3–5)	5 (5–5)	4319,000	0,000	4 (3–5)	5 (4–5)	6652,000	0,000
gemeinschaftlichen Aktivitäten	41	3 (2–5)	5 (4–5)	1612,000	0,000	4 (2–5)	5 (4–5)	3799,500	0,000
Vermittlung von Dienstleistungen	70	4 (3–5)	5 (4–5)	2775,000	0,002	4 (3–5)	5 (4–5)	4474,000	0,000
Unterstützung bei Problemen in der Hausgemeinschaft	54	5 (4–5)	5 (4–5)	5357,000	0,203	5 (4–5)	5 (4–5)	7990,000	0,159
Unterstützung bei Krisen	40	5 (4–5)	5 (4–5)	5451,500	0,215	5 (4–5)	5 (4–5)	7197,500	0,128
Bei Bewohnern >59 J. (n = 263)**									
Zufriedenheit mit									
Informationen	74	4 (3–5)	5 (4–5)	1866,500	0,004	4 (3–5)	5 (4–5)	4020,000	0,002
Hilfe bei organisatorischen Anliegen	70	4 (3–5)	5 (5–5)	3046,500	0,000	4 (3–5)	5 (4–5)	5643,000	0,000
gemeinschaftlichen Aktivitäten	56	3 (2–5)	5 (4–5)	1139,000	0,000	4 (2–5)	5 (4–5)	3046,000	0,000
Vermittlung von Dienstleistungen	85	4 (3–5)	5 (4–5)	1972,000	0,036	4 (3–5)	5 (4–5)	3713,000	0,001
Unterstützung bei Problemen in der Hausgemeinschaft	72	5 (4–5)	5 (4–5)	3779,000	0,373	5 (4–5)	5 (4–5)	6779,500	0,390
Unterstützung bei Krisen	54	5 (4–5)	5 (4–5)	3783,000	0,218	5 (4–5)	5 (4–5)	6020,000	0,121

1: sehr unzufrieden 2: eher unzufrieden; 3: weder zufrieden, noch unzufrieden; 4: eher zufrieden 5: sehr zufrieden

*Schätzung ergänzt fehlende Angaben zum Alter und zur Zufriedenheit mit Betreuung

**Angabe basiert auf Schätzung der fehlenden Altersangabe: 235 Personen laut Angabe >59 & 28 von 31 Personen ohne Angabe laut Schätzung >59 Jahre

Literatur

Browne MW, Cudeck R (1993) Alternative ways of assessing model fit. In: Bollen KA, Long JS (Hrsg) Testing structural equation models. Sage, Newbury Park, S 136–162

Cook KF, Kallen MA, Amtmann D (2009) Having a fit: impact of number of items and distribution of data on traditional criteria for assessing IRT's unidimensionality assumption. Quality of Life Research 18(4):447–460

Dijkstra A, Smith J, White M (2006) Measuring Care Dependency with the Care Dependency Scal, A Manual PhD thesis, Rijksuniversteit Groningen, Groningen. https://www.umcg.nl/SiteCollection-Documents/research/institutes/SHARE/assessment%20tools/CDS%20manual%20english.pdf Zugegriffen am 01.04.2019

Field A (2013) Discovering statistics using IBM SPSS STATISTICS. Sage, London

Muthén BO, Muthén LK (2007) Mplus user's guide. Muthén & Muthén, Los Angeles

Printed by Printforce, the Netherlands